第三版

经尿道手术

郭应禄

翟兴龙 主 编
崔 喆 副主编

天津出版传媒集团
天津科技翻译出版有限公司

图书在版编目(CIP)数据

经尿道手术 / 翟兴龙主编. —天津 :天津科技翻译出版有限公司,2021.8

ISBN 978-7-5433-4124-1

Ⅰ.①经… Ⅱ.①翟… Ⅲ.①尿道疾病-泌尿系统外科手术 Ⅳ.①R699.6

中国版本图书馆 CIP 数据核字(2021)第 126938 号

经尿道手术

JING NIAODAO SHOUSHU

出　　版:天津科技翻译出版有限公司

出 版 人:刘子媛

地　　址:天津市南开区白堤路 244 号

邮政编码:300192

电　　话:(022)87894896

传　　真:(022)87895650

网　　址:www.tsttpc.com

印　　刷:山东韵杰文化科技有限公司

发　　行:全国新华书店

版本记录:889mm×1194mm　16 开本　19.5 印张　500 千字

2021 年 8 月第 1 版　2021 年 8 月第 1 次印刷

定价:168.00 元

主编简介

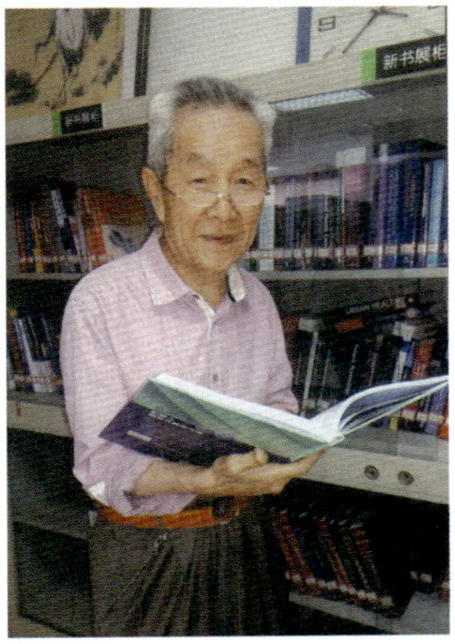

翟兴龙　1931年生，河南开封人。1956年毕业于天津医学院（现天津医科大学）。师从施锡恩、虞颂庭、马腾骧教授。1970年，着手重点研究前列腺疾病的诊治与手术进展。1980年开始采用经尿道手术治疗膀胱肿瘤、前列腺增生与尿道狭窄等疾病，是我国实施此类手术最早的几位专家之一。1986年编写出版的《经尿道手术学》一书，是我国该学术领域的第一本专业著作。

多年来翟兴龙教授以其顽强的毅力和坚实的泌尿外科基础，在这一学术领域取得了杰出的成果，完成了经尿道逐层切除膀胱肿瘤，采用连续灌洗镜做前列腺切除术等科研项目，并在国内较早地开展了前列腺汽化手术。为了在全国更好地推广普及这方面的工作，他总结了20年的经验，于1999年出版了第二本专著《经尿道手术》。国内很多泌尿外科医生学习他的方法与经验，成功地开展了手术。

如今他已是耄耋老人，但仍然工作在医疗第一线，查病房、看门诊、做手术，随时关注国际学术动态。每年做经尿道前列腺切除术（TURP）约200例。其已完成4000余例TURP手术，治疗水平达国际先进水平。术中、术后需输血者，需二次住院手术者，以及TURP综合征的发病率等数据均低于当前国外的一些报道。《经尿道手术》第三版实际上是翟兴龙教授数十年工作经验的总结。因其对我国医疗卫生事业所做出的突出贡献，国家卫生和计划生育委员会授予其“全国先进卫生工作者”称号。他还曾被评为天津市劳动模范，并享受政府特殊津贴。

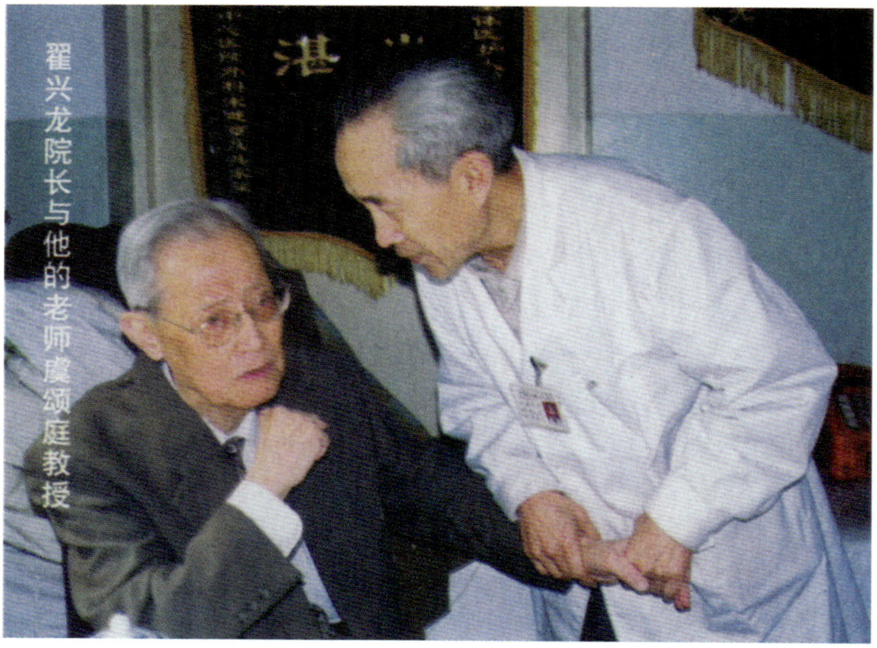

怀念恩师　不忘教诲

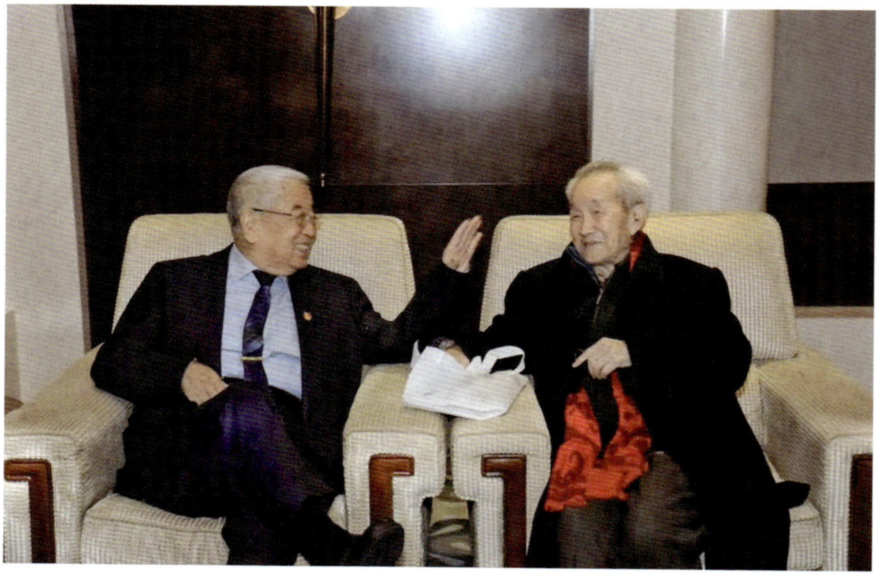

翟兴龙教授与郭应禄院士合影

编者名单

主　编　翟兴龙

副主编　崔　喆

编　者　（按姓氏汉语拼音排序）

陈　光　天津市第一中心医院

崔　喆　天津医科大学总医院

高海军　天津市第一中心医院

何锦华　天津中医药大学第一附属医院

李　健　天津市人民医院

李春旭　天津医科大学总医院

李黎明　天津医科大学总医院

李月明　天津中医药大学第一附属医院

刘春雨　天津医科大学附属第二医院

刘利维　天津医科大学附属第二医院

刘乃胜　天津市东丽医院

罗　飞　天津市人民医院

马洪顺　天津市第一中心医院

马庆彤　天津市第一中心医院

史启铎　天津医科大学第二医院

宋文辉　天津市第一中心医院

孙　光　天津医科大学第二医院

田振涛　天津中医药大学第一附属医院

王宝洪　天津市东丽医院

吴建辉　天津市第一中心医院

谢林国　天津医科大学第二医院

解海杰　天津医科大学第二医院

杨世强　天津市第一中心医院

翟兴龙　天津市东丽医院

赵耀瑞　中国人民武装警察部队特色医学中心

朱国辉　中国人民武装警察部队特色医学中心

第三版前言

近几年经尿道手术发展迅速,第二版中有很多内容需要删除和修订。如激光手术、等离子双极汽化和电切,第二版将这些作为新技术进行了简要介绍,而近年来的实践表明这些技术已经成为我们日常工作中的重要内容,因此有必要进行更为全面的介绍。膀胱肿瘤的激光手术,经尿道做膀胱部分切除、整块切除,都是近几年的新进展。尿动力学检查对于从事经尿道手术的医生来说非常重要,因此本书新增了尿动力学检查一章。输尿管镜检查与手术属于经尿道手术范畴,近年也有不少新进展,已成为泌尿外科医生日常工作的重要内容,因此也新增一章。

本书特邀经验丰富的知名教授参与编写,部分章节由韩树楠、孙光教授审校。郭应禄院士在百忙中对“经尿道柱状水囊前列腺扩开术”一章审阅修改,在此一并致谢。书中欠妥之处望各位同道指正。

翟兴龙

2021 年 2 月 1 日

第二版前言

本书第一版出版至今已有10年，在这10年里，经尿道手术方面有不少重大的进展。钬激光、绿激光、铥激光、2μm激光都成为泌尿外科医生十分关注的课题。等离子双极电切技术的应用是经尿道手术领域的一项重大变革。如果说在TURP方面我们比美国晚了50年，而当前有一些新技术，我们基本上与国外同步，故希望通过《经尿道手术》第二版能把当前的现状介绍给读者。和国内外的一些专家相比，我可能是一名拙笨的泌尿外科医生，而想来毕竟是在这一领域工作了近30年，现在我仍然没有离开手术台，近10年来我完成的TURP有1755例。在“TURP 26年的回顾”一章总结了一些经验供初学者参考。

经尿道手术为什么难学？该手术开展的最初几十年只有术者一人能看到手术的情况。1960年后可以在目镜端连接教学镜，学员有一人可以看到手术进展情况。电视摄像系统的应用使得更多的学员可以同时观看。教学方法发展到今天，教与学都更加方便了。天津医科大学总医院在经尿道手术方面是国内起步较早的单位。韩树楠教授在TURP的推广与提高方面做出了重大贡献。本书增加了由崔喆、李黎明、韩树楠教授录制的手术光盘，内容涵盖了经尿道手术的大部分术式，希望能有助于对手术的理解与学习。

1985年，在成都第二届全国泌尿外科学术会议期间，我有幸与郭应禄院士相识，并在都江堰合影留念。郭院士平易近人，工作中给予我极大的支持与帮助。本书第二版请他题写书名，承蒙应允。在此一并致谢。

翟兴龙

2009年8月1日

第一版序言

经尿道手术在泌尿外科医生的日常工作中占有很重要的位置,近年来我国在这方面已有很大发展,但仍需要进一步普及与提高。翟兴龙医生主编的《经尿道手术》一书,既有与经尿道手术有关的基础知识,也包括了国内外泌尿外科学界研究这一课题的新进展,以及他个人在长期临床工作中的经验总结。本书对于从事这项工作的泌尿外科医生,特别是初学者,有很强的实用价值。

书中有些章节的论点有别于长期以来大家所遵循的基本概念,也有不少作者个人的经验与习惯做法,这些内容可供大家参考。希望此书的出版对经尿道手术的推广和应用能有新的帮助。

马腾骧

1998 年 8 月

第一版前言

近20年来我国泌尿外科的临床工作变化很大，多种开放手术被一些对患者损伤很小的新方法所取代。经尿道手术的应用日益增多，主要涉及下尿路多种疾病。经尿道手术的内容十分丰富。1986年本人编著的《经尿道手术学》一书很多内容已过时。在10余年的时间内，国外有不少新进展，国内也积累了不少我们自己的经验，有必要加以总结。

经尿道手术的技术难度似乎比任何其他外科手术更大。但无论如何，应当认为它是一种能够被一般泌尿外科医生学会、掌握和推广的技术。欧美一些国家的现实和我国十几年的发展都证明了这一点。有些新技术的学习与推广要容易一些，而经尿道手术则必须认真对待。要稳下心来，坚持认真学习，最后才能苦尽甘来，掌握经尿道手术的真谛与要领。

本人才疏学浅，但在这个有限的学术领域里工作了近20年，所走过的路不同于TURP发展史上的第一代人，他们是一切要靠自己去摸索。我们20年前着手这项工作时，已有很多国外资料可以借鉴，当然很多问题仍需要自己去推敲、实践和观察，身边没有人可以依靠，因此在这一过程中积累了一些自己的经验。这本书希望以国际上已确定的基本理论为纲领，结合国内近年来的经验和个人的一些体会，奉献给初学者。谬误之处望诸位前辈和同道指正。

在此书即将出版的时候，要特别感谢我的老师虞颂庭教授和马腾骧教授。感谢他们在数10年的临床工作中所给予的指导、鼓励与帮助。在着手经尿道手术初期，虞教授就曾帮助我制订器械购置计划，并对工作中的一些细节给予指导。而每当我在工作中遇到难以克服的困难时，总能得到马教授的帮助。在本书出版过程中，马教授又在百忙中为本书撰写序言，在此一并致谢。

翟兴龙

1998年8月

目　录

微信扫码
✔手术操作视频
✔辅助学习用精选彩图
✔内文高清彩图
让你的阅读更高效

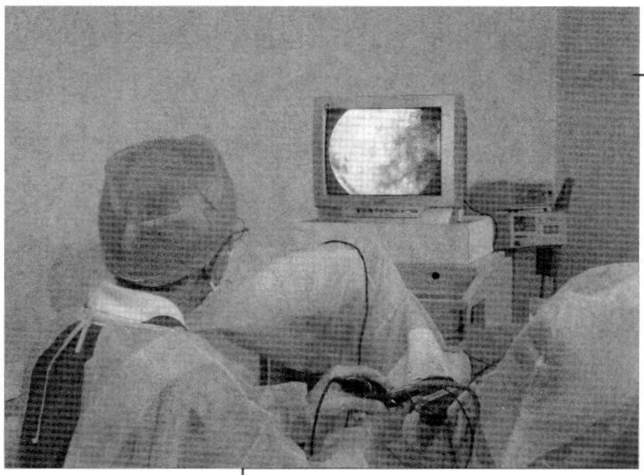

第一章 经尿道手术的发展与现状

医疗科技的发展与其他科技的进展有着密切关系。近年来,有多种新的诊断与治疗设备应用于临床,都是和基础物理学研究的成就分不开的。正如战场上所用的武器已经不是大刀和长矛,也不是步枪和手榴弹,而是各种导弹等新式武器一样,医疗设备也在不断地更新换代。经尿道手术已经有了相当长的发展史,所用器械的每一次更新,常使技术水平有一个新的提高。以下分五部分简述经尿道手术的发展史及当前国内外的一些现状。

第一节 经尿道手术器械的发展史

我国唐代就曾有用葱管导尿的记载。在古埃及,人们为了从膀胱取出结石,曾经用木制的探子扩张尿道。Ambroise Pare(1575)对膀胱颈部梗阻已经有了比较明确的认识。他曾研制出一种导尿管,尖部有一杯口形锐利的末端,可将一些膀胱颈部赘肉清除掉,以扩大尿道和膀胱颈部开口(图 1-1)。

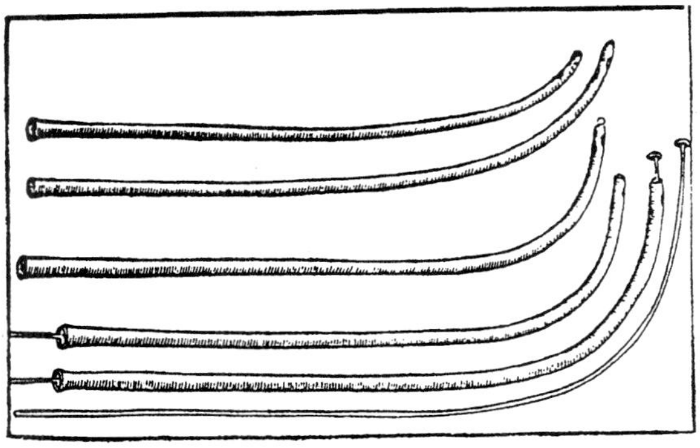

图 1-1 Ambroise Pare 用以从尿道去除赘肉的导尿管,末端有锐利的杯口形装置。

1830 年,法国的外科医生 Mercier 和 Civiale 等设计出一种器械,外形像尿道探子或碎石钳,末端藏有刀片。经尿道插入后,可盲目切开膀胱颈(图 1-2)。据称他们曾成功地做过 300 例手术。这种手术伴有出血、感染、尿失禁与手术死亡等诸多问题,因而从未被广泛应用。

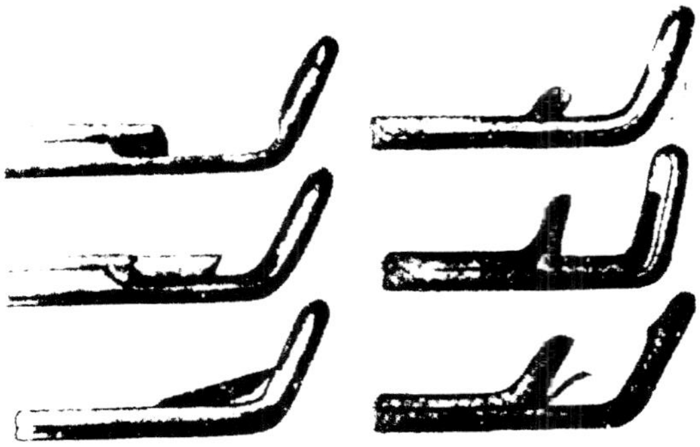

图 1-2 Mercier 和 Civiale 设计的隐蔽刀。

1897 年,Bottini 曾对膀胱颈进行电凝。他所用的器械像一个碎石钳,通电后加热,在膀胱颈部烧灼出一条通道,基本上不出血。这种操作是盲目进行的。他报道 57 例患者中 2 例死亡,12 例失败。1908 年后开始采用经尿道碎石,有盲目碎石钳和直视碎石钳两种。其后盲目碎石沿用了很多年,现已基本不用,各厂家也不再生产盲目碎石钳。

1909 年,Hugh Hampton Young 开始用冷切镜(Cold punch)做前列腺切除(图 1-3)。当时并无止血装置,以后不断改进,并增加了电凝止血的装置。这种器械一直应用了很多年。1930 年,Caulk 报道 85% 的病例可用冷切镜手术,510 例中仅 1 例死亡。

1910 年,Beer 用高频凝固电流治疗膀胱肿瘤。

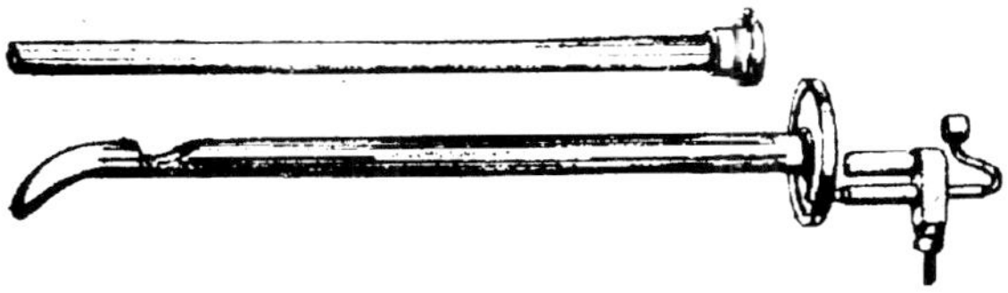

图 1-3 Hugh Hampton Young 冷切镜。

（HoLEP）。术前行前列腺超声检查，前列腺体积为436cm^3，粉碎后手术标本为314g，术后带尿管35小时，住院53小时。无并发症。未输血。

安徽医科大学第一附属医院在2018年7月6日完成1例超大前列腺经尿道双极等离子前列腺剜除术。术前MRI测量的前列腺体积为649mL，术后标本重540g。2018年11月23日，1例有多种并发症的老年患者，术前MRI测量的前列腺体积为795mL，术后标本重715g。2例患者术后恢复顺利，均未输血。

第三节　经尿道切除膀胱肿瘤

1910年，Beer报道经膀胱镜用高频凝固电流治疗膀胱肿瘤，但由于电刀性能的问题，直到1935年他才首次做经尿道切除肿瘤手术。近年来此法的应用日益广泛，在膀胱肿瘤的治疗中已占有较重要的位置。起初仅限于切除小而表浅的乳头瘤，以后认为也适用于较大的肿瘤。1963年，Reuter报道分四期切除1例肿瘤，重达455g。此患者年龄48岁，病史10年。肿瘤基底部在膀胱颈与侧壁，有双侧肾积水与尿毒症。术后患者迅速康复，1年后右侧输尿管口下方有一复发小肿瘤，再次被经尿道手术切除。其后随诊15年无复发，排泄性尿路造影正常。

膀胱肿瘤的手术治疗存在着一定困难，因为经常发生肿瘤的老年人很难适应，死亡率与并发症发生率都比较高。如做尿流改道，尿瘘的护理也给患者增加不少痛苦。

有些病例行膀胱切除确有一定价值，但由于TUR技术不熟练，这种方法很容易使用过多。实际上是根治太过，而不是根治不足。

表1－1为部分报道开放手术与TUR 5年生存率的对比。可以看出TUR明显优于开放手术。Barnes采用TUR治疗的病例占全部膀胱肿瘤患者的81%。

表1－1　膀胱肿瘤不同手术方法的对比

手术种类	作者	患者数	5年生存例数	5年生存率（%）
部分切除	Jewett	41	10	24
全膀胱切除	Riches	47	9	19
全膀胱切除	Jewett	39	6	15
根治性切除	Whitemore	230	49	21
TUR	Barnes	410	219	53
TUR	Thompson	490	280	57

TUR要得到好的效果，必须注意对患者的选择。以Jewett－Marshall分期而言，一般认为O、A与B_1期的肿瘤均可用TUR。这些肿瘤浸润不深，只要切除镜能达到，技术熟练的医生即能安全彻底地切除任何大小的肿瘤。恶性度高、浸润深的肿瘤（B_2或C期）则不宜采用TUR。如患者情况良好，能接受较大手术，则仍应经腹部做彻底切除。如患者情况差，TUR亦可作为一种姑息疗法。

Silber认为，肿瘤体积大浸润并不一定深，检查膀胱全切的标本可以看出，很多病例可经TUR处理。TUR可使一些患者避免遭受膀胱全切、尿流改道的痛苦与危险。

对输尿管口处的肿瘤，术者在切除时经常顾虑以后发生管口狭窄或膀胱输尿管反流的问题。1982年，Kisbenedek报道经尿道切除膀胱肿瘤319例，其中44例位于输尿管口处。术中如保留输尿管口存在困难，可将管口与肿瘤一并切除。应仅用切割电流，以防术后发生管口狭窄。随访发现10例有反流，未发现有管口狭窄者。如无尿路感染，反流并无严重后果，没有必要因肿瘤位于输尿管口处而行开腹手术。

在行TURP时，有时发现患者同时患有膀胱肿瘤，有二者同时经尿道切除后肿瘤种植于前列腺窝的报道，因此处理上意见不一致。Ioar（1981）报道二者同时切除137例，仅切除前列腺150例，两组尿道内复发无显著差别。有人先切除肿瘤，如恢复顺利，6周后再切除前列腺。一般多认为这种种植很少，不必顾虑这一问题。

TUR术中有时可发生强烈的内收肌痉挛，对术者极为不便，有发生膀胱穿孔的危险。Kihl（1981）报道，160例膀胱癌患者行TUR时，17例发生了这种情况，将中性电极由臀部移至股部后，13例内收肌收缩消失。根据解剖及放射学观察，在膀胱低容量时行TUR，可减少这种情况的发生。

术后随访如有复发可再次经尿道切除。根据Barnes的统计，一次切除5年未复发者仅占27%，约60%的患者需要再次或多次经尿道切除，以治疗复发性肿瘤。小肿瘤复发可能性较小，65%直径1cm以下的患者，5年内未复发。

近20年来，我国泌尿外科学界在膀胱肿瘤手术方面已经越来越多地应用TUR的方法。随着时间的推移，我们的认识水平与技术水平将会逐步提高。

第四节 膀胱碎石术

膀胱碎石术发展较早的是盲目碎石(图 1 - 5)。19 世纪初已有一些粗制的器械能够夹碎、削刮或锯开膀胱结石,1905 年,Nitze 与 Casper 设计出了第一套膀胱镜碎石钳。经不断改进后,Canny Ryall 制成较实用的内镜碎石钳(图 1 - 6)。1939 年,Bigelow 成功地设计了较好用的碎石钳,碎石术的应用即逐渐广泛。不少报道认为此法有很多优点。

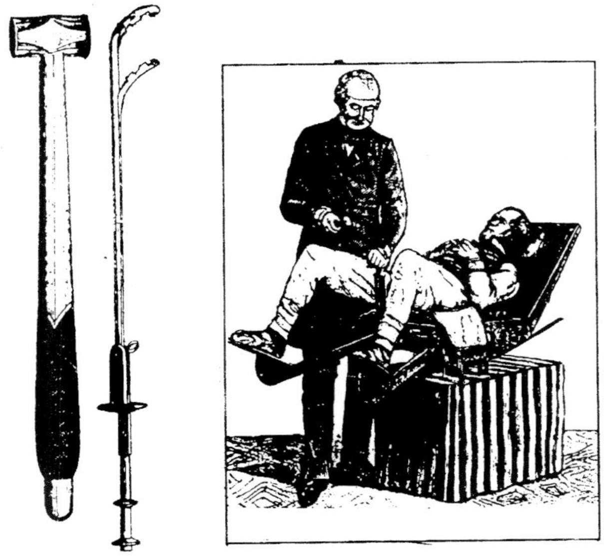

图 1 - 5 1833 年的碎石钳需要用小铁锤敲击。

图 1 - 6 Canny Ryall 内镜碎石钳。

盲目碎石的缺点是器械喙部和尖锐的结石碎块可损伤膀胱黏膜或膀胱壁。手术中常需要多次插入碎石器与膀胱镜,这样也增加对尿道的损伤。由于光学、电学与机械学的进步,以后即设计出能在直视下碎石的器械。现均用冷光源纤维导光照明,这种碎石器较安全,很少损伤膀胱、黏膜(图 1 - 7)。但由于增加了内镜,碎石钳的力量会受到一定影响,处理过大或过硬的结石存在困难。

1950 年,工程师 Yutkin 介绍电子碎石原理,以后 Rose 制成液电碎石器。1959 年,Goldberg 成功地进行液电碎石术。其后该技术又经过很多学者的改进而更为完善。其突出的优点是操作简便,患者的痛苦和一般膀胱镜检查类似。由发生器产生电动液压震荡波脉冲,其强度、频率及时间长短均可调节。用一条 7 ~ 9F 的绝缘探条,经膀胱镜插入进行碎石手术,液压震荡波仅传送很近的距离,只有灌洗液过度充盈膀胱时才有不适感,故对麻醉的要求不高。有些患者是在门诊用局麻进行手术。此法尤其适用于年老体弱的患者,是经尿道碎石技术的一项重大进展。

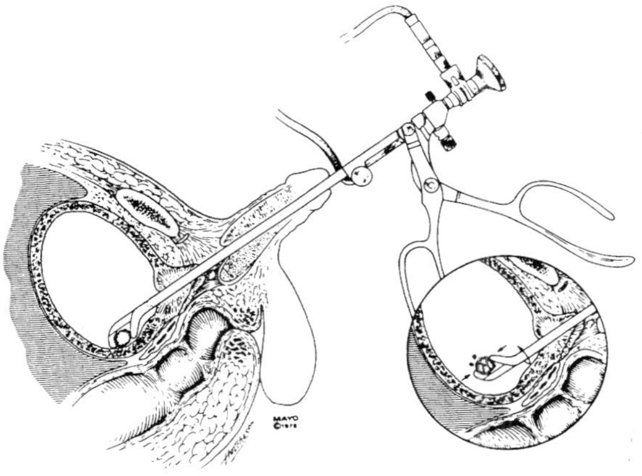

图 1 - 7 纤维导光直视下的 Hendrickson 碎石钳。

1981 年,德国 Bülow 报道液电碎石 304 例。其中 38.5% 的患者属情况较差者;最大年龄 102 岁,男性患者平均年龄为 68.5 岁;70% 的患者同时进行了 TURP;5 例合并膀胱穿孔,仅 1 例需要进行膀胱切开及引流术;单纯碎石者无死亡;同时进行 TURP 者 198 例,死亡 3 例(1.5%)。

超声碎石发展较慢,因超声换能器需要与结石接触,这样常将结石推开。以后增加了吸引装置,才克服了这一问题。此法较液电碎石安全,不会有膀胱损伤。需要使用特制旁视镜,设备费用较高,在膀胱结石治疗中很少使用。

近几年推出的碎石方法还包括激光碎石与气压弹道碎石。电动液压碎石与气压弹道碎石设备国内已能生产。

气压弹道碎石是近几年首先由瑞士 EMS 公司推出的一种新方法。这种方法的原理很简单,即作用力与反作用力。它是将声压波通过特制的探头直接传送到结石,撞击结石使之破碎。这是一项十分杰出的成就,突出优点是碎石效率高,手术过程基本无热,不损伤周围组织,操作简单易学,可用于膀胱结石、输尿管结石与肾结石。

1996年，广州珠江医院张风林等报道，在11年间共治疗膀胱结石3000例，合并有前列腺增生等下尿路疾病者1375例。所采用的手术方法是：液电碎石2685例，气压弹道碎石200例，液电与气压联合23例，直视下碎石器碎石8例 液电碎石加TURP 16例，膀胱切开取石68例。95%的患者可在门诊治疗，无膀胱穿孔等重大并发症。

1976年，德国Mauermayer开创了冲压机式碎石器(Stone punch)，属直视机械碎石。与一般碎石钳不同，它是一个直形金属管，可以在直视下插入。我院已应用10余年，较其他碎石钳好用得多。对前列腺增生合并膀胱结石的患者，我们常用此法先碎石后行TURP，效果满意。

第五节 近几年的新进展

由于基础科学研究的进步，近几年有多种新的方法用于BPH的治疗与手术，试图用一些对患者无创或微创的方法来取代传统的治疗方法。这些方法包括：应用球囊扩张前列腺段尿道，在前列腺梗阻部位安放支架，经直肠或经尿道热疗(采用微波或射频)，采用激光汽化或切除前列腺。钬激光、绿激光、铥激光、2μm激光均有报道。经尿道针刺消融(TUNA)采用较大输出功率的高频电流对前列腺进行汽化等多种方法。在短短几年的时间内，国内外的一些期刊均有很多报道，成为一个十分活跃的领域。从初步的报道来看，有一些治疗方法有一定效果和指征，但还需要更长时间的实践与观察；有些可能逐渐被淘汰；有些可能限于某些情况下应用。

使用大功率高频电流进行前列腺汽化手术，于1996年开始有正式报道，现在很多国家包括我国的一些医院已开始应用。优点是失血少，技术易学。相对来说设备投资不高，基本上可用原有TURP设备。我院在1996年初开始这项工作，我们认为除上述优点外，在单位时间内它所清除的前列腺组织要比接触式或非接触式激光治疗多，或者说效果好，但创面不如TURP那么光洁。因此，我们对多数病例的具体作法是先汽化后TUR，最后达到与TURP完全相同的解剖学目标。目前仍有很多问题尚待进一步研究。

第六节 如何学习经尿道手术

1989年，Holtgrewe等报道，在美国，TURP占泌尿科手术的38%，说明经尿道手术对泌尿外科医生来说是一项十分重要的课题。从发展史来看，腹腔镜与后腹腔镜都是由经尿道手术衍生出来的。

我在1980年得到Storz公司的经尿道手术器械，并于1981年开始做TURP与经尿道切除膀胱肿瘤(TURBT)。当时仅靠书本知识，没有人指导或做示教。1982年，美国Kaplan到北京、天津来演示手术，我未能看到。当时最先进的教学工具是多节教学镜，可允许一个人看到手术野，切割与止血。1983年，北京协和医院已有监视器，可以看到吴德诚教授做TURP。当时他已做300余例，而我仅做30余例。天津有三家医院同时起步：天津医科大学总医院(韩树楠教授)、天津市第一中心医院(欧阳乾主任)，还有我所在的东丽医院。万事开头难，在外科领域我不知道是否还有其他手术的学习难度会超过TURP。人们普遍认为基本掌握手术技巧需要100例，但我们比美国晚了50余年。1985年，在成都召开了第二届全国泌尿外科会议。会上张明铮报告TURP 230例，平均输血400mL。韩树楠报告TURP 100例，前50例有25例输血，后50例有5例输血。吴德诚在最初25例平均输血664mL。郑克立报告TURP 154例，3例术中出血需要切开膀胱止血，术后出血4例，3例切开膀胱止血。以上说明在我国开始这项工作的难度。美国在1930年后进入TURP的高潮，同样遇到类似的情况。1943年，Nesbit和Barnes都有专著出版。我在1980年前后得到四五本质量较好的专著，成为我入门的实用资料。

1925—2015年，经尿道手术技术与教学方法不断进步。1940年前后，除了口头与文字讲授，老师要让学员看到手术野很困难，学习难度可想而知。20世纪80年代初有多节教学镜的医院很少。我从Storz公司买到一个铁盒子，装上苹果或猪心练习切割。1990年后有了监视器。最初的监视器带有分光镜，术者仍然是趴在电切镜上手术。以后厂家提供两种产品，术者可以通过电切镜手术，也可以完全靠监视器进行手术与教学。有了录像记录手术过程就更方便了。条件好的医院可对原始记录做剪切与编辑。今天的教学条件已十分完善。但TURP、TURBT仍不像开放手术那么好学，仍存在一定难度。

学习经尿道手术的重要内容有三项:定向、切割与止血。前列腺较大,术中易失去定向力。培养定向力最好的方法是膀胱镜检查。我在1955年学习膀胱镜检查时使用的是70°可更换的内镜。随着内镜设计与制造技术的进步,现在的内镜有0°、30°、70°,可以任意更换。1980年后已经不是单纯的膀胱镜检查,而是尿道膀胱镜检查,每例患者均应检查尿道、前列腺和膀胱。这是青年医生一项十分重要的基本功。

近年来,那彦群教授在吴阶平泌尿中心使用经尿道电切模拟器已经培养了大量的青年医生。现在初学者可由经验丰富的专家做示范、指导手术,并且可以从监视器或光盘中看到手术的全过程。从入门到熟练掌握经尿道手术是一个由理论到实践逐步提高的过程。只要认真学习并由经验丰富的医生指导,手术质量与患者安全均能得到保障。

我国泌尿外科疾病诊断治疗指南建议,TURP适用于前列腺体积不超过80mL的患者。初学者应当从小一些的前列腺开始。最初可在上级医生指导下做切割和止血,学员操作的时间会短一些,然后逐渐延长,后半部分手术由上级医生完成。这样能保证手术质量,并减少并发症。初学者不宜选择体积较大的前列腺。

1982年,德国Reuter出版的《泌尿科内镜手术图谱》扉页上有三个标本瓶。第一个是分四次手术切除的膀胱肿瘤,重455g。1年后因复发一个小瘤再次切除,以后随访15年无复发。第二个是耻骨上穿刺低压灌洗TURP,一次手术110分钟,标本重230mg。目前我国也有少数医生切除的前列腺标本重量可超过200g。

经尿道手术团队合作很重要。如果护理人员不能保证灌洗液供应,手术就会中断,所以应及时更换灌洗液。此外,手术器械保养不好、进水口锈死、开关被扭断等也应及时处理。麻醉师和手术者还要及时沟通,紧密配合。初学者只有熟悉电切镜的各个部件,使用时才能得心应手。这里仅说明手术技术训练的重要性,此外,泌尿外科医生还必须有坚实的内科基础。

TURP、TURBT是基础,在此基础上,前列腺剜除、激光手术、腹腔镜及其他一些新技术均在逐步开展。

(程兴龙)

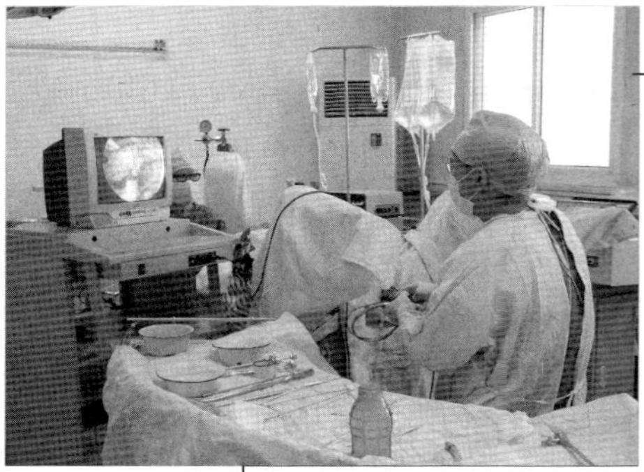

第二章 手术器械及其保养

第一节　经尿道手术器械

一、膀胱尿道镜

1. 硬性膀胱尿道镜

这是泌尿科已经应用了百余年的工具，设计与制造技术一直在不停地改进，目前仍然是最常用的器械。由于采用了冷光源纤维导光技术，以前用白炽灯泡照明的膀胱镜现已不再使用。当时所用膀胱镜不仅照明亮度差，内镜视野小，而且检查时小灯泡如出现故障，需要取出膀胱镜，更换灯泡，再行插入，才能继续检查。用小灯泡照明的尿道镜，灯泡要占据一部分有限的空间，给尿道镜检查带来不便。

目前，国内外厂家生产的膀胱镜均称为膀胱尿道镜，因为它具备了能同时观察尿道与膀胱的功能。近20年来，尿道膀胱镜检查是我院每一例膀胱镜检查的常规，也就是直视下通过尿道时观察尿道，直至进入膀胱后再观察膀胱。不是盲目插入，而是在直视下插入。经尿道手术时采用24F、26F、27F镜鞘，也经常采用直视下插入的方法。与传统方法相比，此方法具有多方面的优越性。这是内镜制造技术的进步。

为使初学者能够更清楚地了解膀胱尿道镜，以下对其各个部件加以说明，可作为选购器械的参考。

A．内镜

过去内镜仅为成像之用，现代内镜兼有照明的功能。中心为透镜成像部分，外周是照明用的纤维导光部分。在近目镜端有连接导光束的插座，光线由物镜处射出，照亮要观察的部分。导光束插座各个厂家设计的外形不同，但有些厂家的导光束插座可适应其他厂家的导光束。Storz 公司的内镜除可配用本公司导光束外，还可配用另外两种不同规格的导光束（图 2－1）。

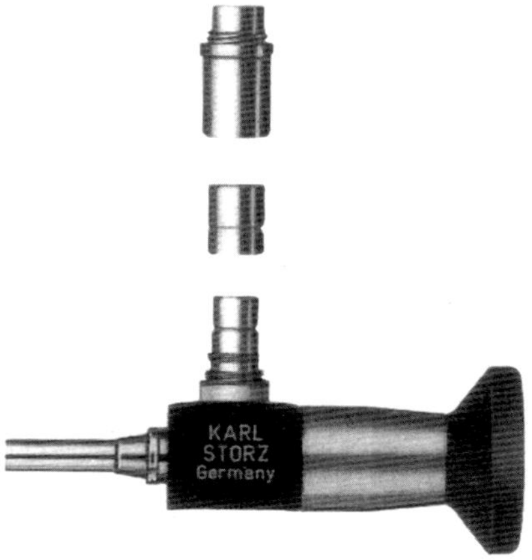

图 2－1　导光束交界处套有不同规格的外鞘，可配用三种不同厂家的光源。

现代内镜视野均较宽大，且无视野外周部分物像变形。在自然光线充足时，检测内镜质量与清晰度，只需将物镜端靠近要观察的物体即可。检测内镜照明是否良好有两种方法：第一种是将导光束插座对着窗口或光源，看物镜处照明部分光环是否均匀完整。也可以反过来，将物镜对着光源，看插座处亮度是否均匀，有无暗点。长期使用的内镜也可以用这种方法检查物镜或插座处是否有损坏或污垢。第二种方法是接光源导光束直接观察，看物像的照明情况和清晰度。第一种方法也可以用于检查导光束的质量与损坏情况，若暗点较多应考虑更换。

目前国内外各厂家所生产的内镜均有数种不同的视角（图 2－2）。国内几种产品的视角有 0°、30°、70°三种。技术上已能生产 120°逆视内镜。由于现代内镜视角宽，这种内镜必要性不大。各公司产品的视角略有差别，但一个共同的特点是都可以替换并应用于同一厂家生产的各种不同的镜鞘。0°或 5°镜可用于膀胱尿道镜检查尿道；可用于光学尿道刀处理尿道狭窄；亦可用于冲压机式碎石器碎石。有些厂家还用 0°或 5°镜作为经尿道切除镜。30°或 25°镜最重要的用途是做

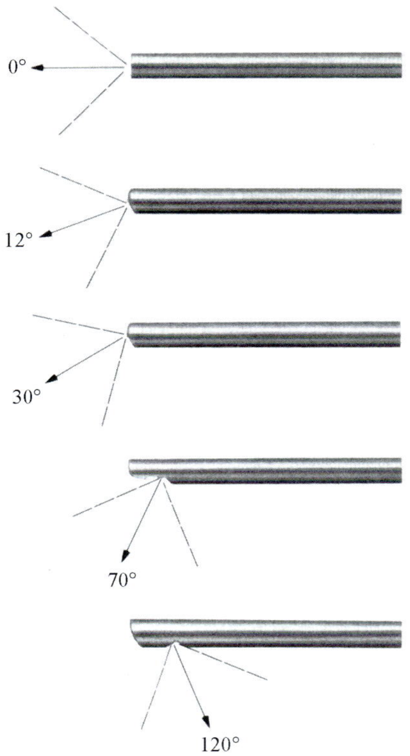

图 2-2　内镜的各种不同视角

TUR 手术；也可用于检查或冲压机式碎石；还可对膀胱肿瘤做电凝或激光治疗。70°镜用于观察膀胱、碎石及其他一些治疗。所以诊断、手术、碎石、激光等有一组内镜即可。从实用性来看，国内生产的内镜质量与国外名牌已无差别，只是一些辅助配件有必要进一步完善。

B. 镜鞘

各厂家生产的镜鞘工艺水平有高有低，结构基本无差别。每一个厂家都提供了多种不同型号的镜鞘，成年人用的型号有 15.5～25F。选用哪一种主要根据具体用途。单纯为了检查应选用细一些的，损伤小，我们常用 15.5F（Storz）或 16F（Wolf）镜鞘。电凝、激光、输尿管插管等应选用粗一些的，我们常用 21F 镜鞘。若要安放鸭嘴形碎石钳，则需要 25F 镜鞘。

镜鞘上有两个水门开关。近年来，设计与制造工艺不断改进，使用灵活，便于拆卸。应定期拆洗、擦干、涂抹润滑油，以免被残液结晶黏住。如被黏住，不能硬扭，可将小螺丝帽去掉，盖上 3～4 层纱布，用小铁锤轻轻敲击即可脱开。经常不用的镜鞘更要注意这一点，应定期拆卸做保养。

C. 镜桥与转向器（图 2-3）

镜桥是一种不带转向装置的小接头，有三种：①无器械插孔；②有一个插孔；③有两个插孔。

转向器有单孔和双孔两种。应根据手术要求与镜鞘粗细选用。单插孔最大者可达 9F 或 10F；双孔者可有两个 7F 或 8F 插孔。

D. 闭孔器

多年来闭孔器是膀胱镜鞘必不可少的配件。如常规直视下插入此配件已无用，而对于采用盲目插入膀胱者，这是一件必不可少的器件。有些厂家（如 Storz）较粗的镜鞘（＞19F 者）及切除镜鞘、冲压机式碎石器镜鞘等均配有专用的观察闭孔器，这种闭孔器可在直视下插入，以减少对尿道的损伤。

E. 其他配件

这些辅助配件包括活检钳、异物钳、碎石钳、输尿管导管、套石篮、电凝电极等。

2. 软性膀胱尿道镜（图 2-4）

临床已应用 10 余年。最初没有专为泌尿科应用而设计的纤维内镜，仅在文献上见到使用胆道纤维镜做膀胱尿道镜检查的报道。其后一些厂家相继推出

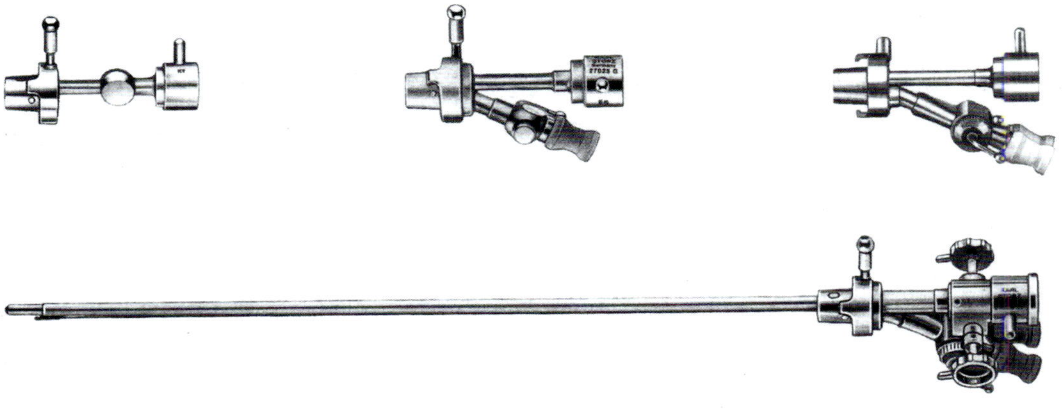

图 2-3　镜桥与转向器。

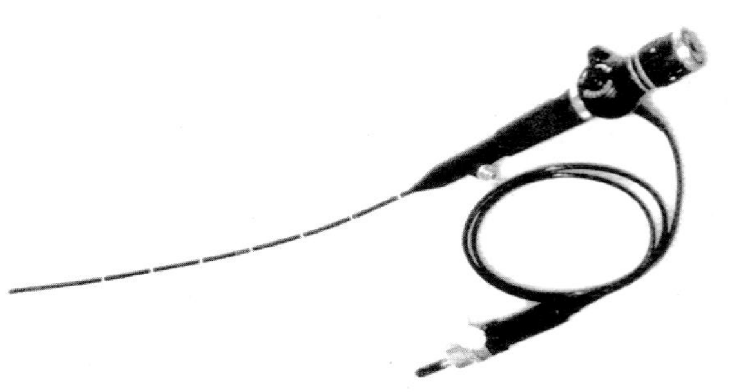

图 2－4 可以弯曲的软性膀胱尿道镜。

此类产品。一般工作长度为 33～35cm，外径为 5～5.1mm，末端上下弯曲范围约 300°，灌洗液与辅助器械插孔为同一通道，为 5～6F。主要的优点是检查时患者痛苦小。男性患者可取仰卧位，便于观察膀胱出口周围及前方的部位，包括纤维内镜进入膀胱的图像，这是一个即使采用 120°逆视内镜也不能看到的图像。缺点是灌洗液出入不如硬镜方便，不适用于血尿患者，准确定位需要适应一段时间。我们的体会是其全面性能不如硬镜。

在未用监视器的年代，膀胱镜检查和经尿道手术需要直接在目镜处观察。现在有了监视器就方便多了。传统的专用设备包括光源、内镜、摄像头、影像处理与记录装置和监视器（图 2－5）。1970 年，Boyle 和 Smith 开始研究电荷耦合元件（CCD），这是一种半导体器件，能够把光学影像转化为电信号。CCD 上植入的微小光敏物质称为像素（pixel）。一块 CCD 上包含的像素越多，它提供的画面分辨率就越高。它把光信号转换成电荷信号，经外部采样放大转换成数字图像信号（Samplaski 和 Jones，2009）。原先是把这些小芯片装在摄像头内，与内镜目镜端和监视器连接。近 30 年内镜研制技术不断进步，可以把 CCD 芯片装入内镜远端。ACMI DCN－2010 可弯曲数字膀胱镜于 2005 年上市。与杆状透镜、纤维导光束导光内镜相比，数字传感技术所提供的内镜影像清晰、耐用。照明与摄像不需要分两条（图 2－6）。也有的厂家不用 CCD，而用互补金属氧化物半导体存储器（CMOS），使影像清晰、耐用。

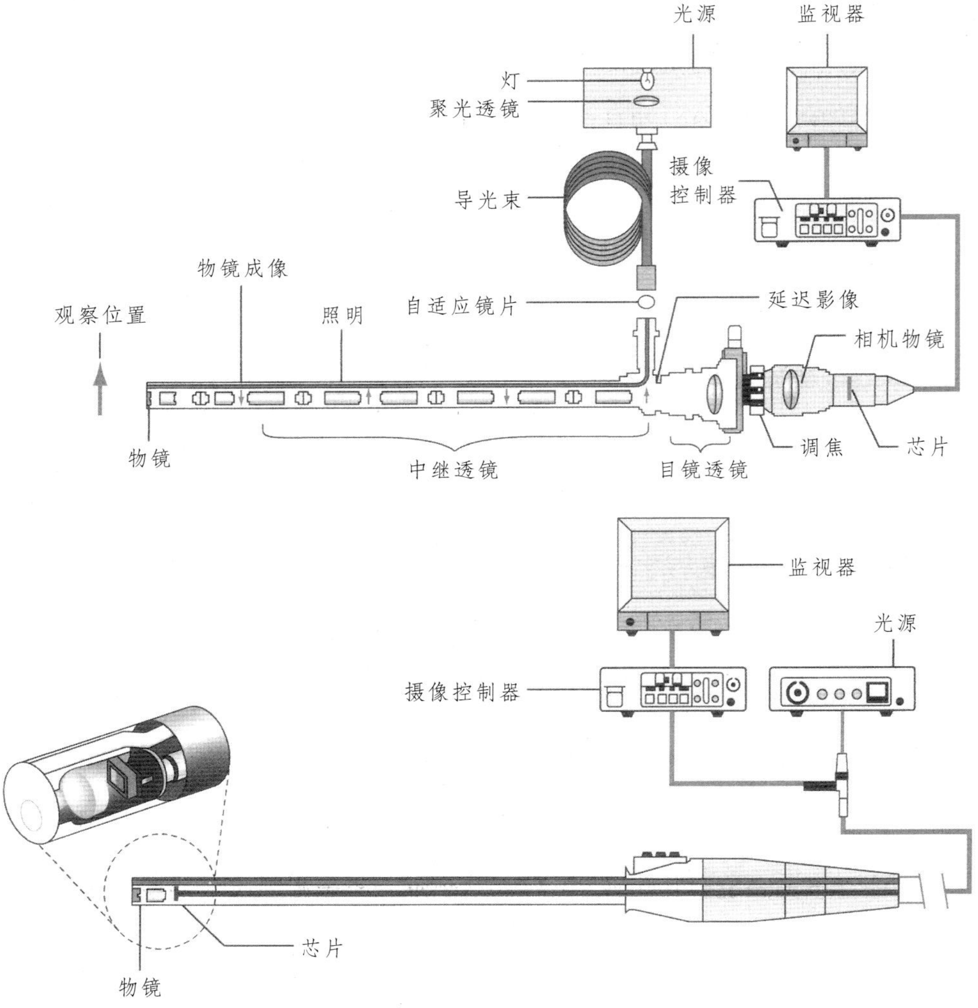

图 2－5 传统杆状透镜内镜与数字传感器影像内镜的对比。

新型的数字内镜(电子内镜)不需要摄像头,把照明和影像光缆装在一起,成为一条导线。传统的装置是内镜影像经过一组透镜或光导纤维传至摄像机。相机的 CCD 芯片把光学影像转变为电荷。影像处理器再使之转换为数字影像信号发送至监视器。新的数字影像内镜(电子内镜)把 CCD 芯片放在内镜远端。影像立即被转变为电信号,不需要经过光学透镜和摄像头,直接进入影像处理器,发送至监视器(图2-6)。

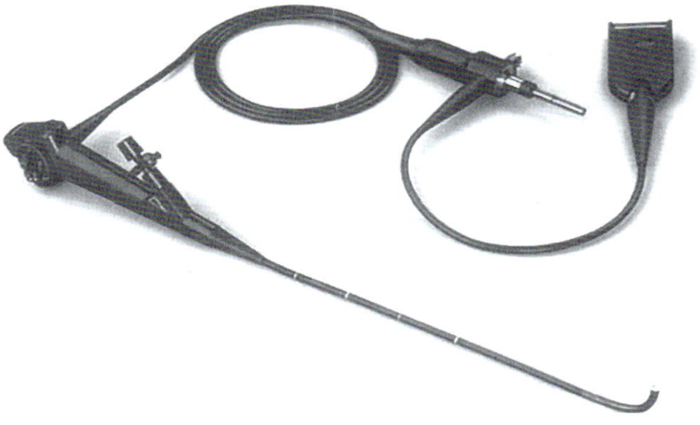

图 2-6 Olympus 高清电子膀胱镜。

二、光学尿道刀

使用冷刀进行尿道狭窄切开是近年来泌尿外科的一项重大进展。光学尿道刀就是完成这项工作经常使用的工具,实际上它是由传统尿道镜逐渐改进而成。这种器械包括以下组成部件。

1. 内镜

多用0°或5°内镜。

2. 镜鞘

为20F或21F,带有充水开关和一个器械插孔。器械插孔可用来插入输尿管导管通过狭窄处,作为切开的标志;也可用来插入激光光纤切开狭窄处;必要时也可插入电凝电极,进行电凝止血。但很少有此必要。

3. 操作支架

4. 刀片

有多种形状——半圆形、钩形、波浪形及环形,可任意选用。

三、切除镜

各厂家生产的切除镜大同小异。如将各厂家的产品进行对比,你会发现工艺水平是有差别的。国内已有切除镜产品,与一些名牌产品相比,工艺水平仍有待提高。得心应手的器械十分必要,选购时应当慎重。

1. 内镜

多用30°或25°内镜,也有用0°或5°内镜者。

2. 镜鞘

切除镜鞘由一圆筒形金属管制成,其远端喙部连接一小段耐高温的绝缘材料。远端的形状有四种:长喙、短喙、斜形与平头。长喙镜鞘现已少用。目前最常用的是短喙与斜形。近年来一些厂家的产品操作支架可自由转动,镜鞘喙部为平头。

最初 Stern-McCarthy 切除镜鞘是由绝缘材料(电木)制成,曾有在尿道内折断的报道。现均用金属镜鞘。近年来也出现包有 Teflon 的镜鞘,但这一层 Teflon 膜如有裂口,就会有漏电的危险,所以应当定期进行检测。喙部绝缘环可采用多种材料,陶瓷材料的机械性能与绝缘性能均较好且经久耐用,有些产品已采用这种材料。

切除镜的型号一般为22~26F。24F 切除镜对尿道损伤小,可用于绝大多数手术,是人们广泛应用的型号。我们曾用26F(Storz)或27F(Wolf)镜做过近200例手术,一少部分患者尿道外口稍紧,需做外口内切开,膜部与球部均无困难。

切除镜的外端有连接灌洗液的开关和连接操作支架的槽口。最简单的形式是取出操作支架,通过镜鞘将灌洗液排出。也有在镜鞘上设计一出口,即中枢开关(central valve)(图2-7),技术上虽稍复杂,但操作上会更加方便。此出口应够大,连接一排出管,在不取出操作支架的情况下即可排出灌洗液。取出操作支架,用拇指堵住镜鞘孔,可排出灌洗液及组织碎块,手术室及术者就可以不被排出的灌洗液污染。排液管长,具有虹吸作用,有助于排空膀胱。

目前国外一些著名厂家均有连续灌洗镜鞘的产

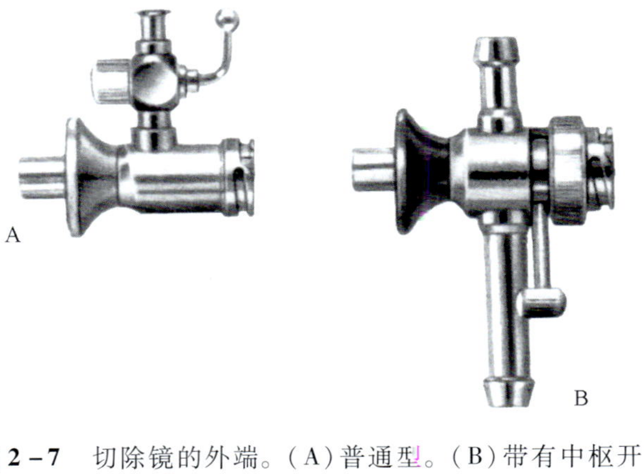

图 2-7 切除镜的外端。(A)普通型。(B)带有中枢开关,可控制灌洗液进入、停止与排出。

品。使用这种镜鞘，灌洗液可不停地流入膀胱，然后经内外鞘之间的空隙排出体外。手术不需要因排出灌洗液而中断，这样可以加快手术速度，缩短手术时间，减少失血量，使膀胱内压保持在较低水平，避免灌洗液过多地吸收与水中毒的发生。早期的产品需配有吸引器，我院用 Storz 与 Wolf 连续灌洗镜鞘均不需要吸引器。对较大的前列腺与膀胱肿瘤均显示有突出的优点。如尿道狭窄，可去除外鞘，即为普通切除镜鞘（图 2 –8A）。近几年的产品在镜鞘与操作支架之间增加了一个小的装置，保持镜鞘不动，操作支架可任意转动（图2 –8B）。

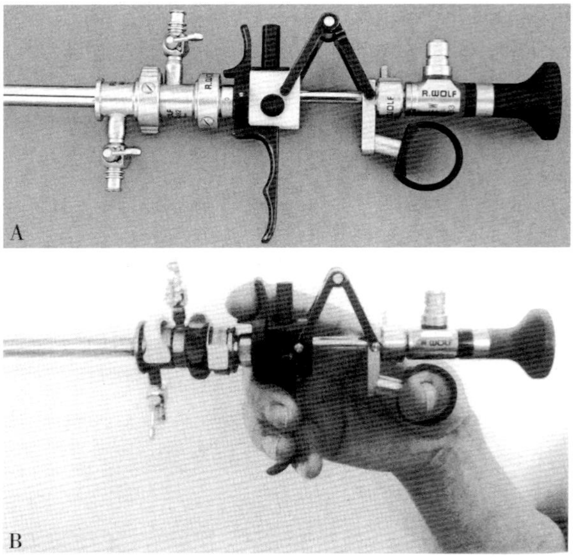

图 2 –8 （A）连续灌洗镜。（B）连续灌洗镜操作支架间的自由转动装置。

3. 操作支架

操作支架是控制切割环活动的装置，可分为三种不同的类型（图 2 –9）。

A. *齿条和小齿轮法*

此法可以精确地控制切割环的活动，和原始的 Stern-McCarthy 器械一样，需要较长时间练习，现已不用。

B. Nesbit *方式*

此法靠一个弹簧将切割环缩回镜鞘。切割时要用手挤压弹簧，使切割环伸出来，然后切割环自行缩回进行切割。调节弹簧回缩时的阻力，即可控制切割的速度。早年 Olympus 的产品多用这种方法。

C. Baumrucker *方式*

此法是靠弹簧的力量将切割环外伸，手压弹簧将切割环退回镜鞘进行切割。静止状态下切割环是在镜鞘外，术者必须注意这一点，以避免意外踩下脚踏开关，使切割环外伸而造成损伤。

操作支架上有插入内镜的孔道，操纵切割环活动的装置上有电源接口。虽然各厂家的产品式样可有不同，但基本原则都是如此。实际上一次成功的手术主要是靠熟练的技巧，而不是单靠精致的器械。Nesbit 曾很生动地指出：一个不会打球的人买一个很好的球拍还是不能赢球。有经验的手术者所用器械常很简单，而初学的人常喜欢很复杂的装置，以期弥补自身技术上的不足，实际上并不能达到其想象的效果。50 年前美国中西部的一些 TUR 高手就能够用小灯泡照明的 Stern-McCarthy 镜在 1 小时内切除 100g 组织，这说明手术技巧熟练的重要性。

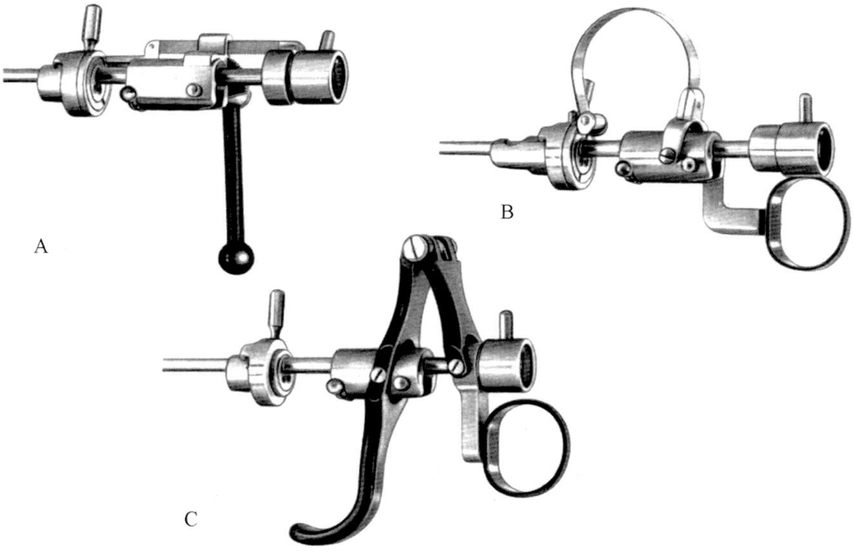

图 2 –9 不同类型的操作支架。（A）齿条和小齿轮。（B）靠弹簧活动。（C）支架内有弹簧。

切割环的电源连接必须可靠。开始手术前要对操作支架活动情况进行检查与测试，必须能活动且灵便。

近年来市场上一些厂家所提供的产品有两种：一种是静止状态电极在镜鞘内；另一种是静止状态电极在镜鞘外。你可以选购两种，也可以任选一种（图 2－10）。

4. 切割环与汽化电极（图 2－11）

TUR 手术中切割组织与电凝止血全靠切割环。它是由细钨丝制成，粗细为 0.30～0.40mm，最常用者为 0.35mm。细者切割组织需要电流小，但机械性能不太稳定。使用中切割环会逐渐磨损，中间部分应用的机会最多，所以用一段时间后首先变细。侧方常粗一些，凝固止血则较好用。

切除膀胱肿瘤用细一些的切割环较好，电流强度不用太大，操作应该比较细致。较简单的膀胱肿瘤手术可用这种切割环。在 TURP 中可用新的较粗一些的切割环，以避免术中因切割环断裂而需要更换。

根据不同的需要，可选用不同形状的电极。有一种电极形如鸟嘴（Storz）或小钉（Wolf），我们常用于膀胱颈切开，以治疗膀胱颈硬化或膀胱颈挛缩。

凝固电极有多种形状，能对较大面积进行凝固。球形电极可在手术野滚动，但应注意凝固太多会有大片组织坏死。其使用指征为广泛间质出血，可在看不到单个出血点时应用。

汽化电极从 1996 年后开始应用，也有几种不同的形状（图 2－12）。我院最常用桑葚形镀金电极。

5. 闭孔器（图 2－13）

闭孔器能使镜鞘远端变平滑，便于操作。有三种基本类型：直型闭孔器、Timberlake 闭孔器和可同时进行观察的闭孔器。

直型闭孔器最常用，包括 Leusch 闭孔器。后者有一段橡皮套，能使镜鞘远端边缘变得更平滑，以减少对尿道的损伤。

Timberlake 闭孔器在远端处可以屈曲。如前列腺中叶增生用直型闭孔器盲插有困难时，可换用这种闭孔器。如仍不能插入，可改为直视下插入。

观察闭孔器可在直视下插入，这是一种十分安全的方法。

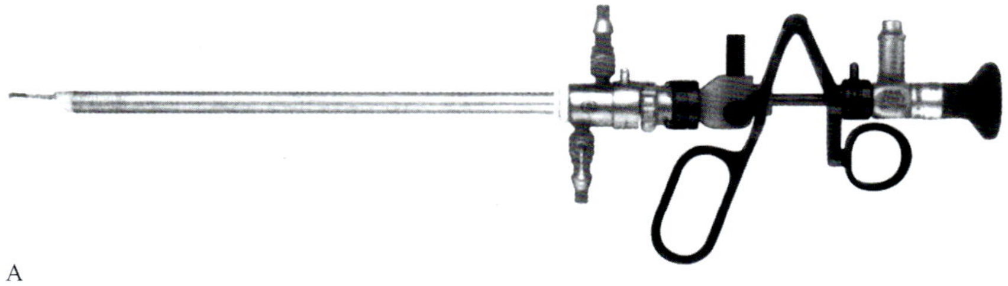

A

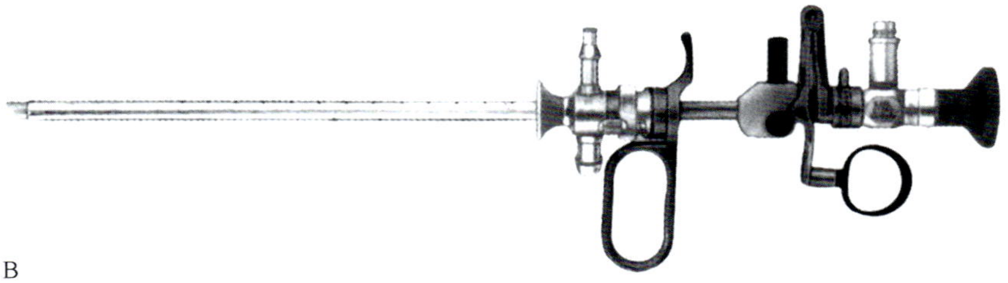

B

图 2－10　操作支架。（A）静止状态电极在镜鞘外。（B）静止状态电极在镜鞘内。

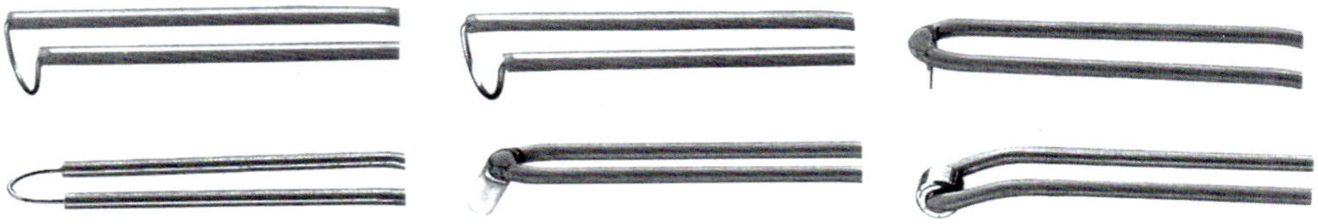

图 2－11　各种不同形状的电极。

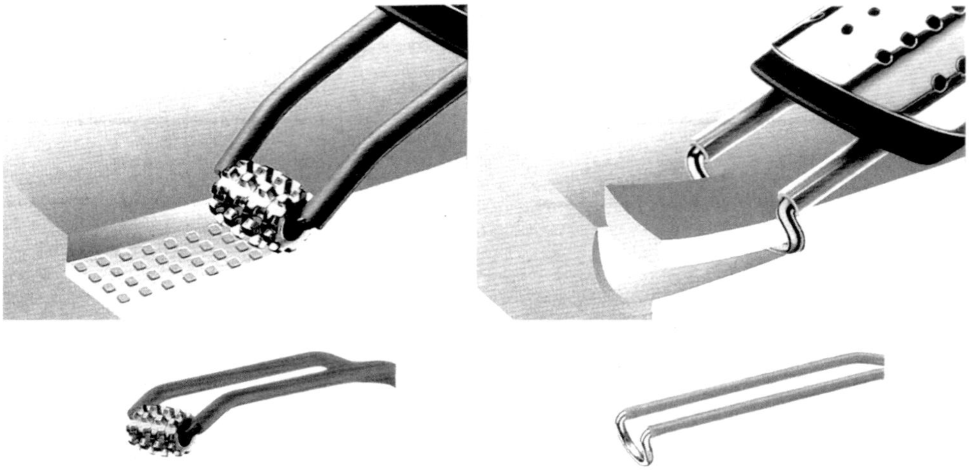

图 2－12 汽化电极。

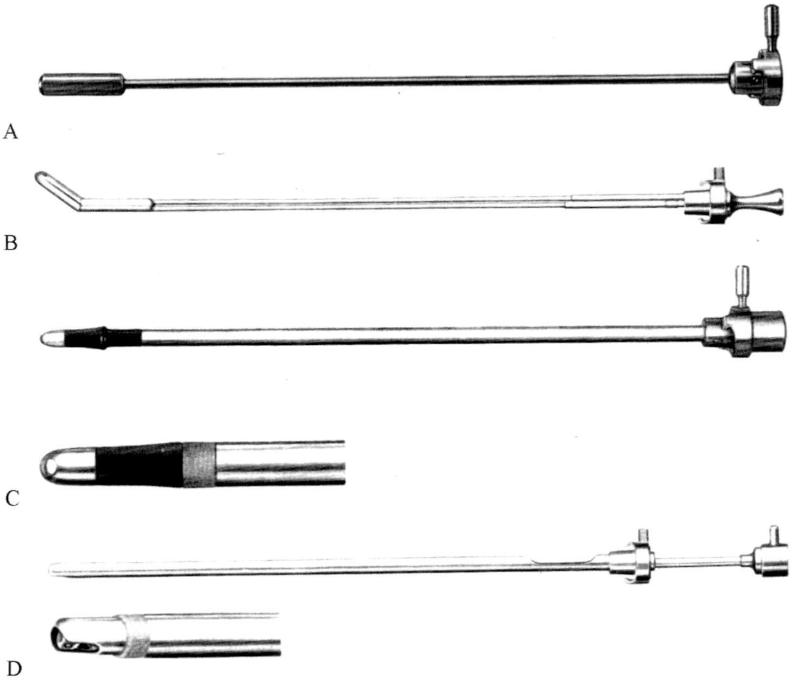

图 2－13 各种闭孔器。(A)一般闭孔器。(B)Timberlake 闭孔器。(C)Leusch 闭孔器。(D)可进行观察的 Schmiedt 闭孔器。

四、碎石器

从泌尿外科学的发展史来看，碎石术已经应用了很多年，近年来又有不少新的进展。它已不单是用于治疗膀胱结石，也适用于全部泌尿系统，这里主要讨论有关治疗膀胱结石的碎石器。

1. 机械碎石

盲目碎石现已少用，国内外一些厂家所提供的碎石器均为直视下的碎石器。直视碎石器有多种，以下介绍三种。

A. 与膀胱尿道镜鞘或切除镜鞘配合应用的鸭嘴形碎石钳(stone crushing forceps)(图 2－14)

一般用于处理较小的结石，或用于夹碎其他碎石器处理后的较大结石碎块。配用 30°内镜。

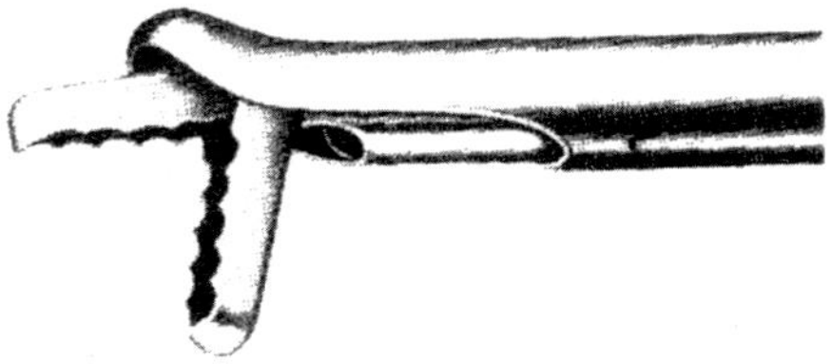

图 2－14 与尿道膀胱镜配合应用的鸭嘴形碎石钳。

B. 大力碎石钳(lithotrite)(图 2－15)

形状类似尿道探子,喙部张开即可夹碎结石。配用 70°内镜。

C. 冲压机式碎石钳(stone punch)(图 2－16)

1976 年由 Mauermayer 发明。其原理和冷切镜相同,包括一个带中枢开关的金属外鞘、闭孔器、一个调节碎石部分的手控杠杆和一个 0°或 30°内镜。

镜鞘为一 25F 的椭圆形金属管。远端的设计能承受相当大的机械力。

操作部件是由第二个金属管构成,由高强度钢材制成,可以缩入镜鞘,形成一种剪力。末端有一倒钩,可以卡住结石,闭合手柄即可夹住结石。插入膀胱时此手柄应为闭合位置,否则有可能会严重损伤膀胱。只有在直视下才能放松手柄。

闭孔器有两种:一种是普通闭孔器,另一种是直视闭孔器。我们常规使用后一种。

除非太大或过硬的结石,一般都能用这种方法处理。

2. 液电碎石器(图 2－17)

这种器械主要是一个能够提供短暂高压电爆破的发生器。采用一个特制的探头送至结石处,经此探头放出电花。探条直径有 3～10F 几种不同规格。中

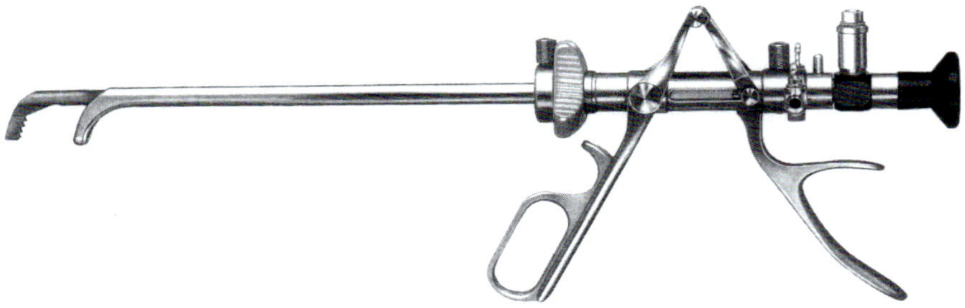

图 2－15　大力碎石钳。

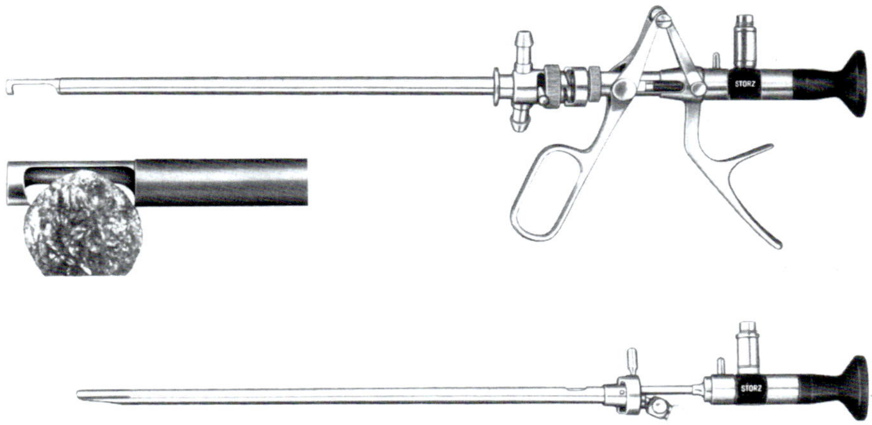

图 2－16　冲压机式碎石钳。

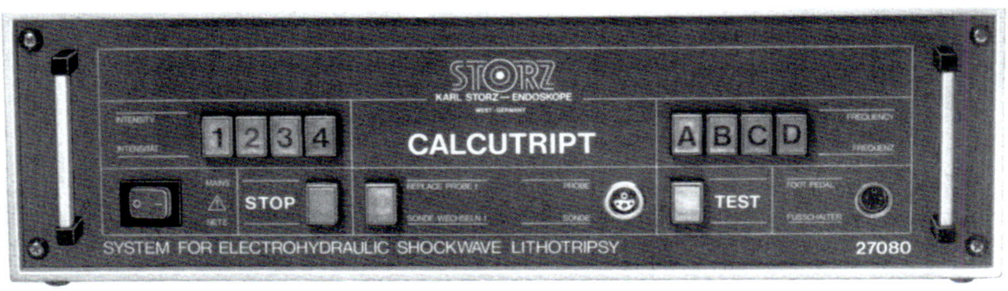

图 2－17　液电碎石器。

心为一导线，导线周围为一绝缘层，再外面为一中轴管，最外层还有一层绝缘层，所以是一个中心电极和一个同轴环形电极。启动开关，在两电极之间就会发出电火花。如此探头靠近结石，结石受到电火花产生的冲击波的震荡即碎裂。能容纳特制探条插入的膀胱尿道镜都能使用这种方法。

3. 超声碎石（图 2－18）

超声碎石的基本原理是电磁信号激发石英晶体，发出同步震荡。晶体前后偏移与碎石装置偶合在一起，即可产生碎石作用。所以一套超声碎石装置包括：超声发生器（能产生高频电磁信号，以激发晶体）；碎石器；冷却石英晶体用水道。此法的优点是比较安全，但在膀胱结石的治疗中较少应用。

4. 气压弹道碎石（图 2－19）

这种方法依靠声压波形式，通过特制探头传至结石上进行碎石。依靠气动机械碎石，不会造成泌尿系黏膜热损伤，碎石效率高。可用于肾、输尿管、膀胱及尿道结石的碎石手术。

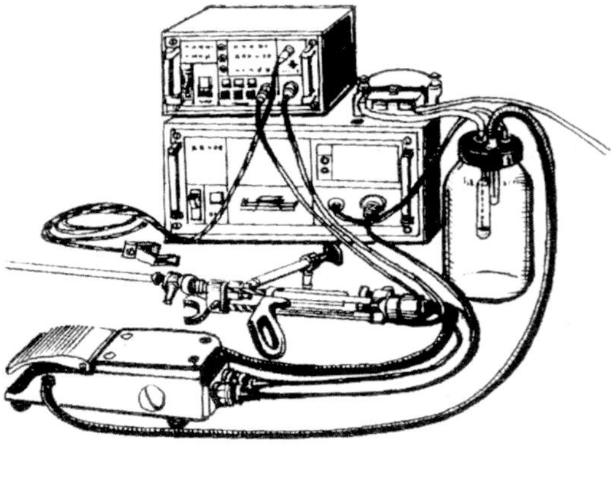

图 2－18 超声碎石设备。

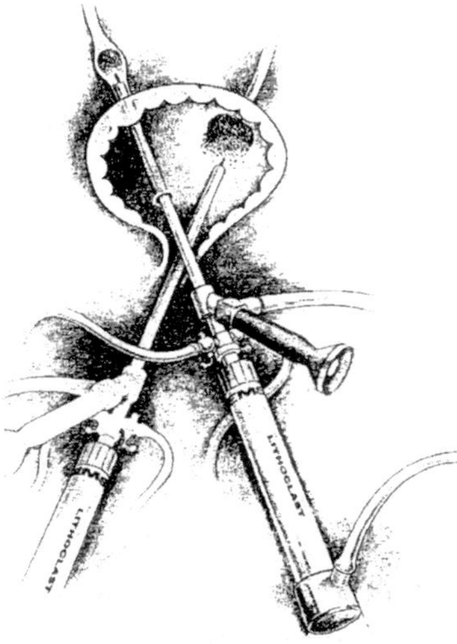

图 2－19 气压弹道碎石治疗膀胱结石与输尿管结石示意图。

5. 联合式碎石手柄与探针（图 2－20）

瑞士 EMS 公司近年来的新产品是将气压弹道碎石与超声碎石合并在一个手柄上，推出了联合式碎石手柄与探针。将机械探针置于中空的超声探针内，碎石过程中机械能和超声能同时作用于结石，碎石效果更好。

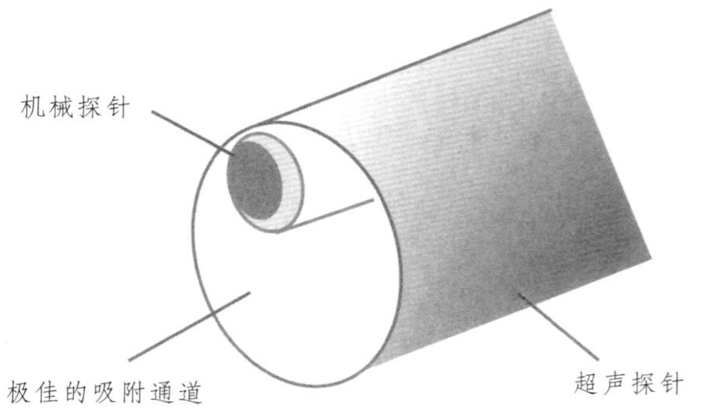

图 2－20 联合式碎石手柄与探针。

第二节 器械的消毒与保养

内镜手术器械价格昂贵，保养不好很易损坏，应由专人负责保管。每次使用后应立即冲洗干净，以免血块凝固后不易清除。镜鞘内除用水冲洗外，也可以用小毛刷刷洗，然后擦干，准备下一次使用。物镜与目镜不能用力揉擦，如有水汽或污物只能用棉球、软棉纱或棉签蘸水轻轻擦拭。如果经常用力揉擦目镜或物镜会损坏透镜，影响清晰度。尤其要注意，内镜的任何部位均不可磕碰，更不允许掉落在地上，否则会使内镜完全报废，无法修理。

高压蒸汽灭菌法一般不适于内镜的消毒。少数厂家声称他们的膀胱镜可用高压灭菌，但这种方法必然会缩短内镜的寿命，因为玻璃、黏合剂与金属的膨胀系数差别很大。

近几年有一种小型台式灭菌器问世，能达到快速灭菌目的，可用于各种内镜，如腹腔镜、膀胱镜与手术器械等。这种灭菌器由电脑自动控制，温度可自行设定为 115℃～134℃。134℃时灭菌全过程 18 分钟左右，可灭活人类免疫缺陷病毒、乙肝病毒及芽孢。具有超温自动保护装置，超过设定温度会自动切断电源。

有人认为镜鞘、闭孔器等可用高压灭菌，内镜用其他方法灭菌，但这样不够便捷。一种好的消毒方法应当是：①不损坏器械；②时间短，不影响使用；③即使有少量残留的消毒剂，对患者与医生也没有危害。各医院使用的方法不尽相同，现有以下四种方法。

一、消毒液浸泡

这种方法效果满意。最有效的是1∶250氯己定70%乙醇溶液2分钟；1∶500氯己定水溶液20分钟；戊二醛（glutaraldehyde，商品名Cidex）15分钟。也有人用含氯的消毒剂浸泡泌尿科器械，二氧化氯在英国商品名为Tristel。国内有些医院使用二氯异氰尿酸钠（商品名为万福金安），可杀死各种细菌、病毒、芽孢与分枝杆菌。这种方法的缺点是消毒液不能渗入一些接头或开关处。另外，器械的清洗必须彻底，器械用后如在几分钟内没有冲洗干净，在血块或分泌物下就会残留细菌，也会影响消毒效果。因此，每次使用后应立即冲刷干净。

戊二醛浸泡在国外曾被广泛应用，但后来发现医护人员可能会产生严重过敏反应，并可引起法律纠纷，所以不能把它看作是一种十分完美的消毒剂。因此，应用时应警惕过敏反应的问题，避免不戴手套直接接触戊二醛。浸泡后的器械应认真冲洗。

浸泡器械的槽子底部不应当是平的，一端应略高，以免管腔中积气或存有气泡，影响效果。

二、蒸汽消毒

甲醛蒸汽消毒是应用最广、时间最长的消毒方法。一般把内镜的各部分放入一个密闭的柜子，再放一些甲醛，然后把柜子关紧，并注明时间与日期。如不加热，需要24小时；如用恒温箱并把温度升至55℃，则时间可以缩短。效果和空气的湿度有一定关系，一些接头和开关处也不能达到很好的消毒效果。器械从柜中取出时常有很重的甲醛味，清洗也不能完全去除。器械表面可残留一些甲醛微滴，使用后有造成尿道狭窄的危险。对术者的眼睛也有一定刺激。

甲醛柜后来逐渐被氧化乙烯柜取代。其优点是消毒效果可靠，且不存在刺激尿道的问题。但开关处或血痂下均不能达到有效的消毒，而且不能杀死带芽孢的细菌。湿度对其也有一定影响。

使用氧化乙烯还有两个问题：一是气体不易排放，对工作人员造成危害；二是在一定条件下有爆炸的危险。因有上述缺点，所以很多医院现已不再使用。

三、照射消毒法

有人认为可用紫外线照射作为贮存器械的一种方法，但不透光的部分不能达到消毒的目的。故此法很不实用。钴或γ射线照射也不适于日常应用。

四、热力消毒法

1. 巴氏灭菌法

消毒任何器械最好的方法是加热。主要优点是能透过所有开关与接头处。如能达80℃，大多数致病菌可被消灭。最初用的方法是水浴加温，把内镜放入60℃的水浴中，逐渐加温到80℃，保持2～10分钟，取出后在空气中冷却。一定不能急用，不能用冷水冲或泡。要注意恒温箱有时会出故障，关掉后温度可继续上升达90℃，会对内镜造成一定损害。

2. 低压蒸汽消毒

采用低压蒸汽可使温度控制在80℃，上下波动不超过0.5℃。消毒过程只需17分钟，如距手术室不远，应用也方便。

3. 甲醛低温蒸汽

低温蒸汽加入甲醛，可使内镜达到彻底消毒，但时间需要1.5小时。对不能高压灭菌的内镜器械这是仅有的一种彻底消毒法，但日常工作中并不一定要这么严格，因为每次使用后并不一定有带芽孢的细菌污染。

继发感染是术后10～12天发生出血的最常见原因，很多感染是由于内镜消毒不可靠造成的。一般低温蒸汽法效果满意，优于其他方法，可降低术后尿路感染的发生率。甲醛低温蒸汽法优点突出，但时间长，日常应用不便。如无条件用低温蒸汽，消毒内镜最好使用氯己定乙醇或戊二醛浸泡。前者仅需2分钟，所以很方便。而内镜的其他部分可用高压灭菌。

五、等离子低温灭菌器

等离子低温灭菌器是继甲醛、环氧乙烷和戊二醛等低温灭菌技术之后，又一新的低温灭菌技术。现在已有多种采用等离子技术的灭菌装置。与其他灭菌方法相比，等离子技术灭菌几乎具备了一种理想灭菌技术的所有特点：低温、快速、灭菌物品的范围广、对器械的损耗小、有包装可保存、有完善的检测系统、对环境没有任何污染、操作安全简单（图

2-21）。

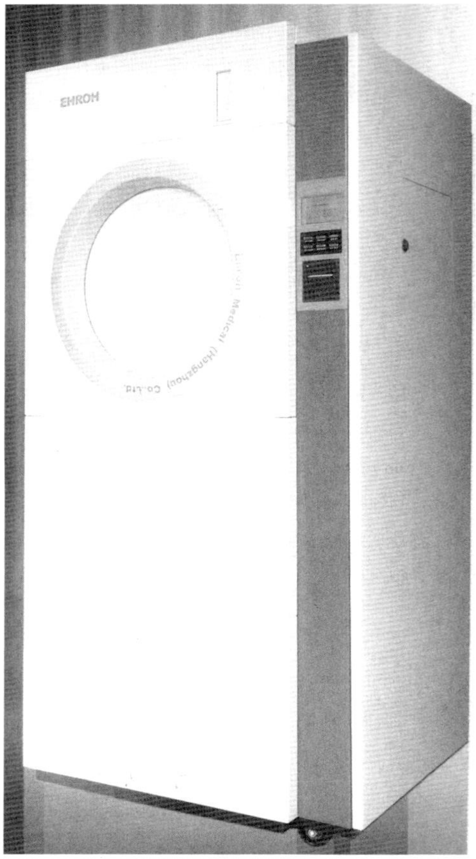

图2-21 等离子低温灭菌器。

基本灭菌原理是用过氧化氢作为产生离子云的活性主体，当对其施加一定强度的电场时，电子从某些原子中剥离出来，导致粒子加速运动。在等离子云中分子产生碰撞，过氧化氢转变成过氧化氢自由基和羟自由基、水和氧。而氧、自由基等活性物质，易与细菌体内的蛋白质和核酸发生反应，扰乱微生物的生存功能，且在等离子产生的过程中，由于辉光放电，可放出大量紫外线，也能起到消毒作用。

此法适用于各种内镜手术器械的灭菌。包括电切镜、腹腔镜、胸腔镜、关节镜、超声刀等。应由消毒室专职人员管理。方法简单，灭菌过程由电脑自动控制，并能显示灭菌过程。约50分钟完成灭菌后即可使用或存放。

内镜器械用后先用多酶清洗液浸泡，再经高压水枪彻底冲洗，一定要擦拭干净，保持干燥，管腔用高压气枪吹干。需灭菌的腔镜可用器械盒盛放包装。器械盒外用无纺布包裹，包好后使用指示胶带固定，指示胶带上的橘红色块灭菌后变为淡黄色。

第三节 高频电刀的应用

经尿道手术一时一刻也离不开电刀，且一定要使用输出功率较大、性能较好的电刀，能够在水中进行切割与凝固。有些人做不好经尿道手术，常误认为是切除镜不好用，实际上问题主要在于电刀。因此，应尽量购买好一些的电刀。普通外科手术中很好用的电刀，在水中则不一定好用，必须选用能在水中进行切割与凝固的电刀。泌尿外科医生应当对电刀的原理和性能有基本的认识，不能在不好用时就让手术室人员一味地开大电流强度，这样常容易出问题。

有不少外科医生虽然每天使用电刀，但缺乏最基本的概念，以下仅简要说明，以避免发生危险和意外情况。

如果电流从人体经过，在出入人体的地方与人体组织接触处，温度即增加，增加的多少和组织的电阻与电流强度有关。电流越大，温度增高越多。通电与断电时神经易受刺激，引起肌肉抽搐。如电流通断频率很快，或用发电机的交流电，则会出现持续的痉挛性肌肉收缩。如交流电的频率超过某一临界值，神经不再产生兴奋，则不再发生痉挛性肌肉收缩。这一临界频率和电流的强度有一定关系。小电流频率可为10 000Hz。外科电刀所用频率一般为300～500kHz。在此数值内，即使很大频率的电流从人体内经过，也不会造成神经与肌肉的兴奋，这样就可以利用接触处所产生的热效应进行切割或止血。如果接触点大，热在很大的面积散开，每一小点上的热即微不足道。如果接触点小，例如切除镜的切割环或电凝电极的末端，热就会集中在这一很小的点上。日常工作中常用的是中性电极（接触面积大）和操作电极（切割环）。

切割环对组织的作用完全是热的作用，是由输出功率大小来确定的。最初组织蛋白被凝固，输出功率加大后组织被烧焦，再加大就会冒烟、着火、裂开。凝固很有用，血管内的血被凝固，血管壁变形、皱缩，管腔闭合。开放手术中所见到的组织焦黑和冒烟并没有作用，加大电流使温度更高，则会出现一种新的现象：有电弧出现，温度至1000℃或更高，对组织的作用会完全不同，切割环下的组织即爆裂。周围组织并不受热的影响，所以切割过的沟槽中血管仍出血，止血需重新用凝固电流。

这就是现代泌尿外科应用电刀做切割与凝固的基本原理。有人认为，不同的电流波形对切割或凝固具有特殊的作用，实际并没有充分依据。如变更电流强度，电子管振荡器所产生的纯正弦波并非不能进行很好的切割和凝固。但按传统习惯，多认为火花隙发生器凝固作用最好，电子管发生器切割作用最好。把二者结合在一起，则可以有很好的切割与凝固作用。目前，市场上所见到的一些高频发生器均采用晶体管，由微机调控，其机器重量轻，体积小，十分好用。

了解高频电流通过切割环对组织的作用更重要。凝固电流局部的热效应重，它所产生的热烧伤可以达到相当深度，如用大电极强电流可达数厘米，能把组织烧焦黑。在前列腺窝内进行止血时，要注意应当用最小的电流，凝固的组织越少越好。灼烧前列腺窝里面不是一种好方法，因为以后焦痂脱落时可能会产生一些麻烦。

切割时，应使用能满足整齐切割要求的最小电流强度。如由于某种原因凝固电流不好用时，把切割电流的强度减小，同样能进行凝固。适当调节火花隙发生器（如 Bovie 所设计者）的电流强度，同样能进行切割与凝固。

更重要的是，泌尿外科医生应当注意电刀应用过程中可能发生的一些危险，主要是意外烧伤。如果电流不是经过接触面积很大的中性电极，而是由另一处小的金属接触区通过，则可能发生烧伤。如果中性电极接触良好，电流易于通过，即使还有小的金属接触，也不会造成危害。在实际工作中，当中性电极根本没有和患者接触、没有插在机器上或导线断裂，都容易发生危险。在这种情况下，电流要从其他途径入地，如果患者与手术台的金属部分接触，则会造成烧伤。所以当电极不好用时，首先不应增大电流强度，而应先检查中性电极是否有问题，以及是否与机器连接良好。

新型高频电流发生器的中性电极、工作电极、地线等均有报警装置，接触不良即会报警，较为安全。现在所用机器能显示输出功率的大小。

过去常用盐水纱垫覆盖在中性电极上，垫子干后就有烧伤的危险。电流从未干的小块地方通过，结果出现烧伤。不用垫子，用干板会更好一些，干板实际并不干，患者的汗水可经常使其保持湿润。近几年生产的高频发生器中性电极采用导电塑胶，像胶纸一样，为一次性使用，能确保安全，不存在上述问题。值得注意的是，在应用一些旧设备时要注意安全问题。

现在越来越多的老年人装有心脏起搏器，如果为这样的患者做前列腺切除，则有必要了解经尿道手术是否会出问题。前些年曾有安装起搏器的患者使用高频电刀后发生心室纤颤的报道。有人认为安装起搏器的患者不能进行 TUR，要做前列腺切除只有用开放手术，但临床证实这是错误的。

常用的起搏器有四种：①固定节律的起搏器，用于永久性传导阻滞的患者，是按一定节律刺激心室。②按需型起搏器，这种起搏器也有一个类似的固定节律刺激器，但如发现有心室收缩即受到抑制，应将心室冲动增加并送回心肌。在未发生心室冲动时，事先固定的心律才起作用。测试起搏器是否起作用，可在体外放一块磁铁，它能使固定节律更快一些。③心房同步起搏器，这种起搏器有一个电极在心房，一个电极在心室，这样心房收缩被增强，传至心室，除非心房收缩过于频繁而由固定节律代替。④房室连续起搏器，这种起搏器是按固定节律刺激心房。

如果体内的高频电流电路正好通过起搏器，其微弱电路可能被破坏，心室被过分刺激，造成心室纤颤。这种情况下，可将中性电极放在骶骨下方或股部，这是最常用的部位。外部电流干扰可刺激按需型起搏器，这种干扰可以是来自发生器的射频干扰，也可以是通过患者体内的电流干扰。实际上，因为起搏器外面都防护得很好，只要发生器距患者超出 0.3m，患者就不会发生危险。按需型起搏器还有一种安全装置，如发生外部干扰，即可启动固定节律。

不少安装起搏器的患者通过 TUR 手术并未发生意外。但术前应与心脏科医生配合，了解起搏器的类型；术中应保持心电监护，出现问题可及时处理，并应有体外起搏器准备。

2004 年，耿仁义等主编的《实用心脏起搏技术》一书中介绍，作者所在医院在动物试验的基础上，对 20 例安装起搏器的患者在外科手术中使用了高频电刀。其中 VVI 起搏 14 例，DDD 起搏 5 例，AAI 起搏 1 例。男性 16 例，女性 4 例。手术部位：前列腺切除 7 例，右肾癌 1 例，乳腺癌左右各 1 例，胆囊 1 例，脑膜瘤 1 例，肺癌 1 例，胃癌 2 例，心脏直视手术 3 例。内镜下进行电切时，起搏器可受干扰而抑制脉冲发放，停止电切后脉冲发放自动恢复。

为了避免电切对起搏器的干扰，在电切前可临时将起搏器程控为固定频率起搏，术后再将起搏器程控为按需方式。如起搏器程控得当，一般较安全，不会导致意外情况发生，但手术期间应注意以下事项：①术前行常规心电图检查，并行起搏器功能复查。②备用临时起搏器及抢救物品，以便术中使用。③术前检查电刀的可靠性，注意电流回路是否正常。④术中、术后进行心电监护，发现心律失常及时处理；若心律失常由电切引起，应尽快停用电切；若起搏功能因高频干扰受到抑制，可将起搏器程控为VOO起搏方式。⑤应具备紧急经皮起搏以及除颤的能力。⑥在场医生应熟悉起搏器的情况。⑦术后对起搏器及起搏阈值进行远期随访，及时解决出现的问题。

装有起搏器的患者，发生心内膜炎的危险较大，所以术前、术中及术后一段时间内都应予以适当的抗生素治疗。

此外，还要注意受起搏器控制的心脏对体液过剩的调节能力差，所以手术时间越短越好，以免灌洗液吸收过多。

应用激光做经尿道手术不会对起搏器造成干扰。

第四节　手术室的其他设备与手术台

经尿道手术与开放手术对手术室的要求没有差别，所以一般手术的设施均应具备，包括各种麻醉器械、监护设备、急救药品及手术器械等。这样，在进行经尿道手术的过程中，由于某种意外情况可能需要行开放手术时，则不必挪动患者，在同一手术室即可进行操作。

经尿道手术对手术台的要求比开放手术似乎更高。应当使用万能手术台，其升降与前后倾均能灵活控制，否则在进行经尿道切除多发膀胱肿瘤时会很不方便。进行TURP或其他经尿道手术也经常需要调节手术台的高低。术者在发出变更手术台高低或倾斜情况的指令时，常希望尽快达到要求，这时手术台质量的好坏会有明显差别。腿部支架也很重要，术中使患者的双下肢舒适，某种意义上可减少术后下肢静脉血栓形成的可能性。旧手术台升降与前后倾不灵活者应当更换。

（翟兴龙）

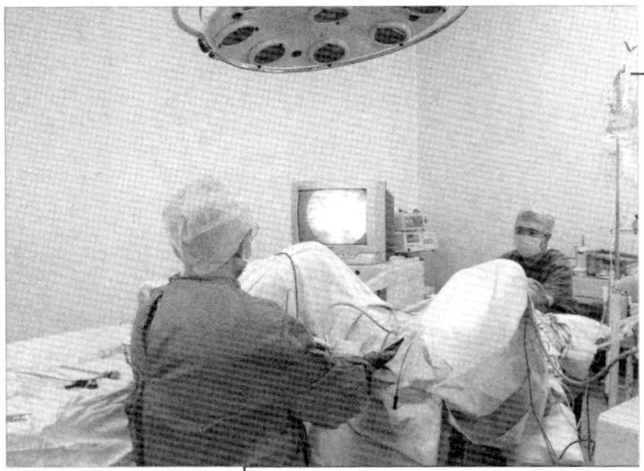

第三章 电视摄像系统在泌尿外科的应用

由于电视技术的发展，电视摄像系统在泌尿外科手术中的应用也日益增多。在电视摄像系统用于内镜显像技术中，早期笨重的摄像机现已被小型轻便的摄像机(Chip Camera 芯片相机)取代。这种小型摄像机使用便捷，影像清晰，这就使经尿道手术技术有了新的改进——看着监视器做手术，而不是术者用一只眼通过豆粒大的目镜观察进行手术。这种手术方式优点突出，不仅术者可以看着屏幕手术，而且周围的人也都可以看清楚。学员可以看电视屏幕学习，导师可以通过电视屏幕指导学员手术。

采用这种方法进行手术有两个优点：一是术者不再需要扭着脖子弯着腰观察与处理膀胱或前列腺窝一些较难操作的部位，这样可减少术者发生颈椎病的风险(图 3－1 和图 3－2)。另一个优点是术者面部可免受从患者膀胱排出的灌洗液、尿液及血液等的污染。观察发现，70% 的内镜手术可发生这种污染。在肝炎、艾滋病感染危险不断增加的今天，采用此法手术更具有现实意义。

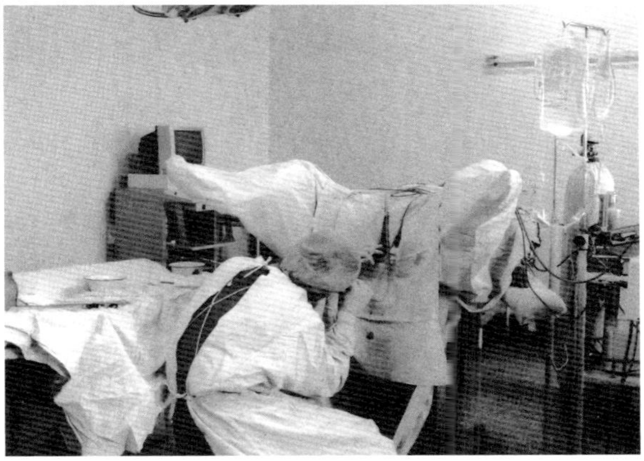

图 3－1 不用电视摄像系统在内镜观察下手术。

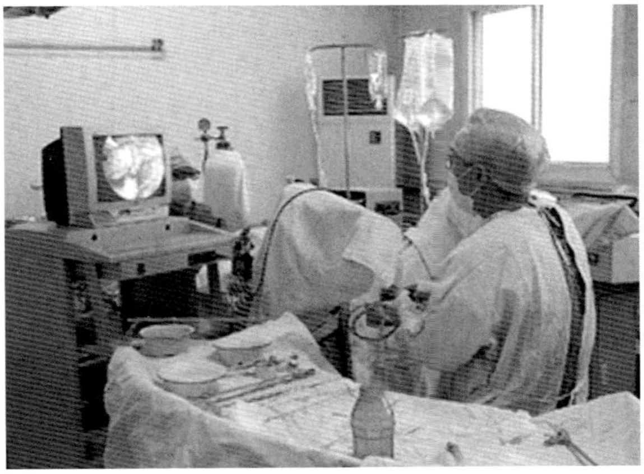

图 3－2 在电视摄像系统观察下手术。

采用电视摄像系统进行经尿道手术所需要的设备包括：

1. 一般经尿道手术所用器械。最好是采用连续灌洗法，使手术不中断。
2. 能够满足电视摄像系统要求、有较好亮度的光源。
3. 能传导强光而不被热损坏的导光束。
4. 优质内镜，不宜使用影像清晰度差的内镜。
5. 电视摄像机。
6. 监视器。
7. 录像设备。

以下分别具体加以说明。

一、连续灌洗

此法有利于教学，手术不需要间断，学员可以看到完整的手术过程。可用耻骨上穿刺套管法，也可以用连续灌洗镜进行手术。如用间断灌洗法，在排出灌洗液后需要重新定向，对学员的理解有一定影响。

二、光源

目前输出亮度较好的光源有钨光源、金属卤化物光源及氙弧光源。钨光源一般为 50～150W，可用于很多小型摄像机，其亮度有时会差一些，特别是在加用分光镜时。金属卤化物光源一般为 250W，氙弧光源可超过300W。人们习惯把现代光源称为冷光源，应当注意它并不冷，同样需要散热装置。一些强光源通过导光束发出的强光所产生的热有可能烧伤患者，甚至烧穿手术单。此外，减少开关次数可延长灯泡使用寿命。如一次安排3例手术，中间可不关灯，最后1例手术结束后再关灯。现代光源箱内的电路设计常有备用灯泡，如所用灯泡烧毁，随即可把开关钮转至备用灯泡，不影响手术进行。在购置设备时，厂家应常规提供一些备用灯泡，在使用说明书中能找到更换灯泡的具体方法。

也有专为某种摄像机使用的光源，为电视摄像系统配套组合的一部分，一般多为金属卤盐或氙弧光源。这种光源的优点是能够和摄像机的电路联结起来，使之在不同情况下均可得到有足够亮度的影像。摄像机与光源之间的反馈使得视野较暗时照明亮度增加，视野明亮时照明自动减弱。此种装置较一般光源装置价格高，如为一般临床应用，则无须购买这种设备。

三、导光束

一般质量较好的导光束均可用于电视摄像系统。近年来还有一种液体导光束更适用于电视摄像。这种导光束可通过一种液体介质而不是导光纤维导光。它可弯曲的性能较一般光纤导光束稍差，但导光性能好，色温也较好。

四、内镜

应当选用优质的内镜。人眼对照明和图像清晰度的感受可能比电视摄像机更灵敏。如果用眼睛直接观察已发现图像不清，此内镜即不适用于电视摄像系统。采用杆状透镜组装的内镜显示有突出的优越性。

五、摄像机

摄像系统是由摄像头与主机组成，中间由传输信号的传线连接。各个厂家的产品外观上大同小异，基本都可以满足教学和手术的需要。严格的质量检测是有区别的。现代数字化单晶片相机的分辨率为560线以上，三晶片者分辨率要高于975线。目前的摄像机对照明的要求已不像之前那么高，Stryker公司的新产品要求最低照度小于0.5Lux，在光线极暗的情况下仍可得到清晰的图像。摄像头摄取的数字信号经主机箱处理后，可转输至监视器或记录装置（图3－3）。

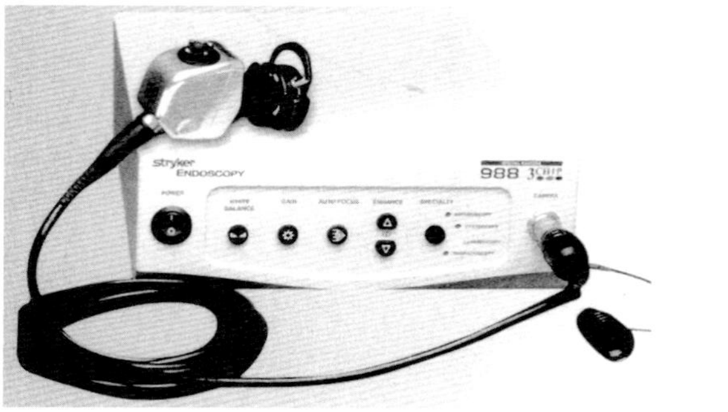

图3－3 摄像头、导线与主机箱。

有的摄像头带有分光镜，术者仍然可以从目镜处直接观察，而不用看监视器（图3－4）。这种摄像头现已少用，各个厂家所提供的产品形状虽有差别，但都是直接与内镜连接（图3－5）。这种摄像头在术中随内镜转动，监视器上的影像也随之转动，所看到的影像并不是它确切的位置。术者需要用一只手固定摄像头，才能在内镜转动时使之保持不动。这样对术者略有不便，但一般很快即可适应。也有的厂家生产一种不随内镜转动的摄像头，这样在内镜转动时可保持图像稳定，但应用者较少。

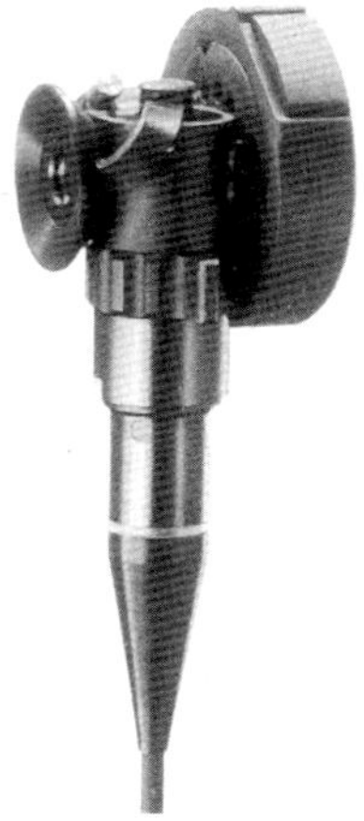

图3－4 加有分光镜的摄像头。

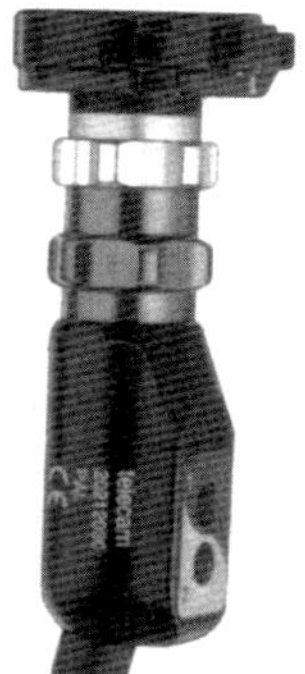

图3－5 不加分光镜的摄像头。

摄像头有四种消毒方法：甲醛蒸汽，应用无菌套、戊二醛或含氯消毒剂浸泡，高温高压灭菌及等离子低温灭菌器。前两种方法应用较多，后两种方法对摄像头的质量有较严格的要求。现在多用等离子低温灭菌器。

六、监视器

电视监视器尺寸大小与质量各有不同。专用监视器较一般电视屏幕要清晰。教学时，可用一个或两个较大的28 英寸（1 英寸 =2.54cm）屏幕；手术时，采用10～14 英寸屏幕即可。

七、电视摄像系统专用推车（图3-6）

厂家多提供专用推车，分层安装电视摄像系统设备的各个部分。这样不仅移动方便，也有利于设备的保护。

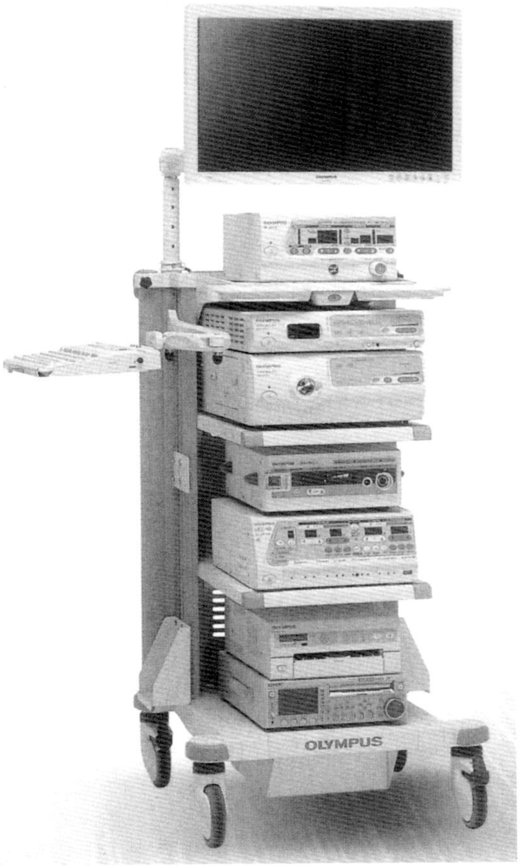

图3-6　电视摄像系统专用推车。

八、记录装备

记录装备可用录像带或静态图片。录像机有U-matic、VHS 或 8mm 制式。静态图像印刷器质量有差别，如仅为记录资料，则静态图像印刷器即可。这种印刷器一般价格较贵，其图像质量很难满足印刷的要求。

原始手术录像带用于教学，效果常欠满意，应做适当编辑整理，使之简洁，便于说明问题。完成此项工作要有一套编辑机。这种设备价格昂贵，对一般医院来说，如仅为使术者从笨拙的手术体位中解脱出来，有监视器即可，并不需要添置记录的装备，更不需要买编辑机。综合性科研教学机构有专职电教部，则需要备有此种设施。

九、高频电刀及其他干扰

高频电刀对电视摄像系统的干扰是一种让人厌烦的现象。高频发生器产生的射频波可在手术时传导，各种导线就是很好的天线。手术室产生电场的其他导线，以及邻近手术室的其他电器设备也有可能对手术室的电视摄像系统产生干扰。购置电视摄像系统时，最好事先在自己的手术室测试一下。如干扰严重且不能消除，则不要购买这种产品。排除干扰最重要的方法是对手术的电器与线路进行全面检查，要求插座牢固可靠，导线没有磨损或裂口，每种电器均有可靠的接地等。如仍不能排除干扰，要注意观察高频电刀，有时可能电路方面存在有某种小的故障，因此应进行严格的检查。

（翟兴龙）

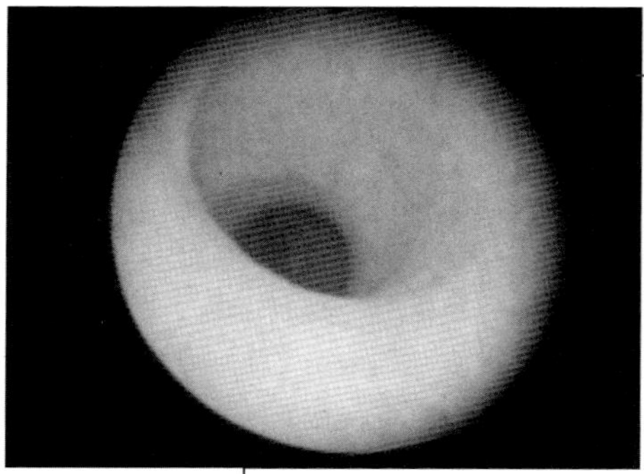

第四章

与经尿道手术有关的解剖学

一、男性尿道

从尿道外口至内口(或膀胱颈),男性尿道腔的长度约为24cm。泌尿生殖膈是前尿道与后尿道的分界线。前尿道可分为阴茎头部、阴茎部(悬垂部)和球部(会阴－阴囊部);后尿道包括膜部与前列腺部。尿道最狭窄的部位在尿道外口舟状窝的底部(阴茎头部与悬垂部交界处)、尿道穿过泌尿生殖膈处(球部与膜部交界处),以及尿道内口。阴茎悬带从下面像吊带一样将尿道拉起来,有人认为这一部位较窄,实际上在做内镜检查时并未发现这一部位较其他阴茎尿道窄。医源性损伤,如内镜检查或尿道扩张器的应用,有时会造成这一部位狭窄,但这并不是因为这一部位原先就存在狭窄,而是由于一个硬金属器械在通过S形的尿道时强行将它压直所致。

尿道腔绝大部分为圆形,在舟状窝底部为横向。尿道舟状窝处扩张,在外口处成一个前后向裂隙。所以在尿道的外端,就矢状面来看,它是由水平横向变成前后垂直的带状,然后再变成横向的带状。如果没有狭窄,尿流并不旋转。有人描述阴茎部尿道内有一些皱褶,像枪管内的膛线一样。但如将尿道充分充盈起来,这些皱褶即消失,所以对尿流没有影响。

插入器械时,尿道的形状很重要。如外口足够大,器械进入舟状窝应无困难。阴茎部尿道从舟状窝的腹侧开始,因此直接从尿道外口插入器械有可能会损伤舟状底部的黏膜,造成出血、疼痛或尿道壁穿破。器械应插向腹侧,便于进入阴茎部尿道腔。另一处易使进入器械受阻的部位是球部尿道的近侧,此处后方稍有凹陷便可使器械末端受阻。向上轻拉阴茎部尿道,此处后凹即可消失,器械即可越过泌尿生殖膈进入膜部尿道,而不在此凹陷处造成损伤。越过膀胱颈处也需要谨慎操作,以免损伤。在内镜直视下插入能避免损伤与穿入假道。

二、尿道腺与黏膜

前列腺尿道覆盖的上皮为移行上皮,到膜部尿道即变为柱状上皮,这种情况一直延续到球部与阴茎部尿道,到舟状窝膜为鳞状上皮。

尿道黏膜有一些小的凹陷,主要位于尿道腔的背侧,一般称之为Morgagni陷窝。它们的大小与数量有很大差别。开口多向尿道外口,较大的陷窝内镜下可以看到腔。这些陷窝的深度为5～27mm,一些比较深的陷窝曾被认为是部分尿道重复。最大的陷窝位于外口内1～2cm处的背侧,称之为大陷窝(lacuna magna)或Guerin窦和瓣。尿道腺有三种,事实上可能仅是解剖学方面稍有差异,有些尿道腺直接开口于尿道腔,另外一些则开口于陷窝内。黏膜层外面为一层薄的黏膜下层,再外面就是勃起组织或海绵体。这种情况下近侧从球部尿道开始,最初仅在尿道腹侧,以后围绕整个尿道,在海绵体远端与阴茎头部勃起组织相连。

勃起组织由阴部内动脉到球部尿道的分支和阴茎背动脉供应。静脉引流靠阴部静脉丛。有人发现在靠近泌尿生殖膈处,尿道内有一不完整的隔膜,据此认为膜部与阴茎部尿道是分别发育起来,并在此处对合。目前膀胱镜检查大多是在直视下插入,而不是盲目插入,它实际上是尿道膀胱镜检查。少数患者在球部尿道靠近膜部处有一环形的松软且有弹性的皱褶,这种情况很少形成尿路梗阻。TURP时通过此处,以后有可能狭窄,造成梗阻。应注意,必要时可做尿道扩张或切开。

在球部尿道的后部有时能看到两个小的开口,这是球部尿道腺(Cowper腺)的开口,腺体本身是在泌尿生殖膈的上方。

三、膜部尿道

尸体的膜部尿道很短,正常男性的膜部尿道长度为1～2cm，这和肛提肌的张力有关。在肛提肌松弛时显得短一些，在肛提肌收缩时则长一些。灌洗液流过时，膜部尿道腔稍有扩张。有时也有一些黏膜腺体(Littre腺)，但不像前尿道那么明显。排尿时膜部尿道张开，不排尿时为闭合状态。麻醉后测量发现，膜部尿道的口径并不小于阴茎部。尿道腔后壁黏膜呈一圆柱形隆起，此隆起即为尿道嵴，可向上一直延续至精阜。在直视下插入内镜时，尿道嵴都能看得很清楚，这也是一个标志。膜部尿道的断面实际上是倒U字形。

四、精阜

精阜在后中线，基底部在前列腺部尿道的中点，前列腺尖部与膀胱颈中间。长圆形，大小在个体之间有所差异，多数人很明显，左右宽约为0.8cm，上下长约为1.1cm。精阜顶部有一个小的凹陷，即前列腺小囊的开口。有人认为它是胚胎时期Mullerian管在男性的遗迹，和女性的子宫及阴道同源。射精管与精阜的关系有三种不同的情况：①射精管开口于精阜顶部，前列腺小囊的外侧；②射精管和前列腺小囊为同一开口，在它的底部、侧壁或唇部；③射精管开口于精阜的顶部，前列腺小囊看不清楚。

有人认为精阜内含有勃起组织，射精时会膨大，但组织学上并未发现海绵体样组织。在TURP手术中，精阜是一个十分重要的标志。

五、前列腺与前列腺部尿道

前列腺部尿道是男性尿道最宽大的部分，长度为2.5～3cm，从前列腺尖部至基底部。前列腺部尿道在精阜上略向腹侧偏移。大多数情况下尿道嵴止于精阜，少数人精阜上仍有短距离的延续。

多年来解剖学上常把前列腺分为五个叶——前、中、后及两侧叶。这种分叶早在1912年由Lowsley在胎儿标本观察到，但从妊娠最后一个月到出生后就看不到分叶了。这种从胎儿标本看到的分叶，实际上是把显微镜下所看到的腺体结构分成几个组，并不是肉眼能分辨的。尽管如此，分叶的提法一直延续了几十年。

Franks(1954)根据前列腺横断面所看到的情况，把前列腺分为两部分。外部腺占大部分，是前列腺的主体，其导管较长，弯向后方，开口于后外侧沟。外部腺内包绕的一小块腺体组织即内部腺，包括黏膜下腺与尿道腺，作者明确提出前列腺的结节性增生起始于“内部腺”。

此外，Huggins(1947)、Hutch(1972)、Tisell(1975)对前列腺实质的解剖提出了一些不同的观点。

近年来，McNeal对前列腺解剖学的研究受到解剖学家与泌尿外科学界的广泛重视。

他的观察表明，与其他一些动物不同，人的前列腺包膜内并不都是腺体组织。前部的纤维肌肉性基质是一个相当大的区，约占全部体积的1/3，主要是由平滑肌纤维组成。

此纤维肌肉性基质在前列腺腺体部分的前外侧形成一层相当厚的屏障，并与之紧密相连，因此从前面看不到腺体组织，而且这两部分之间很难分开。如把这一部分组织去掉，剩下后面的前列腺腺体部分则相当平坦，大部分腺体组织在尿道的外侧与后方。

腺体部分可以分为两个主要的区。一个区导管在尿道的开口，集中在精阜附近，紧靠射精管开口周围。其分支伴随并围绕射精管，在膀胱颈后方，至腺体底部。此区为均匀一致的腺体结构，称为中心区。

第二个大区有两排导管，由尿道壁的后外侧隐窝向外发散，从前列腺尖部到膀胱颈，并不接触精阜。这些导管分支的腺泡结构均相似，但与中心区的腺泡结构有显著差别。

在导管开口的这两条侧线的不同节段，腺体的发育及与其他结构的关系有差别，因此第二大区又可分为两个区。由精阜基底部至前列腺尖部的导管大且分支多，所分布的区域约占前列腺腺体组织的75%，这一部分称为外周区，如和中心区合在一起，约占前列腺腺体组织的95%。因此从根本上说，前列腺有功能的腺体组织的全部导管都起于精阜的基底部或它的远侧。在尿道的第二段，精阜基底部的近侧，侧方虽有导管，但显著缩小。此区(第四个区，也是最后一个区)占全部前列腺腺体组织不到5%，故其生理作用很小。

前列腺部尿道　精阜基底部在前列腺部尿道的中点，在前列腺尖部与膀胱颈中间。精阜从基底向远侧逐渐缩小，约占这一段尿道长度的50%。因此，射精管的开口以及前列腺中心区与外周区导管的分泌物均排入这一段，这一段被称为前列腺部尿道的前列腺段。由精阜基底部向近侧，尿道的方向突然发生改变，后壁向前弯，近侧段尿道与远侧段尿道的长轴约呈35°角。因中部有弯曲，故仅在矢状切面才能看到全部的前列腺部尿道(图4－1)。在矢状切面几乎不能看到一条完整的前列腺导管，但射精管的全程都可以看到。由于近段尿道向前成角，射精管的方向几乎与远段(前列腺段)尿道呈直线方向,在这一直线的适当深度做一冠状切面,可以看到中心区与外周区的大部分腺体组织,并能完整地看到很多大的导管(图4-2)。但要看到第三区腺体导管的轮廓,并确定它和前列腺部尿道近侧段(前列腺前段)的关系,就需要做斜的冠状切面,与前述冠状切面呈35°角。

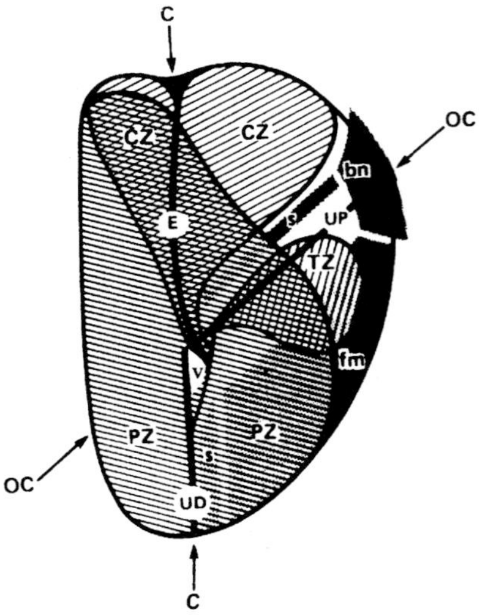

图4-1 前列腺矢状切面,说明冠状切面(C)与斜冠状切面(OC)的位置。fm,前部纤维肌肉性基质;CZ,中心区;TZ,移行区;PZ,外周区;UP,近段尿道;UD,远段尿道;V,精阜;E,射精管;s,前列腺前括约肌与远侧横括约肌;bn,膀胱颈。

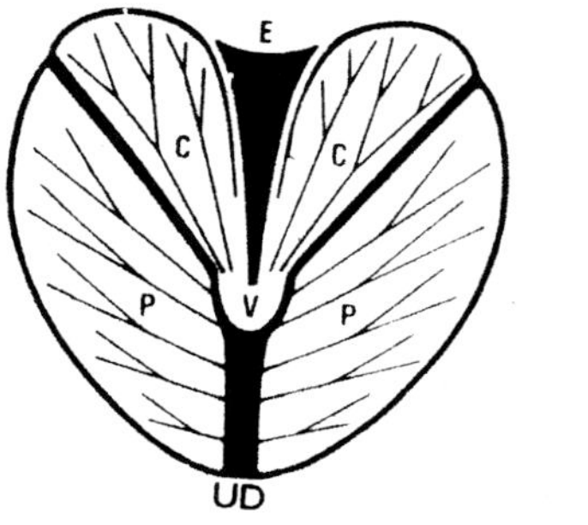

图4-2 前列腺冠状切面(C),说明射精管(E)、精阜(V)、远段尿道(UD)与前列腺中心区(C)及外周区(P)的关系。

中心区与外周区　前列腺腺体部分的两个区融合在一起,成一浅盘状,其几何学中心在精阜基底部附近(图4-2)。中心区较小,位于近侧部分,占全部腺体组织的25%,其导管和射精管均起于中心部位一个很小的区域。导管在近侧有分支,主要分布在射精管两侧。在中心区外侧缘,其导管与邻近的外周区导管平行并很接近。两区交界处有很明显的线形解剖学分界线,一般成年人的前列腺肉眼就可以看到。

在显微镜下,分界线两侧的腺体组织有显著差别。中心区腺泡大,外形不规则,突出而有上皮覆盖的基质隆起突入腺腔。与此相比,外周区的导管则较小,分支末端的腺泡小而圆。外周区腺泡的内衬上皮是均匀的柱状细胞,细胞边界清楚。细胞质透亮,胞核小,色深,常靠近基底部。中心区的柱状细胞质较暗,有细小颗粒,胞核大而苍白,细胞密集,边界不太清楚,胞核高低不齐,腔内上皮的边缘不太规则,而外周区腔内上皮表面则较规则且光滑。

中心区与外周区在形态上有差别,其导管在尿道的开口部位也不在一起,组织学差别可以说明其生物学功能的不同。中心区与射精管关系密切,其上皮与精囊上皮相似,说明胚胎学上该区可能是由Wolf管分化而来。外周区与前列腺前区则被认为是来源于泌尿生殖窦。

前列腺前区　精阜基底部近侧尿道的基本标志为围绕整个尿道黏膜下层的圆筒形的平滑肌,直到膀胱颈(图4-3)。在尿道的这一段,几乎所有的侧线导管都被此括约肌包绕在黏膜下层,因此这些导管与尿道腔很近,方向是向近侧而不是向外侧。由于上述情况,这些小的尿道周围腺体的发育受到一定限制,仅占前列腺腺体组织不到1%。腺泡很少,腺泡周围没有平滑肌组织。

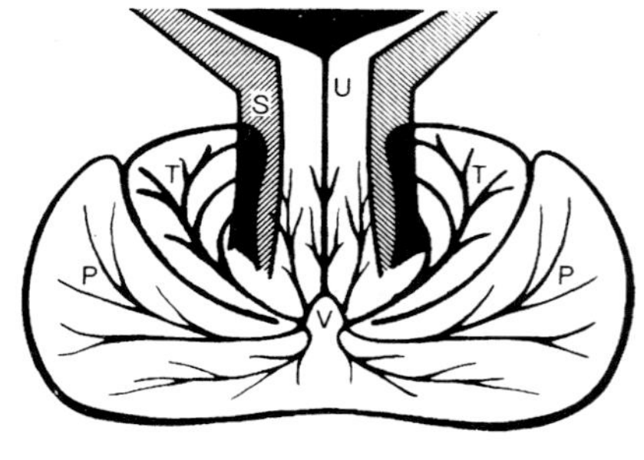

图4-3 沿近侧尿道(U)做斜冠状(OC)切面,说明过渡区(T)与前列腺前括约肌(S)、外周区(P)及精阜基底部(V)的关系。尿道周围腺在括约肌与尿道之间。上方为膀胱颈。

在圆筒形平滑肌的远侧缘,一小部分导管不受此肌的限制,从它的下缘向外伸展,导管与腺泡的发育远远超过其他一些尿道周围腺的发育(图4-3),这块小的区域可称为过渡区。

此区在全部前列腺腺体组织中约占5%。虽然组织学上像外周区,但解剖学上它们的导管是分开的,而且主要的生长方向是沿着圆筒形括约肌的长轴(尿道)走行至膀胱颈。靠近内侧的一些腺体紧贴括约肌，有些穿入括约肌。

前列腺腺体组织的第三个区（前列腺前区）虽然很小，功能方面可能也没有什么意义，但解剖学上较中心区与外周区更加复杂。

六、前列腺解剖与临床的联系

Franks（1954）首先提出前列腺的结节性增生起始于“内部腺”。McNeal（1968—1981）则在大量尸体标本上观察并记录了最小的良性增生节的位置，证明这些结节均发生于前列腺前区（过渡区或尿道周围腺区）。较大的良性增生结节经常位于侧方，几乎都是在过渡区内，引起的临床症状大部分和这些结节有关（图 4－4）。

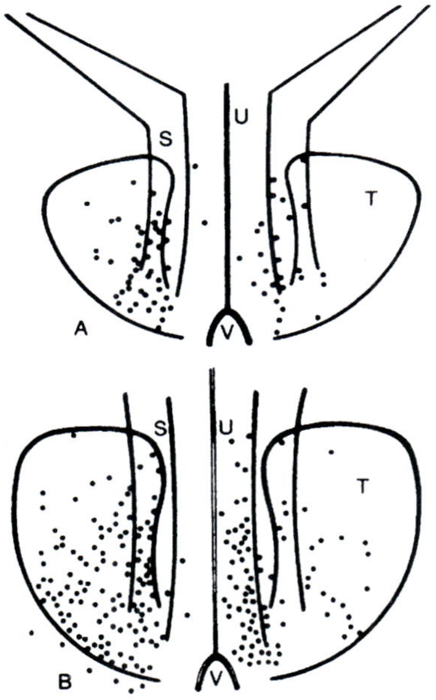

图 4－4 前列腺斜冠状面。（A）说明腺性结节主要发生于过渡区内（T），特别是近括约肌（S）处，右侧为基质结节，多在尿道周围（U）或括约肌内侧。（B）说明过渡区明显增长，腺性结节（左）常位于过渡区内，基质结节（右）主要在尿道周围区。V，精阜。

和精囊一样，中心区很少有病理改变。外周区常发生原因不明的病灶性慢性炎症。一般认为几乎所有的前列腺癌均始于外周区。Shaw（1924）观察1000余例前列腺癌手术标本，发现大多数癌局限于或起源于前列腺的外周部区。Kirchheim 等（1966）在 30 例前腺癌根治性前列腺切除的标本中发现，全部病例的前列腺癌均始于前列腺外部区，很少有仅限于内部区者。涉及尿道周围腺者均是由外周扩展所致，而不是原发于该处。最近 McNeal（1988）的报道显示，在 104 例前列腺癌手术标本中，88 例可确定起始部位，其中 63% 始于外周区，24% 始于过渡区，8% 始于中心区。过渡区癌常由 TUR 证实，可能起于增生结节中。

TURP 作为 BPH 的一种手术方法已被广泛应用。手术中精阜被看作是手术野下部边界的标志。有两篇报道讨论 BPH 病理解剖和 TURP 的关系，有助于我们开阔思路。

一篇是 Shah（1979）的报道，他通过 28 例尸检观察证明腺瘤都超过精阜，精阜远侧的组织占 10% ～50% 。前列腺切除术后，患者的尿道压力曲线在 TUR 组较长，外括约肌前仍有一段压力升高，考虑是下部一些腺瘤残留所致。但他认为这并不影响手术效果，且可防止一些患者发生压力性尿失禁。

另一篇是 Page（1980）的报道，他的发现与 Shah 基本相同。他观察到有 2 例标本精阜上端位于膀胱颈和前列腺窝下端之间中点的上方。他还仔细观察了前列腺包膜，解剖学真包膜厚为 0.25mm，最薄处仅为 0.1mm，外科包膜厚约为 0.3mm，切割环粗细约为 0.3mm，因此，认为要找出外科包膜而不使之穿破常是很困难或不可能的。“一直切到包膜”的提法有必要予以修正。要学会不到包膜就停住，可在包膜上留一层腺瘤组织，这样并不影响排尿，但不应当留大块失去血运的组织。至于腺瘤下极的切除，他认为从下面看，上面是光滑的腺瘤，下面是皱褶很多的尿道壁，二者界线很清楚，所以切除腺瘤下极不会造成影响。但在此处操作要十分小心，同样可留一层腺体组织。这一观点与做法显然已为 Blandy 所采纳。

七、膀胱颈与尿道的内部肌肉

采用连续切片的方法对男性与女性进行观察，发现肌肉的分布在个体之间稍有差异，但总的来看，女性尿道和男性的膜部尿道相似。换言之，男性尿道在前列腺以下与女性肌肉组织相似。包括一薄层的内纵层肌纤维和外螺旋层肌纤维。有些肌纤维为顺时针方向，有些为逆时针方向，二者相互交织。此内纵层和外旋层肌纤维均为非横纹肌。

在男性尿道的近侧部，前列腺组织在内纵层与外旋层之间。但在儿童期，内镜下看不到前列腺组织，即使直肠指诊也无法触及。除内纵肌与外旋肌外，在膜部与前列腺部尿道的前部还存在一些横纹肌。但是这些纤维并不环绕尿道，其作用与内纵肌类似。Gosling(1978)发现,在前壁,这些横纹肌与一般的横纹肌不同,它们能较长时间保持尿道的张力。

八、内括约肌

膀胱壁肌层的中层与外层在膀胱颈部聚积,环绕膀胱颈。这些肌纤维对排尿并无控制作用,经尿道手术虽然完全切除了膀胱颈,但只要未伤及外括约肌患者并不会丧失排尿控制能力。女性膀胱颈部括约肌很薄,肌纤维向下延续即形成外绕层。这些在膀胱颈部聚积的肌纤维在儿童期也可以看到,但只有到青年时期才完全发育成真正的环形。在十五六岁已成为一个肥厚的肌环,很容易触及。

此括约肌的功能是在射精时阻止精液流入膀胱。射精时膀胱颈收缩,前列腺段尿道内精液的压力能克服外括约肌与远段尿道的阻力。经尿道手术损伤内括约肌会造成患者不育,射精时精液流入膀胱,下次排尿随尿液排出。65 岁以上的患者做膀胱颈或前列腺手术前,应说明逆行射精的可能。

九、外括约肌

这一名词是指前列腺下缘螺旋形肌纤维的聚积。在外括约肌前部有一些横纹肌,但这些肌纤维是否为前列腺本身内部的肌肉组织尚难确定,也许是来自提肛肌前部的耻骨前列腺纤维。在青春期,女性和男性的前外括约肌都不明显。由于前列腺下缘的肌纤维聚积,成年男性在内镜检查时,紧靠前列腺下就能看到一个明显的环。

如前所述,切除膀胱颈不会造成尿失禁,但是如果男性前列腺下缘或女性膀胱颈以下的螺旋形肌纤维受到损伤,则一定会出现尿失禁。

十、尿道括约肌

紧靠泌尿生殖膈上方有一些横形肌肉,分叉后越过膜部尿道的前后方。此横形肌有时称为“会阴横肌”或“尿道括约肌”,是由正常的横纹肌组成,与提肛肌相似。此横形肌并不是环形围绕尿道,而是在尿道的前后方,所以不能有效地压迫尿道关闭尿道腔,而应将尿道固定在泌尿生殖膈,以免内外滑动。

十一、排尿的生理

排尿的不自主控制 尿道的肌肉纤维经常保持一定的张力,这种情况用肌电图对膜部的肌肉进行检查就能显示出来。相互交织在一起的横纹肌在尿道被拉长时能使尿道关闭,在尿道拉长时即可阻止尿液外流。

对自主排尿的一种设想 提肛肌前部纤维的张力可使尿道伸长或缩短。尸体膜部尿道的长度大约不超过 1cm,在活体实际上为 2 ~ 3cm,这一点在尿道镜检或排尿时行膀胱尿道造影都能看到。活体与尸体尿道长度的差别考虑是由提肛肌的张力所致。这些肌纤维的分布呈船形,在男性支托前列腺,在女性支托膀胱颈与膀胱底部,保持膜部尿道的长度。男性后尿道的远端和女性的尿道外口牢固地固定在尿生殖膈。

开始自主排尿时,提肛肌松弛,排尿开始时肛门有少量排气可以说明这一点。提肛肌放松,前列腺与膀胱颈下降,膜部尿道缩短。腹壁的自主肌肉收缩使几滴尿液进入后尿道。这种情况在排尿时尿道造影中可以看到,一股尿液进入前列腺尿道 2 ~ 3 次后才能成流。后尿道内最初的一小股尿引发不自主排尿反射,尿道肌纤维的内纵层收缩,使尿道缩短,螺旋形肌纤维失效,尿液排出。

自主停止排尿 排尿时停止尿流常很困难,需要逼尿肌的不自主收缩。这一过程需要提肛肌前部纤维强力收缩,拉起会阴底部,使膜部肌道伸长,对抗不自主纵形纤维的收缩,膜部尿道远端固定在尿生殖膈。

支持尿道被拉长或缩短来控制排尿这种设想的一些依据包括以下几方面。

1. 在女性膀胱颈和男性前列腺以下,任何尿道周围螺旋肌纤维化或损伤都不可避免地造成尿失禁。

2. 有脱垂的女性尿道缩短,提肛肌前部纤维减弱,不能支持膀胱颈与膀胱底部,使之靠近泌尿生殖膈。由于尿道缩短,螺旋形肌功能减弱,患者可出现压力性失禁。如果没有广泛的尿道周围纤维化,无论是拉起膀胱颈还是延伸尿道外口使尿道伸长,均能改善患者的排尿控制能力。

3. 由于尿道周围纤维化而失禁的患者,游离尿道(如因尿失禁而行 Mulvaney 手术)即可使排尿控制能力得到改善。尿道周围纤维化导致尿道不能伸缩,可行尿道松解术使尿道能自由活动,即可改善患者的排尿控制能力。

4. 前列腺切除术后,无论是开放手术还是经尿道手术,患者通常有短暂的失禁。2 ~ 3 周后即可改善,能正常控制排尿。这种短暂失禁并不是因为外括约肌受损造成的,否则失禁即为永久性。对于这种短暂失禁,较为合适的一种解释是前列腺下缘尿道周围组织水肿影响了螺旋形肌的运动。水肿消失，患者排尿控制能力改善。

肌肉解剖对经尿道手术的意义　多年来有关排尿生理学方面的报道很多，但后尿道成形手术后的排尿控制能力尚未有满意的解释。膜部尿道全长从后方切开，甚至在外括约肌也可切开，除去导尿管几天后患者可恢复排尿控制力。Mitchell(1971)报道2例患者经尿道切除膀胱颈与前列腺，并进行尿道成形术，均恢复了排尿控制力。那么排尿控制力靠什么呢？可以认为是植入的皮片在两侧已与螺旋形肌粘连，形成尿道环的一部分，所以尿道腔仍然可以关闭。无论是什么原因使后尿道形成术后排尿控制能力恢复，对于理解和治疗经尿道切除手术超过了外括约肌所致的失禁均没有帮助。

十二、经尿道切除手术时损伤外括约肌

前列腺尖部的下缘和外括约肌的上缘相接处有环形的肌纤维，界限清楚。此处对经尿道手术十分重要。外括约肌略有损伤会造成某种程度的压力性失禁，但对这一部位更重的损伤不可避免地会造成完全失禁，也就是说膀胱内有一滴尿也会从尿道流出来。

神经源性尿潴留的患者如需做TUR手术，外括约肌可以充分切除，目的是使患者完全失禁，使膀胱内无任何残留尿。

术后早期膜部尿道或外括约肌周围水肿，可能是由于在前列腺尖部使用电凝过多，造成短暂的排尿控制力较差。如果膜部尿道的肌肉和外括约肌部位无实质性损伤，2～3周内排尿控制力就能完全恢复。

TUR术后不育症　膀胱颈切除后不会损伤排尿控制力，但射精时精液将不从尿道外口排出，这样会造成患者不育。由于内括约肌功能障碍，精液会流入膀胱，在下次排尿时随尿液排出。因此，较年轻的患者行经尿道手术时，必须充分说明发生不育的可能性。术中可以切除少一些，以保留正常排精能力，但这样并不能保证一定不会丧失生育能力。切除少，有可能对改善患者症状不利。

十三、前列腺的血液供应

动脉血管系统　对于前列腺内的动脉分布，Flocks在1937年曾有详细的描述。他注意到，在婴儿、成年人，增生或有癌症的前列腺与经尿道前列腺切除术后的前列腺可能有所不同。

Flocks将钡剂注入髂内动脉并观察动脉的分布。膀胱颈与前列腺由髂内动脉通过膀胱下动脉分支供应，在前列腺内与阴部内，动脉和痔中动脉的分支相互吻合，所以结扎髂内动脉以减少膀胱或前列腺手术出血的作用有限。

他发现前列腺内有两组动脉：外包膜组和内尿道组。与经尿道前列腺切除有关的主要是内尿道组，前列腺增生时此内组动脉明显增大。内组动脉在膀胱颈与前列腺交界处穿入，而后向下大致与尿道表面平行（图4－5）。

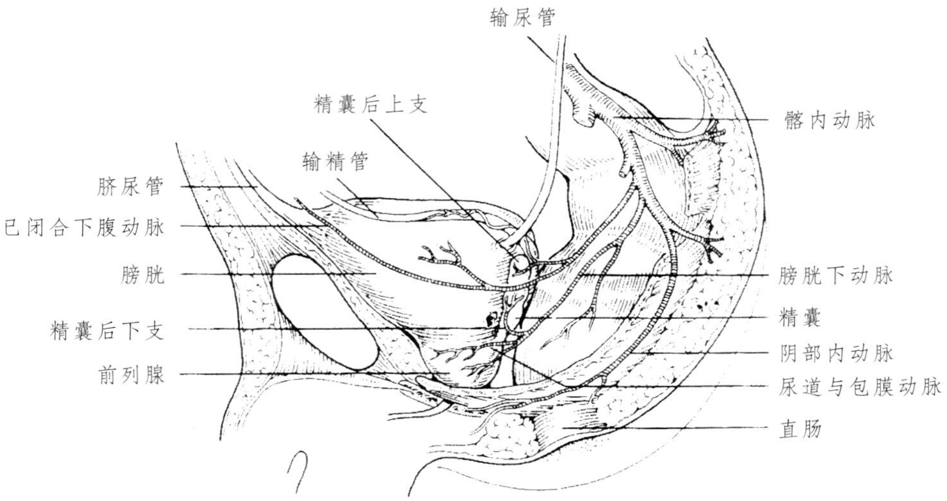

图4－5　前列腺的动脉供应。

可能有心动过缓、心律失常、高血压等,应在术前全面了解。不允许在记录单上记录患者脉搏是70次/分,而进手术室才发现是50次/分的情况发生。当然,术前ECG检查也应说明这些问题。超声心动图检查也是一项常规检查。血压的测量不能只在入院时检查一次,而应当每天测量。医生还应清楚患者全身各方面的健康状况。

经尿道手术常使用椎管内麻醉,术前对脊柱四肢的检查应认真,注意有无畸形、活动如何等。曾做过腰部脊椎手术的患者不适于椎管内麻醉。

应注意神经系统检查有无异常,鉴别前列腺疾病所致机械性膀胱出口梗阻与神经源性膀胱功能障碍。

三、泌尿外科特殊检查

1. 直肠指诊(DRE)

直肠指诊时可使患者取右侧卧位,髋部与下肢屈曲,医生站在患者对面,以右手示指进行检查较为方便。在仰卧位检查腹部与外生殖器,然后侧过身来即可做直肠指诊,这样的检查甚至在十分虚弱的老年患者也易于完成。直肠指诊应注意前列腺的大小,向直肠内突出的程度,表面是否光滑,有无硬结,中间沟是否存在等。尽管现在我们已经有了B超、CT、MRI、前列腺特异性抗原(PSA)等多种检查方法,但直肠指诊在前列腺癌的早期发现和病情评估等方面仍然十分重要。排尿不畅的门诊患者,如仅靠B超检查而不做直肠指诊,则有可能漏诊前列腺癌。我们经常遇到这种情况,当前列腺癌被确诊时,发现患者已多次就诊,但均未做直肠指诊。这说明无论是前列腺的任何疾病,直肠指诊都是必不可少的。

直肠指诊除了检查前列腺的情况以外,还应注意肛门、直肠有无其他病变。很多直肠癌是直肠指诊可以触及的。肛门括约肌的张力对鉴别机械性膀胱出口梗阻与神经源性膀胱功能障碍具有重要的意义。必要时还应辅以其他检查。

2. B超检查

B超检查在泌尿外科的应用已20余年,它的作用日益被重视,很大程度上正在取代静脉尿路造影检查,是经尿道手术一项必不可少的术前检查。术前常规检查包括肾、输尿管、膀胱与前列腺。检查前列腺可采用经腹部或经直肠的途径。经直肠检查对前列腺的观察更清晰,所得尺寸亦更准确;腹部超声如测量左右、前后、上下三个直径时,上下径的测量经常受耻骨联合的影响,而扇扫会更准确一些。检测前列腺的体积必须有三个直径,经腹部检查我国成年人三个直径的正常值:左右径约为4.1cm,前后径约为2.7cm,上下径约为2.9cm。

近几年三维超声诊断仪问世,检查时即可显示前列腺的各种参数,包括直径、断面面积、周长、体积与重量等。这种设备价格昂贵,难于普及。腹部B超测得三个径线后,按椭圆体积公式计算,可求出前列腺的体积。计算公式为:

前列腺体积 = 0.52 ×(上下径 × 左右径 × 前后径)

前列腺重量 = 1.05 × 前列腺体积

直肠内超声可以清晰地看到前列腺增生的部分与残存的受挤压的正常前列腺(外科包膜)的界限。前列腺切除术实际上切除的是增生的部分,周围受挤压的正常前列腺并未切除。因此,无论采用哪种手术方法,一般手术标本的重量均低于B超测定的数值。

前列腺疾病患者在做B超检查时,残余尿量测定应当成为常规。在患者排尿后检查,确定有无残余尿和残余尿量的多少。方法很简单,仍然是参照椭圆形球体体积的公式:残余尿量 = 0.5 × 上下径 × 左右径 × 前后径。此公式适用于残余尿量较多者。残余尿量少者应将0.5改为0.7或0.75计算。B超检测残余尿量的精确度虽然不如导尿,但应用方便,对患者无损伤。

B超检查膀胱肿瘤除注意观察肿瘤的大小、形态、部位以外,更应注意肿瘤底部的情况。向膀胱腔内突出的乳头状肿瘤能在尿液中活动。肿瘤底部的膀胱壁清楚,连续性好,无中断,为浅表的肿瘤。肿瘤底部膀胱壁回声不清楚,连续性完全中断,说明为浸润性肿瘤。膀胱肿瘤应注意与血块相鉴别,血块在患者变换体位时会移动,这是鉴别要点。B超不能代替膀胱镜,有时膀胱充盈不好,某些部位小的肿瘤或平铺在黏膜表面的肿瘤,B超可能看不见。

3. 尿流率测定(图7-5)

尿流率检查很简单,对患者无损伤,是最常用的检查方法。能测出的一些参数包括平均尿流率、最大尿流率、尿量、最大尿流时间、排尿时间、尿道阻力以及尿流曲线图。最大尿流率(Qmax)是最广泛使用的用尿动力学评价BPH的参数。因为Qmax很容易测出,用安慰剂治疗变化很小,所以很多研究都用最大尿流率作为治疗效果的客观指标,有些医院甚至通过最大尿流率来确定BPH是否适合手术治疗。实际上,尿流率检查已经成为BPH诊断中一项必不可少的检查。

在诸项参数中，最重要的是最大尿流率（Qmax或MFR）。正常成年人Qmax≥20mL/s。Qmax≥15mL/s通常可以排除外尿路梗阻，但少数BPH患者由于逼尿肌的代偿，膀胱内压升高，尿流率仍维持在15mL/s以上。Qmax<15mL/s表明排尿功能异常，但不能肯定有梗阻，必要时应加做排尿时压力与尿流率测定的同步联合检查。Qmax<10mL/s是膀胱出口梗阻的征象。除尿潴留保留导尿管者，行前列腺切除的患者Qmax多<10mL/s。一般来说，Qmax>15mL/s的患者，手术成功率小于Qmax<15mL/s的患者。以上表明Qmax在BPH诊断中的重要性，Qmax也是说明各种治疗方法疗效的一项必不可少的参数。

尿量少，尿流率会降低。尿量为200~400mL时，测得的尿流率较准确可靠。尿量<200mL时，吴阶平等提出的相对排尿阻力（RVR）具有更重要的意义。正常参考值：在49岁以前≤1.6，50岁以后≤2.2。在BPH的老年患者>2.2为异常。

平均尿流率的参考值为（11.1±2.7）mL/s，排尿时间为（26.9±8.2）s。尿流率曲线是诸多参数的综合表现，一目了然，可立即看出病情轻重。

对比有前列腺病症状和无症状的患者，两组间Qmax有相当大的重叠。有人曾试图定出一个固定的正常数值。可能最广泛使用的是Siroky诺模图，其中正常值是通过对80例正常人300次尿流率测定产生的，这种诺模图确定正常与异常主要依据对无症状男性与有梗阻的患者的统计分析，超过平均值两个标准为异常，但仅凭临床检查诊断梗阻显然不够可靠，有人发现用Siroky诺模图诊断梗阻仅有75%的患者确有梗阻。

Abrams和Griffiths提出一种划分的方法：Qmax<10mL/s为膀胱出口梗阻；≥15mL/s则排除梗阻；Qmax为10~15mL/s时，两者皆有可能，需要做进一步的尿动力学检查，如压力－流率检查。这种方法虽然很简单但属于经验性质，很难推广应用。

除了界定正常值外，还有其他一些问题需要注意。年龄是一个因素，Girman等报道70岁以上的人仅有29% Qmax>15mL/s，所以应当有适合于年龄的诺模图。此外，尿流率还与尿量有关，尿量和尿流率的关系是非线性的，要准确测定最大尿流率，最少尿量不应小于150mL。但有人认为最少250mL测定才更可靠。如重复测定尿流率，数值可能会略有差别。有人对依靠尿流率来确定膀胱出口梗阻持怀疑态度。一些观察说明尿流率低不能区别膀胱出口梗阻与逼尿肌收缩无力。此外，在证实有BPH所致膀胱出口梗阻的患者，7%~25% Qmax在正常范围内。尿流率的诸项参数也不能区别不同原因所致的梗阻，以及是尿道狭窄还是膀胱出口梗阻。

由于存在上述一些不足，所以单靠尿流率不能做出膀胱出口梗阻的可靠诊断。但其使用方便、价廉、无创，是一种有用的初查方法。如有异常，应做进一步检查以明确病因；如正常，则可采取观察的方法；如症状有变化，应做其他处理。

4. 膀胱测压

在TURP的发展史上，Nesbit是早期有突出贡献的专家。1970年Campbell的《泌尿学》（第3版）关于TURP一章由他撰写，应当是他经验更多、更成熟的作品，从中可以看出他十分重视术前膀胱测压的检查。时至今日，检测装置较若干年前已有很大改进，完全可以用自动检测记录的仪器来完全。但先进的设备尚未普及，Nesbit所用的方法仍有一定的实用价值，必要时可选用。这种方法能说明膀胱的感觉、容量、逼尿肌的稳定性与顺应性等。

检测方法：我们一般在病房中患者自己的床上做检查。保留导尿管者应将导尿管与测压装置连接，这类患者占大多数。未带导尿管者先插入导尿管，并测量残余尿量，使用生理盐水做灌注液。测压标志可用一条长木板制作，排除管道内气泡，测压的0点与膀胱在同一水平。每次缓缓注入50mL，并记录压力计上水柱的高度。当患者开始有尿意时，记录所用生理盐水的量与压力计水柱的高度（图5－1）。当患者需要排尿时，关闭入水管让患者用力排尿，此时压力计内的液柱迅速上升，压力计上的高度即为最大排尿压。

对检测结果的分析：以压力读数为纵坐标、以膀胱灌注的液体为横坐标绘制出一条压力曲线，即膀胱压力容积曲线图（CMG）。依据图形的不同，大致有以下几种：

（1）正常膀胱压力容积图：正常膀胱在开始测定时压力为0，充盈过程中压力<15cmH_2O，然后压力逐渐上升。注量在150~250mL时出现初尿意，最大排尿压力可达60~70cmH_2O（图5－2）。

（2）张力增加的CMG：在较小的灌注量即出现压力升高，注入量在150mL以内即可出现初尿意。膀胱很敏感，几乎不能测得最大排尿压（图5－3）。

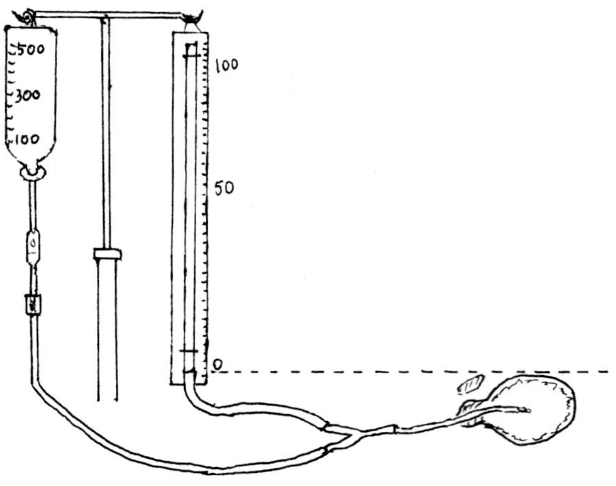

图 5－1 膀胱测压示意图。

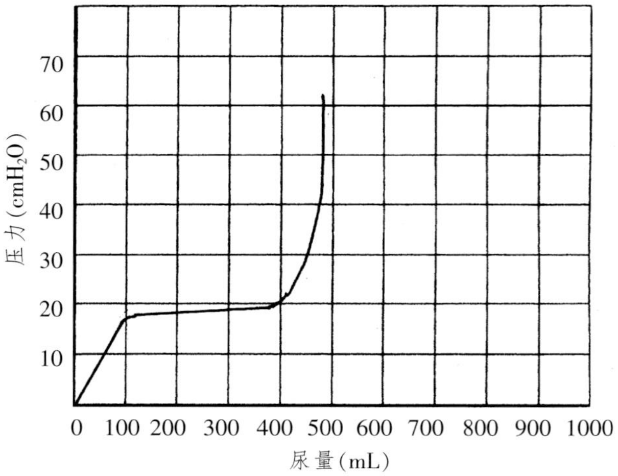

图 5－2 正常膀胱测压曲线。

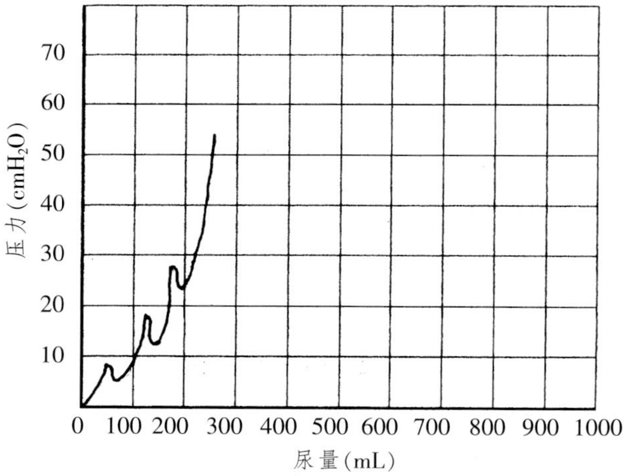

图 5－3 低顺应性膀胱的压力容积曲线。

(3)张力减弱的 CMG：膀胱张力低，压力曲线平坦，需要注入大量的液体才能产生尿意，排尿压力低于 $20cmH_2O$(图 5－4)。

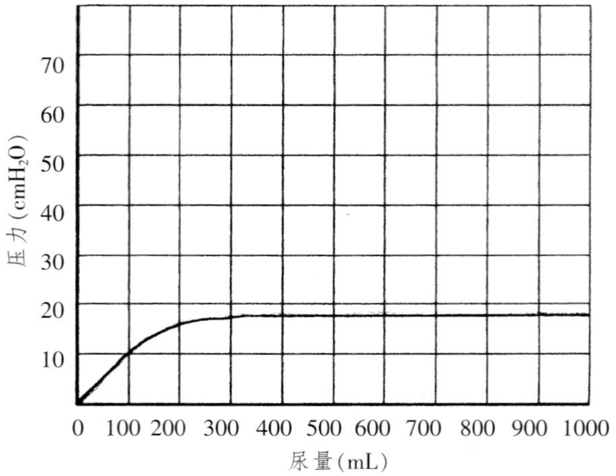

图 5－4 感觉麻痹性 CMG。

(4)感觉麻痹性 CMG：膀胱容量可达 600～1000mL，残余尿量在 500mL 以上，膀胱无胀感，慢性尿潴留的患者多属于此类(图 5－5)。

(5)自主性 CMG：膀胱容量约为 300mL，残余尿量为 100～400mL，冷热感消失，膀胱无胀感(图 5－6)。

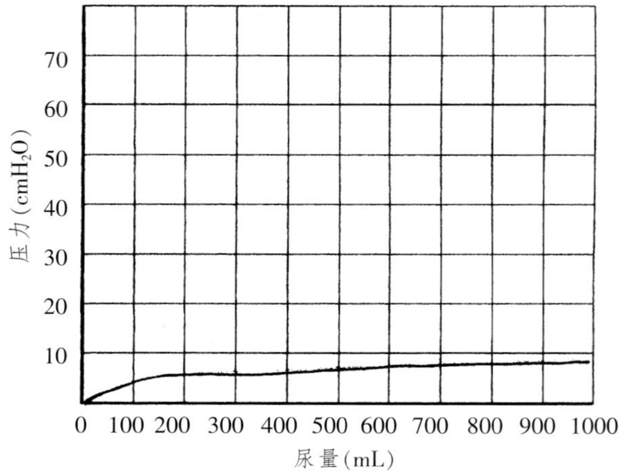

图 5－5 张力差的 CMG。

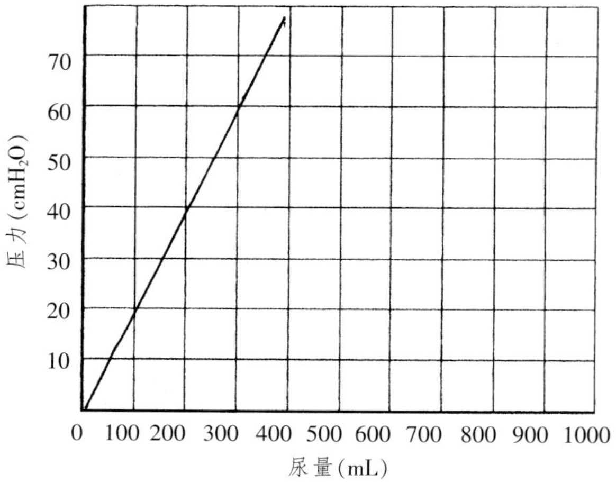

图 5－6 自主性 CMG。

（6）反射性 CMG：膀胱容量 300mL，残余尿量在 100mL 以内，冷热感消失，膀胱无胀感（图 5－7）。

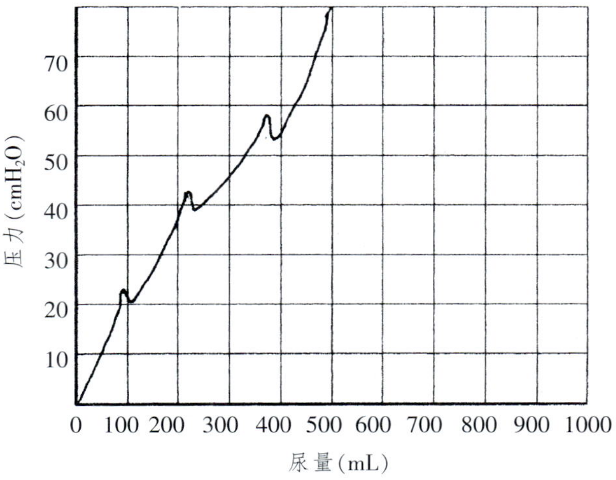

图 5－7　反射性 CMG。

一些慢性尿潴留的患者，在安放保留导尿管后，膀胱功能迅速恢复正常。也有一些患者长时期不恢复，膀胱容量大，压力感觉丧失。这类患者通常体质条件差，有脑萎缩、脑痴呆、脑血管意外后遗症偏瘫，或糖尿病及其他内科病。如用 TURP 切除前列腺，术后常仍不能排尿，或虽能排尿但排尿困难，仍有大量残余尿，也可能伴有肾积水、氮质血症、肾性贫血。这类患者的最佳选择是耻骨上膀胱穿刺造瘘。造瘘的结果有两种：一种是经过较长时期的引流，肾积水显著好转，肾功能恢复，用膀胱造瘘管做膀胱测压，膀胱功能恢复，此时可做 TURP；另一种结果是虽经长引流，肾功能与膀胱功能无满意恢复，需要长期造瘘管维持。这种情况在做膀胱造瘘时就应向患者和家属交代清楚。

膀胱容量越大，恢复的时间越长，恢复的可能性越小。有些慢性尿潴留的患者膀胱容量可达 1500～2000mL。患者平卧检查可见下腹部隆起，膀胱顶部可达脐部，触诊像妊娠 6 个月的子宫一样。这类患者首选的治疗以耻骨上穿刺膀胱造瘘为佳，以后根据恢复情况做后续治疗。

5. 压力－流率检查

见第 6 章。

四、实验室检查

一般泌尿外科患者都应当做常规实验室检查，包括血尿常规、PSA、血钾钠氯、血糖、BUN、肌酐测定以及肝功能检查、血液流变学检查等。必要时可做血气分析。此类检查一是术前对患者全身健康状况进行评估；二是为术中、术后情况发生变化时做参考与对照。

用光电比色的方法取灌洗液样品检测血色素含量，即可推算出术中患者的失血量。术后复查患者血色素并与术前对比作为参考。

TUR 综合征有典型临床症状者较为严重。有人以血清钠＜130mmoL/L 作为诊断标准，术后可常规测血清钠，至少在必要时应常进行此项检查。

第二节　手术指证

这里要讨论一般的手术指征、TURP 的指征以及手术的禁忌证。确定这些问题一般需要依据全面的综合分析，包括患者的症状以及各种临床检查结果。

不同患者对疼痛的耐受性差别很大。有些患者恳求医生手术治疗，检查结果发现其病情并不严重，没有必要进行手术治疗。也有一些患者客观检查资料显示尿路梗阻已造成严重损害，但患者的主诉不多，且不愿意接受手术。有些患者排尿困难多年，直到发生充溢性失禁，才被家属送到医院。因此，要综合分析，做出诊断，确定治疗方法。此外，还应避免不必要的手术，对需要手术的患者也要解释清楚手术的必要性。

以下介绍典型的手术指征，但这仅是一些基本原则，因为每一名患者都有各自的特点。

一、前列腺切除的一般指征

1. 急性尿潴留

不能排尿是前列腺切除的最重要原因之一。急性尿潴留可无任何先兆突然发生。如果反复导尿仍不能自行排尿，则需要保留尿管，做术前准备。术前也可以短时间采用间歇导尿或耻骨上膀胱造瘘的方法。

2. 反复尿潴留

这些患者导尿后常能正常排尿，所以他们不认为有必要手术。经药物治疗后，残余尿甚至可以消失，但仍以手术治疗为宜。感染时症状更加明显，患者有尿频、夜尿次数增多、明显排尿困难以及尿流变细症状。经治疗后症状可减轻，甚至完全消失。放射学检查多无特殊发现。有些患者可形成膀胱结石，在患者情况允许时一定要做手术。即使没有结石（无论前列腺大小），这些患者也应当手术治疗。手术时应根据细菌学检查结果应用抗生素。有些患者因药物治疗有一定效果，直到病情发展时才同意手术，但此时尿中细菌常已耐药。

3. 残余尿量增多

除非有较严重的症状，仅有少量残余尿并不是手术的指征。至于何时应当手术，很难确定出一个具体数值，参考数值为100～150mL。对于这些患者应注意临床进展情况，残余尿渐多说明应手术治疗。此外，还要考虑患者的全身状况，如泌尿科的一些症状与检查基本稳定，但全身健康状况渐差，也应考虑早期手术，因为手术的危险性会越来越大。

4. 慢性尿潴留合并上尿路梗阻

对慢性尿潴留合并肾积水，B超即可做出诊断。血BUN与肌酐检查会发现有些患者已有氮质血症，这是手术的绝对指征。有些患者可能需要采用保留导尿管或耻骨上穿刺膀胱造瘘作为临时措施，以改善肾功能与全身状况。

5. 反复尿路感染难以彻底治愈

这些患者反复患尿路感染，使用抗菌药即无症状，停药即反复。残余尿量可能低于100mL，经抗菌药治疗后残余尿甚至可消失。感染时，症状较重的患者有尿频、夜尿次数增多，以及排尿困难与尿流无力。如继发膀胱结石，则为手术的绝对指征。即使无结石，这些反复尿路感染的患者也应手术治疗。手术前后应在尿培养抗生素敏感试验的基础上选用抗生素。

6. 前列腺静脉出血

和反复发生尿潴留一样，少数患者隔一段时间就会发生血尿。有时情况很严重，会影响排尿，需要清除血块。有时出血可自行停止，有时出血量大威胁生命，需要用膀胱镜进行电凝止血。如不能满意止血，则有必要进行急症前列腺切除术，只有这样才有可能达到止血的目的。

7. 膀胱结石

膀胱结石常为膀胱出口梗阻的一种并发症。形成结石的原因是膀胱底部经常有少量残余尿积存，尿酸结晶沉积即形成结石。如做前列腺切除使排尿通畅，其他情况虽未改变，结石亦不再复发，说明上述猜测是正确的。如不做前列腺切除，结石常会复发。

8. 膀胱憩室

膀胱憩室的形成常与膀胱颈部阻力增加有关，因此有必要消除梗阻。一般小憩室在前列腺切除后可逐渐好转，不需要切除憩室。较大憩室的处理方法有三种：①如用TUR处理前列腺，可在手术时将憩室口扩大，使它与膀胱间的通道较宽敞，多可收到满意效果；②也可以经耻骨上切除憩室做膀胱造瘘，患者稳定后再做TURP；③前列腺太大需经耻骨上手术时，亦可同时切除憩室。

9. 严重排尿障碍但无残余尿

对这些患者的处理既要考虑患者的主诉，也要参考尿动力学检查的结果。如前所述，在采集病史时，患者的症状可能很严重，但检查仅发现前列腺略增大、膀胱有小梁形成，没有其他发现，如残余尿、肾盂、输尿管积水。尿流率检查发现最大尿流率、平均尿流率、相对排尿阻力、排尿时间等参数均显著异常，说明对这些患者来说手术是必要的。即使没有尿频，也应予以手术。

10. 膀胱肿瘤

老年患者因膀胱排空障碍进行膀胱镜检查时，有时会发现膀胱肿瘤。在经尿道切除膀胱肿瘤过程中，必要时可同时切除前列腺，因为很多病例的肿瘤位于膀胱侧壁或在尿道口附近。先切除前列腺，以便于切除膀胱肿瘤。这些患者需要定期复查膀胱镜，以后通过宽敞的膀胱颈再做膀胱镜检查会更加方便。

二、TURP的指征

1. 手术者的先决条件

经尿道前列腺切除术主要看手术者的技术条件。从某种意义上来看，经尿道手术与外科其他手术并没有什么区别，术者需要经过充分的、长期的训练。泌尿外科医生开始单独进行手术时，一定要经过长期的训练，否则这种手术要比耻骨后或经膀胱等开放手术更危险。

对术者的技术水平可用一些简单的数据来估计。在开展经尿道手术的医院，都要常规记录手术时间、灌洗液用量、失血量和标本重量（克数），这些数字能够很好地说明术者的水平。手术时间分为两部分：①切除组织所需的时间；②止血所需的时间。

对止血的技术水平也有两项衡量标准：①失血量说明术者能否在手术初期血管切断时就立即予以凝固；②手术结束时止血是否满意可通过灌洗液的颜色来判断。

过去规定手术时间不宜超过1小时，这一原则现在仍具有现实意义。1989年，有报道统计美国一些医院平均切除前列腺时间为57分钟，手术时间为77

分钟。Blandy(1993)对手术不宜超过1小时的说法似乎很反感,他认为这实际上并没有任何根据。这种说法源于半个世纪前,因为当时手术用腰麻,1小时后患者感觉即恢复,手术则不得不结束。从时间来看,内镜手术与其他手术并无显著差别,当然,手术时间长失血量增加,灌洗液吸收增多,因此不应当无意义地消磨时间。

如果一名泌尿外科医生每分钟能切除0.5g组织,1小时可切除20g组织。用40分钟切除,20分钟进行止血,术中失血量不应超过200mL。一般手术时应有上级医生通过监视器进行指导,后20分钟实际上也包括按上级医生指示进行一些补充或纠正的工作。手术第一阶段切除组织的速度逐渐加快,失血量并不增加,说明术者的技术水平已有所提高,这样就可以允许做更大一些的前列腺手术。

如果1小时能完成20g组织的切除,大约有40%的膀胱出口梗阻可用TUR的方法解决。随着手术经验的增加,术者的技术水平也会不断提高。如果术者水平较高,危重的患者常可在术后几天出院。

医生在决定手术时应考虑上述问题,这就要求医生正确对待患者。对过大的前列腺进行TUR,如超过术者的技术条件,对患者并没有什么好处,最后只能做姑息切除。经尿道手术只有一只眼睛能看到的时期已经过去,现在上级医生可以通过监视器监督与指导青年医生的每一步操作。学习者也可以看到上级医生的每一步操作。每一名医生应了解自己的工作能力,对手术的选择不要超出自己的能力。

有经验的医生1小时可以切除100~130g组织,包括最后止血的时间在内。前50分钟用于切除组织同时进行止血,其余时间做收尾工作和最后止血。这需要术者技术十分熟练,只有经过大量的手术才能达到。实际上能达到这样水平的高手在任何国家都是极少数。

2. 早期手术

早期手术是指在手术危险很小时进行手术,简单来说,就是在症状不严重时进行手术。有些症状并不一定需要手术,但早期手术危险小且可避免症状继续发展。有些患者经过几年的治疗观察,最后还是决定手术,这样似乎不如几年前手术所受的痛苦更小。

这些属于边缘的病例并没有一定做手术或一定不做手术的明确说法,手术的选择和术者的习惯及治疗选择也有关系。无论如何,总有一部分患者属于可做可不做的范畴。

此外,还要考虑其他一些因素:如患者所在地区的医疗条件差,则应积极进行手术。如医疗条件方便,甚至患者住在医院附近,即使症状严重或发生急性尿潴留就医也方便,则多考虑治疗观察。

目前人们对手术指征与禁忌证的认识已经和四五十年前不同。当时手术死亡率为5%~8%,目前基本<1%。手术危险性已显著降低,手术指征也相应地有所放宽。

3. TURP的一般指征

1989年,Mebust提出前列腺切除手术的指征与联合指征可作为参考(表5-3)。

尿频、尿急、尿等待、尿流无力、夜尿次数增多、尿后余沥、排尿困难等症状之前用“前列腺病状”描述,1990年后改为“下尿路症”(LUTS)。LUTS经药物治疗效果不满意,影响患者的生活质量,是最多见的TURP手术指征。

表5-3　TURP的手术指征

参数	例数(%)
前列腺切除手术指征	
前列腺病症状	3522(90.7)
残余尿量增多	1336(34.4)
急性尿潴留	1053(27.1)
反复尿路感染	479(12.3)
血尿	465(12.0)
尿动力功能改变	385(9.9)
肾功能不全	176(4.5)
膀胱结石	116(3.0)
联合指征	
仅有前列腺症状	1145(29.5)
前列腺症状、残余尿	577(14.9)
前列腺症状、急性尿潴留	372(9.6)
前列腺症状、急性尿潴留、残余尿	217(5.6)

三、经尿道前列腺切除术的禁忌证

以下禁忌证没有哪一种是绝对的,都是相对的。在适当条件下,采取一定措施同样可以进行TUR手术。

1. 前列腺过大

术者的技术水平可有差别,对绝大多数经尿道手术医生来说,在一定时间内完成的手术是有限的。手术时间越长,切除组织越多,各种并发症发生的可能性越大。除非经会阴部尿道切开手术,切除组织的量越大,发生尿道狭窄的可能性就越大。

失血量和切除组织量有直接关系。即使术者技术已经较熟练,最低限度的失血也是不可避免的。因为失血不仅与手术技巧有关,与手术时间长短以及创面的大小也有关。创面会有静脉血不停地流出来。灌洗液进入循环的量也有类似的直接关系。

无论是开放手术还是 TUR,大型前列腺切除手术的危险性均有所增加。1974 年,Mitchell 提出 25g 以下应做 TUR;1981 年,他又提出 30g 以下做 TUR。也有人提出 40 ~ 50g 或 70 ~ 80g。我国泌尿外科疾病诊断治疗指南认为,TURP 主要适用于前列腺体积在 80mL 以下的患者,技术熟练者可适当放宽对前列腺体积的限制。术者可根据自己的能力做出判断,定出自己的标准。术前估计可能不准确。有时并不太大的前列腺做了开放手术,很大的前列腺却采用了 TUR,尽管费了不少时间,冒较大风险,术中处理及最终效果均欠满意。

B 超对前列腺大小的测定较直肠指诊准确性要高。与若干年前从事经尿道手术的一些前辈相比,我们各方面的条件均更好,应当有更高的水平。

TUR 手术应一次完成,如要 2 ~ 3 次才能完成,则不如做开放手术一次完成。

2. 显著突向膀胱腔内的中叶

Baumrucker(1968)认为这是一种禁忌。实际上这同样是相对的。巨大中叶前凸,切除难度大,是 TUR 的禁忌证。但如果侧叶不太大,则中叶也便于切除,因为增生组织是在前列腺窝的底部。当然,切除突入膀胱腔内的中叶需要特殊的技术。大块组织脱落掉入膀胱的危险并不限于中叶,也可发生于明显突入膀胱腔内的侧叶。取出此大块游离组织,一般并不十分困难,可拖入前列腺窝,予以切碎排出。

3. 膀胱结石

膀胱结石与前列腺增生并存并非罕见。处理方法有三种:①两种情况均经尿道处理;②耻骨上膀胱切开取石,经尿道做前列腺切除;③两种病变均经耻骨上解决。究竟采用哪种方法,要根据具体情况而定。

经尿道同时处理结石与前列腺是最常采用的方法。目前有效的经尿道碎石方法有多种,包括机械碎石、液电碎石、弹道碎石等,所以很少有必要做开放手术。有经验的泌尿外科医生能在 15 ~ 20 分钟内清除直径 3cm 以下的结石,包括排除碎碴的时间在内,还有充分的时间可以切除一个 30 ~ 40g 的前列腺。只有技术很熟练的泌尿外科医生才能超过这一限制。

有些病例结石大而硬,经尿道碎石有困难。前列腺相对较小或属于膀胱颈纤维化,经尿道处理方便,经腹部处理不便。此类患者可采用膀胱切开取石,患者恢复后再经尿道解决膀胱出口梗阻的问题。也可以一次解决,先做 TUR,完成后使患者由截石位改为平卧位,重新消毒皮肤,更换手术单,做耻骨上膀胱切开取石。处理时间越长,对患者全身的干扰也越大,应根据患者情况确定。

结石与前列腺都很大时,应采用腹部手术处理,可进行膀胱切开取石与经膀胱前列腺切除一次手术解决。

4. 膀胱憩室、膀胱结石与前列腺增生并存

这种情况很少见,经尿道手术常会产生困难,因为结石可以像组织碎块一样脱落入憩室,致使碎石困难。如果患者一般情况允许,可采用耻骨上入路。如果结石、憩室、前列腺均偏小,这种策略也可以有变化,应需根据具体情况处理。

5. 尿道狭窄

这种病变本身不一定是经尿道手术的禁忌,但需要先处理尿道狭窄。如丝状探条可以通过,尿道能扩张到 18F,可以容纳 Otis 尿道刀。经 Otis 尿道切开术后,仍然可以进行经尿道手术。也可以选用光学尿道刀,用冷刀切开狭窄。或者完全越过狭窄部位,在会阴部做尿道切开,经此切口做 TUR,狭窄的问题以后再解决。

6. 阴茎悬韧带过短

这种情况易给器械操作带来困难,如勉强进行手术,可能会在阴茎阴囊交接处造成尿道狭窄。必要时可越过前部尿道,经会阴部尿道行切开手术。

7. 大型难复性疝

这种情况有时会影响器械活动,给操作带来不便,除非将阴囊用宽橡皮膏托起来,经会阴部尿道行切开手术。很胖的患者可出现类似情况,阴茎完全缩入耻骨部脂肪与阴囊内。可先采用一般方法插入切除镜,如器械活动不便,可经会阴部尿道切开手术。

8. 附睾炎和严重尿路感染

这些并发症均为手术禁忌,必须先进行药物治疗。膀胱结石合并感染常不能耐受留置导尿管,患者经常有持续性膀胱痉挛,任何药物治疗均无效。最好、最快的方法是采用大剂量抗生素配合早期手术。附睾炎患者应治疗硬结,必要时可将附睾切除并结扎对侧输精管。

9. 单侧或双侧髋关节强直

这可能是经尿道手术的绝对禁忌。插入切除镜会有困难，即使能插入，也很难活动，无法进行手术。少数病例的髋关节可稍屈曲，术者可坐在下面操作。但是一定不能施以暴力，仅在不得已的情况下采用。

10. 应做根治手术的前列腺癌

这种情况下 TUR 属于禁忌，因为清除不彻底。

四、限制手术的一些情况

如初步检查表明患者需要手术，还应注意患者能否耐受手术。一种选择是让患者长期遭受保留导尿管或排尿困难的痛苦；另一种选择是在条件较差的情况下，医生与患者冒较大危险进行手术。有时很难做出决定。应将情况向患者和家属交代清楚，并尊重患者的意见。

其他方面的情况要听取有关专科医生的意见，有时只有在和各有关专科医生会诊后才能做出决定。另外，术者根据自己的经验对患者的情况进行估计也很重要。

要关注患者的一般情况，如能否充分合作、其生活质量和食欲等。简单来说，就是从总体观察患者的生命活力，这对于决定是否手术有时可能比实验室检查还要重要。

以下对老年患者常见的一些重要并发症，就其与手术有关的方面加以简要说明。

1. 心血管疾病

这是较常见的疾病，如经治疗无进展则可能成为手术的禁忌。心力衰竭治疗无效或不能控制者不宜进行手术。恶性高血压有心血管并发症，如严重心律失常、脑出血等，尽管采用各种措施进行降压，无效者也不宜手术。高血压患者有明显出血倾向，手术亦较困难。

装有外部起搏器的患者危险并不一定大，因为起搏器的功能和起搏器与心律之间的关系，通过 ECG 和定期起搏器在门诊时就能检查出来。

心脏的任何情况都需要泌尿外科医生与内科医生及麻醉师充分合作。

手术前评估患者心血管功能状况十分重要。术者应综合患者的心功能状况与手术麻醉风险将患者分为Ⅰ～Ⅳ类，依据是心功能分级与美国麻醉医师协会病情分级（表 5－4 和表 5－5）。

表 5－4　心功能分级及其意义

心脏功能	屏气试验	临床表现	临床意义	麻醉耐受力
Ⅰ级	>30s	普通体力劳动、负重、快速步行、上下坡无心慌、气急	心功能正常	良好
Ⅱ级	20～30s	能胜任正常活动，但不能跑步或做较用力的工作，否则即出现心慌、气急	心功能较差	麻醉处理如果恰当，耐受力仍较好
Ⅲ级	10～20s	必须静坐或卧床休息，轻度体力活动后即出现心慌、气急	心功能不全	麻醉前充分准备，麻醉中避免增加心脏负担
Ⅳ级	<10s	不能平卧，端坐呼吸，肺底可闻及啰音，任何轻微活动即出现心慌、气急	心功能衰竭	麻醉耐受力极差，手术必须推迟

表 5－5　美国麻醉医师协会（ASA）病情评估分级

分　级	标　　准
第 1 级	正常健康
第 2 级	有轻度系统性疾病
第 3 级	有严重系统性疾病，日常生活受限，但尚未丧失工作能力
第 4 级	有严重系统性疾病，已丧失工作能力，且经常面临生命威胁
第 5 级	不论手术与否，生命难以维持 24 小时的濒死患者

基本原则是估计手术时间长、失血多者，不能用于条件极差的患者。

2. 肺部疾病

慢性气管炎、肺气肿与支气管哮喘是最常见的呼吸系统疾病。尽管经尿道手术常用椎管内麻醉，对呼吸道干扰小，但术前也要做充分准备。有肺气肿的患者并不一定是手术禁忌。严重支气管哮喘患者一般术后问题比较多。特别是需要使用大量激素治疗的患者，尽管早期去除尿管，采用大量抗生素，仍经常会出现呼吸衰竭和严重尿路感染的问题，肺部的继发感染常难以避免。当然，这些情况仅发生在一些情况很差的患者身上，这一类患者实际很少见。

3. 脑血管病

此病晚期属于绝对禁忌。手术期一般可以度过，但术后第二天或第三天可能发生躁动或神志不清。发生躁动时，即使有专护，也需要使用镇静剂。患者常因神志不清而将导尿管拔掉，造成尿道损伤。这类患者有时会出现特殊的幻觉，对周围事物毫无感觉，甚至不认识自己的亲属。这种情况可能2～3周才能恢复，处理时需要家属充分合作。

因此，对上述情况术前诊断要特别注意，可能会有一定困难，因为有些患者没有把真正的情况告诉医生。手术有相当大的危险性，而这种危险又不易准确估计。患者常可死于支气管肺炎，同时可有肾盂肾炎。

即使患者术后身体有所恢复，智力有一定程度的提高，且术中并未损伤括约肌，仍可能会发生永久性尿失禁。

4. 肾功能不全

即使严重肾功能不全的患者，也能很好地耐受经尿道切除手术。长期慢性尿路梗阻所致的肾衰竭，用导尿管引流常能取得满意效果。但肾功能改善一般需要3个月或6个月。增加液体入量可能会使增高的肌酐暂时降低，如输液停止后可能会恢复到原来水平。少数患者血清肌酐可以到7mg/dL(1mg/dL = 88.4μmol/L)、10mg/dL，甚至15mg/dL，术后恢复与其他患者没有显著差别。只要患者食欲好转、精神良好，即可手术。当然，术中与术后要注意保护肾功能，避免使用对肾脏有损害的药物。

5. 肝损害

只有最严重的晚期肝病才不能手术。没有迅速进展性疾病、情况稳定的患者，手术危险并不增加。由于肝病有增加的趋势，在失代偿的肝硬化或慢性肝炎急性加剧的患者，内科医生常主张暂缓手术或取消手术，转内科治疗以改善术前情况。

6. 年老体弱

这些患者体格检查没有特殊发现，但根据经验手术危险较大。他们表现为生命活力减退，很少活动，吃得少，嗜睡，但头脑还清楚。他们经常主诉症状比实际情况轻，包括充溢性尿潴留。实验室检查多正常，重要脏器功能正常。这些患者宁愿接受永久性保留导尿管或耻骨上插管，也不愿意手术。对头脑已不清楚、多次拔除导尿管者，唯一的治疗方法是间歇导尿。

7. 智力低下和精神疾病

虽然大部分智力低下的患者无躁动、能听话，但最好还是不要手术，因为患者术后常有尿失禁。另外，这类患者在术后早期也可能像脑血管病患者一样使用暴力拔除导尿管。

对于精神疾病患者，手术问题不仅要和熟悉患者情况的精神科医生研究确定，还要和患者家属共同商量。

抑郁症急性加剧时，患者应避免手术，要等病情缓解后再进行，因为手术有时可使病情恶化。有些抗抑郁症的药物对逼尿肌有麻痹作用，大部分患者在抑郁症发作时排尿情况也会恶化。

8. 其他器官有不能手术的癌症

估计至少能生存1年以上的癌症患者，可以考虑手术治疗。这种原则特别适用于老年患者，因为老年患者直肠癌、胃癌或支气管癌常进展很慢。结肠造瘘的患者长期保留导尿管较为不便，在这种情况下，如患者本人不了解自己的病情，应和有关亲属充分讨论，然后决定是否手术。老年人患慢性白血病时，若病程进展缓慢，也可考虑泌尿外科手术。

9. 凝血障碍

仅一部分有出血倾向的疾病可影响泌尿外科手术或成为手术的禁忌，术前应明确诊断并适当处理。血栓栓塞性疾病常需要抗凝治疗或纤溶治疗，心肌梗死和肺栓塞生存者一般也是如此，特别是在男性患者。停止抗凝治疗后，观察是否恢复到正常，需检查凝血时间、单项凝血机制与纤维蛋白原滴定度，这样才能避免术中与术后发生出血性并发症。而且术后感染和严重脓毒病本身也有产生消耗性凝血病的危险性，特别是在老年患者，内毒素由脓毒性病灶进入循环，使凝血和纤维蛋白溶解系统发生改变。

对患者进行严密观察与监护，经常测量各种凝血参数，并采取适当治疗，是很必要的。

单独出现过度纤维蛋白溶解在临床上极为罕见，但术后如有凝血问题要考虑到这种情况。

上述情况的处理需要昼夜有实验室检查协助。

10. 糖尿病

此病并非手术禁忌，但需要内科医生的充分合作。这种疾病同样需要严密观察。严重者术后应进行一段时间监护，昼夜不断地进行必要的实验室检查，以便及时发现病情变化。

第三节　术前准备

术前检查和术前准备常同时进行，为了系统化才分别加以介绍。这些工作可于入院前在门诊进行，这样可以缩短患者的住院时间并减少医疗费用。对于健康状况差、有并发症的患者，住院后应做术前检查与准备。

经尿道手术的患者多为老年人，他们常有多种内科病，较常见的是冠心病、高血压、慢性阻塞性肺疾患、糖尿病、脑血管疾病等。实际上，经尿道手术患者存在内科问题的普遍性、复杂性及病情的危重程度不低于一般内科病患者。为使患者安全度过手术期，妥善的术前处理十分必要。经常需要经内科会诊，协助处理。最好能有一位经验丰富的内科医生配合工作，经常检查患者身体情况，根据需要随时修改治疗方案。手术由泌尿外科医生完成，但就全部医疗过程来看，则需要内科、麻醉科与泌尿外科医生的充分合作。泌尿外科医生对一些常见内科病的术前处理应当有明确的认识。以下就一些常见病做简要说明。

一、冠心病

在需要进行经尿道手术的患者中，最常见的并发症是冠心病。手术中有两个最重要的危及患者安全的因素——失血和水中毒。对冠心病患者来说，这两个因素显然具有更重要的意义。

有些老年患者没有冠心病史，但心电图不正常，有心肌缺血表现，患者日常生活不受限。此类患者有较轻型的冠心病，心功能状况较好，对麻醉、失血或灌洗液吸收的适应能力相对较好，在冠心病患者中属于手术条件较好者。当然，这类患者也有发生心脏意外的可能性，因此术前应进行药物治疗。

心电图、超声心动图检查都可以作为衡量冠心病严重程度的参考。临床症状也是判断冠心病严重程度的一项重要依据。上不了一层楼就出现胸闷、心慌、气短，说明心功能已处于失代偿的状态，手术危险性亦较大。术前应进行充分的内科准备。如果患者稍活动即出现心绞痛的症状，或需要完全卧床，则属于极差的情况。能下地活动的患者表现双下肢指凹性水肿，吸气时在肺底部可以听到细小的湿啰音，说明有心肌失代偿与细胞外液增加。长期卧床的患者可能有腰骶部而不是踝部或足部水肿。

有心力衰竭或细胞外液增加表现者，应限制膳食中钠的摄入量并给予利尿剂，必要时可加用洋地黄制剂（如地高辛）。定期检查血电解质，应用利尿剂时注意根据血钾水平补充 KCl。这类患者的治疗需要内科医生的密切配合，也可以先在内科治疗一段时间，待情况好转再转入泌尿外科。水肿消失、胸片见心脏扩大好转、第三心音消失、能平卧无呼吸困难、颈静脉压恢复到正常等，都是心功能改善的表现。

有心肌梗死的患者手术后再次发生心肌梗死的危险性较既往无心肌梗死者要大。这种危险性会随时间而降低。因此，TURP 手术应尽量延迟至心肌梗死 6 个月以后施行。

通过术前准备与药物治疗使患者达到最佳状态，然后再进行手术。由于麻醉与手术方法的进步，已使永久性膀胱造瘘的必要性大为减少，但在个别情况下仍不得不采用这种方法。

二、高血压

在询问病史与术前检查时，除注意血压的高低与病史长短外，还要注意有无心、脑、肾受损害的情况，以及损害的程度。不伴有重要脏器损害的一期高血压，经术前准备后其手术危险性与一般患者并无显著差别。手术危险性的大小与脏器受损害的程度直接相关。

经尿道手术一般可有充分的时间进行术前准备。对高血压的治疗可在门诊进行，也可在内科或泌尿外科病房进行。患者每天至少测量一次血压，手术应在血压得到适当控制后进行。术中及术后输血、输液、术中灌洗液吸收等，有可能造成血压波动，诱发心脑血管意外的发生，麻醉师与手术者均应有充分的认识与警惕。

治疗高血压的药物有多种，要根据患者的具体情况选用。大多数患者的血压能够得到控制。一般患者可先选用 1～2 种降压药，从小剂量开始逐渐增量，血压被控制后改为维持量。较重的患者常需数种药物联合应用，包括利尿药、肾上腺素能受体阻滞剂、血管扩张剂、交感神经抑制剂等。常用药物有噻嗪类利尿药、普萘洛尔、特拉唑嗪、利血平、硝苯地平、卡托普利等。一些较重的高血压患者术前准备需要相当长时间，不应急于求成。此类患者血压有适度下降即可，过多下降可能有更大的危险，可诱发脑血管意外、心肌梗死或肾衰竭。这些患者的血压控制在 21～22/13～14kPa（160～170/95～105mmHg），也许是最满意的状态。

尿激素有关。在梗阻时持续产生该激素，并在梗阻解除后继续产生。另一种原因是原先积存的水、盐和含氮的产物所产生的溶质性利尿。

必须及时识别和处理此种利尿，记录每小时尿量。第一小时的尿送化验室，检测钠与钾的浓度。应根据检查结果和每小时尿量，调节每小时静脉输入 NaCl 与 KCl 的量，可能每小时需要输入 500mL 或更多的液体。梗阻后利尿可持续 1 周或更长时间。在此期间，前两天可按尿量的 75% 进行静脉输入，以后可按 50% 做静脉输入，最后患者可依靠口服来维持水和盐的平衡。此时患者的尿量已恢复至每天 2 ~ 3L；血肌酐和尿素氮可接近正常水平，也可以仍然保持在较高水平。应根据具体情况来安排经尿道手术的时间。

肾功能不全经充分调理后，有些患者仍不能恢复正常。只要情况有所好转，多数患者可行经尿道手术，但要注意有些患者对水与电解质及循环血量的调节能力均低于正常人，同时应尽量避免应用一些对肾脏有损害的药物。

（翟兴龙）

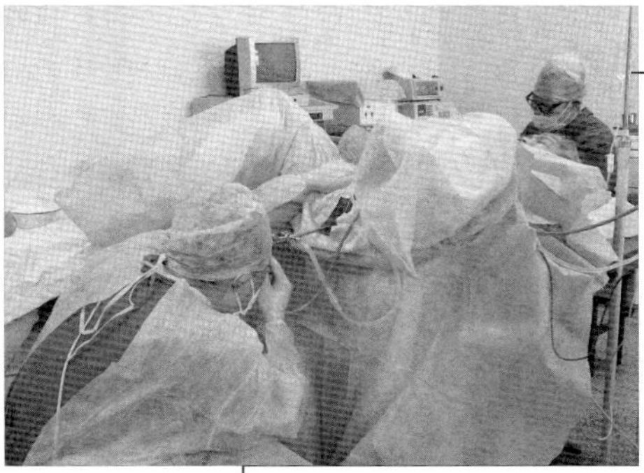

第六章

术前内镜检查

膀胱镜检查是泌尿外科医生的一项重要基本操作。由于内镜制造技术的进步，现在已经把尿道的检查作为膀胱镜检查的一部分。现代膀胱镜是指尿道膀胱镜，常规膀胱镜检查应当包括尿道全程的检查。我们从 1981 年开始采用此法，相对来说，此法易学，不易发生意外损伤，是经尿道手术前最后一项准备工作。

由于 B 超、CT 等一些新技术的应用，膀胱镜应用的次数有减少的趋势。特别是一些准备进行经尿道手术的患者，大多数不需要在门诊做膀胱镜检查。一般可通过 B 超检查、尿流率测定、直肠指诊对膀胱出口梗阻的严重程度进行了解，是否具备手术指征即可基本确定。尿道膀胱镜检查可在手术时在同一麻醉下进行。我们体会这一步骤有多方面的益处，不应当被省略。在我们 TUR 手术的器械台上，尿道膀胱镜是必不可少的。当然，也有很多情况需要在门诊进行检查。

一、有关解剖学

为便于说明，可将男性尿道分为四个部分：①悬垂部从尿道外口至阴茎阴囊交界处，长约 15cm；②球部从阴茎和阴囊交界处到泌尿生殖膈；③穿过泌尿生殖膈的部分为膜部，长 1 ~ 2cm；④最后一部分是前列腺部尿道，从膜部至膀胱颈，周围被前列腺包绕。

二、尿道的生理性狭窄（图 6 – 1）

1. 尿道外口

尿道外口的周径变化很大，这在临床上并没有什么意义，只有真正的尿道口狭窄才会影响尿流。正常情况下，尿道外口不会影响标准 24F 切除镜插入。如器械未能顺利通过，不应使用暴力，这样会造成黏膜与深层组织的撕裂伤，以后会造成尿道口狭窄。

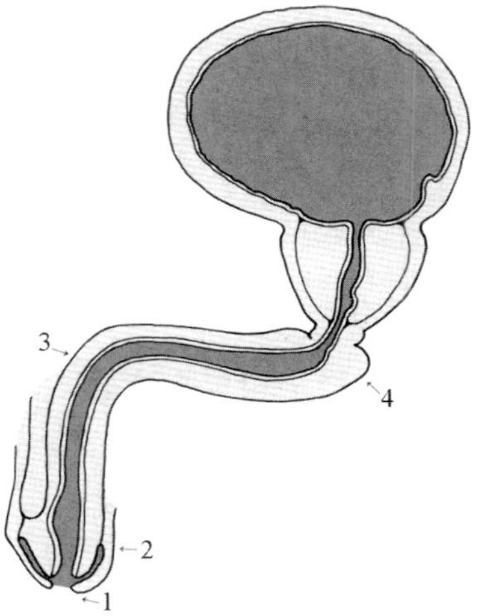

图 6 – 1 尿道的生理性狭窄，易发生外伤与狭窄处。1，外口；2，舟状窝与阴茎部尿道交界处；3，悬垂部；4，球部与膜部交界处。

2. 舟状窝与阴茎部尿道交界处

舟状窝稍宽，与阴茎部尿道交界处稍窄。如强力插入切除镜，同样会造成损伤。在切除镜插入有阻力的部位，可取去闭孔器，换上操作支架，一边灌洗一边观察，就能清楚地看到损伤的情况。可有大片黏膜被镜鞘末端的绝缘环撕脱，以后即会形成狭窄。

3. 阴茎部尿道（悬垂部）

这一部分尿道较其余部分要窄一些，因此容易被损伤，操作时应当注意。

4. 球部与膜部尿道交界处

这也是尿道口径发生变化的部位，球部较宽大，近侧尿道进入泌尿生殖膈即变得狭窄一些。此处弹性较大，排尿时可扩张。正常情况下，由于外括约肌的收缩，此处是闭合状态，故在尿道膀胱造影片上可见一狭窄段。如向膀胱内盲目插入器械，常会感到有一定阻力，略微改变方向即可克服。不应在阻力太大时使用暴力。盲视下插入最安全。

三、尿道的弯曲

插入内镜需要通过三个弯曲(图 6－2)。

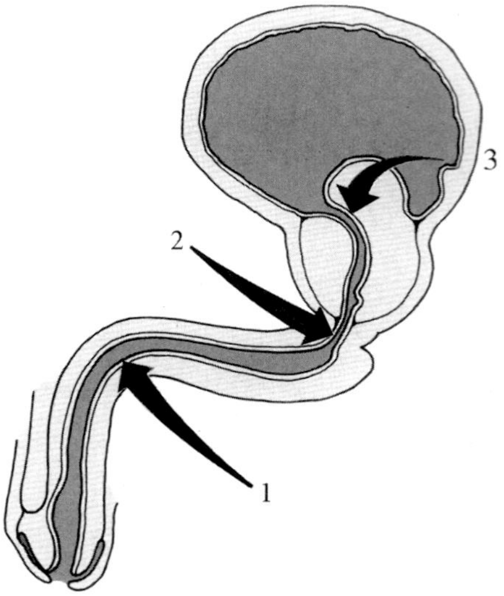

图 6－2 尿道的三个弯曲部。

1. 阴茎阴囊交界处的弯曲

轻轻提起阴茎即可消除这一弯曲。

2. 球部与膜部交界处的弯曲

仰卧位球部与地面接近垂直方向,膜部在耻骨联合后方转向上方。克服这一弯曲的方法是压低内镜接目镜一端,插入内镜后自然就能保持尿道呈直线方向,操作一般不会有困难。在极少数情况下,阴茎悬韧带过短,压低内镜外端存在困难。必要时可做会阴部尿道切开,经此切口插入内镜。

3. 中叶所致尿道腹侧弯曲

这一弯曲并不一定存在,只有在中叶向腹侧显著隆起时才出现。在未给予麻醉的患者,如器械插入存在困难,可放弃检查,改为麻醉下检查。术前麻醉后检查,此困难均可克服。有时需要极力压低内镜外端,才能越过中叶的隆起。

四、内镜所见标志(图 6－3)

尿道外口与舟状窝这一段长约 2cm,大约到冠状沟的平面,与悬垂部的界限不太清楚。悬垂部尿道可以看到散在的点状 Littre 腺开口。阴茎阴囊角仅为阴茎下屈所致,并没有明确的解剖标志。Cowper 腺位于泌尿生殖膈内,两侧各一个,其开口有时在球部尿道后方可以看到。膜部尿道是精阜远侧外部有肌肉控制的部位。这一段与周围固定最牢,但也是最能扩张的部分。

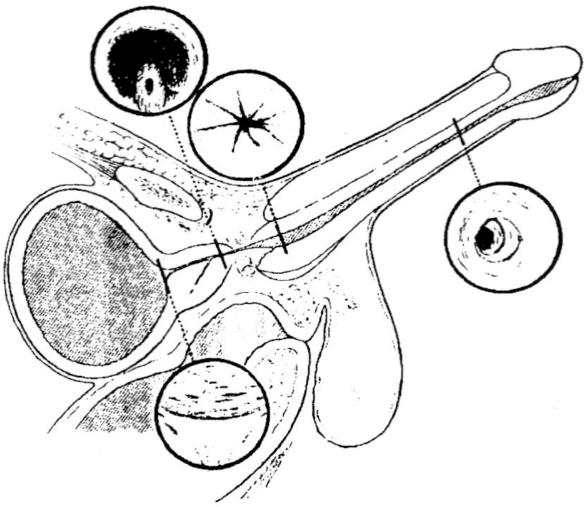

图 6－3 尿道膀胱镜检查所见标志。

尿道的口径略有差别。外口应能通过 24F 的器械,舟状窝近侧部尿道可稍窄。悬垂部尿道为 28～30F。球部尿道最宽,口径为 33～36F。膜部尿道变窄,为 26～28F。紧靠膜部尿道近侧有前列腺部尿道的主要标志,即精阜。此结构位于后中线 6 点处,长约 1cm。其顶部有前列腺小囊(又称为"男性子宫")和两个射精管开口。一般前列腺囊易于看到,射精管开口则不易看到。前列腺部尿道后壁的两侧有前列腺管开口,有时可以看到有前列腺液溢出。由于尿道穿过前列腺并被前列腺组织所包绕,此处尿道的形态与前列腺的结构关系密切,可能会有多种变异。

前列腺部尿道黏膜呈粉红色,可以看到小血管。有一些皱襞从精阜至膀胱颈,这是一些尿道嵴的纤维,延伸至膀胱形成膀胱三角的肌肉组织。膀胱与前列腺部尿道交界处即膀胱颈,除有前列腺增生外,通常比前列腺部尿道略窄。三角区是膀胱内最明显的重要标志。在膀胱后方可以看到三角区稍隆起,尖部在膀胱颈。两侧的长度可略有不同,女性约为 19mm,男性约为 25mm,止于输尿管口。第三边为两输尿管口之间的距离,为 2～3cm。膀胱黏膜为移行上皮,色粉红,可见散乱的小血管。输尿管口的正常形态最常见者是呈小的裂隙状,方向和壁内段输尿管一致。

五、尿道膀胱镜检查的方法

多年来传统的膀胱镜检查方法是盲目插入膀胱进行检查,看不到精阜与尿道的情况。现代内镜提供了同时观察尿道与膀胱的可能性,不是盲目插入,而是直视下插入。在我院,膀胱镜、切除镜及冲压机式碎石器均采用直视下插入。相信直视下插入的优越性会逐渐被大家所认识，它会逐渐取代盲目插入的方法。以下介绍我们常规应用的尿道膀胱镜检查法。

TURP 在麻醉后首先用较细的内镜做检查，了解尿道、前列腺与膀胱的情况。有时会发现一些事先未估计到的情况，如膀胱肿瘤、结石或膀胱憩室等。更重要的是，这一检查能更准确地说明前列腺增生的具体情况，前列腺段尿道是否变长变宽，是侧叶、中叶增生，还是三叶增生。这样就为插入切除镜做好了准备。知道了手术的难易，也确定了手术的具体步骤。内镜检查发现一球形前凸的中叶，插入切除镜时做到心中有数，就不太可能发生将切除镜插入增生腺瘤的后方，甚至穿入直肠的严重事故。这种情况在日常工作中也偶有发生。

门诊检查时均使用尿道黏膜麻醉，我们常用 15mL 2% 的利多卡因注入尿道，用阴茎夹夹住阴茎，使之在尿道内保持 1 ~ 2 分钟即可。如为尿道狭窄，需要行内镜检查，切忌高压强力注入麻醉剂，否则会引起不良反应。

我们常用的是 15.5F 或 16F 镜鞘。如用较粗镜鞘或切除镜、冲压机式碎石器等，则应配用 Schmiedt 观察闭孔器，以避免镜鞘末端对尿道壁的损伤。准备好尿道膀胱镜，涂以滑润剂，接上导光束与灌洗液导管。术者左手提起阻茎，右手插入内镜。进入尿道外口后，就可以一边注入灌洗液使尿道腔张开，一边进行观察并继续插入。常有一些气泡会影响观察，此时左手略放松，不要捏得太紧，继续注入灌洗液，这些气泡即可由镜鞘与尿道壁之间排出。也可以根据需要在冠状沟处略施压力，以免灌洗液外溢，使尿道腔充满灌洗液，便于观察。尿道膀胱镜用于观察尿道时，采用 0°、5°、25°或 30°内镜，不能用 70°或 90°内镜。

内镜应当很容易到达膜部，视野十分清晰。如果插入有阻力，说明尿道腔窄，应设法解决（图 6 - 4）。从球部看膜部处类似肛门，一些黏膜皱襞呈放射状，集中于尿道腔（图 6 - 5）。进入膜部尿道需要压低内镜外端，使之与脊柱平行，并指向患者的头侧。腰椎麻醉下外括约肌松弛得要好一些，黏膜麻醉下肌肉张力稍大，但均可在直视下顺利插入。膜部尿道的长度为 1 ~ 2cm，有人短一些，有人长一些。这一长度似乎和盆底肌肉的状态有关，年老体弱者短，体质健壮者长。

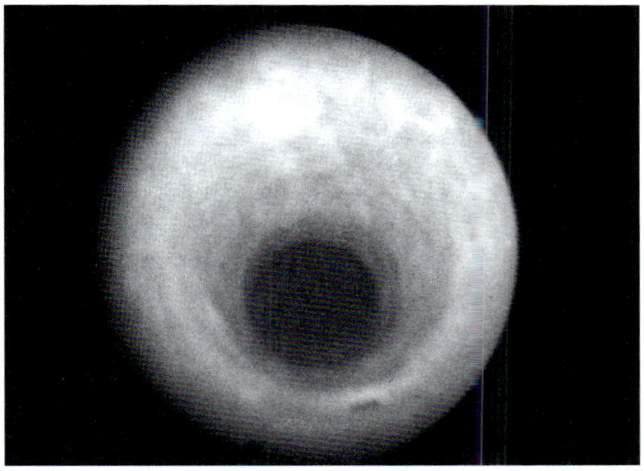

图 6 - 4　悬垂部尿道。（见彩图）

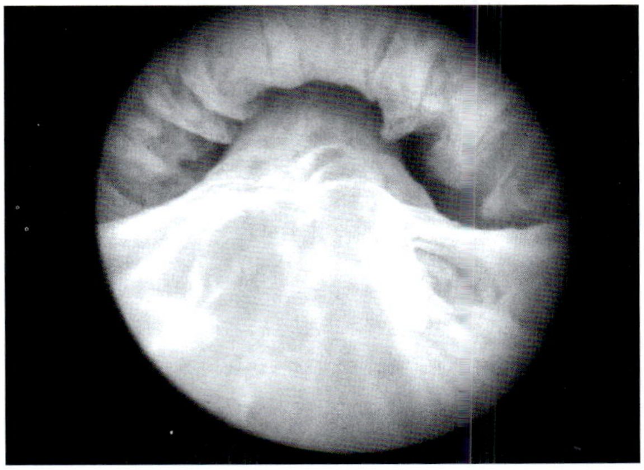

图 6 - 5　球部与膜部尿道交界处。（见彩图）

内镜下看膜部尿道呈倒 U 形，后中线是尿道嵴的隆起，一直延续到精阜（图 6 - 6）。绝大多数患者精阜突起很明显。注意不要把尿道嵴误认为精阜。精阜顶部的前列腺囊是准确确认精阜的标志（图 6 - 7）。

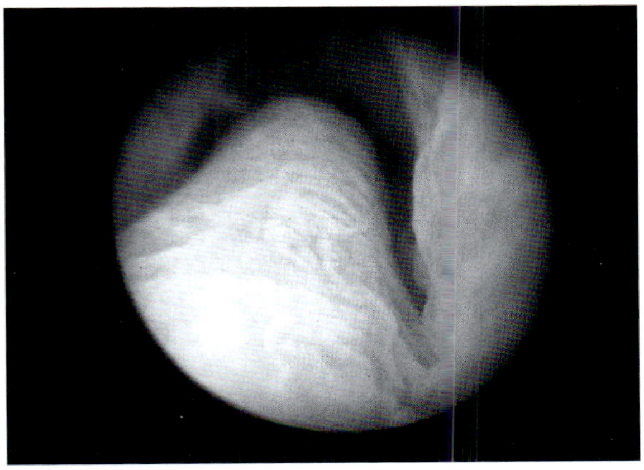

图 6 - 6　尿道嵴。（见彩图）

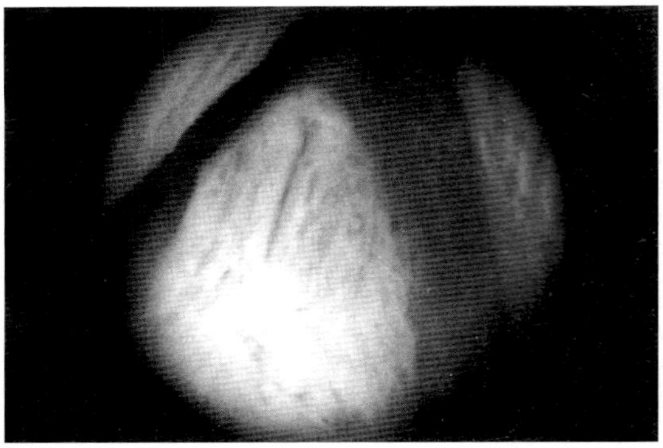

图 6－7 精阜。(见彩图)

正常情况下越过精阜即可看到膀胱腔。如膀胱颈后唇隆起(正中嵴),则需要将内镜外端继续下压方可通过。如有巨大球形隆起的中叶,则需要"打高射炮",将内镜外端极力压低方可越过。在黏膜麻醉下常难于通过。前列腺段尿道的长度是估计前列腺大小与 TURP 难度的一项可靠的重要依据。

内镜进入膀胱后,可先检查三角区及膀胱底部,然后更换 70°或 90°镜做全面的检查。由于现代内镜视角宽,实际上用 30°镜同样可做全膀胱检查。

检查时应适度充盈膀胱,使四壁都能看到,但不要使膀胱过度充盈,以免患者会有难以忍受的排尿感。膀胱内有出血或渗出物时,需要反复冲洗才能有清晰的视野。有的患者长期有大量残余尿,膀胱内有较多磷酸盐沉淀物,也需要冲洗干净才能看清楚。现在已经有了可弯曲的纤维膀胱镜,比金属镜细一些,检查时患者痛苦更小,但冲洗不便,不适用上述情况,从实用的观点来看不如硬镜,因此不能取代硬镜。

检查前壁近膀胱颈部位时,应升高检查床,用右手操作内镜,左手从耻骨上按压,有助于观察。多数患者检查后会有尿痛或尿带血。除非检查时间过长或患者有感染,一般不需要使用抗生素。

盲目插入膀胱镜进行检查的方法已经应用了很多年,我们认为不如直视插入法好。这里要着重提醒初学者注意的是,一定不要施用暴力通过难以克服的阻力。用力插入,特别是采用盲目插入法时更要注意这一点。如遇阻力,可以用 0°镜观察原因,然后加以处理。

采用盲目插入法检查膀胱时,尿道的检查也应当是一项不可少的工作。步骤和直视插入法相反:在检查膀胱后排出灌洗液,更换 0°内镜,一边注入灌洗液一边外撤内镜进行观察。目镜端移动的方向与直视下插入时相反。

六、克服内镜插入困难的方法

不使用暴力是尿道膀胱镜检查的一项基本原则。在尿道全程的任何部位,暴力即意味着损伤,其后果如果不是假道,以后也会有狭窄的可能。暴力插入所致尿道损伤最常见的类型是大片黏膜撕脱,这种情况最易形成狭窄。根据内镜插入受阻的部位不同,解决的方法也不同。以下分别予以说明。

1. 尿道外口内切开

内镜插入最常出现障碍的部位是外口。没有经验的医生常强行通过,这样术后很快就会出现外口粘连狭窄,症状是尿线细但很有力,需要多次做外口扩张。预防的方法有三种:①用普通尿道探子逐步扩张至 26F 或更粗一些;②用 Otis 尿道刀做尿道内切开;③用一般手术刀片(稍小些为好)做外口内切开。此法是我们在多年工作中摸索出来的经常使用的方法,方便好用。

具体方法如下:右手提起阴茎,包皮长者需先将包皮翻开,手术刀片涂些滑润剂,一般不用装刀柄,左手持刀片插入外口,在靠近包皮系带一侧中线处做尿道内切开。一定不要把尿道切穿,仅切开黏膜与黏膜下结缔组织即可。刀片插入尿道的深度是略过冠状沟。可有少许出血,插入内镜后即止(图 6－8)。一般外口切开包括龟头外部皮肤,此法则不同,仅邻近外口的少许皮肤被切开,也可以切第二刀,不需要缝合。术后不需要特殊处理。多数情况下切一刀即可,如仍不充分很少需要切第三刀。

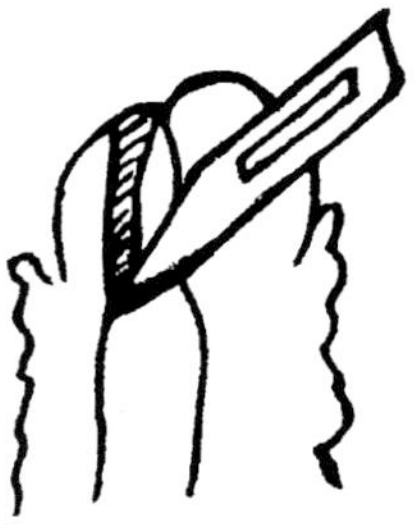

图 6－8 尿道外口内切开示意图。

2. 用 Otis 尿道刀做尿道内切开(图 6－9)

我们用此法的指征是悬垂部尿道不够宽敞。操作方法如下:左手提起阴茎,使之与患者身体垂直。右手持 Otis 尿道刀,在闭合状态下插入尿道,刻度盘与刀槽指向阴茎背侧尿道 12 点的位置。器械要轻柔缓慢地插入,直至其尖部达球部尿道。换助手扶持阴茎,并沿尿道刀方向轻轻提起,术者将尿道刀张开。手术的目的是在尿道 12 点位置做一条整齐的线样切

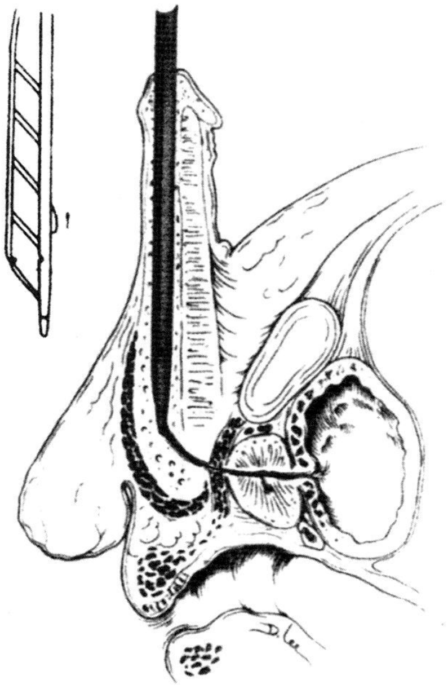

图 6－9　用 Otis 尿道刀做尿道内切开。

开，而不是撕裂尿道。将尿道刀慢慢张开，要适度，不要过紧，然后缓慢拉动刀柄，切开尿道，将尿道刀架闭合后取出。如尿道狭窄严重，也可以重复上述操作，直至 30F 为止。一般 Otis 尿道内切开应比所用内镜大 5F，如切至 30F 使用 24F 切除镜即无困难。此法操作简单，不需要做皮肤切口，并发症极为罕见。尿道较窄处有张力即被切开，尿道宽敞的部位无张力，不会被切开或切得很浅。术后不需要特殊处理。

3. 直视下用 Sachse 尿道刀做尿道内切开

尿道狭窄不能插入 Otis 尿道刀，或靠近膜部狭窄时，最好的方法是使用 Sachse 尿道刀在直视下做内切开。

七、内镜插入所致尿道损伤

不盲目使用暴力就不会造成尿道损伤，这一点无论如何强调都不算过分。尿道损伤程度不同，轻者为黏膜擦伤，重者为黏膜撕脱与假道。假道可发生在外括约肌以下或外括约肌以上。在外括约肌下，器械可穿出尿道球部进入假道，到达会阴部。一般不容易穿透泌尿生殖膈，此时器械方向已不正常，所以能立刻发现。

在外括约肌以上，假道可穿向尿道腹侧或背侧。两侧叶前列腺增生不对称，中线偏离正中，假道可进入某一侧叶。如未穿出包膜，并不会有严重后果，器械也可以经侧叶进入膀胱。有经验的术者可以从假道向中线尿道方向切，仍可以进入尿道，使这一并发症不造成危害。也可以将器械退出来，在直视下沿变形的尿道进入膀胱。在实际工作中，这种并发症极为罕见。

背侧损伤一般发生在中叶显著增生的前突，内镜由中叶后方向背侧穿破。如不穿透包膜并能早期发现，对患者不会造成影响。穿破中叶后，如试图进入膀胱继续向前插入，就会穿入三角区下，甚至穿入直肠，进入腹腔，后果较严重。

采用直视下插入内镜的方法能减少尿道损伤，避免假道的发生。先用细镜鞘观察，在插入切除镜时对前列腺段尿道的形态已心中有数。盲插不要用力，有困难应改为直视下插入。停止检查或停止手术比出现意外损伤要好。

八、尿道膀胱镜检查时的其他一些问题

1. 测定前列腺段尿道的长度

这里所说的前列腺段尿道的长度是指从尿道内口至精阜的距离。B 超检查与直肠指诊可对前列腺大小有较可靠的估计，内镜检查时测定前列腺段尿道的长度是从另一个侧面估计前列腺的大小与手术的难易。结合局部形态的改变可制订具体的手术步骤。这一长度经常会低于腹部 B 超或直肠内超声检查所测的前列腺的上下径。

具体方法是先看清膀胱后壁，然后将内镜缓慢外撤，看到尿道内口后，将一手指放在镜鞘靠近尿道外口处，继续外撤至看到精阜。此时手指仍在原处，尿道口与手指间的距离即为前列腺段尿道的长度（图 6－10）。这一长度在正常人约 <2cm。在前列腺增生症的患者，它与增生轻重成正比。这一距离越长，切除的前列腺组织会越多，手术时间长，技术难度大。如果你能根据这一长度知道手术的难易，说明你已经对 TURP 有了一定认识。如果这一长度 >4cm，切除前列腺组织的重量可能超过 40g。对一名 TUR 的医生来说，这同样是一项很重要的参数。

如腺瘤位置高或中叶突入膀胱腔内较多，看到内口时阴茎已皱缩起来，这种测量方法不可靠。尿道外口紧，内镜外撤时阴茎被拉长，这种测量也不准确。中叶隆起致尿道内口的界限不清，这种测量也会有困难。在这种情况下，可以中叶为标准进行测量，而不应当以侧叶为标准，侧叶突入膀胱一般都较少，所测得的结果可能会存在一些误差。

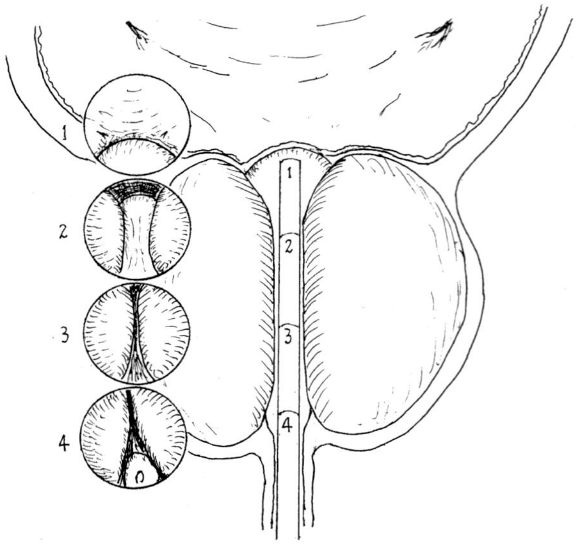

图6-10 测定前列腺段尿道的长度。视野所见：1，中叶顶部；2，侧叶与中叶；3，增生的侧叶；4，精阜与增生侧叶。

2. 估计前列腺段尿道前后向的宽度

两侧叶增生使此处尿道变成一前后向狭长的缝隙，侧叶越大此缝隙越宽。这一数值只能估计不能测量。从精阜进行观察，对侧叶的大小即可得到一个初步概念。将内镜撤至膜部尿道，就能看到全面的情况。抬高与降低目镜端，能够看到侧叶背侧与腹侧的部分。对于很大的侧叶，需要把几个视野组合起来才能了解总的结构。将内镜前移，在不同的平面对侧叶进行观察，可以看到两个球形的侧叶中间相接触的部分，也可以看到背侧与腹侧两侧叶分开处。在每一处都需要抬高或降低目镜进行详细观察。两侧叶增生使此处尿道成一前后向刀鞘形的缝隙，这种情况在TUR手术中还会持续一段时间。切除相当多的组织后，从精阜处看残存的侧叶尖部组织，尿道腔仍是一纵向缝隙。需要将此组织完全切除，尿道才能恢复原来形状。

3. 尿道背侧增生组织的多少

前列腺段尿道底部与包膜之间，增生组织的厚度差别很大。特别是在靠近侧部分，有中叶增生时，这一层可能相当厚。这种情况可用直肠指诊来确定（图6-11）。估计侧叶组织的多少不能用此法。

4. 精阜

绝大多数病例精阜很明显，易于辨认，但有时由于各种变化，也可能不易辨认。侧叶大可将精阜掩盖，邻近有水肿或肿瘤也可以影响观察。

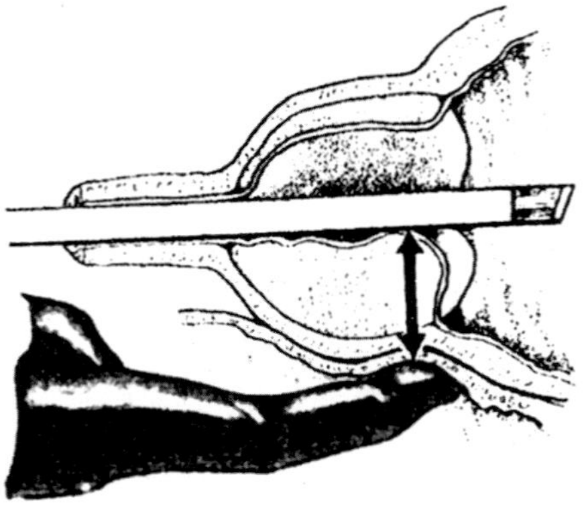

图6-11 估计尿道背侧组织的多少。

精阜明显者在直视下插入内镜，在膜部尿道就能看到精阜。多见于侧叶不太大或主要是中叶增生者。侧叶大者其侧方显得扁平，侧方可被增生侧叶遮盖，此时仅能看到其前方。侧叶再大些可能会完全看不到。

侧叶增生使前列腺段尿道底部下沉，两侧叶在中线处挤在一起。侧叶增生不仅向内外扩展，也向背侧与腹侧扩展，前列腺窝背侧受压，则更向背侧移，尿道底部与精阜也一并向背侧移。增生的腺瘤结节即将精阜覆盖。观察精阜需要抬高内镜目镜端，将器械喙部插至前列腺段尿道的深处，也可以用一手指从直肠内将前列腺窝底部托起，这样即可以看到精阜。

前列腺癌向外括约肌方向扩展，可侵及精阜处，使之看不清，这种情况会使术中定向困难。在有可疑时，为了安全可在此处多保留一些组织，术后排尿不畅还可以再次切除。二次手术总比尿失禁要好得多。

有些膀胱肿瘤可侵及尿道，可在初次就诊时发现，也可以在以后复发时发现。精阜处有肿瘤可影响对精阜的观察。小心切除肿瘤，精阜常会露出。

一般经尿道手术的文献中描述精阜是手术的远侧边界，TUR一定不能超过这一界限。这一标志像大海航行中的灯塔一样，是安全的标志。如不留神就有尿失禁的危险，因此有必要进行较详细的讨论。现代医学界研究发现，在中线处肯定不能超过这一界限，所以这一标志可以认为是6点的边界。但在两侧明显增大的侧叶可越过精阜相当远，说明并不是完全不能越过精阜。但为了保留排尿控制能力，在中线处它仍是一个重要标志。

侧叶远侧的边界在何处？这需要进行仔细观察。在内镜下侧叶表现为突向中线的球形肿物。在它的远侧边缘，圆形隆起的肿物与横断面呈环形的膜部尿道相接，此处易于辨认。

5. 尿道内口的形态

中叶和侧叶增大的形态各种各样，所以手术野的近侧边界形态变化很大。有些仅为很简单的后唇隆起，有些三叶增生均较重，对这些情况术前均应了解清楚。也应当注意尿道内口和输尿管口的关系，注意膀胱充盈时二者的关系和排空后的关系。

前列腺轻度增生、膀胱颈硬化和正中嵴的尿道内口与正常情况差别不大。在进入膀胱前，内镜要滑过膀胱与尿道交界处的一个横形皱襞，用前斜内镜在此处观察能看得很清楚。

膀胱颈硬化者有时尿道内口处较僵硬，不像正常情况那样柔软，黏膜苍白，血运差。正中嵴的突出形态改变是膀胱颈后唇隆起。仅依靠内镜下的改变常难做出准确诊断，在采用经尿道手术处理这些情况时，组织学检查是很必要的。也许病理改变很难解释临床症状，说明可能有神经生理因素。个别病例也许会发现偶发癌。

有些前列腺增生主要限于前列腺包膜内，突入膀胱者很少。特点是在尿道内口处可以看清楚膀胱各处。用前斜内镜在前联合处所看到的不是人字缝，而是呈倒 U 字形。在侧视镜下侧壁看得很清楚，并不受增生组织的影响。内口的形态似乎和前者并无多大差别，区别在于膀胱颈的长度。

有些前列腺增生组织已越过内括约肌环，延伸至膀胱内（图 6－12）。侧叶和中叶都可以出现这种情况。这并不是说前列腺包膜内就没有增生组织或增生组织少，而是由于内括约肌收缩，使增生组织呈哑铃形，形成尿道内一部分和膀胱内一部分。如经腹部挖除，就能看到腺瘤中部的缩窄处。在经尿道手术时也应当注意这种情况。因为这种解剖学的改变，在手术技术方面也完全不同（图 6－13）。

这种情况采用宽视角内镜不难做出诊断。由于腺瘤的影响，膀胱侧壁下部与三角区常看不到，中叶增生隆起者可能看不到输尿管间嵴（图 6－14）。在这种情况下，如一定要看，只能更换逆视镜。

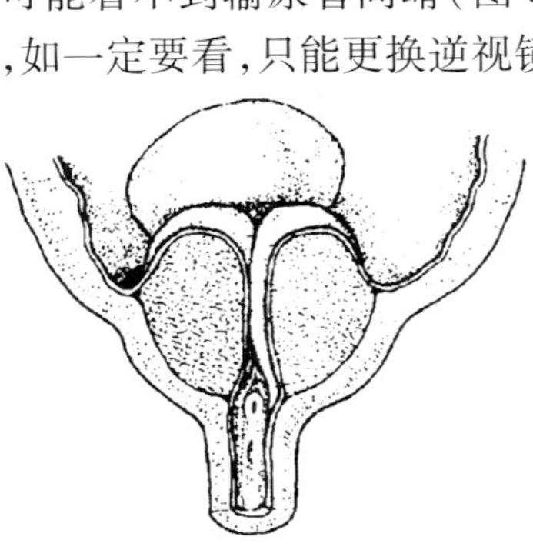

图 6－12 增生组织越过内括约肌突入膀胱。

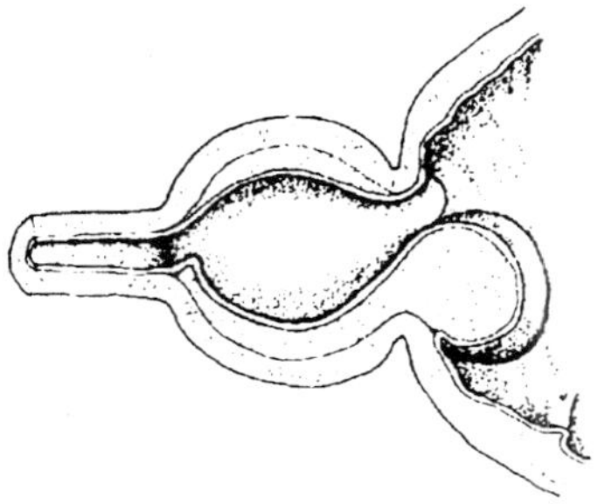

图 6－13 由于内括约肌收缩，使增生组织呈哑铃形。

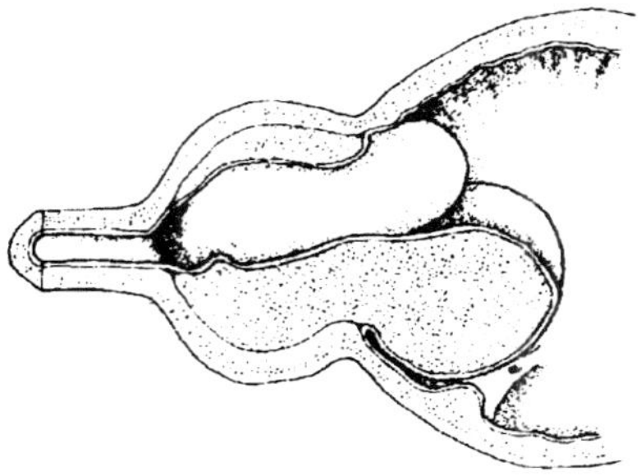

图 6－14 中叶与侧叶重度增生遮盖三角区与输尿管口。

中叶增生重者常呈球形隆起，突向膀胱，大部分增生组织在膀胱内，一少部分在前列腺包膜内。在进行内镜检查时，镜鞘可以从外侧向内侧越过中叶顶部，直到对侧中叶侧叶交界处的沟内。通过检查可确切估计中叶大小、形态特点，以及手术中应当注意的问题，以免过早切断中叶基底部与内括约肌的联系，使大块组织脱落，掉入膀胱，从而造成排出困难。要根据具体情况制订手术方案。

6. 膀胱内的观察

膀胱的检查必不可少。要珍惜内镜进入膀胱的机会，术中如意外发现膀胱肿瘤可做相应的处理。如有结石，应记录其形状、大小等。膀胱小梁形成是前列腺梗阻时常见的改变，我们习惯依其程度分为轻、中、重三类（图 6－15 至图 6－17）。没有小梁不能说明没有梗阻。膀胱的张力、容量也应注意。膀胱容量很小，经尿道手术难以进行。

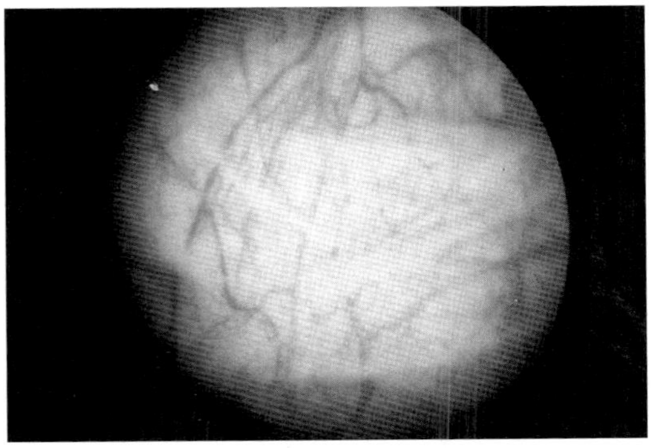

图 6－15 轻度膀胱小梁形成。（见彩图）

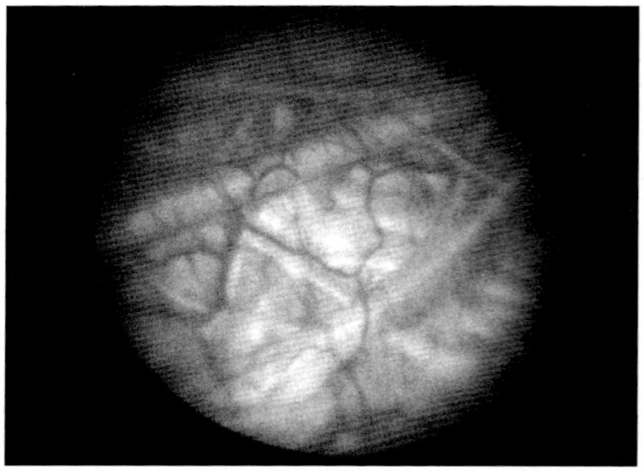

图 6－16 中度膀胱小梁形成。（见彩图）

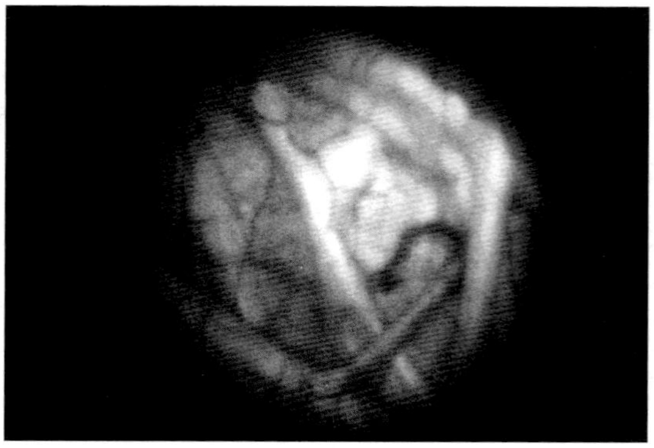

图 6－17 重度膀胱小梁形成。（见彩图）

（翟兴龙）

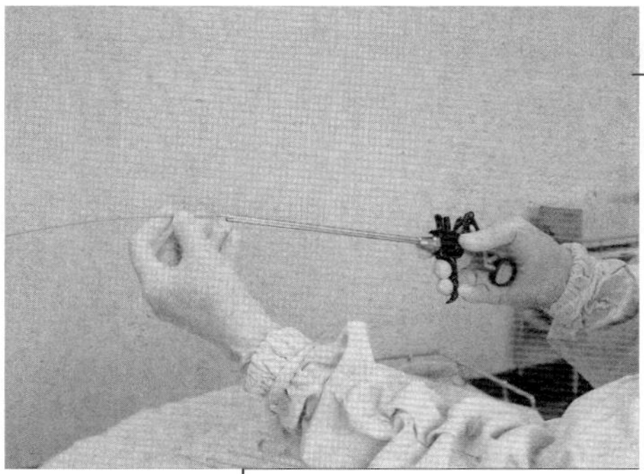

第七章

下尿路的尿动力学评价

第一节 尿动力学在临床实践中的作用

下尿路有两个基本生理功能:低压储尿和自主排尿。低压储尿是维护肾脏功能和确保尿控的基础。自主排尿是在不担心漏尿和尿潴留的情况下排出尿液。一些疾病或者局部情况可以影响下尿路功能,从而导致下尿路症状(LUTS),如尿频、尿急、尿失禁、尿流慢或中断。换言之,不同的疾病可以引起相同的LUTS。老年男性的下尿路症状可由前列腺疾病(良性前列腺增生、前列腺炎或前列腺癌)引起,但不一定是前列腺疾病造成的,也可能由膀胱逼尿肌活力低下、逼尿肌过度活动或神经系统疾病等其他疾病引起。如果要准确评价造成下尿路症状的原因,或者提前预判前列腺增生的手术效果,尿动力学检查不可或缺。尿动力学是动态研究尿液转运、储存和排出的检测方法。它由一些单独的检测(如尿流率)或同时多项检测(如压力流率分析)共同组成,用于获取有关尿液储存和排出的信息并指导治疗。

由于UDS很难用于随机对照研究,因此UDS很少能作为一类证据用于某种适应证(或某种病)。但专家意见或专家共识强烈推荐UDS作为了解膀胱尿道功能的检查方法用于某些LUTS的诊治。在某些特殊情况,如神经源性膀胱引起的下尿路症状,经验治疗可能有害,甚至威胁生命。此时,做尿动力学检查指导治疗是必须的。

总之,当出现以下情况时需要检查尿动力:①通过尿动力学检查能够获得有用的信息,对造成所述症状(如LUTS或尿失禁)的疾病做出准确诊断;②确定某种疾病是否有可能造成严重且不可逆的上尿路功能损害(如脊髓损伤等)。

尿动力学检查原则包括:①不能重复患者症状的检查是没有诊断价值的;②未能记录下来的异常并不能排除它的存在;③不是所有检测到的异常都有临床诊断价值。

满意的尿动力学检查包含三个重要因素:①检查要有明确指征;②能够保证质量控制,完整记录和精确测量;③对检查结果能进行准确的分析和做出恰当的报告。

临床尿动力学检查的目的是在精确测量膀胱生理的基础上,重现患者的症状。

尿动力学在临床实践中的作用主要包括:①确定或排除造成下尿路功能障碍的相关因素,并评估这些因素的重要性;②为了获得有关下尿路功能或功能障碍方面的信息,无论患者是否有症状或体征;③预判下尿路功能对上尿路功能的可能伤害。④对考虑的某项治疗的结果(包括不良结果)进行预测;⑤为证实某种针对下尿路功能障碍的治疗,特别是新的或实验性治疗的效果,或为了理解这种治疗的作用方式;⑥对下尿路功能障碍(如尿失禁)治疗不满意时,可通过尿动力学检查寻找原因。

当尿动力检查发现以下情况时,可能对上尿路功能造成伤害,需要进行干预:①膀胱顺应性减低;②逼尿肌尿道外括约肌协同失调;③逼尿肌尿道内括约肌协同失调;④膀胱充盈期逼尿肌高压过度活动;⑤逼尿肌漏尿点压高于40cmH_2O;⑥膀胱高压储尿且排空不好。

越来越多的研究表明,良性前列腺增生患者在经尿道前列腺切除术前行UDS检查,可以预测患者术后LUTS症状的改善情况(详见本章第七节)。

2014版《中国泌尿外科疾病诊断治疗指南》中的《良性前列腺增生诊断治疗指南》将UDS检查定义为可选择检查,建议对引起膀胱出口梗阻原因有疑问或需要对膀胱功能进行评估时行此项检查。BPH 患者拟行手术及微创治疗前，如出现下列情况，建议行 UDS 检查：①尿量 <150mL；②50 岁以下或 80 岁以上；③残余尿 >300mL；④怀疑有神经系统病变或糖尿病所致神经源性膀胱；⑤双侧肾积水；⑥既往有盆腔或尿道手术史。BPH 可以造成膀胱出口梗阻，由此造成膀胱功能的损害，引起 LUTS。前列腺切除手术（无论是开放手术还是经尿道手术）可以解除膀胱出口梗阻，改善排尿困难和 LUTS。但是由于造成 LUTS 的原因是多方面的，前列腺手术只能解除膀胱出口梗阻，而不能解除造成 LUTS 的其他原因，因此对指南中所列上述情况进行 UDS 检查是必要的。

第二节　尿动力学检测的准备

医生方面：在对患者进行尿动力学检查前，首先明确需要从检查中获得哪些信息，例如，良性前列腺增生造成下尿路症状的患者需要了解膀胱逼尿肌收缩力、有无膀胱出口梗阻、有无逼尿肌过度活动及膀胱顺应性等，压力性尿失禁患者需要检测腹压漏尿点压，神经源性膀胱患者需要了解有无输尿管反流及膀胱安全容量等。针对需要得到的信息设计检查内容，最后对患者进行检查。检查者不仅要知道检查方法的基本原理，还应具有操作仪器的经验，能进行质量控制。在检查过程中能与患者互动，通过连续观察搜集材料，对于假象必须随时纠正。尿动力学检查是有创检查，可能出现疼痛不适、血尿、尿路感染、尿潴留等并发症，检查前应告知患者检查的意义及检查风险等，同时还应充分采集病史并行体格检查，记录排尿日记。

患者方面：检查前应停用影响下尿路功能的药物，包括抗胆碱能类药物、α 受体阻滞剂、精神类药物等，需要评估这些药物对下尿路功能影响的患者除外。建议患者检查前一晚行肠道准备。在检查过程中，配合检查者说出自己的感觉。

环境方面：尿动力学检查室要安静，防止人员随意走动，否则会影响患者的排尿功能及症状重现。检查室要足够大，方便检查者进行体格检查和放置导管。许多神经源性膀胱患者无法行走，必须预留出足够大的空间以便放置轮椅等。影像尿动力学检查除要放置 X 线机外，还需要配备具有防射线功能的检查室。

第三节　尿动力学检测的内容

在尿动力学检查中，根据需要得到的信息，每种检测技术可以单独应用，也可以联合应用。尿流率和残余尿量是其中两个简单并且无创的检查，可以提供排尿功能相关的信息。

残余尿量（PVR）：是对膀胱排空功能的理想评估，可以通过超声或导尿测定。残余尿量增加提示排尿功能障碍，但是不能明确排尿功能障碍的原因，需要进行进一步相关检查。

尿流率：是对单位时间尿流速率的测量，同样可以评估膀胱排尿功能。其中包含排尿量、尿流率、最大尿流率、平均尿流率、排尿时间、尿流时间、达到最大尿流率时间、排尿模式及尿流图形。正常尿流率曲线为钟形，如果尿流率下降或排尿模式改变，则提示膀胱（收缩无力）或膀胱出口（解剖或功能）障碍。虽然特定的排尿模式提示相应的功能障碍（如间断尿流模式提示逼尿肌无力，低平尿流曲线提示持续的下尿路梗阻），但具体的功能障碍在没有膀胱测压的情况下无法确定。

膀胱压力 - 容积测定（CMG）：在膀胱充盈过程中对膀胱容积 - 压力关系的描述。充盈期开始于膀胱灌注开始，结束于患者或检查者发出排尿指令。膀胱压通过膀胱测压管（经尿道或膀胱造瘘口）进行测量，腹压通过插入直肠（或女性阴道）的球囊导管完成，逼尿肌压力（P_{det}）为膀胱压（P_{ves}）与腹压（P_{abd}）的差值。即 $P_{det} = P_{ves} - P_{abd}$。

盆底肌电图（EMG）：肌电图是对肌细胞膜去极化产生的电势能的研究。肌电图检查通过测量充盈期及排尿期括约肌功能来评估可能出现的盆底肌功能异常，而这些盆底肌功能异常常伴随着下尿路功能障碍。肌电图测量电极有针状电极（插入被测量肌肉内）及表面电极（贴敷于被测量肌肉对应的体表）。

尿道压力曲线（UPP）：尿道压力曲线是描述尿道内压力的图形。尿道压力是指恰好能开放闭合尿道的流体压力。通过一个由膀胱经尿道向后撤的传感器（测压管）来获得数据。

压力 - 流率测定（PFS）：指在排尿过程中，逼尿肌压与尿流率的关系。排尿期开始于排尿指令的下达或无法控制的排尿开始，结束于患者感觉排尿结束。

第四节 尿动力学检测的设备(包括普通尿动力学和影像尿动力学)

国际尿控协会(ICS)推荐了进行尿动力学检查的最基本的设备,包括3个测量通道(其中2个测量压力,另一个测量尿流率);一个输出设备(打印机或显示器);在此基础上,针对不同的检查目的,增加相应的设备,如肌电图、影像系统等,一种可靠且能按时间顺序保存压力数据(包括腹压、膀胱压、逼尿肌压)和流量测定值的方法。如需测定尿道压力,则增加一个压力传感器和一个索引器。影像尿动力学检查则在此基础上增加影像组件及相关同步影像软件。部分高级尿动力学分析仪还可行盆底电生理检查。

灌注量和排出量可以用图形或数字方式来记录,同时必须要有记录检查过程中患者感觉和额外注释等信息的方法。所有测量和衍生的信号必须随时间连续显示。软件必须能记录最高250cmH_2O的压力和50mL/s的流率,即使数据当时没有显示,也要确保储存完好,压力传感器、流量计和水泵必须能按照产品说明实行校准。

1. 尿动力学分析仪:包括压力测定软件平台与各种分析软件(图7-1)。

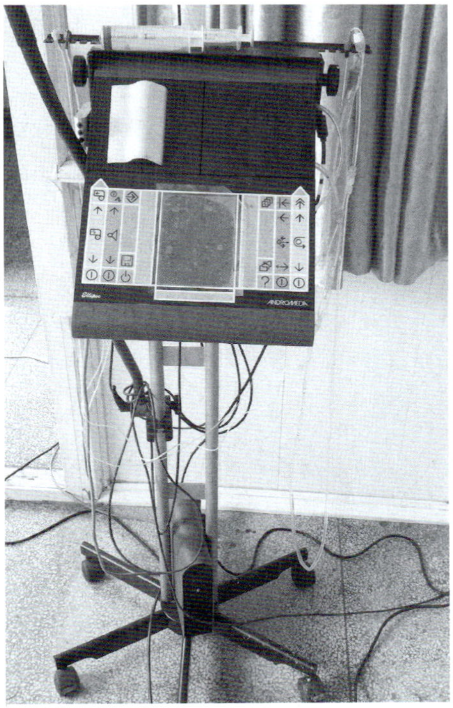

图7-1 尿动力学分析仪。

2. 压力传感器:将所采集的机械压力信号转换为量值与压力成正比的电子信号的一种装置(图7-2)。测量单位为厘米水柱(cmH_2O)。

3. 灌注系统:灌注泵能够设定不同的速度,通过灌注管道匀速将液体注入膀胱。

4. 输出设备:通常为计算机,可处理、储存、分析数据。个别机器自带显示器及打印纸。

5. 尿流计:如图7-3,测定体外单位时间内尿液流出的体积,单位为mL/s。对于临床使用的尿流计,要求尿流率测量范围为0~50mL/s,尿流量测量范围为0~1000mL。

6. 影像系统:可以同步显示并储存图像。图7-4是我院影像尿动力学测定系统。

7. 肌电图电极:分为针形电极和贴片电极。

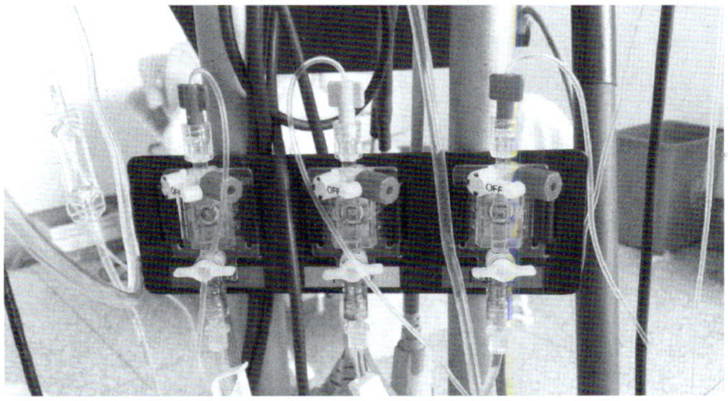

图7-2 压力传感器。

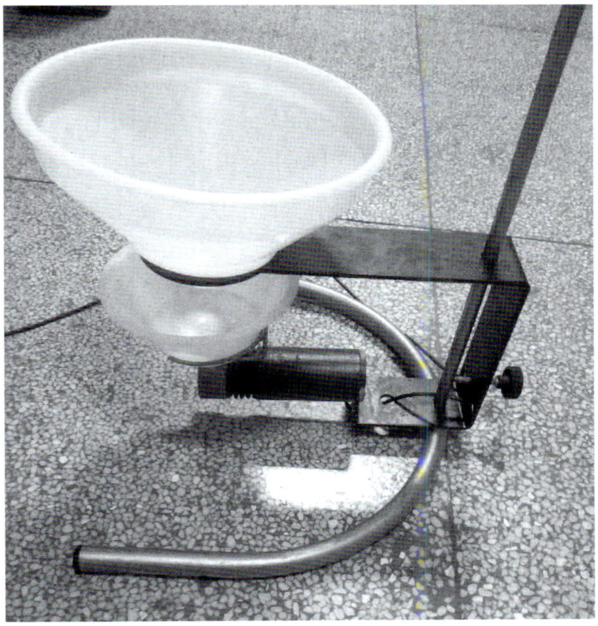

图7-3 尿流率测定仪。

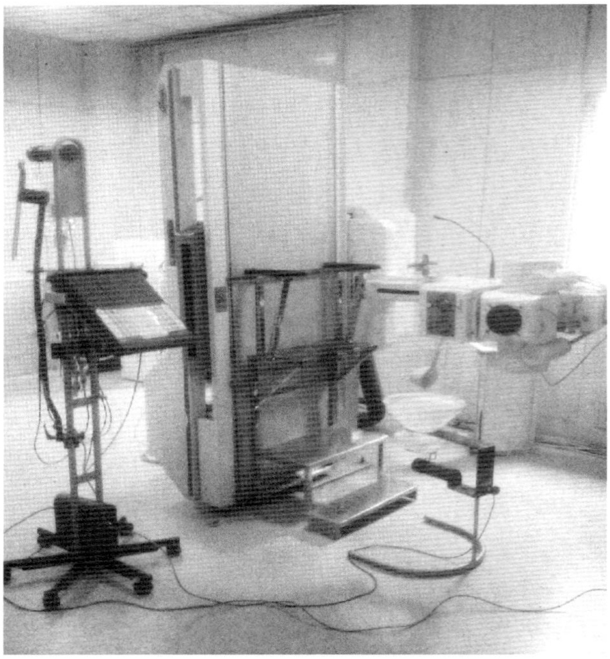

图 7－4 中国人民武装警察部队特色医学中心影像尿动力学测定系统。

第五节 尿动力学检测结果分析和解释

1. 尿流率

正常尿流率：正常排尿过程包括逼尿肌收缩，同时膀胱出口松弛，尿流曲线表现为连续、钟形、平滑的曲线（图 7－5）。临床上尿流率常联合残余尿量来评估膀胱排尿功能，尿流率下降伴随着残余尿量的增加提示膀胱排尿障碍，但是不能提供原因。最大尿流率（Qmax）为尿流率中最灵敏的参数，Qmax 是由膀胱逼尿肌和膀胱出口条件共同作用的结果，其降低可以是逼尿肌无力或膀胱出口梗阻，或两者共同作用造成的。因最大尿流率受总排尿量影响，ICS 规定只有排尿量 ＞150mL 才有意义，对于逼尿肌压力正常的患者，即使存在膀胱出口梗阻，也可能出现 Qmax 正常（高压高流形）。当 Qmax ＜10mL/s 时，提示可能存在膀胱出口梗阻（90%）。因此，尿流率可以用来初步筛选膀胱出口梗阻，同时在各种下尿路梗阻治疗后随访中起重要作用。残余尿量是指排尿结束时膀胱内残留的尿量，可通过彩超或导尿方法测出，ICS 推荐的尿流率报告形式：排尿功能 = 最大尿流率/排尿量/残余尿量（VOID = Qmax/Vv/VRU）。当尿量在 150 ~ 400mL 时，成年男性 Qmax 最低值为 15mL/s，女性为 20mL/s。

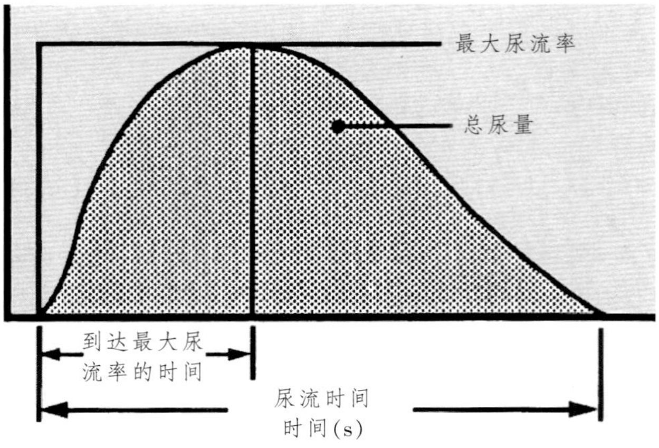

图 7－5 正常尿流曲线。（图片来自：Campbell － Walsh Urology，Ninth Edition，Copyright © 2007.）

（1）正常尿流率（图 7－6）

（2）异常尿流率

a. 连续排尿模式（图 7－7 至图 7－12）

尿道缩窄性梗阻（如尿道狭窄等）：尿流曲线连续，Qmax 降低，曲线低平无明显波峰，Qmax 与 Qave（平均尿流率）差别小，尿流时间延长。

尿道内压迫性梗阻（如前列腺增生）：Qmax 降低，曲线不对称可见波峰，尿流时间延长（图 7－8）。

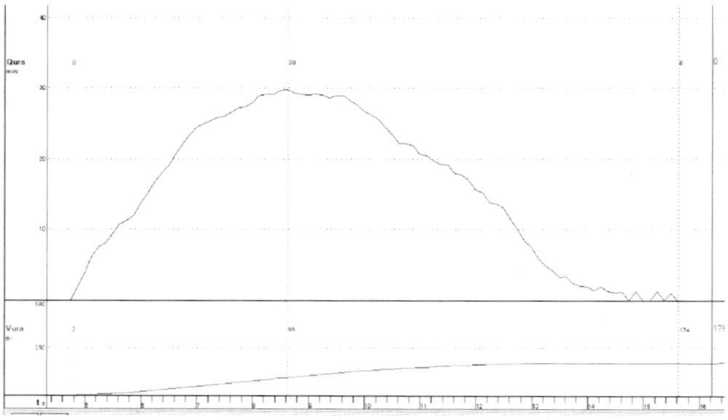

图 7－6 女性正常尿流率图片，曲线平滑上升下降的钟形，最大尿流率为 30mL/s，排尿量为 174mL，残余尿为 0mL。

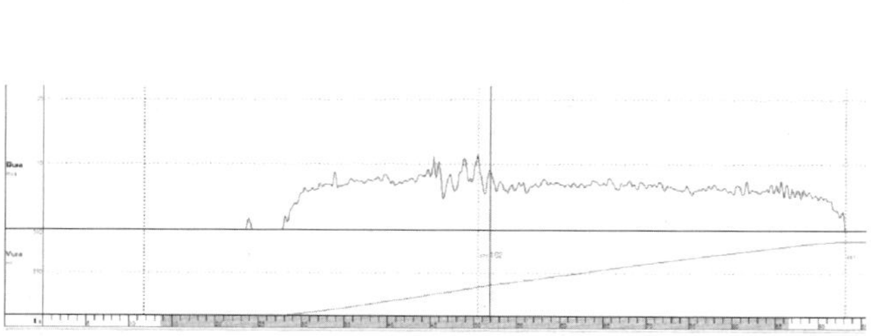

图 7－7 44 岁男性患者，排尿困难 8 年余，前尿道狭窄，尿流率曲线表现为平坦盒子状，尿流率相对恒定，最大尿流率为 11mL/S，排尿量为 441mL，残余尿为 0mL。

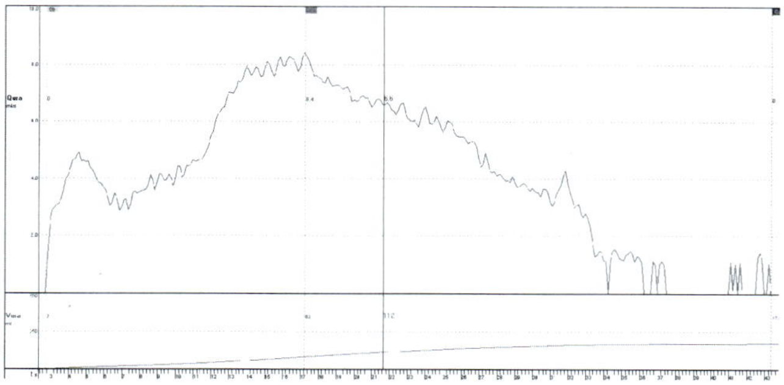

图 7－8　67 岁男性患者，前列腺增生患者排尿图形。最大尿流率为 8mL/s，排尿量为 173mL，残余尿为 30mL。

b. 间断排尿模式（图 7－9）

腹压辅助排尿：通过增加腹压来提高尿流率，排尿呈间断模式，多见于逼尿肌无反射、逼尿肌收缩力弱、下尿路梗阻及神经源性膀胱患者，也见于正常排尿习惯患者。

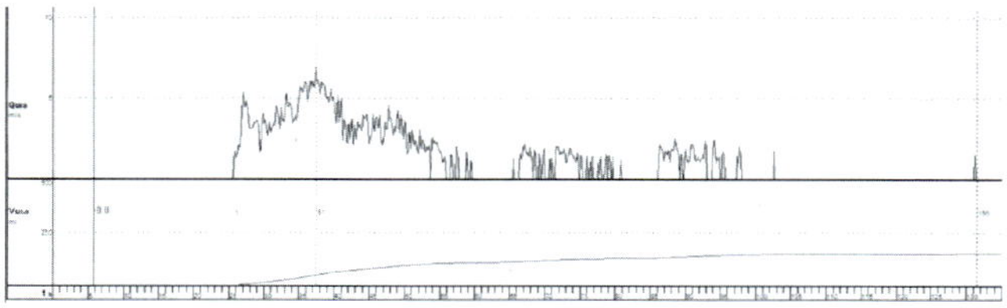

图 7－9　58 岁女性患者，排尿困难 1 年余，腹压辅助排尿，间断排尿模式，最大尿流率为 7mL/s，排尿量为 156mL，残余尿为 200mL。

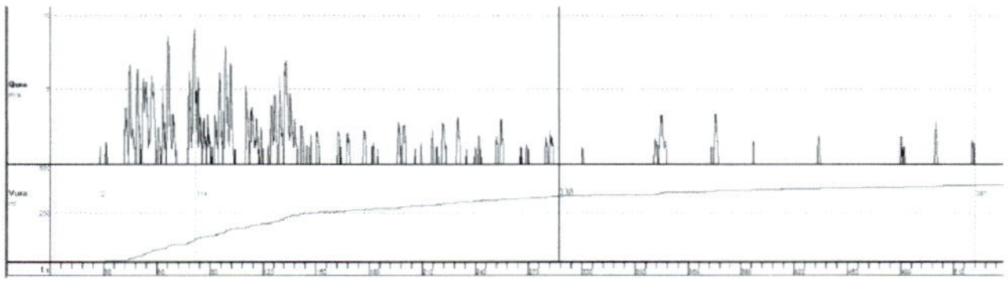

图 7－10　75 岁男性患者，排尿困难半年余，尿动力学检查逼尿肌无反射，腹压辅助排尿，间断排尿模式，最大尿流率为 9mL/s，排尿量为 397mL，残余尿为 200mL。

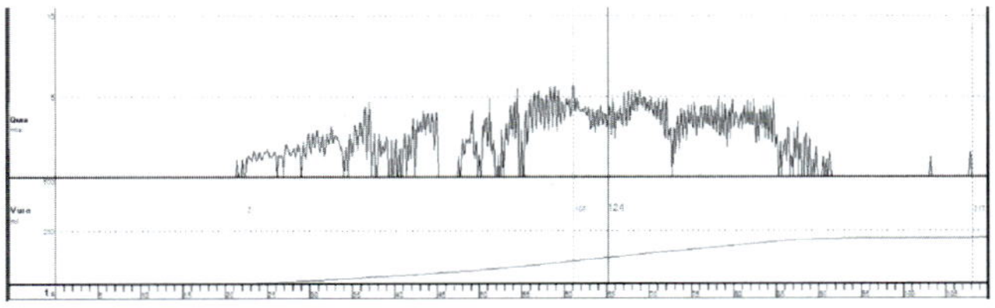

图 7－11　62 岁男性患者，排尿困难 4 年余，尿动力学检查逼尿肌收缩力正常，下尿路梗阻，腹压辅助排尿，间断排尿模式，最大尿流率为 6mL/s，排尿量为 217mL，残余尿为 380mL。

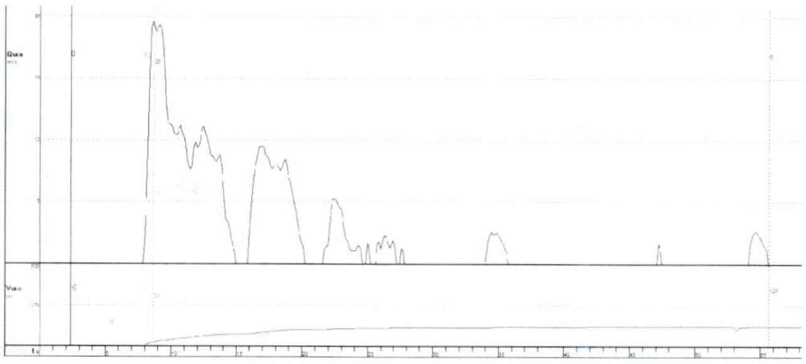

图 7－12　59 岁男性患者，脊髓损伤 39 年，排尿困难 3 年余，尿动力检查逼尿肌无反射，腹压辅助排尿，间断排尿模式，最大尿流率为 20mL/s，排尿量为 122mL，残余尿为 50mL。

2. 充盈期膀胱压力－容积测定

膀胱压力－容积测定是在膀胱的匀速充盈过程中记录压力与容积的关系以反映膀胱功能的方法，用于评价膀胱在充盈过程中的顺应性、逼尿肌功能、膀胱的感觉功能。

检查方法：①签有创检查同意书，向患者交待检查过程中的注意事项，检查前仪器及消毒用品准备。②测压前行尿流率测定。③无菌留置膀胱导管，测膀胱残余尿量，放置肛门导管及肌电图电极，连接灌注泵，将测压管充满液体后远端于耻骨联合水平调零，在膀胱内导管及肛管无气泡情况下与之相接。嘱患者咳嗽或增加腹压，检查信号传导。④启动测压仪，开始膀胱灌注，仪器即自动记录膀胱压、腹压、逼尿肌压及肌电图曲线，记录患者出现的感觉、做好事件标记。⑤灌注中嘱患者咳嗽等，定时检查信号传导。⑥灌注结束后行压力－流率测定。

（1）膀胱感觉：因其主观性较难评估，正常的膀胱感觉可通过在膀胱充盈测压过程中的 3 个定义点进行判断，并通过每一点膀胱容积及患者症状之间的关系来加以评估。

初次充盈感（FS）：膀胱充盈过程中患者首次意识到膀胱充盈的感觉。

正常排尿感（ND）：膀胱充盈的患者可能随时排尿，但也可以根据需要被延迟的程度。

初次排尿感（FD）：充盈过程中，患者首次出现排尿感觉时刻。

强烈排尿感（SD）：膀胱充盈的患者产生持续的排尿欲望，但又没有担心尿液漏出。

急迫排尿感（UD）：指膀胱充盈的患者产生强烈的排尿欲望并伴漏尿的恐惧程度。

正常膀胱感觉：正常膀胱的 FD 出现在膀胱充盈

达到 50% 最大膀胱容量（MCC）时，ND 出现在约 75% MCC 时，SD 出现在约 90% MCC 时。

膀胱感觉增高（膀胱感觉过敏）：提早出现的 FS（低于 100mL）和 ND、降低的 MCC（低于 250mL）。

膀胱感觉减退：延迟出现的 FD 与 ND，但不出现 SD 与 UD。

膀胱感觉缺乏：完全丧失感觉。

（2）膀胱容积：最大膀胱容量（MCC）：膀胱感觉正常的患者，在膀胱测压过程中充盈的患者感到出现急迫排尿感时的容积。

功能性膀胱容量（FCC）：是指可以从排尿日记中记录的最大排尿量。正常男性为 300 ~ 750mL，正常女性为 250 ~ 550mL。

（3）膀胱顺应性（BC）：膀胱充盈过程中容量变化与压力变化的比值。BC = ΔV/ΔPdet。单位为 mL/cmH_2O。膀胱壁由平滑肌、胶原蛋白及弹性蛋白组成，具有很好的弹性，使得膀胱在充盈过程中只有很小的压力变化。国际尿控学会（ICS）推荐了两个标准的点：灌注开始时，压力多为 0，达到膀胱测压容积时或在任何导致漏尿的逼尿肌收缩开始前。定义正常的膀胱顺应性范围较困难，且低顺性所代表的意义也不尽相同。当膀胱顺应性低于 20mL/cmH_2O 时，提示膀胱顺应性受损。在实际应用中，逼尿肌压力比膀胱顺应性更有价值，如膀胱逼尿肌压力高于 40cmH_2O 与上尿路功能受损有关，长期储尿期逼尿肌高压可导致上尿路损害。常规的尿动力学检查较自然充盈尿动力学检查在一些患者中压力升高。

膀胱顺应性受损常见于各种神经损伤疾病（如脊髓损伤、脊柱裂），如图 7 - 13 所示，也见于膀胱出口阻力增加（如逼尿肌尿道外括约肌协同失调）或外周运动神经原损伤，以及长时间的膀胱出口梗阻（如良性前列腺增生）或膀胱结构变化（如放射性膀胱炎、膀胱结核）。伴随储尿期逼尿肌压力升高的膀胱顺应性受损是尿动力学上的危险因素（图 7 - 14A），需要治疗来阻止肾脏的损伤。如果低顺应性膀胱患者，在储尿期低于 40cmH_2O 前，因逼尿肌过度活动而导致尿失禁，使得储尿期膀胱压总是小于 40cmH_2O（图 7 - 14B），那么上尿路也是安全的。

膀胱顺应性的测量受许多因素影响，膀胱灌注速度过快，会出现逼尿肌压力升高。当逼尿肌压力升高时，可以停止或减慢灌注速度；当逼尿肌压力下降，则为灌注速度影响，此时应低速灌注。逼尿肌过度活动，特别是持续低幅度，可能会与低顺应性混淆。如果停止灌注，压力恢复到基线，则不是顺应性受损。还有一些情况会使顺应性结果较实际增大。如膀胱输尿管反流（VUR）及膀胱憩室，膀胱输尿管反流实际上使压力转移到回流的肾脏，这是有害的。影像尿动力学可以做出诊断。膀胱憩室是膀胱的一部分，对于保护上尿路功能有一定的作用。此外，膀胱出口受损、尿液漏出也会显示膀胱顺应性增大。

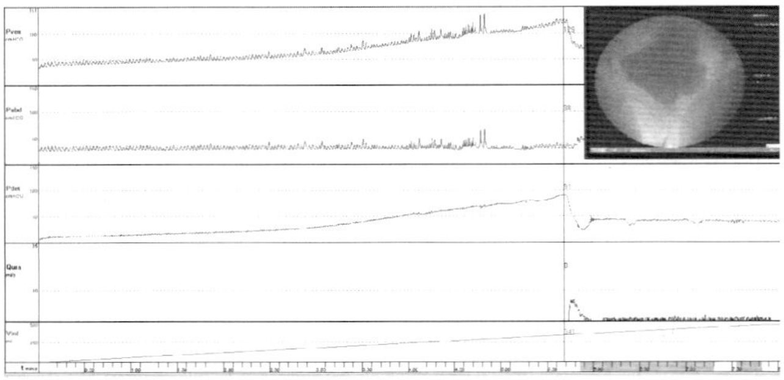

图 7 - 13 膀胱顺应性受损：48 岁男性患者，车祸致 C5、C6 脊髓损伤，双下肢功能障碍及二便功能障碍，在尿动力学检查过程中可见逼尿肌压力在充盈过程中升高，膀胱内压力长期超过 40cmH_2O。充盈末期，逼尿肌最高压力超过 100cmH_2O，这是上尿路损害的危险因素。在这次检查中，膀胱测压容积为 170mL，膀胱顺应性为1.7mL/cmH_2O。

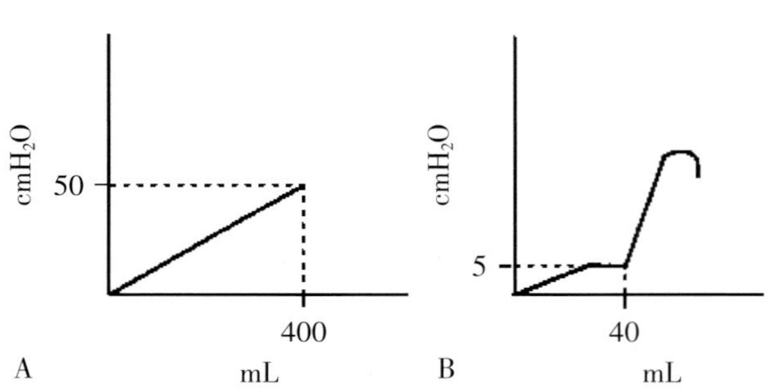

图 7 - 14 膀胱顺应性的问题：两个理论上的膀胱测压图。（A）显示膀胱顺应性受损，充盈过程中逼尿肌压力持续升高。在 400mL 时，逼尿肌压力为 50cmH_2O，膀胱顺应性为 8mL/cmH_2O，在逼尿肌压力大于 40cmH_2O 时，仍有较长的储尿时间，是危险状态。（B）显示在膀胱充盈至 40mL 时出现逼尿肌过度活动，并出现排尿，在此之前逼尿肌压力仅为 5cmH_2O，膀胱顺应性为 8mL/cmH_2O，与（A）相同，但不出现危险状况，患者只有明显的症状（尿失禁）。（图片来自：Campbell - Walsh Urology，Eleventh Edition，Copyright © 2016.）

（4）逼尿肌活动性。正常逼尿肌功能：膀胱充盈过程中，逼尿肌压力无明显的变化（图7-15）。在诱发试验中，无非自主收缩。

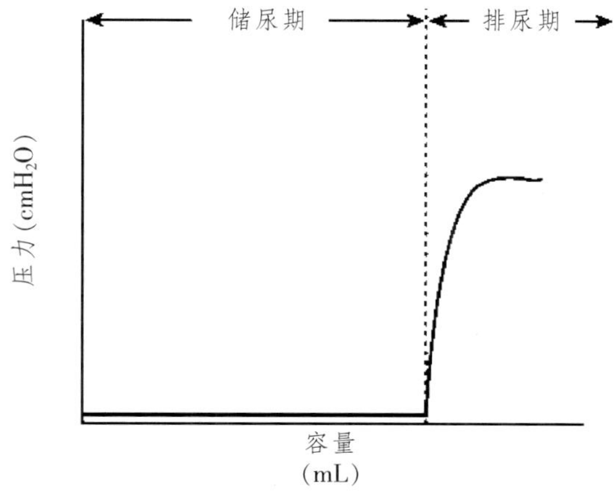

图7-15 理想状态下，膀胱压力测定中储尿期膀胱保持低压，直到患者给予排尿指令排尿期开始。可以看到逼尿肌压力接近于0且没有不自主收缩。（图片来自：Campbell - Walsh Urology, Eleventh Edition, Copyright © 2016.）

逼尿肌过度活动（DO）：在充盈过程中以逼尿肌的非自主收缩为特点的尿动力学表现。可以是自发的，也可以是诱发的。根据是否有神经病变，可分为特发性逼尿肌过度活动（没有明显原因，非神经源性）和神经源性逼尿肌过度活动（脊髓损伤等）。神经源性和特发性逼尿肌过度活动可能在膀胱压力测定上看起来相同。这些术语应严格根据患者神经系统状态定义，而不是膀胱压力测定上逼尿肌非自主收缩的出现。

在行尿动力学检查过程中，对逼尿肌过度活动的解释要结合患者的症状和体征。理想状态下，患者的症状应在尿动力学检查过程重现，所以，膀胱过度活动应伴随着尿急或急迫性尿失禁。虽然该症状有时可在没有症状的情况下出现甚至较明显，尤其是在神经源性逼尿肌过度活动时，但是也可以在诱导过程中出现，也可表现无临床意义。在健康无症状志愿者中，14%～18%会出现膀胱过度活动。相反，未能检测到逼尿肌过度活动时，并不能排除其存在，高达50%的急迫性尿失禁患者在检查中不出现逼尿肌过度活动。

检查过程中应确定逼尿肌收缩是否为非自主性的，因为一些患者有尿意时会自主排尿。当逼尿肌收缩时，应记录膀胱容量及逼尿肌压力。当患者有逼尿肌过度活动而症状不明显时，应降低灌注速度并重新测定。如果患者在逼尿肌不自主收缩时伴有尿失禁（逼尿肌过度活动性尿失禁），应加以注意。逼尿肌非自主收缩可以是阶段性的（连续的）、散在的或终末性的。它可以被抑制或不能被抑制，导致漏尿或排尿反射。

期相性逼尿肌过度活动：在充盈过程中出现的伴或不伴尿失禁的逼尿肌的不自主收缩波形，呈期相性（图7-16）。

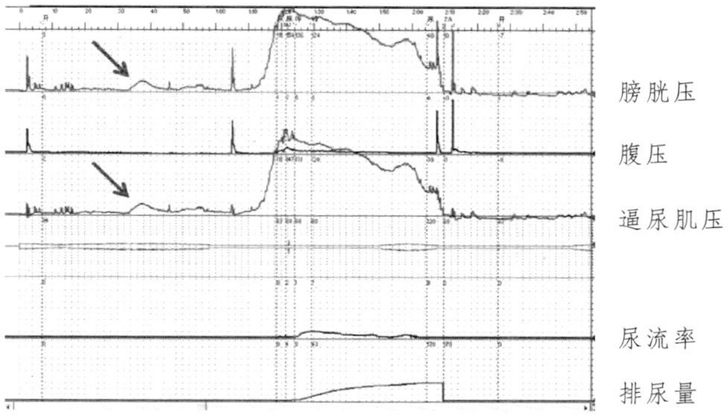

图7-16 期相性逼尿肌过度活动，如箭头所示。

终末性逼尿肌过度活动：在充盈期，膀胱未达最大膀胱测压容积时，逼尿肌出现的单次不自主收缩，并出现膀胱完全排空性尿失禁，不能被抑制（图7-17）。

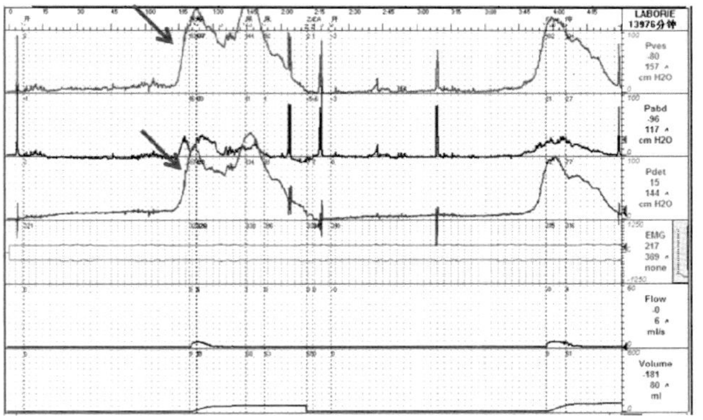

图7-17 测压时，当注水至60mL时，出现膀胱无抑制收缩，并进入排尿期，导致膀胱排空。

在一些情况下，这种分类是有意义的。当发生终末性逼尿肌收缩而不是期相性收缩时，与梗阻相关的逼尿肌过度活动经干预（如前列腺电切）有可能得到解决。

综上，逼尿肌过度活动是膀胱测压的一个重要发现，可用来解释一些症状。此外，还应注意逼尿肌过度活动的特点。临床医生应认识到正常的测试与再测试的变化，并且，通常的下尿路行为不总是在检查过程中重现。

（5）漏尿点压：漏尿点压有两种，分别为腹压漏尿点压（ALPP）和逼尿肌漏尿点压（DLPP）。

ALPP：在没有逼尿肌收缩或腹压增加的情况下增加腹压发生尿漏的膀胱内压。ALPP 可以衡量括约肌强度或括约肌抵抗腹压变化的能力。这种关于尿道功能的测量适用于压力尿失禁患者。ALPP 越低，括约肌越弱。没有正常的ALPP，因为没有压力性尿失禁的患者在任何生理腹压情况下都不会出现漏尿。ALPP 应测量造成漏尿的总 P_{abd} 值，而不是压力的变化。因此，如果在站立位测量 ALPP，则应包括基线 P_{abd}（或 P_{ves}），通常为 20～40cmH_2O。只要没有不经意的收缩，可读取 P_{ves} 值。如果患者留置尿管没有发生漏尿，ALPP可以在拔除尿管后读取 P_{abd}。

ALPP 应在膀胱容量为 150mL 时开始测量，在一些情况下，需要增加灌注量，确定腹压漏尿点压时应记录膀胱容量。当膀胱容量增加时，腹压漏尿点压会下降（图 7－18）。一般情况下，在 150mL 时及每增加 50mL 时进行检测，直到出现压力性尿失禁。如果没有出现压力尿失禁，则拔除尿管，通过测量腹压来确定 ALPP（没有逼尿肌过度活动或膀胱顺应性受损而出现的逼尿肌压力升高）。

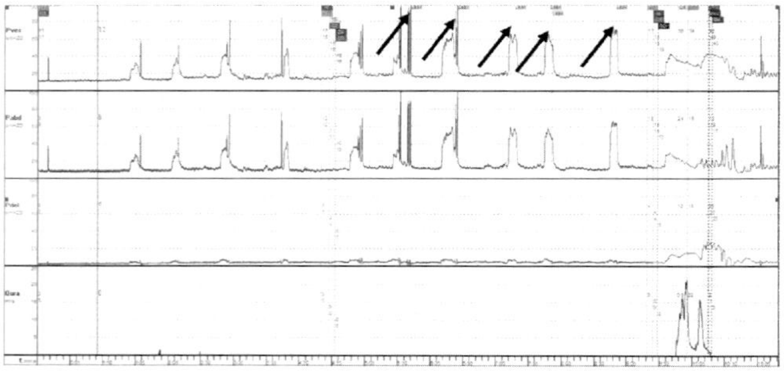

图 7－18 58 岁女性，腹压增高时尿道口漏尿 2 年余，行尿动力学检查：当膀胱灌注量为 270mL，膀胱内压为 99cmH_2O 时，尿道口出现漏尿（箭头）；膀胱灌注量为 327mL 时，嘱患者增加腹压，膀胱内压为 67cmH_2O 时，尿道口出现漏尿（箭头）；膀胱灌注量为 346mL 时，膀胱内压为 58cmH_2O，尿道口出现漏尿（箭头）。无逼尿肌非自主性收缩，提示压力性尿失禁。

压力性尿失禁分为尿道高活动型压力性尿失禁和尿道固有肌缺陷型压力性尿失禁，尝试应用 ALPP 来量化女性尿道括约肌功能障碍（ISD）。McGuire 通过对 125 名女性压力性尿失禁患者腹压漏尿点压进行分析，根据结果推断出：

- ALPP $<$ 60cmH_2O 时，尿道括约肌功能障碍。
- 60cmH_2O $<$ ALPP $<$ 90cmH_2O 时，合并尿道括约肌功能障碍。
- ALPP $>$ 90cmH_2O 时，无（或很小部分）尿道括约肌功能障碍。

目前的技术不能区别尿道高活动与尿道括约肌障碍，因此，尽管 ALPP 值在指南中经常被应用，但是在解释时应慎重。例如，如果没有尿道高活动，无论 ALPP 值如何，压力性尿失禁就是由尿道括约肌功能障碍引起的。尿道高活动在 ALPP 值较高或较低时普遍存在。ALPP 可以通过 Valsalva 动作（VLPP）和咳嗽（CLPP）测量。通常情况下，VLPP 较 CLPP 值低，留置尿管的直径也会影响 ALPP 值。ALPP 也可以在移除测压管后通过腹压评估，有报道 15% 的女性压力性尿失禁患者和 35% 的前列腺电切术后尿失禁患者需要移除测压管后才能测出 ALPP。

DLPP：在没有逼尿肌收缩或腹压增加的情况下发生漏尿的最低逼尿肌压力（图7－19）。尿道阻力越大，DLPP 越大。在一个低顺应膀胱中，如果尿道阻力较低，尿失禁将会发生在较低或较安全的压力下。如果尿道阻力较大，随着膀胱的充盈，膀胱内压力持续增加，尿失禁发生概率减小，最终膀胱内高压传递至上尿路，引起上尿路损害。在临床上，DLPP 在以下方面非常有意义：导致储尿压力升高的上运动神经损伤患者（常继发逼尿肌过度活动及逼尿肌尿道外括约肌协同失调），下运动神经损伤患者，非神经源性低顺应性膀胱（经过多次膀胱手术、放疗、膀胱结核等）。逼尿肌漏尿点压越高，因膀胱内压升高传递到肾脏引起上尿路功能损害的概率越大。当 DLPP $>$ 40cmH_2O 时，会导致肾盂积水或输尿管反流。尽管在研究的儿童人群中，$>$ 40cmH_2O 是有害的，但大多数专家认为完全将 40cmH_2O 作为安全压力节点缺乏证据。目前在治疗低顺应性膀胱时，专家的观念倾向于达到合理的可实现的低压。这在大多数情况下低于 40cmH_2O。逼尿肌漏尿点压升高意味着在出现尿道漏尿前，膀胱内压力过高。大多情况下，治疗目的是降低膀胱内压，从而达不到逼尿肌漏尿点压。在某些情况下，可通过降低膀胱出口阻力来降低 DLPP，如逼尿肌尿道外括约肌协同失调（DESD）患者行尿道括约肌切开。

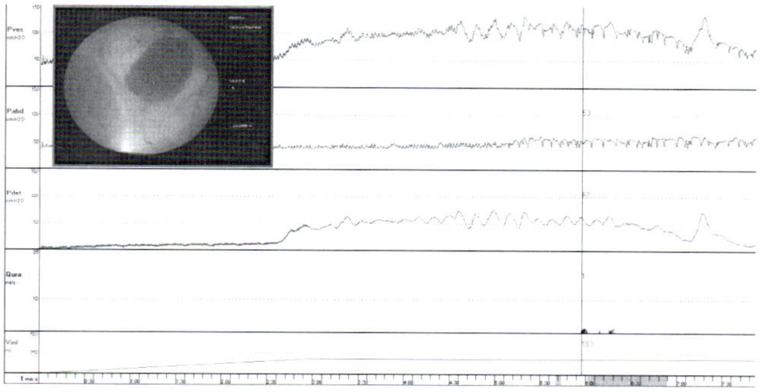

图 7－19 24 岁男性患者，高处坠落致 C4～C5 损伤，四肢及二便功能障碍，扣击排尿。尿动力学检查可见在逼尿肌压力在 $61cmH_2O$ 时出现漏尿，高于 $40cmH_2O$ 则提示对上尿路有潜在危险因素。

总之，ALPP 和 DLPP 虽然都称为漏尿点压力，但是完全不同。ALPP 衡量括约肌对 P_{abd} 增加的反应。ALPP 越低，括约肌越弱。DLPP 衡量受损的膀胱对出口阻力增加的反应，阻力越大，逼尿肌漏尿点压越高，对上尿路潜在危险越大。

3. 尿道压力曲线

尿道压力曲线（UPP）是用带有侧孔的测压管，通过持续向内注入液体，经尿道缓慢撤出过程中测量尿道的压力。测压管前端周围有侧孔，当液体灌注过程中液体压力能使尿道黏膜扩张，尿道压力转换器测量使尿道黏膜扩张时的压力。因此，尿道压力被定义为刚好打开封闭的尿道所需的流体压力。只有在尿道是可扩张并且密封良好的情况下，才能精确地测量出尿道压。

UPP 为全尿道管腔内压力变化的曲线图。从图 7－20 中可得到以下参数。①尿道闭合压力曲线：尿道压力减去膀胱压力所得出的曲线。②最大尿道压力：在 UPP 中最高的压力。③最大尿道闭合压力：膀胱内压与尿道压力之间的最大差异，即尿道闭合压力曲线中最大的压力值。④功能尿道长度：尿道压力超过女性膀胱压力的尿道长度。大多数中国女性功能性尿道长度约为 3cm，最大尿道闭合压（MUCP）为 40～$60cmH_2O$，但正常值差别很大。已有大量的关于尿道压力曲线的文献，但其临床意义是有争议的。许多作者将最大尿道闭合压 $<20cmH_2O$ 定义为尿道括约肌功能缺陷，但这也存在着许多同 ALPP 一样的问题。尿失禁女性的最大尿道闭合压低于正常女性，但有重叠。最大尿道闭合压不能总是提示尿失禁的严重性。许多泌尿外科医生不常规进行尿道压测量。2002 年，国际尿控学会标准化小组委员会得出结论，尿道压力测量的临床应用尚不清楚。此外，尿道压力曲线并不能区别尿道括约肌功能障碍与其他疾病，不能提供病变的严重程度，不能提供可靠的手术预测的指标。有报道指出，自 2002 年 ICS 报告以来，没有关于尿道压力曲线新的证据和关于新技术的证据表明，在敏感性、特异性及实用性方面达到了临床相关水平。

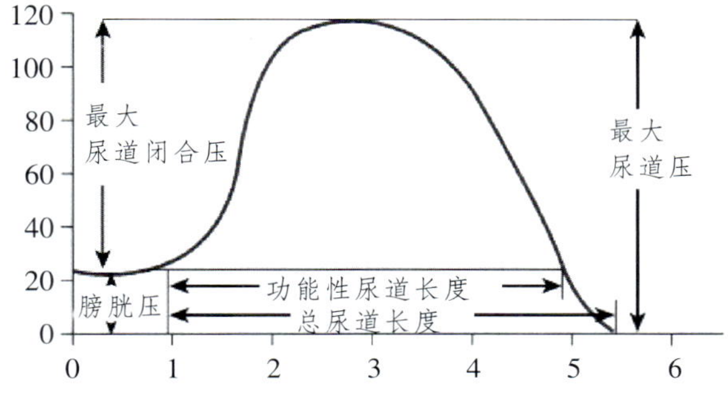

图 7－20 尿道压力描记。（图片来自：Campbell－Walsh Urology，Eleventh Edition，Copyright © 2016）

4. 压力－流率测定

压力－流率测定是在膀胱排空过程中测定膀胱压力与尿流率之间的关系，可用于尿道梗阻和逼尿肌收缩力等。如同时测定括约肌肌电图，还可于评估逼尿肌与括约肌之间的协调性，也可同时进行放射或超声影像学检查，即影像尿动力学检查。压力－流率测定的有关术语见图 7－21。

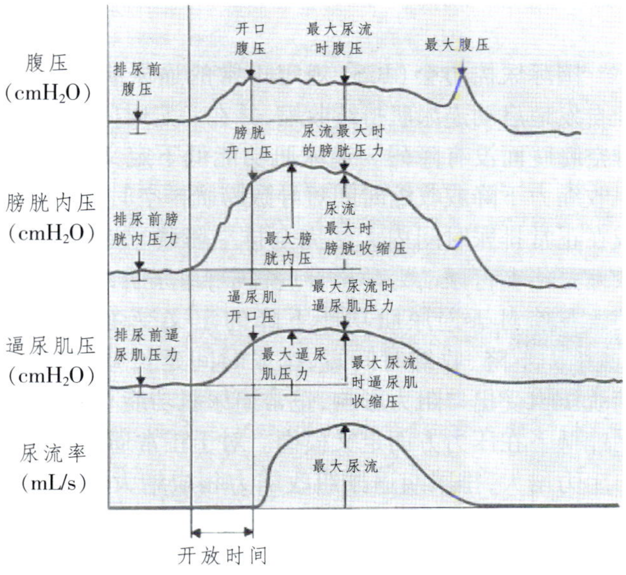

图 7－21 压力流率测定的相关术语。（图片来自：Campbell－Walsh Urology，Ninth Edition，Copyright © 2007.）

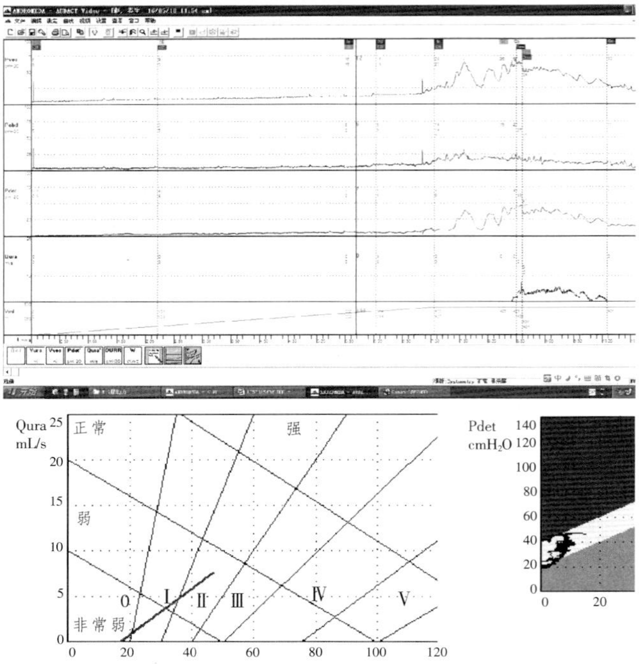

图 7-28 64 岁男性患者，排尿困难，尿动力学提示逼尿肌收缩力弱，最大逼尿肌压为 47.5cmH_2O，最大尿流率为 7.6mL/s，ICS 列线图提示下尿路可疑梗阻。

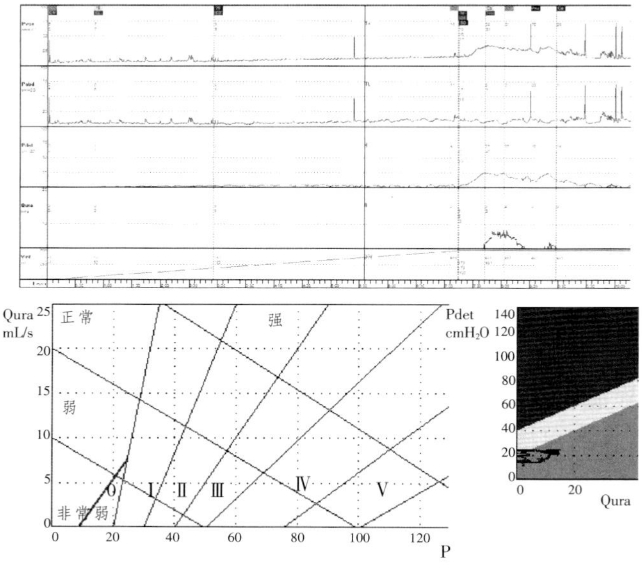

图 7-29 74 岁男性患者，排尿困难，尿潴留，压力-流率测定提示逼尿肌收缩力弱，最大尿流率为 7.6mL/s，PdetQmax 为 25cmH_2O，BCI = PdetQmax + 5Qmax = 63，LinPURR 图提示逼尿肌收缩力弱。

（3）女性膀胱出口梗阻

诊断女性膀胱出口梗阻较男性困难。首先，女性膀胱出口梗阻发病率较男性低，这使得建立女性膀胱出口梗阻列线图较为困难。其次，因男女尿道解剖不同，其排尿动力学也不同，男性梗阻列线图不适用于女性。再次，解剖学上的不同使得许多女性仅仅松弛盆底肌或者增加腹压就可以排空膀胱。较小的逼尿肌压力的升高及尿流率的降低，在男性可能不重要，但在女性可能意味着严重的梗阻。因此，如果女性患者有下尿路症状、膀胱排空障碍、持续的下尿路感染、抗压力性尿失禁手术史、脱垂病史等情况，医生应高度警惕下尿路梗阻。Blaivas 和 Groutz 设计了女性膀胱出口梗阻列线图，如图 7-30 所示，此图将女性膀胱出口分为无梗阻、轻度梗阻及严重梗阻。根据压力-流率的关系，在特异性及敏感性均较高的情况下，当 Qmax < 12mL/s 且 PdetQmax > 25cmH_2O 时应考虑梗阻。在影像尿动力学检查过程中，无论逼尿肌压力多大，如果存在持续的收缩，并且影像学提示膀胱颈或远端尿道存在梗阻的证据，则可诊断为膀胱出口梗阻。图 7-31 和图 7-32 分别是影像尿动力学检查示女性尿道中远段狭窄和膀胱颈梗阻。除诊断梗阻之外，即使在逼尿肌收缩力受损的情况下，影像尿动力学也能确定梗阻的部位。

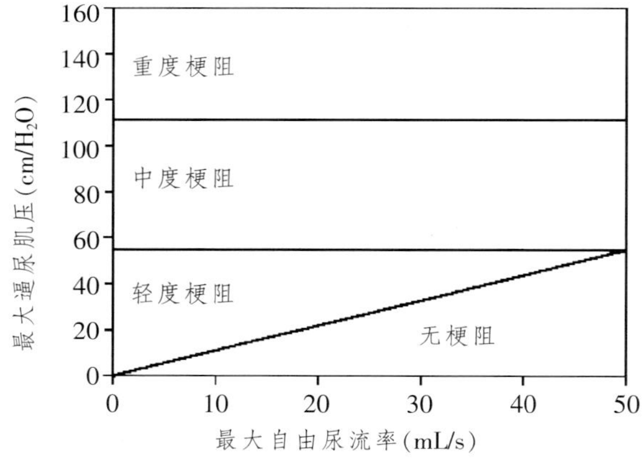

图 7-30 Blaivas - Groutz 列线图。（图片来自：Atlas of Urodynamics Second Edition.）

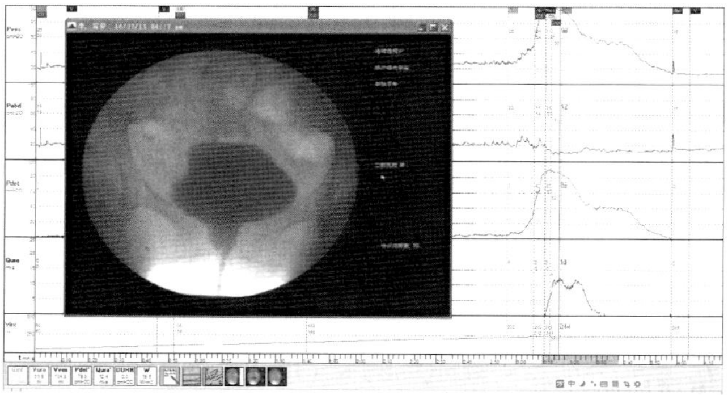

图 7-31 48 岁女性患者，反复尿频、尿急、尿痛 10 余年，排尿困难约 2 年，影像尿动力学提示排尿期逼尿肌收缩有力，最大逼尿肌压为 91.6cmH_2O 时，尿流率降低，最大尿流率为12.6mL/s 时，排尿期膀胱颈开放好，尿道近端扩张，尿道远端狭窄。

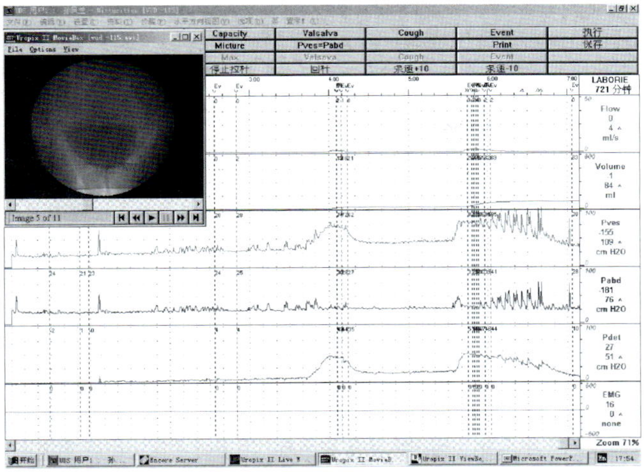

图 7－32 66 岁女性患者，排尿困难 3 年，尿不净，夜尿 6～7 次，B 超示双肾积水，影像尿动力检查提示：①充盈期膀胱感觉敏感，未见逼尿肌过度活动，膀胱顺应性减低，顺应性值为 15.2mL/H_2O。②排尿期逼尿肌收缩有力，呈持续收缩，未见依靠腹压排尿。③自由排尿后残余尿量约为 400mL。④同步透视提示充盈期膀胱呈杯形，膀胱颈未见开放，充水 70mL 时出现左侧输尿管反流，排尿期膀胱颈开放不好，提示膀胱颈梗阻、左输尿管低压反流。

（4）逼尿肌尿道括约肌协同失调（DSD）

a. 逼尿肌尿道外括约肌协同失调（DESD）

正常的排尿要求外括约肌松弛，直到排尿结束，在正常的自主排尿过程中，通过肌电图检查可以发现，逼尿肌的收缩是以尿道压的下降及尿道外括约肌的松弛为先导的。尿道括约肌及尿道压在排尿过程中保持较低水平，直到排尿结束开始上升。因此正常情况下，逼尿肌自主收缩前，肌电图活动下降，在逼尿肌非自主收缩过程中，肌电图活动增强的保护反射来抑制逼尿肌的不自主收缩是正常（图 7－33）。逼尿肌尿道外括约肌协同失调发生在排尿过程中，或逼尿肌过度活动中尿道外括约肌的不自主收缩（图 7－34）。它由骶上神经损伤引起。为对抗括约肌的关闭，膀胱逼尿肌会不自主地收缩而导致膀胱内高压，并且随着时间延长导致膀胱顺应性受损。由于膀胱充盈过程中（或延长的）排尿期逼尿肌压力升高，导致上尿路存在风险。因此，逼尿肌尿道外括约肌协同失调是上尿路功能受损的尿动力学上的风险因素。DESD 只发生在骶髓排尿中枢以上损伤情况下，损伤的部位越高，发生 DESD 的可能性越大。如果没有神经的损伤，这种协同失调被认为是一种习得行为（一种后天获得的不良行为），称为失调性排尿。这种不正常仅表现在排尿期尿道外括约肌不能松弛或不自主收缩时。然而，排尿功能的异常完全有可能导致储尿期症状及尿动力学的异常，并且是下尿路症状的主要原因。当尿动力学检查提示非正常排尿时，为排除检查导致的假象，推荐在非介入情况下检查尿流模式［尿流率下降和（或）尿流中断）］进一步确认。

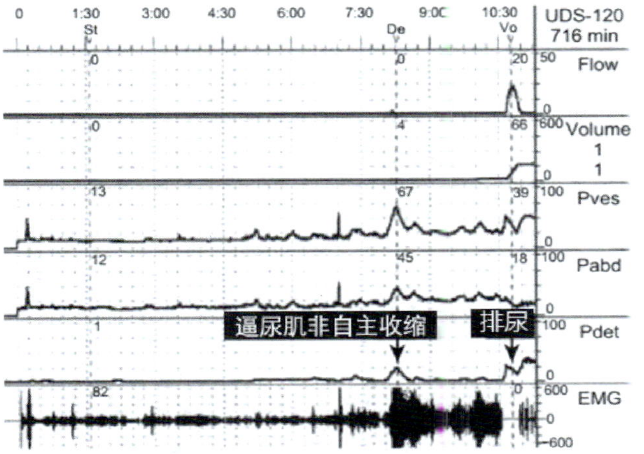

图 7－33 多通道尿动力学检查显示充盈期及排尿期压力及肌电图表现，患者出现的逼尿肌不自主收缩可导致尿道外括约肌收缩力增加及肌电图活动增加（保护反射）。然而，当允许患者排尿后，肌电图显示肌电活动静止（括约肌松弛），接着出现逼尿肌收缩力增加，自主排尿出现，尿流曲线正常。（图片来自：Campbell-Walsh Urology，Eleventh Edition International Edition，Copyright © 2016.）

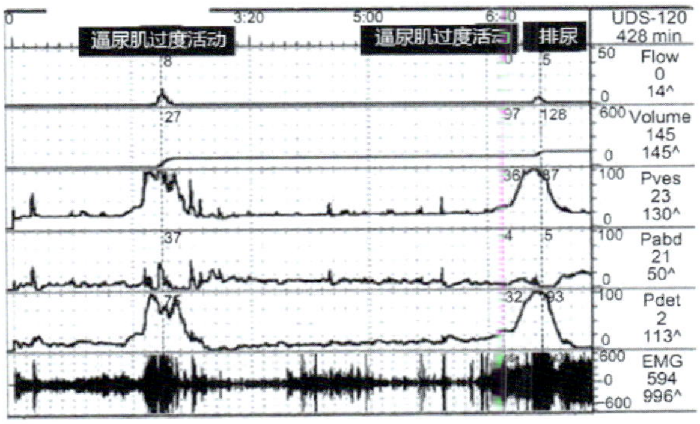

图 7－34 1 例脊髓灰质炎伴随逼尿肌过度活动及逼尿肌尿道外括约肌协同失调患者的尿动力学检查图。图中可见最初的逼尿肌收缩伴随尿道括约肌收缩（逼尿肌尿道外括约肌协同失调）和尿失禁，灌注过程中再次出现逼尿肌过度活动伴逼尿肌尿道外括约肌协同失调。当患者被告知自主排尿时，仍存在持续增加的电生理活动（EMG），导致了排尿过程中的高压、低流（梗阻源自于尿道括约肌协同失调）。（图片来自：Campbell-Walsh Urology，Eleventh Edition International Edition，Copyright © 2016.）

b. 逼尿肌尿道内括约肌协同失调

如果骶上神经损伤发生在交感神经节以上(T10至L1),可能会发生逼尿肌尿道内括约肌协同失调并伴有逼尿肌尿道外括约肌协同失调。逼尿肌尿道内括约肌协同失调的准确诊断需要影像尿动力学检查。

5. 影像尿动力学

影像尿动力学(VUDS)是将常规尿动力学与X线或超声相结合来诊断下尿路功能障碍的方法,它能精确地评估储尿功能及排尿功能障碍,在同时评价尿路结构和功能时显得尤其重要。例如,影像尿动力学能显示下尿路梗阻的部位,在储尿期及排尿期可评估肾盂输尿管反流等。在评估神经源性膀胱患者排尿功能障碍中也十分重要。影像尿动力学是唯一能判断膀胱颈功能障碍及证实盆底肌电图诊断的逼尿肌尿道外括约肌协同失调的方法。它能确定解剖结构的异常存在(如膀胱憩室、尿道憩室、肾盂输尿管反流等),实时图像能判断存在的解剖结构异常在排尿功能障碍中是否起到作用。

影像尿动力学检查要有符合X线防护标准的检查室,检查室应与控制室分开。

设备:尿动力学检查仪可允许C形臂X线/B超影像接入,包括图像采集卡、图像采集线缆、同轴影像线缆等,影像软件与尿动力软件同步,可完成尿动力检测参数相对应的图像数字化储存和打印输出;可同步透视的X线控制台及尿动力学遥控设备。影像尿动力学检查设备如图7-4或图7-35所示。检查台要求可以方便调节角度,便于患者取仰卧位时进行测压管置管,并根据需要改变体位(坐位或立位时等)进行检查。在进行X线透视时,尽量缩短曝光时间,只针对充盈期及排尿过程中的感兴趣的时间点进行曝光,如压力性尿失禁的诱发试验时、顺应性受损患者压力升高时、逼尿肌非自主收缩及排尿过程中。

VUDS是唯一可以记录压力/流量参数并定位功能性膀胱颈阻塞的诊断工具。

(1)膀胱出口梗阻:影像尿动力学检测可以定位下尿路梗阻的具体解剖部位,区别原发性膀胱颈功能障碍、尿道狭窄等,并能与功能性排尿障碍如逼尿肌尿道外括约肌协同失调相鉴别。图7-36示1例神经源性逼尿肌尿道外括约肌协调失调。

(2)输尿管反流:图7-37示低顺应性膀胱患者右侧输尿管反流。

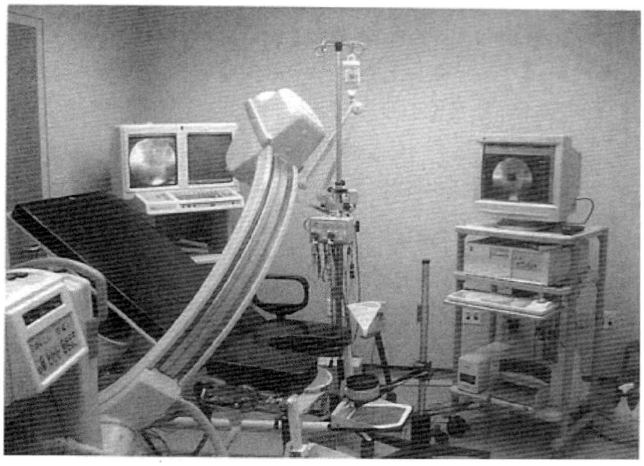

图7-35 影像尿动力学检查设备。(图片来自:Campbell-Walsh Urology, Ninth Edition, Copyright © 2007.)

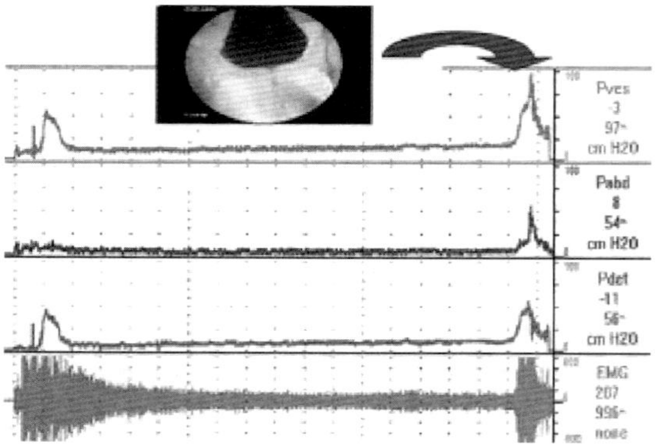

图7-36 1例颈椎损伤与神经性排尿功能障碍,伴随尿失禁和不完全排空男性患者的影像尿动力学评估。尿动力学清楚地显示逼尿肌过度活动与逼尿肌尿道外括约肌性协同失调(增加肌电图活性与不自主收缩)。然而,只有在非自主收缩期间,膀胱出口的透视图才能诊断出逼尿肌尿道外括约肌协同失调(膀胱颈部保持相对闭合)。(图片来自:Campbell-Walsh Urology, Ninth Edition, Copyright © 2007.)

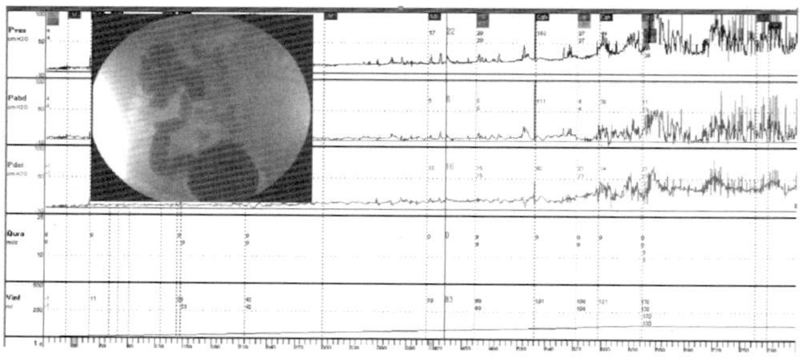

图7-37 3岁患者,硬脊膜突出术后,排尿困难,影像尿动力学检查提示右侧输尿管反流。

(3)神经源性排尿功能障碍:影像尿动力学检查是记录男性和女性膀胱颈功能障碍的首选方法。此外,复杂性排尿功能障碍高风险患者,如怀疑神经源性膀胱患者、女性不明原因尿潴留、行根治性盆腔手术术前、尿流改道、肾移植前或肾移植后状态、盆腔照射前,均建议行影像尿动力学检查。影像尿动力学检查(图 7 - 38 和图 7 - 39)分别提示神经源性逼尿肌和尿道内、外括约肌协同失调。

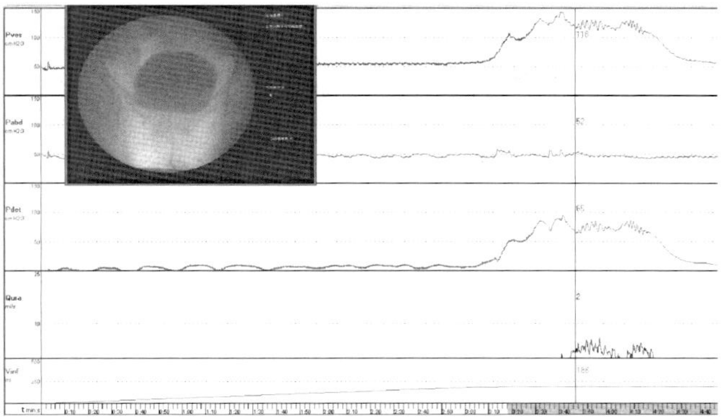

图 7 - 38　30 岁男性患者,因车祸导致 T9 脊髓损伤,二便失禁,充盈过程中逼尿肌非自主收缩伴尿失禁。影像尿动力学检查发现膀胱颈开放不完全,膀胱镜检查未见膀胱颈异常,提示逼尿肌尿道内括约肌协同失调。

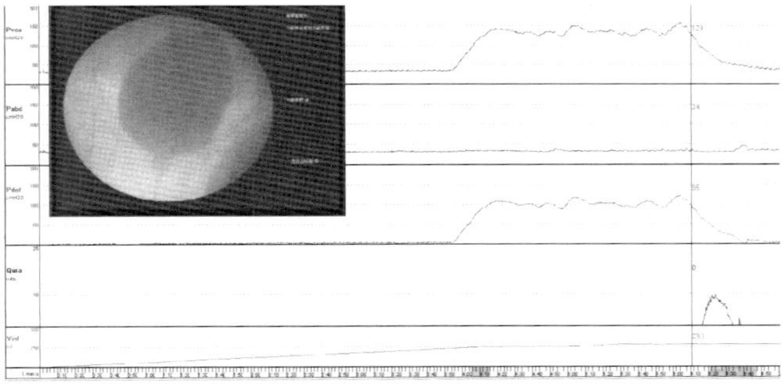

图 7 - 39　27 岁男性患者,高处坠落致 T5 ~ T6 脊髓损伤,双下肢功能障碍,二便功能障碍。尿动力学检查过程中,最初可见逼尿肌持续收缩,膀胱颈开放,尿道外括约肌收缩,无尿液排出,后期可见尿液排出,最大尿流率低,尿道外括约肌处狭窄,提示开放不完全。尿道镜尿道外括约肌处未见尿道狭窄,符合逼尿肌尿道外括约肌协同失调。

第六节　动态尿动力学

动态尿动力学检查(AUDS)利用膀胱自然充盈重现患者日常活动,是下尿路功能性检查。在常规尿动力学检查不适用或者不能重现患者症状的情况下能发挥最大的价值。

在检查前,向患者介绍检查内容及必要的准备,指导患者如何准确记录症状及如何确定测压管移位及硬件故障。患者样本日记应记录所有相关事件,以便尿动力学发现能与症状相关联,在检查过程中必须进行频繁的质量检查,以确保压力传导正常(如使用咳嗽测试)。动态尿动力学检查应重现症状,如患者有压力性尿失禁,应做标准的运动方式(如跳、蹲、咳嗽)等,并记录。

动态尿动力学检查试图通过为逼尿肌过度活动或其他异常的出现提供更长时间检查来提高灵敏度。实际上,当普通尿动力学检查不能确定诊断、治疗方式时,动态尿动力学更加有意义。它最常用于诊断尿失禁原因、男性膀胱出口梗阻及神经源性下尿路功能障碍。

在有症状的尿失禁患者中,动态尿动力学检查能够较普通尿动力学检查发现更多的尿失禁现象。在诊断逼尿肌过度活动中,动态尿动力学检查较传统尿动力学检查更加敏感。动态尿动力学检查可用于常规尿动力学检查不能确定的男性下尿路梗阻。在脊髓损伤并且症状提示神经源性逼尿肌过度活动患者中,动态尿动力学检查较普通尿动力学检查发现神经源性逼尿肌过度活动的比例更高。

总之,动态尿动力学检查可能对常规尿动力学检查不能确诊的患者有用,所提供的信息将影响治疗、建议或随访。动态尿动力学检查及其解释是耗时的,在技术上具有挑战性。对于动态尿动力学研究获得的数据必须与以下事实权衡:对于许多研究结果,标准(正常和异常)尚未建立,需要更多的关于动态尿动力学的数据,动态尿动力学对于改变治疗、改变患者报告及客观结果的影响应在不同的人群中进行调查。

第七节　下尿路症状的尿动力学评价(TURP 前需要查尿动力吗?)

一、下尿路症状

产生下尿路症状的因素有下尿路梗阻、膀胱逼尿肌活力低下、膀胱过度活动、感觉过敏等,且随着年龄的增长和 BOO 程度的增加而加重。在这种情况下,尿动力学检查可以帮助确定膀胱功能和膀胱出口梗阻。

非侵入性检测，如残余尿量和尿流率检测可有助于评估男性和女性 LUTS，并可能有助于判断是否有必要进一步行侵入式尿动力学检查。AUA 尿动力学检查指南指出，临床医生可以在 LUTS 患者中进行残余尿量检查，以排除最初和随访期间的尿潴留。尽管残余尿量确实无法区分梗阻和非阻塞性疾病（如逼尿肌活力低下），并且没有一致的残余尿量增加定义，但大多数泌尿外科医生都认同这一说法。该指南还指出，临床医生在对有 LUTS 症状的男性患者进行初步和持续评估时，可以使用尿流率来判断排尿/排空异常（推荐；证据强度：C 级）。和残余尿一样，异常尿流不能区分梗阻和逼尿肌活力低下；然而，它可能有助于判断是否需要进一步的检查和治疗。

尿动力学检查在评估和治疗男性 LUTS 方面有多少帮助的问题已经争论了多年。例如，在经尿道前列腺切除术前诊断 BOO 是否有必要？答案取决于临床医生在应用具有较少侵入性和不太明确的检测时能否更好地进行诊断和治疗。在膀胱排空相对正常的人群中使用 α 受体阻滞剂治疗 LUTS，不需要尿动力学检查。然而，随着情况变得更加复杂，治疗更具侵入性和潜在危害性，准确的诊断（尿动力学检查）将会有所帮助。

有明确的证据表明，在 BOO 的男性中，手术如 TURP（以任何方式，如电切、激光切除、剜除等）可以减少阻塞并缓解症状。然而，有 1/3 的患者存在储尿期症状，如尿急和急迫性尿失禁。当储尿期症状与膀胱过度活动及下尿路梗阻有关时，尿动力学检查可以帮助预测症状的解除。在这种情况下，当逼尿肌过度活动作为期向性逼尿肌过度活动而不是终末期逼尿肌过度活动时，通过侵入性治疗（如 TURP）解除症状的可能性更大。在为患者提供咨询时，这样的信息是非常有价值的。例如，具有相同尿动力学结果的患者，下尿路梗阻伴随连续性逼尿肌非自主收缩。如果患者主要想解决膀胱排空障碍，可以选择手术治疗。如果主要想解除膀胱过度活动症状，则要慎重考虑，因为有些患者 TURP 术后储尿期症状不一定能够解除。另外，并非所有的前列腺梗阻患者 TURP 术后下尿路症状都能得到改善，作者在一项研究中发现，在前列腺梗阻合并严重逼尿肌活力低下的患者，TURP 术后排尿症状改善较差，这也说明前列腺手术前行尿动力学检查是必要的。AUA 尿动力学指南指出：在确定 BOO 在男性下尿路症状患者中是否存在，尤其是行侵入性、有潜在危害的、不可逆的治疗方案时，临床医生应行尿动力学检查（标准；证据强度：B 级）。

大多数情况下，下尿路梗阻因为有了症状才治疗，但是无症状的下尿路梗阻如不及时治疗，会导致疾病的进展并影响器官的功能。多年来，只注意了 BOO 对肾脏的影响[（高排尿压力和（或）受损的顺应性]。然而，现在已知 BOO 还影响膀胱功能，导致结构变化。因为这些变化最终可能会变得不可逆转，有些人会认为应该早期治疗严重梗阻。然而，此时还没有严重梗阻水平的判定标准（例如，基于 BOOI）。目前还没有循证医学研究证明何时手术能预防膀胱失代偿。严重受损的顺应性仍然是治疗 BOO 的唯一绝对尿动力学指征。

有时诊断与 LUTS 相关的逼尿肌过度活动或顺应性下降可能很重要。除了 BOO 之外，诸如放射性膀胱炎和某些炎性疾病（如结核病）可能导致顺应性受损。然而，顺应性受损只能由膀胱压力 - 容积测定诊断。在这种情况下，如诊断为顺应性受损应进行治疗，无论患者有无症状。因此，如怀疑顺应性受损，应行尿动力学检查。

AUA 指南指出：

1. 当确定急迫性尿失禁患者是否存在顺应性的改变、逼尿肌过度活动或其他尿动力学异常很重要时，并且这些患者需要进行侵入性、有潜在危害的或不可逆治疗时，临床医生可以进行多通道膀胱测压检查（可选择；证据强度：C 级）

2. 当确定 LUTS 患者在膀胱充盈期/储尿期是否存在逼尿肌过度活动或其他异常，特别是这些患者需要进行侵入性、有潜在危害的或不可逆治疗，并且这些治疗要与所得到信息一致时，临床医生可以进行多通道膀胱测压检查（专家意见）。

与男性一样，具有排尿障碍[排空不良和（或）排尿症状]的女性可能会受益于尿动力学检查。这可以帮助区分膀胱出口梗阻和逼尿肌受损。当阻塞的原因不明显时，尿动力学检查特别有用。解剖梗阻（盆腔脏器脱垂，失禁手术后排空障碍，尿道肿物）通常是明显的。然而，功能性阻塞如功能障碍性排尿或原发性膀胱颈硬化在体检或内窥镜检查中不明显，需要在排尿期间进行评估。AUA 尿动力学指南指出：当确定女性下尿路梗阻是否存在时，临床医生可以行压力 - 流率检查（推荐；证据质量：C 级）。影像尿动力学检查很有意义，可以诊断梗阻的存在并能确定梗阻部位。

二、女性压力性尿失禁

AUA 尿动力学指导小组根据对文献的全面回顾，提出了如下建议：

1. 尿动力学检查诊断压力性尿失禁时，应该评估尿道功能（推荐；证据强度：C 级）。

2. 压力性尿失禁患者考虑侵入性治疗前，应评估残余尿量（专家意见）。残余尿量增加，需要进行尿动力学等其他检查。

3. 对于症状和体格检查考虑为压力性尿失禁的患者，在进行侵入性、有潜在危害及不可逆的治疗时，应行多通道尿动力学检查（可选择；证据强度：C 级）。

4. 在对怀疑有压力性尿失禁女性进行尿动力学检查过程中，医生应反复进行压力测试，如果在带管检查过程中未能发现尿失禁，需要拔除测压管进行检查（推荐；证据强度：C 级）。

5. 对于有重度盆腔脏器脱垂但是没有压力性尿失禁的患者，临床医生应将脱垂改善或在还纳后进行压力测试。伴有下尿路症状的盆腔脏器脱垂改善后的患者进行多通道尿动力学检查，可以评估隐匿性压力性尿失禁和逼尿肌功能障碍（可选择；证据强度：C 级）。

EAU 指南关于女性压力性尿失禁的尿动力学检查提出了一些建议，这些建议符合 AUA 指南，主要包括以下几点：①确保测试复制患者的症状（C 级）。②结合临床问题解释结果（C 级）。③向患者建议尿动力学检查可能有助于讨论治疗方案，尽管有限证据证明尿动力学检查会改变尿失禁治疗结果（C 级）。④尿失禁保守治疗时不要常规进行尿动力学检查（B 级）。⑤如果结果可能会改变侵入性治疗的方案，应进行尿动力学检查（B 级）。⑥不经常进行尿道压力测定（C 级）。

AUA 和 EAU 指南均允许临床医生根据个体患者的临床情况，以及尿动力学检查是否会最终影响治疗选择（后者根据个体临床医生而变化），在手术前进行尿动力学检查。对于没有或很少有尿急症状和膀胱能正常排空的压力性尿失禁病例，可以不用做尿动力学检查评估，因为它不会影响治疗选择或治疗结果。尿动力学检查在有急迫性尿失禁和膀胱排空障碍、压力性尿失禁手术前、通过体格检查无法确定诊断或证明压力性尿失禁、有盆腔放射学史或神经系统疾病以及症状非常严重的女性患者中最有用。对于老年女性患者，尿动力学检查同样有意义。

三、神经源性下尿路功能障碍的评估

神经源性下尿路功能障碍（NLUTD）通常在临床上表现为尿失禁和（或）膀胱排空障碍，尿失禁可能源于膀胱（逼尿肌过度活动或顺应性受损）或括约肌。排空障碍也可以源于膀胱（逼尿肌功能低下或膀胱无收缩）或括约肌（协同失调）。NLUTD 可以出现肾积水及肾功能受损等失代偿。这些患者的治疗目的是防止上尿路失代偿并缓解症状。对每个人状况的病理生理学的具体理解，对于选择正确的治疗至关重要。尿动力学检查可能在神经源性排尿功能障碍患者的评估和管理中具有最重要的作用。NLUTD 治疗的目的是实现生理充盈（如有可能排尿）的条件和控制症状，并创造出患者在日常生活中可接受的管理情况。长时间的膀胱充盈期逼尿肌压升高或排尿期异常延长的压力升高，可使上尿路发生风险。在有这种问题的患者中，治疗的主要目的是在灌注期间转化为低压膀胱，即使会导致膀胱不能完全排空和需要导尿，主要目的是保护肾功能。恰当的治疗取决于逼尿肌是否过度活动或顺应性降低，只有尿动力学检查才能明确地回答这些问题。除了预防和改善上下尿路异常/代偿失调，对于逼尿肌过度活动和顺应性受损的患者，及时充分诊断对改善生活质量至关重要。

不是所有的 NLUTD 都需要在观察或治疗前进行尿动力学检查。在没有怀疑储尿期高压情况下（例如，卒中后急迫性尿失禁或具有少量膀胱残余尿的多发性硬化症的女性），通常可以直接进行治疗。但是在神经系统疾病/病变可能导致潜在储尿期损害（脊髓损伤、骨髓性脑膜炎）的情况下，尿动力学检查在治疗前、病情随访及监测对治疗的反应方面至关重要。AUA 指南包含以下五个关于 NLUTD 中尿动力学检查的非常重要和实用的说明。

1. 在对相关神经系统疾病（例如，脊髓损伤、脊髓膨出）患者的初步尿动力学评估中，临床医生应进行残余尿量测定，它可作为综合尿动力学检查或单独检查或随访的一部分（标准；证据强度：B 级）。

2. 无论有无 LUTS 症状的相关神经系统疾病，均应在患者的初次尿动力学评估中进行综合的 CMG，并且随访时再做该项检查。在其他神经系统疾病患者中，医生可以将 CMG 作为下尿路症状患者泌尿系统评估的一种选择（建议；证据强度：C 级）。

3. 对有或无症状的相关神经系统疾病患者，或有其他神经系统疾病伴随升高的 PVR 或尿路症状的患者，应进行压力－流率分析（建议；证据强度：C 级）。

4. 如有可能，对有 NLUTD 风险相关神经系统疾病或其他神经系统疾病伴随升高的膀胱残余尿量或尿路症状的患者，应进行影像尿动力学检查（建议；证据强度：C 级）。

5. 对有 NLUTD 风险相关神经系统疾病，或其他神经系统疾病伴随升高的膀胱残余尿量或尿路症状的患者，无论有无压力流率测定，均应与 CMG 联合使用 EMG（建议；证据强度：C 级）。

（赵耀瑞　朱国辉）

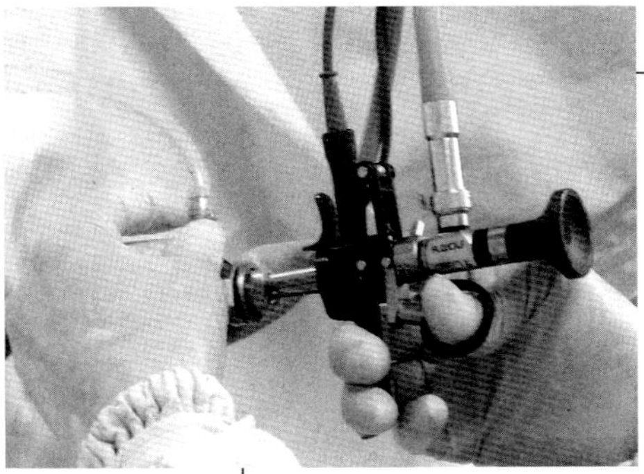

第八章

经尿道切除手术的基本操作方法

与开放手术相比，经尿道手术有很多优点，但技术难度大是其推广应用的重要障碍。如果你没有掌握这种技巧，它的优点即不存在，而且还会给患者带来难以设想的不良后果。有了全套的经尿道手术设备，如果仅凭膀胱镜检查的经验就开始进行正式手术，通常很难取得满意的效果。本章将介绍一些基本操作方法，这是学习经尿道手术必不可少的内容。初学者应当细心推敲，熟悉这些基本操作方法。严重并发症通常发生在技术不熟练的最初阶段。只要循序渐进，逐步提高，即可达到较熟练的程度。

第一节　在体外进行演练

经尿道手术不同于开放手术，它时刻不能离开电刀。眼、手、脚的配合需要十分协调。熟悉你自己的器械，在体外做一些练习是有必要的。一种是在空气中测试电刀性能与电切、电凝的练习；另一种是在水中进行练习；也可以用一些特制的模具进行练习。有些公司有此类商品供应。

一、在空气中测试电刀性能（图 8－1）

在空气中测试电刀性能，练习电切、电凝，熟悉器械的组装与拆卸，看起来很简单，但对于初学者来说是很有意义的。有些电刀输出电流的强度是由微机调控，有几个档次可供选择。Valleylab 公司的产品输出功率有数字显示。从事经尿道手术的医生应当对电刀的性能有更深刻的理解与认识。我们所用的试验材料包括软豆腐、熟透的香蕉苹果、生肉及新鲜的猪心，后两种材料的导电性能与人体前列腺接近。

测试时可将中性电极板放在手术台上，放上一块

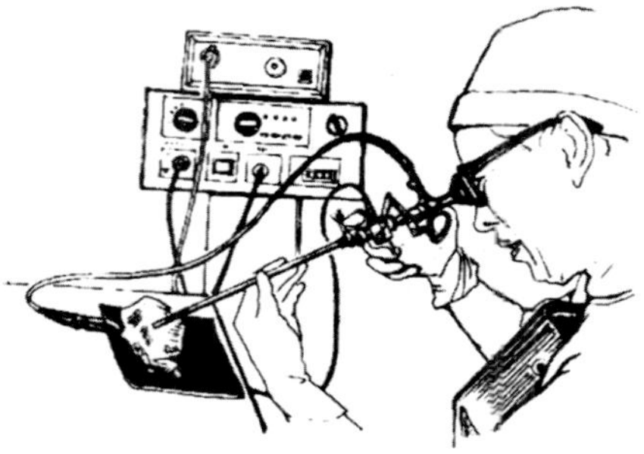

图 8－1　在空气中测试电刀性能。

生肉，然后将电切镜组装好，连接光源与切割电极导线。术者稳坐于手术台边，右手握操作支架，左手扶持切除镜，使之保持稳定。用右脚控制脚踏开关，即可开始练习。此时不会有意外损伤的问题，练习者可以细心体会，思考动作的协调性。这种练习方法所用的电流强度比在水中操作小，应适当调节。在 TUR 手术中，我们遵循的原则是采用能够满足要求的最小电流。电切与电凝都不要太大，因为电切电流强易耗损切割电极，电凝电流强度太高会降低止血效果。如止血效果不佳，应减小而不是加大电流强度。

二、在水中进行练习（图 8－2）

在水中进行练习时可用一个铝质饭盒，放入蒸馏水和一块生肉。请助手用竹筷压住肉，使之紧贴饭盒

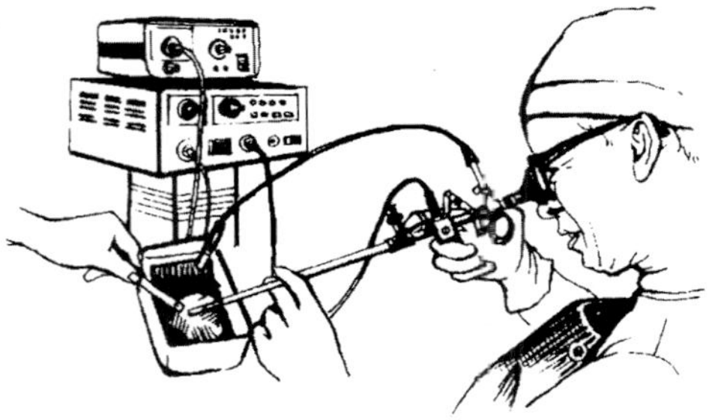

图 8－2　在蒸馏水中测试电刀。

底，即可开始观察电切与电凝效果。可用内镜观察，也可直接观察。照明可用自然光、灯光或冷光源。通过练习可了解镜下所见大小与实际大小的差别，体会眼、手、脚的配合。在一次大的开放手术中，切开、止血、结扎、缝合是最重要的基本动作。TUR 手术似乎更简单：仅切割和止血。熟练的操作就是从体外练习开始的，初学者要细心体会。

三、用特制模具练习与更换电极

在最初开展 TUR 手术时，我们曾用 Storz 公司生产的一种膀胱前列腺模具进行练习，此法更接近实际手术时的感觉。用一个熟透的香蕉苹果，也可用猪心，边切边注入灌洗液，切下的碎块随即被冲走。与实际手术仅有的差别是不出血。

手术快不仅指切得快，很多动作还指熟练掌握操作动作。具体方法是用左手拿电极末端而不是中段，这一点很重要，稳定内镜远端，将电极插入操作支架（图 8－3）。

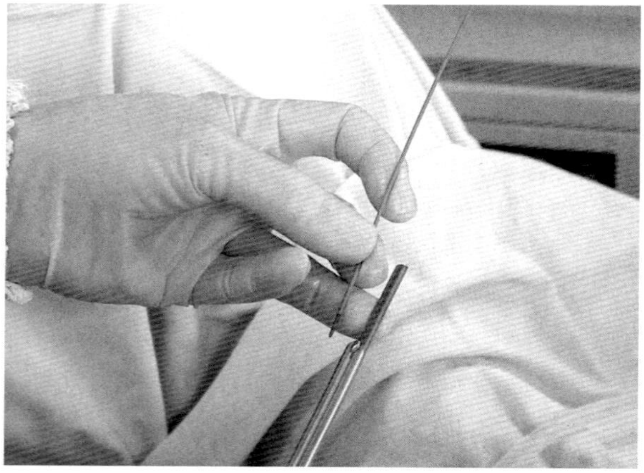

图 8－3 切割电极插入操作支架的方法。

第二节 持切除镜的方法

在 TUR 手术中，一般用双手操纵切除镜。左手扶持稳定镜鞘，控制灌洗液开关。右手控制电刀，进行切割与电凝止血（图 8－4）。灌洗液开关及流量大小一般由左手拇指控制，或拇指与示指共同控制。取出操作支架前，应松开镜鞘上的卡口，放入操作支架并将镜鞘上的卡口锁住，这一操作由右手示指进行。一般的操作支架拇指处为一指环，示指放在支架前上方，中指与无名指放在前下方（有些厂家的产品此处为一长方形环）。

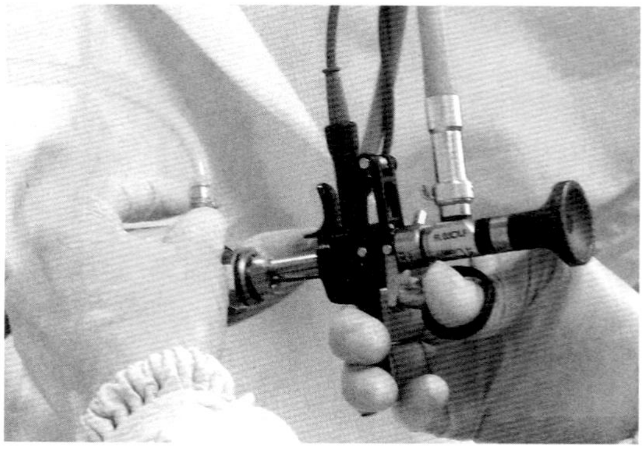

图 8－4 左手扶持镜鞘，控制水门开关；右手进行切割，右手示指控制镜鞘与操作支架之间的卡口，左手小指顶在患者会阴部右侧。

左手扶持稳定切除镜，协助内外移动及转动镜鞘。应用间断灌洗的普通镜鞘，在取出操作支架排出灌洗液时，镜鞘应保持稳定，不内外移动。这项操作依靠左手，有时需要将左手小指与无名指抵在患者会阴部右侧，以保证切除镜稳定。在精阜两侧修整前列腺尖部组织时，这种方法很有帮助（图 8－5）。

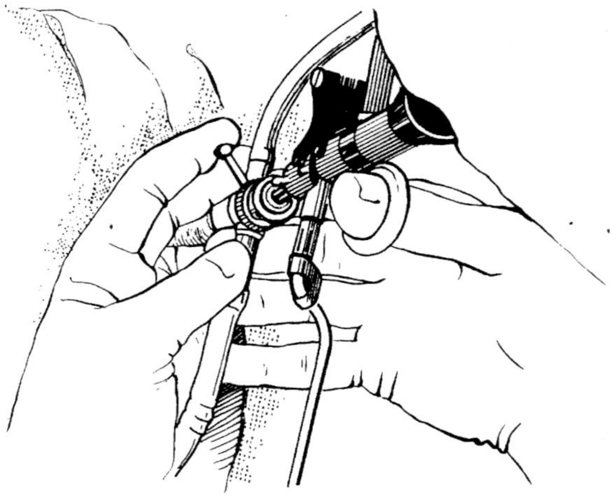

图 8－5 双手持镜，左手小指顶在患者会阴部，以保持器械的稳定。

如不改变切除镜拿法，切除前列腺靠腹侧的组织可改变术者体位与手部位置。但在切除 11 点—12 点—2 点处组织时，宜将器械倒转 180°，改变切除镜拿法较方便。此时右手在上方控制电刀，左手在器械的右侧控制水门开关。采用连续灌洗的方法手术时，一般左手稳定摄像头，右手操作（图 8－6）。

采用连续灌洗切除镜或用耻骨上套管穿刺做连续灌洗，可以仅用右手操作。切除膀胱顶部肿瘤，可用左手从耻骨上加压，便于切除。这一操作可由助手或术者完成。有些医生在切除前列腺基底部与尖部

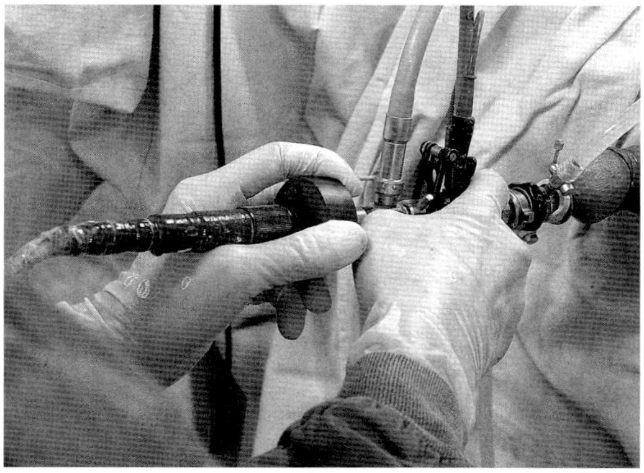

图 8－6　左手稳定摄像头，右手做切割或汽化。

组织时，偏好用左手示指经直肠将背侧组织托起，也需要单手操作。普通切除镜在膀胱充满后需排出灌洗液，所以允许单手操作的时间有限。用连续灌洗法则可以比较从容。

第三节　灌洗方法

一、灌洗液流量与压力的控制

灌洗液由手术台旁的灌洗液容器经橡胶管连接切除镜鞘上的水门开关，再经镜鞘到手术区。灌洗的目的是清除血液，保持清晰的视野。单位时间内灌洗液的流量与灌洗液容器的高度及导管的口径有关。镜鞘水门开关处一般是口径最小的部位。输液胶管中间如有接口，此接头的口径不应小于镜鞘水门开关处的口径。如果用玻璃接头连接，两端都应当是大孔，不应当是一头大一头小，以便在需要加大流速时不受影响。

此外，还应注意灌洗液容器的高度。较一致的意见是灌洗液容器不应挂得太高，否则膀胱充盈太快，并使膀胱腔与前列腺窝内压力过高，这种压力增高是灌洗液通过手术野中被切开的静脉进入血管内的原因之一。如灌洗液容器悬挂的高度仅在患者上方40～50cm，这种危险会大为减少。一种简单的估算方法是灌洗液容器的下方与患者的膝部同高。当然灌洗液容器内液面的高低对压力也有影响，在容器充满与容器内液体将用尽时，压力可能相差30cm左右。必要时可根据情况对容器的高度做适当调整。

降低灌洗液容器的高度，减低灌洗液的压力，以减少灌洗液被吸收和发生TUR综合征的危险。但灌洗液的压力不应过低，否则灌洗液流速减慢，使手术野变清晰需要时间更长。动脉出血有时会严重影响观察，使手术难以进行。因此，使灌洗液容器下方与患者膝部同高是较为合适的。

在膀胱充盈接近其最大容量时，灌洗液的流速会减慢；当膀胱内压与灌洗液容器中的静压相等时，灌洗液的流速即为0。灌洗液流速减慢，视野的清晰度会受到影响，切下来的组织碎块不能像正常情况那样被冲入膀胱，即使是小血管出血也常致视野模糊。随着医生操作技术水平的不断提高，一旦出现上述征象常可立即发现，此时应暂停切割，排出灌洗液。有经验的医生用水少，流速慢，常在膀胱内压显著增加前即停止切割。如前所述，单位时间内灌洗液的流量不仅与容器的高度有关，而且与导管口径的大小有关。应根据手术需要调节流速，以能满足手术要求为准。大多数切除镜设计的最大流量常超过实际需要量，在有大出血的紧急情况下，这种性能很有用。灌洗液的最大流量足以保持清晰的视野，直到止血完善为止。正常情况下并不需要这么大的流量，有经验的医生可根据具体情况加以调节，既能保持视野清晰又不过多消耗灌洗液。为达到此目的，需要用镜鞘上的开关不断调节灌洗液流速，一般来说中等大小的出血大约仅需最大流速的一半。这一方面的有关问题，以后还要做更详细的讨论。

目前市面上大多数切除镜都能满足灌洗质量的要求，一般不需要增加灌洗液的流量。没有经验的医生在短时间内可能切断几条动脉，不能立即予以凝固，出血很多，上级医生只好短时间抬高灌洗液容器高度，一般仅需几分钟即可使视野清晰，而后可将灌洗液容器降至一般高度。

二、视野中的气泡

视野中的气泡通常来自输水的管道，随灌洗液的水流带入切除镜，给手术操作带来不便。为减少手术野气泡的出现，应注意以下几个方面的问题：

1. 在重新插入操作支架前，打开灌洗液开关，在有灌洗液从镜鞘溢出时再插入操作支架。

2. 连接灌洗液容器与切除镜之间的导管中如有气泡，可在操作支架不在镜鞘内时打开水门开关，将气泡放出。

3. 支架与镜鞘之间的卡口必须扣好。

4. 要经常排除积存在膀胱顶部的气体，在排空膀胱时使镜鞘末端朝向膀胱顶部即可，也可以同时用手由腹部向镜鞘推压膀胱顶部。

5. 如用连续灌洗镜暂时停止注入灌洗液，将镜鞘末端放至气泡处即可将气泡吸除。

6. 随着操作经验的增加，有些气泡并不影响操作，有气泡也能迅速予以清除。

三、膀胱灌洗方法

在进行 TUR 手术时需要不断地进行灌洗，以保持视野的清晰。依据所用器械的不同，大致有四种不同的方法：①间断灌洗法；②中枢开关法；③连续灌洗法；④耻骨上套管引流法。

1. 间断灌洗法

此法采用一般切除镜，是国际上应用最广的一种方法。患者取截石位，手术台上的塑料布下端放入地上收集灌洗液的桶内。术者穿胶鞋，所带皮围裙下端也放入地上的桶内（每名 TUR 医生可能有自己的习惯与偏好，手术台与灌洗装置等也有些差别）。TUR 手术对手术台的要求较高。无论采用何种调控方法都必须很灵便，否则会增加手术难度。

排出灌洗液时将操作支架从镜鞘中取出，灌洗液和一些被切除下来的组织碎块一并排出（图 8－7）。此时术者上身应稍后移，并使镜鞘出口偏向术者右侧，灌洗液多从术者身上流入地上的桶内。要养成习惯，不使镜鞘出口正对着术者，以免患者突然咳嗽将血水喷到术者脸上。

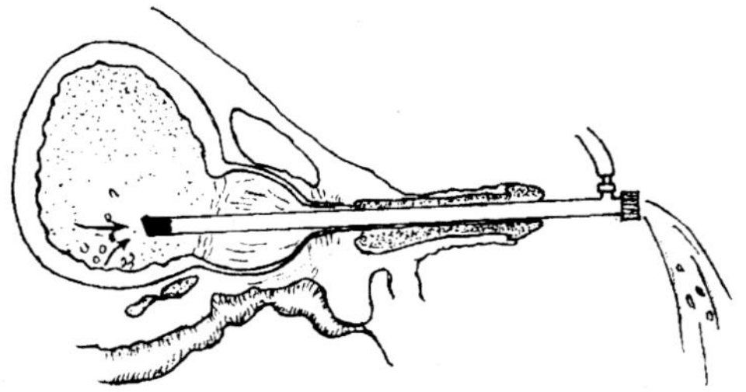

图 8－7 灌洗液和一些组织碎块一并排出。

在排出灌洗液时，要注意镜鞘末端的位置。最好的位置是在膀胱颈内侧，不过于靠近膀胱底部，这样会有较多的组织碎块一并排出，不至于在膀胱部分排空后膀胱底部黏膜将镜鞘末端堵住，使灌洗液的排出突然减慢或停止。如使镜鞘末端略过输尿管间嵴，并使其末端依水平方向左右移动，从膀胱一侧到另一侧，则可便于清除膀胱内的组织碎块。有时要抬高目镜端，有意识地把切除镜末端放在组织碎块积存处，然后取出操作支架，这样会有更多的碎块排出。有时组织碎块较多，在排出灌洗液时会堵塞镜鞘，可再次插入操作支架将堵塞的碎块推开。除非有大的脱落的组织块，一般碎块排出均无困难。采用这种方法时，我们基本上不用 Ellik 排空器清除碎块。手术将结束时如仍有少许碎块残存，可在直视下用切割环钩出来。

收集灌洗液的水桶容量约 10 000mL，每10 000mL 更换一次。混匀后取样做失血量测定，收集组织碎块，称重并做记录。

2. 中枢开关法

很多公司的产品都有带中枢灌洗开关的切除镜鞘。这种镜鞘的外端有一个入水口和一个出水口。一般出水口较大，连接一出水管，通地上水桶。在水管末端可连接一塑料网，便于收集标本（图 2－7B）。有开关钮，可控制进水、出水或不进不出三个位置，调节方便。不用取下操作支架就可以排出灌洗液，操作有一定便利之处。取出操作支架，左手拇指可立即堵住镜鞘外端，灌洗液与组织碎块均可经引流管排入地上的桶内（图 8－8），以减少对地面的污染。

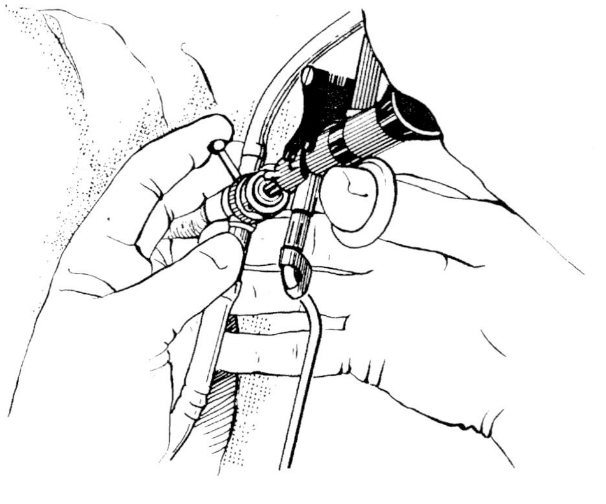

图 8－8 用中枢开关手术，左手控制灌洗液进出。

3. 连续灌洗法

此法采用连续灌洗镜，这种镜鞘为双层。灌洗液由内鞘腔内进入，经内外鞘之间的空隙排出体外（图 8－9）。此法的优点是手术可不间断地进行，手术时间会短一些；膀胱腔与前列腺窝内可保持低压，以免大量灌洗液被吸收，造成水中毒和低钠血症；手术室地面和术者身上都很少被灌洗液污染。

此法在 1975 年首先由 Iglesias 使用。他提出此法的优点还有失血量少、灌洗液用量减少等。目前国际上一些著名厂家均有此产品供应，但 20 余年来推广应用不多。早年的产品需配用吸引器，现在已不用。新产品在尿道不够宽敞时可除去外鞘，内鞘就是一个普通切除镜鞘。我们曾用过 Storz 公司生产的 26F 镜及 Wolf 公司生产的 27F 镜，做 TURP 200 余例。在较大的前列腺手术时间可缩短,失血量亦有减少。切除标本重量在15g以下者无明显差别。大多数患者的尿道通过26F、27F镜无困难,少数患者需做外口内切开,个别患者需要用Otis尿道刀做悬垂部尿道切开。对于尿道狭窄者并发症是否会增多的问题,目前还很难给出肯定的答复。我们常在较大的前列腺手术中应用此法。原则是不强求,内镜插入困难者不用。近几年,Wolf公司提供的产品也有26F,内鞘均为24F。

4. 耻骨上套管引流法(图8-10)

采用此法的目的与应用连续灌洗镜方法相似,均为使膀胱和前列腺窝内保持低压,以避免大量灌洗液被吸收,缩短手术时间。早年应用蒸馏水作为灌洗液,曾有灌洗液吸收造成溶血、肾衰竭的报道。历年来有多人报道应用此法:Truss(1968)、Bergmem(1971)、Adair(1972)、Reuter(1974)。不同的作者的具体方法不尽相同。Reuter强调低压灌洗,所用压力为30cmH_2O,并用吸引装置辅助灌洗液排出,使膀胱内压保持在低水平。他认为采用这种方法TUR手术可延长至100分钟,不会有TUR综合征的危险。200g以上的前列腺一次手术即可完成。1例70岁老

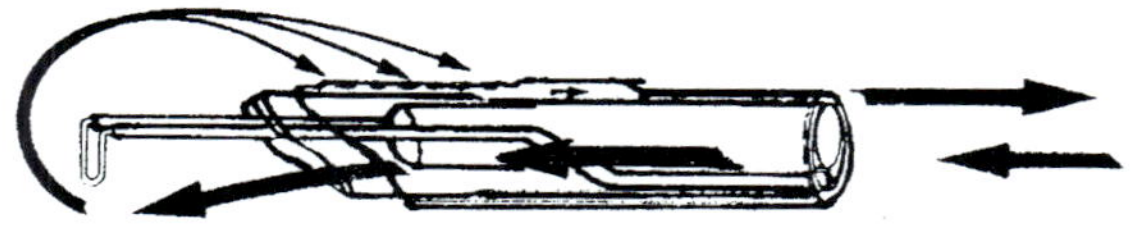

图8-9 灌洗液经内外鞘之间排出。

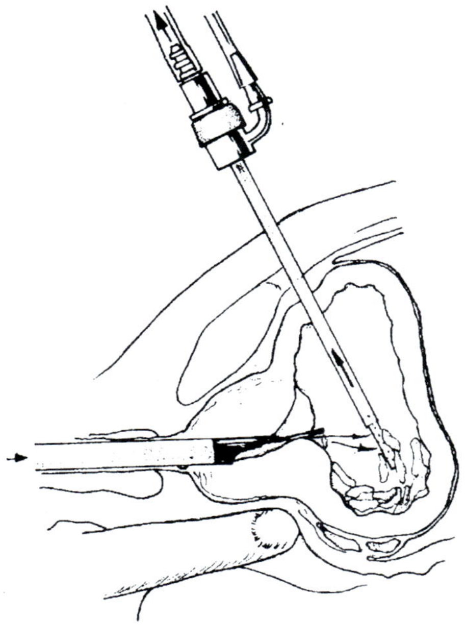

图8-10 耻骨上套管引流法。

年患者采用低压灌洗法,经110分钟,一次TURP切除前列腺组织净重230g。张树云(1996)所用方法与Reuter法相似,压力为5.89kPa。

采用连续灌洗镜或耻骨上套管穿刺的方法都要注意灌洗液出入的平衡。排出通道不畅会使膀胱内压增加。膀胱过度排空也有问题,切除前列腺时有损伤膀胱壁的可能。这些方法各有利弊,应根据情况有选择地应用。

在技术熟练后,TUR综合征似乎并不那么可怕。Melchior等(1974)分析了2223例电切手术的结果与并发症。由"液体吸收中毒"引起的并发症,前列腺40g以下达0.2%~1%,超过40g则明显增加,60g以上者可达5.5%。但这一并发症对死亡率并无影响。

由此可以看出,TUR综合征与肾功能有一定的关系。有氮质血症的患者发生率(1.7%)显著高于肾功能正常者(0.7%)。正常肾脏清除术中过剩水的能力显著优于肾功能差的患者。即使在后者,灌洗液吸收也并未造成严重并发症。Holtgrewe等(1962)所报道的2015个病例结果基本相同。TUR综合征的发生率仅为0.4%,无因此而致死者。采用基本的处理方法一般即可解决问题。

Mauermayer所在的医院10年内未发现有水中毒临床表现的患者。他们在相当长一段时间观察TUR患者术前、术中、术后血浆钠和血球比积,未发现有统计学意义的变化。

我们在1980年开展TUR初期经常担心TUR综合征。有时手术时间较长,少数病例疑有水中毒表现,静脉给予呋塞米治疗后最终均转危为安。近几年,手术时间缩短,但少数患者手术时间仍超过2小时,已有500余例未再发现有此可疑的征象。但是不能因此就忽略水中毒的问题,前面所讨论的原则仍然需要注意。我们认为影响患者循环稳定的首要因素是失血。初学者每切除1g前列腺组织,失血量经常会超过15mL;切除20g组织失血可超过400mL。体质条件好的患者可以靠自身代偿能力维持循环的稳定,体质条件差的老年患者则需要输血。

采用间断排出灌洗液的普通灌洗法,当膀胱逐渐充满,膀胱内压增加时,灌洗液流速减慢。在膀胱内压达到灌洗液容器水平时,灌洗停止,视野不清,需要取出操作支架,将灌洗液和组织碎块一并排出,所以手术是断续地进行。

采用连续灌洗镜或耻骨上套管法,手术可连续进行,膀胱内压较低。优点是可减少发生TUR综合征

的危险、缩短手术时间及减少失血量等。

连续灌洗镜比普通切除镜粗一些。耻骨上套管穿刺也存在一些具体问题，至少是多一处腹部伤口，简单来说各有利弊，目前应用最多的还是间断灌洗法。将灌洗液的压力控制在不超过 $60cmH_2O$，并注意避免使膀胱内压与灌洗液容器内压力达到平衡，灌洗液吸收的危险实际上已被消除，所以现在仍被广泛应用。

四、清除组织碎块的方法

清除组织碎块的方法有以下三种。

1. 应用间断灌洗法排出灌洗液时，组织碎块可一并被排出，手术结束时膀胱内可能仅剩很少几块或已无组织碎块，如有碎块可用切割环钩出。

手术开始时前列腺中叶处有不同程度的隆起。手术结束时此处已被铲平，这有利于组织碎块的清除。手术中每次排出灌洗液时，使镜鞘末端靠近组织碎块积存较多处，便于碎块的排出（图 8－11）。手术后期降低手术床尾部，便于切除精阜前方与两侧组织，也便于组织碎块的排出。有些患者输尿管间嵴后方凹陷较深，积存组织碎块多，清除时不仅要降低床尾，还要抬高切除镜外端，这样才能将碎块完全清除。

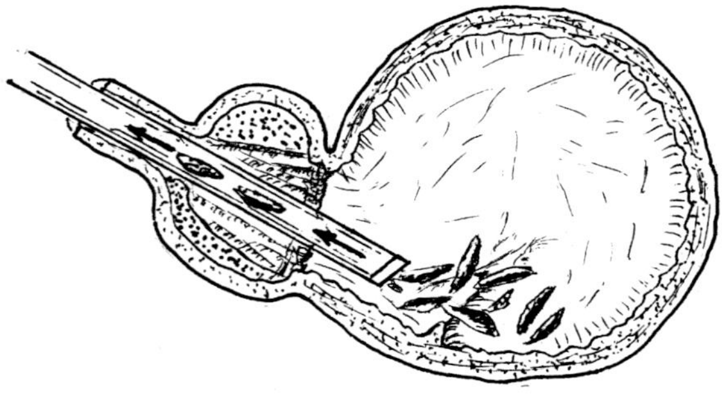

图 8－11 在取出操作支架前将切除镜末端靠近膀胱底部，便于排出组织碎块。

2. 采用连续灌洗法时，组织碎块完全积存在膀胱内，手术后期需用 Ellik 排空器予以排出。使用 Ellik 排空器清除组织碎块需由一助手协助，先将排空器充满灌洗液。为完成此项工作，有些厂家有配套供应的较深的不锈钢盆，但实际上没有必要用这种容器，一个治疗碗即可。在排出空气时接口向上，吸入灌洗液时接口向下，直至灌洗液完全充满。几次以后助手就会很熟练。

操作时术者首先要注意把切除镜末端放在前列腺窝创缘的内侧，这是组织碎块积存最多的部位。扶稳镜鞘，取出操作支架，即可开始清除组织碎块。在取出操作支架后，不要使灌洗液完全排空，可用左手拇指暂时堵住。接好排空器，轻轻地反复挤压皮球，不要用力过猛，注意调节挤压的幅度，使皮球的位置略高一些，如有少量空气则会进入皮球（图 8－12）。组织碎块沉入玻璃葫芦的下部。挤压时慢一些，松手时快一些。膀胱内灌洗液太少，容易吸住膀胱黏膜，在助手松开皮球时，术者可打开灌洗液水门，灌入一些灌洗液。在助手挤压皮球时，术者应关上水门，以免灌洗液回流进入灌洗液容器。操作顺利，组织碎块可完全被清除。操作时可适当降低床尾，亦可左右移动切除镜，均有助于完成清除碎块的工作。如切除镜外端右移，内端则左移；外端左移，内端则右移。一般情况下输尿管间嵴后方凹陷处是容易积存组织碎块的部位。有些患者可能偏左侧（或右侧）易积存碎块，而不是正中。少数患者膀胱容量大，大量碎块积存在更靠后上方处，一定要注意完全予以清除。有些组织碎块落入膀胱憩室内，需要用切割电极钩出来。

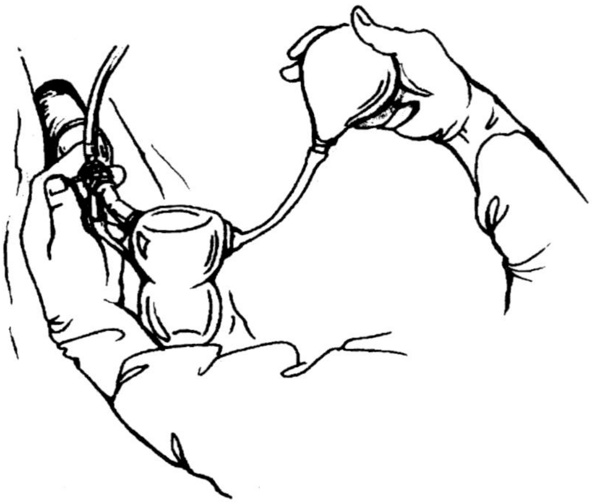

图 8－12 用 Ellik 排空器清除组织碎块，注意皮球的位置略高一些。

组织碎块太多，有时会将镜鞘堵住，使灌洗液吸不出来，也注不进去，因此需要再次插入操作支架将碎块推开。

切除较大的膀胱肿瘤及突入膀胱内的前列腺中叶或侧叶时，有可能出现大块组织脱入膀胱，造成排出困难。处理的方法是将此组织块拉入前列腺窝，将大块组织切碎排出，操作时注意不要损伤周围组织。

手术野止血完善，在清除组织碎块时就能看出来，灌洗液的颜色很浅。一般在完成清除碎块的工作后还要再检查一下前列腺窝。止血满意即可结束手术。

3. 用灌洗瓶清除组织碎块，多数生产经尿道手术器械的厂家并不提供这种工具。我的体会是灌洗瓶比 Ellik 排空器要好用。它的外形就像一个奶瓶，材质为透明软塑料，专用接头与切除镜鞘相接。挤压塑料瓶时灌洗液进入膀胱，手放松时膀胱内的灌洗液和组织碎块一并被吸出来，组织碎块沉入瓶底，再挤压时靠近瓶口的水进入膀胱，瓶底的组织块不动。这样反复几次，全部组织碎块即被清除(图 8－13)。我认为这种装置可以取代 Ellik 排空器。

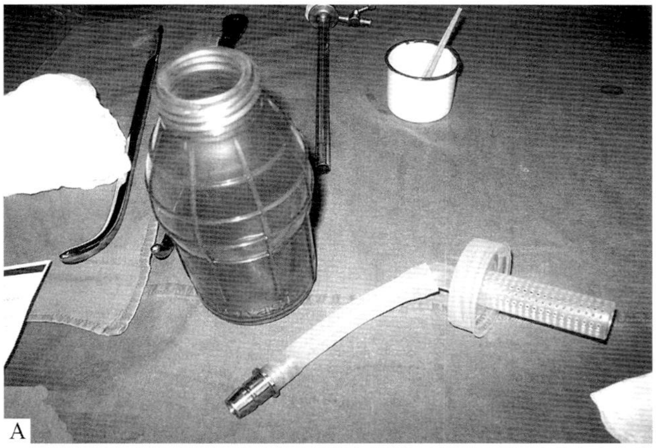
A

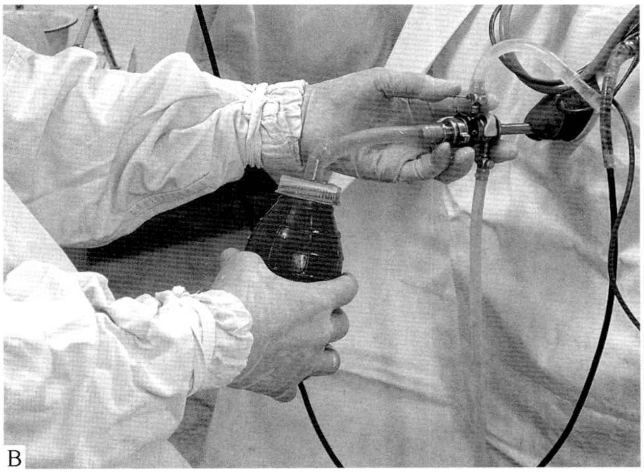
B

图 8－13 (A)灌洗瓶。(B)用灌洗瓶清除组织碎块。

第四节 切割技术

一、切割方法

在用切割环进行切割时，使要切的组织位于切割环与镜鞘末端之间，而后启动切割电流，将切割环拉回镜鞘，一小块组织即被切下来。操作时首先应看清需要切除的组织，压低目镜端，使切除镜末端略抬起，伸出切割环，越过需要切除的组织，而后抬起目镜端，开始切割。切割过程中镜鞘为水平位，在即将完成此次切割时可略下压镜鞘外端，并完全切断组织碎块最后的一部分(图 8－14)。

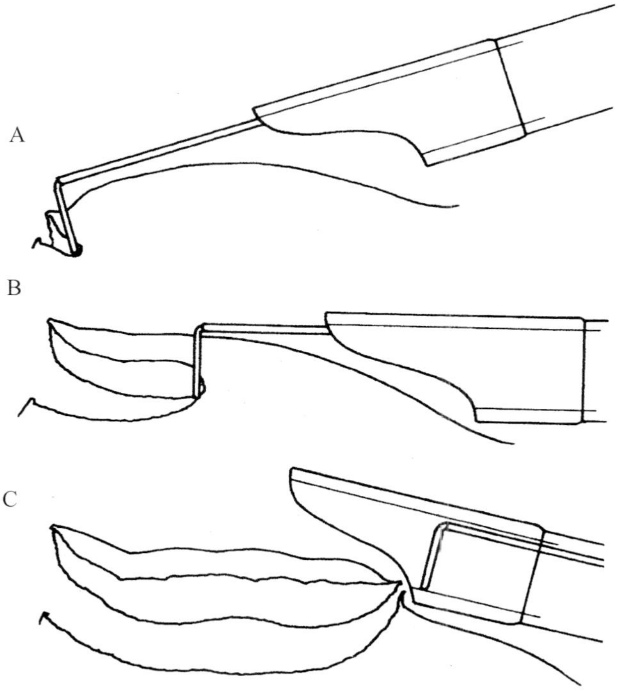

图 8－14 切割方法。(A)略抬起切除镜开始切割。(B)切割时镜鞘在水平位。(C)压低镜鞘切除组织块。

根据局部病理形态的不同，在进行切割时可采用以下几种不同的处理方法。

1. 先定终点的切割方法

这种方法是把镜鞘末端固定在切割的终点(图 8－15)，在邻近外括约肌切除尖部组织时，尤其有必要采用这种方法。先用镜鞘末端覆盖术野中要保护的区域(第一步)；再将切割环外伸，越过要切除的组织(第二步)；最后启动切割电流，将切割环拉回镜鞘，完成切割(第三步)。此法的优点是镜鞘末端保护了邻近的组织。

对初学者来说，此法的缺点是看不见起始点，可能会切得过深。

2. 先定起点的切割方法

为了避免在起点处损伤其他组织(如输尿管口或输尿管口间嵴)，必要时可用这种方法。切割方法与前一种不同(图 8－16)。先将切割环放在计划开始切的部位，避开邻近的正常组织。在伸出切割环的同时，将镜鞘向精阜方向外撤，使切割环固定在原来的位置。然后启动切割电流，将切割环拉回镜鞘，完成切割。

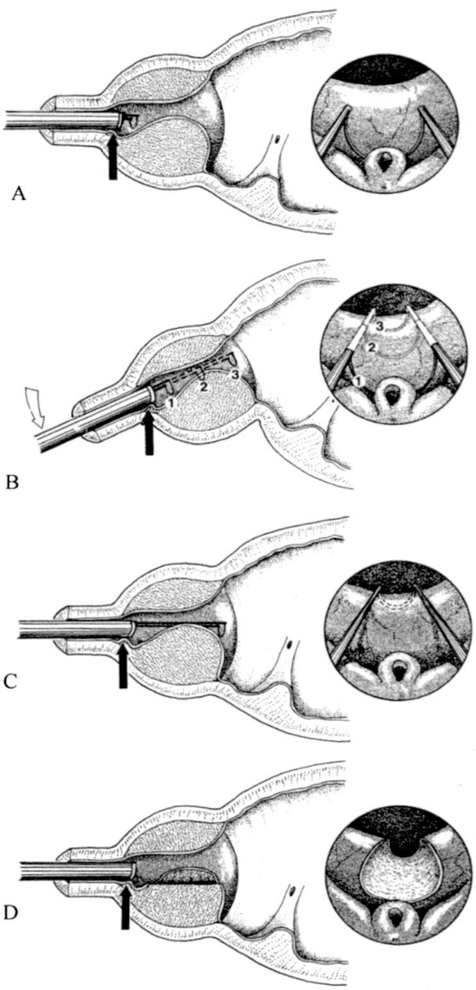

图 8－15 先定终点的切割方法。(A)镜鞘末端置于精阜处,图中精阜是为说明位置,切割时镜鞘前移覆盖精阜,避免损伤。(B)压低镜鞘,伸出切割环。(C)抬起镜鞘准备切割。(D)切割结束。图中的精阜在操作时实际上看不见。

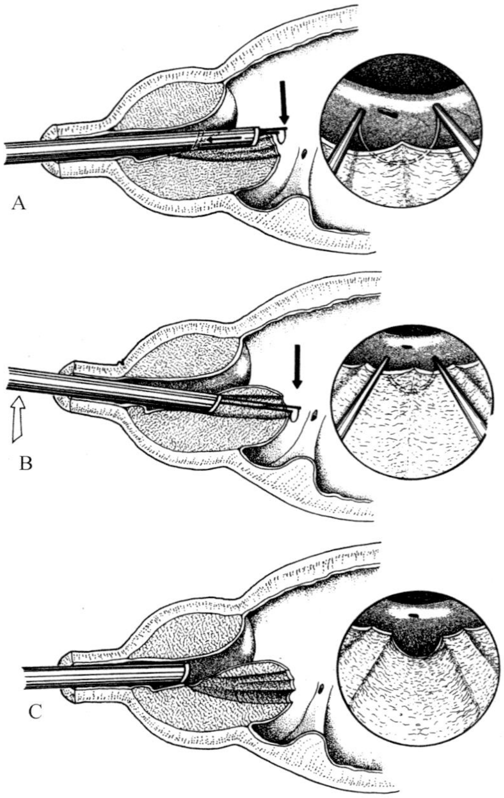

图 8－16 先定起点的切割方法,说明切除突入膀胱、邻近输尿管口间嵴与输尿管口的中叶。(A)先在直视下放好切割环。(B)固定切割环,将镜鞘退至计划切除的部位。(C)启动切割电流,将切割环退回镜鞘,完成切割。

此法的优点是能看清起点处要保护的组织。在中叶邻近输尿管口与输尿管口间嵴时,采用此法则很有必要。有些膀胱肿瘤也可采用此法。这种方法看起来似乎很复杂,但技术熟练者常运用自如,并不需要考虑它的每一个步骤。终点有时看不清楚是此法的一个缺点。

以上两种方法是最基本的切割方法。在手术中可根据具体情况配合应用。

3. 延伸切割法

前面介绍的切割方法,切割长度受切割环外伸长度的限制。一般切除镜这一距离为 2～3cm。在切除大腺瘤时,经常希望能切得长一些,此时即可用延伸切割法(图 8－17)。

将切割环充分外伸,在直视下放在起点。切割时将切割环与镜鞘一并外撤,直至视野中看到终点。此时镜鞘停止外撤,然后将切割环拉回镜鞘完成切割,这样就能切出较长的组织条。初学者可能会感到这种方法有一定难度,主要是对确定终点没有把握。解决这一问题的方法是把第一条沟分段完成,直至终点(图 8－18)。判断终点的方法依据精阜的标志和侧叶的弧度。用分段切割定出终点后,以后的延伸切割即可参照第一下进行。开始切时,前列腺部尿道周围是由黏膜包绕,切几下就显出腺瘤组织,成一个浅沟,没有上皮。下一次切割时看清上次切的边缘,视野中看到了上次切的终点(又看到了黏膜),第二次切割即停止。每条沟的终点都和前一次取齐。第二层也可以同样进行,前一次切割留下的黏膜边缘即可作为标志(图8－19)。这种延伸切割方法也可以与 Nesbit 的方法配合应用,在腺瘤与包膜之间切出一条沟槽,同样也是看到黏膜即停止切割。

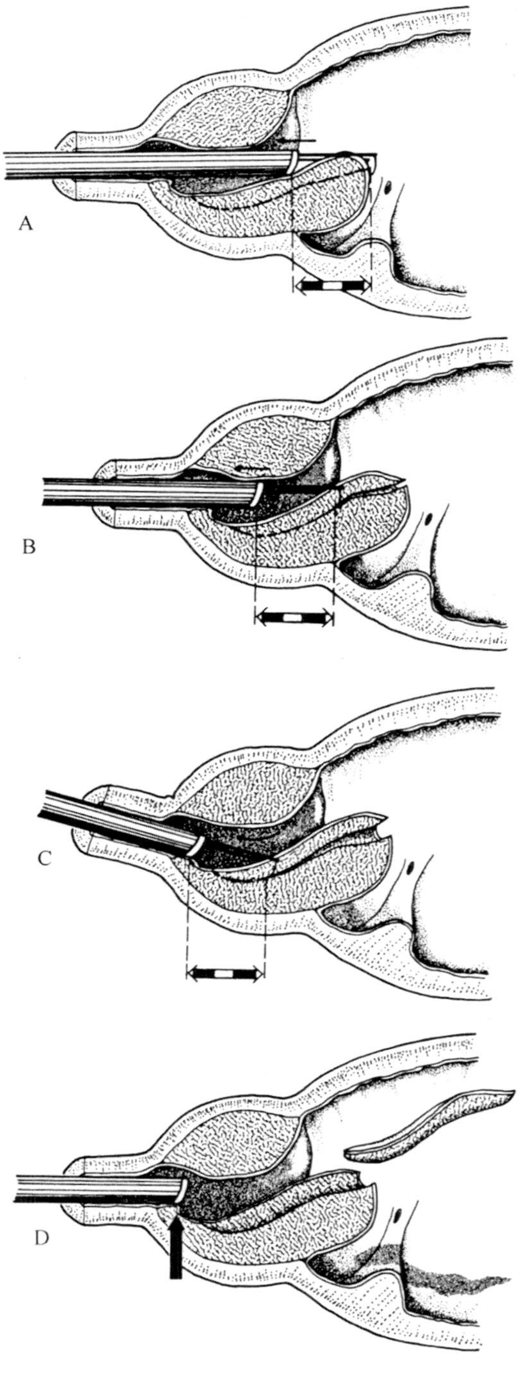

图 8－17　延伸切割，此法短时间内可切除大量组织。（A）放好切割环。（B）切割环与镜鞘一起后撤进行切割。（C）继续外撤至终点（此处为精阜）。（D）切割结束时的情况。

延伸切割的其他标志为各种不同组织外观形态的差别及腺瘤的不同形状。也就是说，如发现已切至腺瘤的边缘，切割即应停止；或根据腺瘤的弧形外缘说明已切至其边缘。

用延伸切割法修平前列腺窝也是一种很好的方法。此时应仅切一薄层，修平为止。

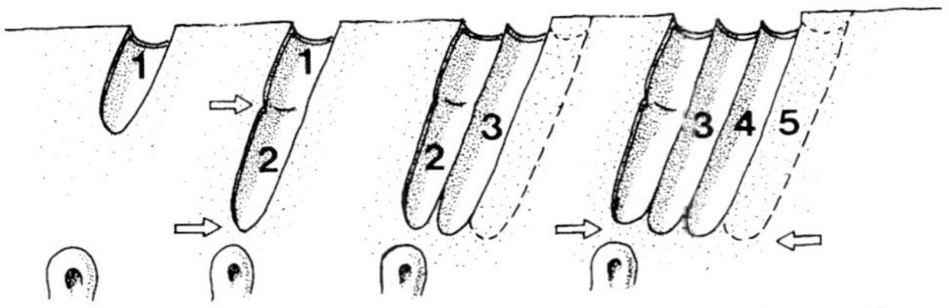

图 8－18　分段切割确定终点。先切一小段（1），从（1）的终点继续切至所需要的长度（2），以后再切邻近组织时，可参照前两次切割的终点做延伸切割。

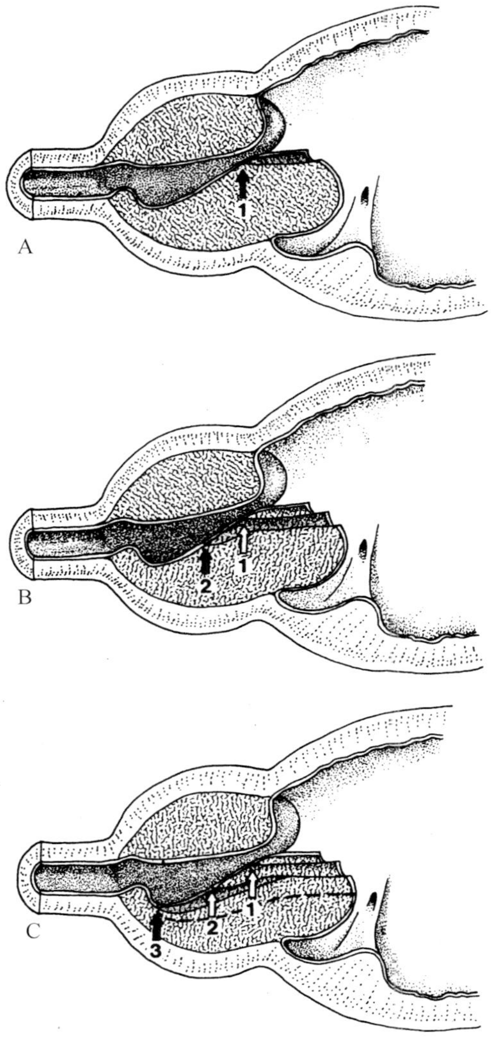

图 8－19　分段切割示例。（A）用先定起点法切第一下。（B）向精阜方向延伸切第二下。（C）用先定终点法完成最后一下切割，到精阜处为止（3），以后的切割止点即以（3）为准。

此法的优点是能在短时间内切除大量组织，同时手术野比较光滑。如能注意前述诸项，一般不容易发生意外损伤，术者的技术水平可以逐步提高。其唯一的缺点是掌握起来较困难。

4. 逆行切割

将切割环伸出来，像木刻艺术家用凿子一样把组织铲下来，切割的方向与一般切法相反，故称为逆行切割或倒切(图 8－20)。此法并非毫无危险。它不同于其他切割方法，在切割的终点，切割环不是缩回镜鞘，只要切割环与组织接触，有切割电流，就仍在切割。此外，切割的方向远离视野，终点经常看不清楚。因此，仅在用一般方法不好处理的部位(如小的不平滑处)采用逆行切割的方法。我们应用逆行切割最多是在前列腺尖部，精阜旁组织的切除。采用此法可防止精阜与外括约肌的损伤，并能标出手术野的外侧边界。切除精阜旁组织时不需要每次都用这种方法，只在必要时使用。一般仅做短距离的切割，有时在处理前列腺切除术后的膀胱颈挛缩时可用此法。尿道内口呈虹膜状狭窄，可伸出切割环，打通进入膀胱的障碍。一般切一下即可使镜鞘进入膀胱，以后可根据具体情况处理。

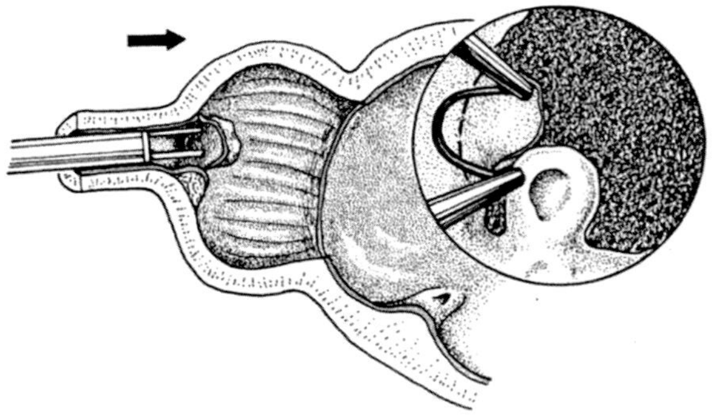

图 8－20 逆行切割(倒切)。

5. 套切法

在手术末期有一些小的组织块不易清除，可用套切法。有的小块组织已凝固，用一般方法切不掉，如将小块组织套入切割环，卡在切割环与镜鞘之间，即较易切断(图 8－21)。由于组织被固定在切割环与镜鞘之间，有利于切割电流通过，切割作用会更好。稍前移或后移镜鞘即可使组织分离。

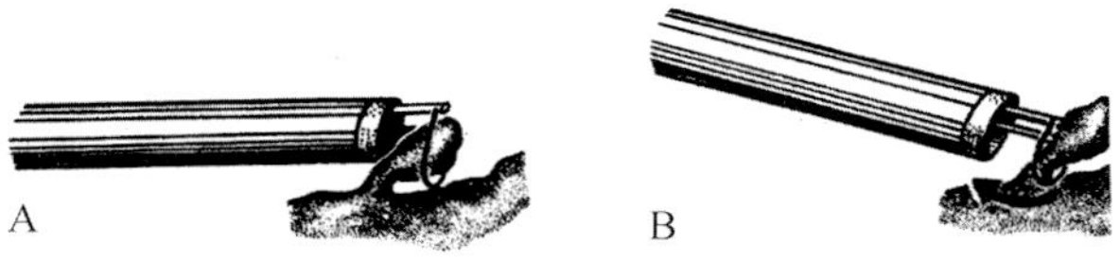

图 8－21 套切。

二、若干其他问题

一名熟练的手术者手术中常能灵活运用各种切割方法。当你通过教学镜或录像带观看他们操作时，如不加以说明，常看不出具体是哪种方法。

在手术的每一阶段，始终要注意准确定向、妥善止血和保持清晰的视野。手术要按一定程序进行，以下对有关问题加以说明。

1. 单次切割

这是早期标准的切除方法。切割环切下一条组织后，和操作支架一起取出来。采用这种方法和所用切割电流的性质有关。如凝固作用强，切割环很快就会黏附焦痂，组织碎块常黏附在切割环上，只有取出操作支架将组织块清除才能保持清晰的视野。单次切割法现仅用于特殊情况，例如，要在某处取一块组织做组织学检查。现代电刀切割作用较好，组织块被切除后常不黏附切割环，而被灌洗液冲入膀胱内，需以后再清除。要避免这种情况，需要在切割结束前停止灌洗。在手术要结束时也可以用这种方法，以避免多次从膀胱内寻找清除碎块。可用上述方法一块一块切除，在每次切割末尾暂停灌洗。在膀胱容量显著缩小时，亦可用此法。

2. 连续切割

现在一般采用这种方法。用连续快速切割的方法将一部分组织切除，每次紧靠前一次，使手术野边界清楚。先将大部分要切除的组织清除，然后再清除包膜内残留的组织。

采用单次切割法时，每次取出与插入操作支架需要短暂灌洗才能使视野清楚，这样就要重新定向才能继续手术，所以实际切除组织所用的时间较连续切割法要少得多。正常膀胱容量，中等灌洗流速，膀胱每排空一次，约可连续切割 20 余次。左手要控制灌洗液的流速，以能满足视野清楚为原则，流速应慢一些，不是经常需要最大的流速。

连续切割法对术者的技术操作能力有一定要求。目的是要在短时间内将一部分需要切除的组织清除，既能保持视野清楚，又不使失血量过大，这就需要按一定步骤进行。切除组织就好像农民犁地一样，一块长方形的地，沟要一条挨着一条排起来(图8－22)。

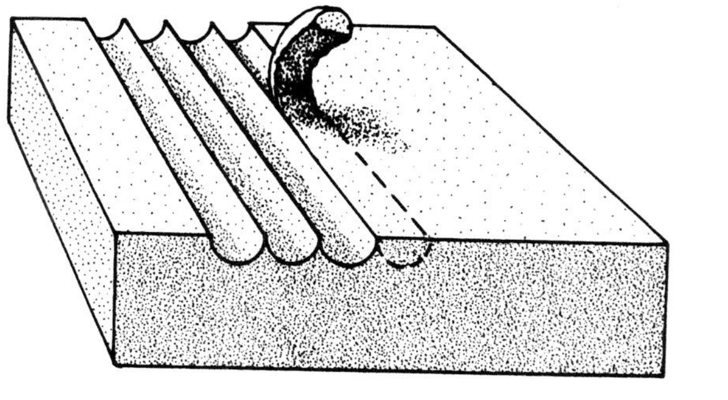

图8－22　连续切割。每次均与第一次平行,深度与长度也与第一次相似。

实际应用连续切割的部位有很多,如逐层切除前列腺的侧叶。如果切除尖部组织操作较困难,可以先切出一条标志沟,然后再切邻近组织与之取齐。

最后,还要对切割的深度做一些说明。每次所切除组织的量与切割环穿入的深度有关。手术开始时有很多组织需要切除,切割环可以切得深一些,靠近前列腺包膜就要切得浅一些。切割的深度可用镜鞘的角度来控制,将目镜端抬高切除背侧组织,向对侧外展切除侧叶组织。

切割的深度也与切割环的大小有关。较粗的切除镜(28F)在单位时间内切除的组织量要比较细的切除镜多一些。但并不是切割环的大小决定一切,不少经尿道手术专家主张常规采用24F的切除镜,因为这样对尿道的损伤最小。有研究者观察发现,手术时间及单位时间内切除组织的量并无显著差别,这可能与习惯使用某种器械有关。

3. 清除包膜内组织

Nesbit有一个很生动的比喻,把用切割环清除包膜内组织比作用小勺掏挖半个苹果的果肉。迄今为止对这一步手术操作还没有更好的描述,因此在英国和美国的文献资料中常引用这一比喻。

要学会经尿道前列腺切除术,必须掌握这种技巧。Nesbit把前列腺包膜比作苹果皮,腺瘤比作苹果肉。要从包膜内切除腺瘤,必须注意前列腺包膜是圆球形的。

前面所介绍的切割方法都是在直线方向切割,镜鞘保持不动。在切割时如抬高目镜端,膀胱内切除镜的末端就会降低,切割环切入组织更深。在切割要结束时向相反方向做同样动作,则使切除的组织片逐渐变薄(图8－23)。这种做法可使切割环按前列腺包膜的弧度进行切割。用术者的头和躯干控制切割环的活动,如清除右侧的前列腺包膜,术者的头和切除镜的目镜端应移向对侧,才能使切割环深入右侧叶。身体的配合动作要经过相当长时间的实际训练,但也是能够学会的。

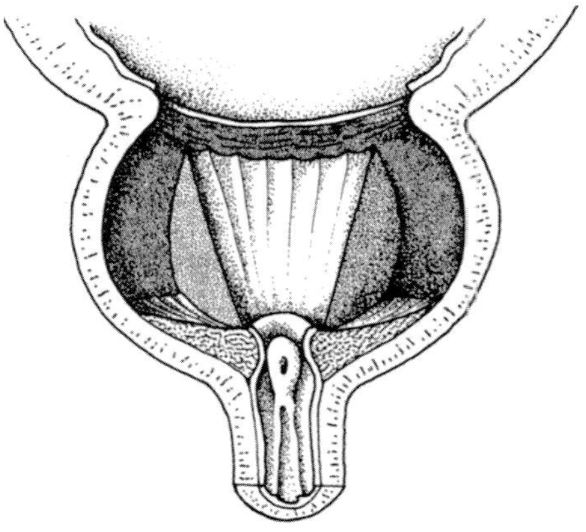

图8－23　清除包膜内组织。两侧仅剩尖部组织未清除,切除底部组织时可用手指在直肠内协助操作。

直肠内伸入一手指可将前列腺背侧部托起,便于切除,且可消除包膜的弧度。侧叶则不可能这样做,经尿道切除侧叶组织则只能用像小勺挖苹果肉一样的方法。

在此处切割常用先定始点的方法。每次切割均由包膜与腺瘤连接的部位开始,每次即有一小段包膜暴露出来,这样逐步向远侧推移,直至全部腺瘤组织完全被清除。

特大腺瘤也可以用延伸切割的方法,可以先切出一条标志沟,以确定需要切的深度。做标志沟时可用单次切割的方法,即每次切一小段,直至包膜,这样即可明确其他部分需要切的深度。这种手术方法将在第九章详细介绍。

4. 切割的速度

电切时对切割的速度不可低估。切割环如迅速穿过组织,则热损伤较轻;如穿过组织的速度慢,则热损伤较重。切割速度不仅与术者的技术水平有关,也与切割电流的性能有关。总的来看,电刀的输出功率越大,切割环穿过组织的速度越快。电流的强度小,若想切得光滑,切割环就需要移动得很慢。电流的强度大,切割的速度实际上没有限制。不同的组织也会影响切割速度,膀胱颈纤维化和环形狭窄主要是由纤维组织构成、含水量小,要比实体的前列腺癌难切。

在实际工作中,应采用能够满足切割要求的最低电流强度,切割速度则越快越好。切得快便于定向和识别组织,有利于手术的进行。

结石周围常有一些混浊的分泌物，取出结石后即可被冲洗掉。结石的内镜表现一般不易与其他组织相混淆，因结石均在包膜内，如看到结石说明手术仍在包膜内进行。

11. 前列腺脓肿

如果术前未诊断出前列腺脓肿，术中切开后可发现有大量脓汁突然溢出，使手术区模糊不清。将脓汁冲洗干净后，可以看到脓腔的壁发红，表面呈不规则的颗粒状，并常有实质的出血。假脓肿看起来与此相似，可能仅为积存的一些分泌物，或为陈旧的无活动性的脓肿。

第六节　意外损伤

经尿道手术可发生多种意外损伤，但是很难统计每一种意外损伤的准确发生率，这并不是十分重要的。对初学者来说，更重要的是知道什么时候容易发生意外损伤，以及如何避免发生意外损伤。初学者一般较容易发生意外损伤，有经验的医生则很少发生。初学者应充分认识在各种不同情况下发生意外损伤的可能性，从而避免或减少其发生。

一、膀胱穿孔

以下三种情况可发生膀胱穿孔。

1. 所用操作支架在自然状态切割环外伸，术者或手术室工作人员无意中踩下脚踏开关的切割电流控制板，即会发生膀胱穿孔，甚至肠穿孔，后果十分严重。为了防止发生此种意外，手术室应形成一种习惯，不手术时高频电刀电源开关不要打开。术中如需更换收集灌洗液的水桶，工作人员应注意不要踩到脚踏开关。

2. 经尿道切除膀胱肿瘤时，切割过深易把膀胱切穿。切除膀胱后外侧肿瘤易发生闭孔神经反射，患者会突然抽动一下，此时膀胱即被切穿。一些老年女性膀胱壁很薄，更易切穿。

3. 发生在 TURP 手术中。巨大中叶增生，向前突入膀胱内，距膀胱前壁很近，稍有疏忽即可穿破膀胱。在内突的中叶大部被切除后，其余部分贴近三角区与膀胱底部，切除时易伤及膀胱。避免损伤的方法是先用未通电的切割环用作钩子，把要切的组织钩起来，离开膀胱壁后再踩脚踏开关。

TURP 手术中还有一种情况可能发生膀胱穿孔，就是采用连续灌洗镜或耻骨上套管穿刺法时，膀胱内灌洗液的出入调节不好，导致排出过多，膀胱几近完全空虚，膀胱前壁就在前列腺窝口上方，稍有不慎即可穿破。

膀胱穿孔可发生在靠近腹腔的部位，也可以发生在偏下部腹膜外的部分。穿入腹腔内者需要开腹修补；发生在腹膜外的部位，只要保证术后尿管引流通畅，一般均可顺利康复。

二、输尿管口损伤

在进行经尿道手术时，输尿管口损伤可见于以下两种情况。

1. 切除邻近输尿管口的膀胱肿瘤。为保证完全清除肿瘤，输尿管口损伤很难避免。输尿管末端斜形穿过膀胱壁。用纯切割电流切除肿瘤后，能清楚地看到壁内段输尿管的管腔与正常黏膜。输尿管口狭窄与反流一般并不会产生严重后果（Kisbenedek，1982）。最终的结果要靠随访观察。如果肿瘤是由输尿管下端突入膀胱造成的，或输尿管口被切除后仍可见末段输尿管腔有肿瘤组织，TUR 则不能达到治愈的目的。

2. 前列腺中叶增生严重，使三角区变形，TURP 手术时有损伤输尿管口的可能。损伤可仅涉及黏膜层，也可以更深。手术时应注意完善止血，保持清晰的视野，使每一刀都能很准确，避免发生意外损伤。如术者丧失定向力，以为是在切前列腺，实际却是在切膀胱壁，会损伤输尿管口或穿破膀胱。

输尿管口损伤后，早期主要是反流的问题。如有尿路感染，反流问题就会更加严重。要注意保持膀胱引流通畅，防止尿路感染。发生输尿管口狭窄需要一段时间，有无狭窄与反流、是否需要做某种处理都应根据远期随访确定。最简单的方法是 B 超与同位素肾图检查。B 超无肾积水；肾图表现肾功能正常，无输尿管梗阻的肾图曲线，说明不需要任何处理。

三、内括约肌损伤

膀胱可以理解为一个较大的球形体，前列腺窝是一个较小的球形体，二者交界处就是内括约肌的位置。膀胱、前列腺窝和尿道像一个倒置的葫芦。增生的前列腺组织无论是否突入膀胱，在内括约肌处口径都要小一些。理解这一点有助于避免内括约肌损伤。初学者分辨不清增生组织与括约肌，常会在此处将一块内括约肌完全切下来，致使灌洗液进入膀胱周围的间隙（图 8－24）。有人建议在进行 TURP 手术前先触摸耻骨上区，了解情况作为术前对照。如果灌洗液

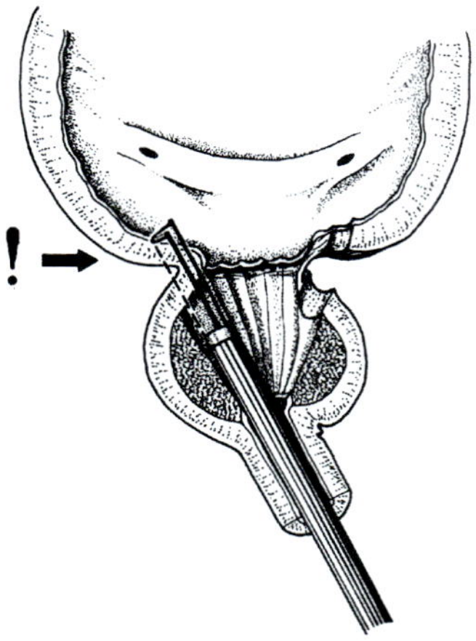

图 8－24　部分内括约肌被切除，形成游离穿孔与灌洗液外渗。

回流不畅，耻骨上区鼓起来，说明有灌洗液外渗，可能需要做耻骨后间隙的切开引流。在穿孔处可以看到或大或小的孔洞，并可看到灌洗液外溢或内流。有时可以看到膀胱颈周围的脂肪组织。采用低位腰麻或硬膜外麻醉时，患者可能会有下腹痛。但术中主诉下腹痛者多为麻醉不全所致，穿孔外渗者罕见。术者应提高警惕，采取相应的措施。

发生这种意外损伤的重要原因是止血效果不佳，视野不清，术者失去定向力。保持清晰的视野，根据病理解剖关系进行手术，各种意外损伤是可以避免的，如有穿孔也可以及时发现。小的有覆盖的穿孔可不做特殊处理；大的游离穿孔外渗严重，应立即经耻骨上暴露穿孔，予以缝合，在耻骨后间隙放置引流管。

TUR 手术时，术中需要做耻骨后探查、缝合穿孔和引流者极为少见，但手术室应当有经腹部手术的条件和准备。经尿道手术中的一些意外损伤如能及时发现和处理多可顺利康复。术后保留尿管时间可稍长一些。Neal（1997）统计英国 TURP 手术4226例，术中改开放手术者 10 例。这种可能性术前谈话时应向家属交代清楚，术中有时还要再次向家属说明，取得理解，以免产生医患纠纷。

四、三角区下穿孔

这种穿孔可以发生在手术中，也可以发生在手术开始前，插入切除镜时也可能发生这种情况。

1. 插入内镜时误穿入三角区下方

插入内镜时如操作不当有可能穿入三角区下方。这种情况多见于中叶显著增生隆起前突，按一般习惯盲目插入内镜不能通过，稍用力即可从球形增生的中叶后方进入三角区下方（图 8－25）。

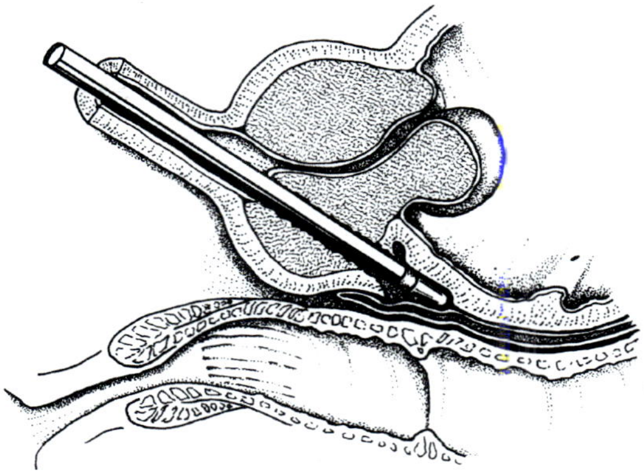

图 8－25　中叶增生严重，内镜被插入三角区下方。

对泌尿外科医生来说，对一个球形增生的中叶采用开放手术或 TURP 完全是两种不同的感受。我们的习惯是先做尿道膀胱镜检查，在直视下插入 0°或 25°镜，过精阜就是显著前突的中叶，要极力压低内镜外端，使远端向上，这样才能越过中叶。取出膀胱镜后，再插入切除镜时即已心中有数。无论是采用闭孔器盲目插入，或采用可直接观察的闭孔器直视下插入均能顺利成功。这种情况最好不要在黏膜麻醉下进行内镜检查，因为很难成功且容易发生问题。30g 以上的中叶采用 TUR 处理有一定难度，视野中膀胱壁与腺瘤很近，有人认为是 TUR 的禁忌证，但对技术水平高的人来说则不是问题。

Timberlake 闭孔器是专为防止这种意外损伤而设计的。如有一定操作经验，这种损伤则较为罕见，但在插入镜鞘时必须注意防止发生这种意外损伤。一般插入并不困难，只要注意方向正确，并不需要用多大的力量。如遇到难以克服的阻力，一定不能施用暴力，应立即停止前进，换上操作支架或能在直视下插入的闭孔器，继续进行检查。

直视下插入切除镜，可以按需要调节方向。这种方法即使是在中叶显著隆起时也能安全地通过。将手术台头部降低更便于操作。Mauermayer 所在的医院每年大约要做 600 次经尿道手术，这些手术大部分是在上级医生指导下由青年医生完成的。他们一般并不用 Timberlake 闭孔器，认为插入困难时可改为直视下插入。

如发生这种损伤，则应立即停止进一步操作，并保留导尿管 3～4 天，以使穿孔闭合。导尿可能会遇到困难，导尿管有可能会按原来的方向进入假道，经直肠托扶可能有一定帮助。也可以用 Tiemann 或其他形状的导尿管。

总之,操作时应注意发生这种损伤的可能。只有严格训练,谨慎操作才能避免发生这种并发症。

2. 在手术时穿入三角区下方

膀胱三角区与前列腺窝的联系被切断,手术即可穿入三角区下方。有时并非一切联系均被切断,可能大部分联系被切断,使此处极为薄弱,以后虽未再切,三角区与前列腺窝也会完全断开,在三角区下方产生一条裂缝。可能是切除后局部组织变薄弱,由于组织内的张力,使前列腺窝与三角区之间的组织自行断裂。在实际工作中很少发生这种情况。

在初期,三角区和前列腺包膜尚未分离时,内镜可见一些纤维束相互分离,中间有脂肪和疏松的结缔组织。如遇到这种情况一定不能再切(图 8 –26)。

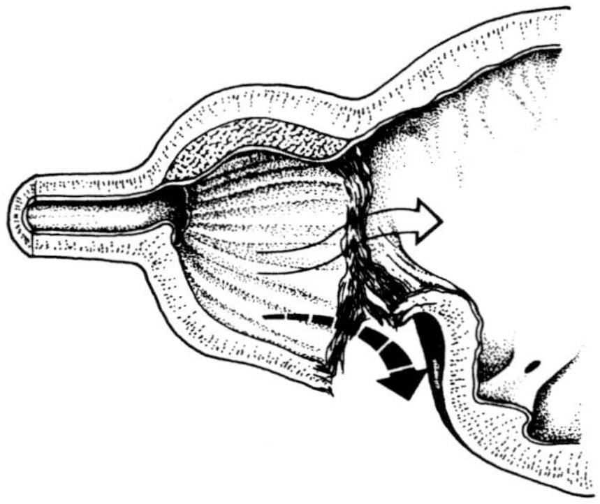

图 8 –26 术中三角区下穿孔。如在手术结束时发生,及时发现则不会不造成危害。如定向不清,也可能误入三角区下方。

三角区和前列腺窝完全分离常不易看出。内括约肌的纤维收缩,三角区向上(腹侧)抬高,前列腺窝与三角区之间形成一个不同深度的裂缝。通常此裂缝在膀胱颈下方,仅数毫米长,有时内镜下可能看不到底。此腔内衬有脂肪组织和纤细的蛛网状结缔组织。

在这种情况下,插入导尿管可能会有一定困难。插入后不要像一般术后第二天即可去除尿管,需要多放置几天。即使原来没有尿路感染也要应用抗生素。一般不需要腹部手术处理。如果以后再次对这种患者进行内镜检查或尿道膀胱造影检查,和正常 TUR 术后相比看不出差别。

发生膀胱颈与三角区分离后,如术者没有经验,迷失方向,想进入膀胱时常将切除镜向前推,而不是从假道中向后撤,这样切除镜即进入三角区下方。

此时内镜的表现常不易看出,有经验的术者会尽快将切除镜恢复到正常位置,而不需要耗费时间来观察腔内情况。应尽快妥善止血并结束手术。腔内所能看到的常是一些脂肪组织和蛛网状的结构。严重出血者罕见。

处理这种情况无一定常规,最重要的是在前列腺窝内观察穿孔的情况并进行妥善止血。灌洗的压力越小越好,要勤排空膀胱,保持膀胱内处于一种低压状态。

插入导尿管可能会有困难。确有困难时可在直视下将切除镜插入膀胱,取出操作支架,插入导尿管,再取出镜鞘。

这种损伤不需要缝合,常可自愈。

五、前列腺包膜穿孔

前面所说内括约肌损伤与穿入三角区下方,实际上涉及前列腺包膜邻近膀胱的部分,也是最容易发生意外损伤的部位。采用开放手术剜除前列腺腺瘤时,剜除腺瘤的形状可以理解为以前列腺窝(圆球形)为模具铸造而成。采用 TURP 手术方法,从前列腺窝内清除增生组织时应当注意这一点。处理不好就会穿破包膜造成灌洗液外渗或难以控制的静脉窦出血。

一些经尿道手术的权威较一致的意见是:TURP 应当是像开放手术一样完全清除增生组织,否则将难以取得满意的效果。追求完美的高质量的手术,必不可少的操作是设法清除外科包膜内的增生组织。基本原则正如 Nesbit 所说的"像用小勺从苹果皮里面挖果肉一样"。按照 Page(1980)的观察,增生组织周围的外科包膜与解剖学包膜实际上很薄,不超过 0.2 ~0.3mm。切割环常为 0.4mm,所以很难做到恰到好处,既完全清除了增生组织,又不损伤包膜。Blandy(1983)提出可在包膜内留一薄层增生组织。除极个别情况外,挖出一条"小水沟"的想法不是从事经尿道手术的泌尿外科医生的观点。完美的手术意味着可靠的疗效。

为了在整个前列腺窝把包膜都暴露出来,损伤包膜的机会就会多一些。有时可以看到有的部位纤维变细,相互分离。在切断一条大的包膜动脉进行凝固时,可以看到类似情况。邻近前列腺包膜外缘,纤维即相互分离。透过很细的蜘蛛网一样的纤维,可以看到前列腺周围的脂肪。这种表现较典型,说明有先兆穿孔。

这种情况较常见,在临床上并不会造成影响,这一点如做膀胱造影可以证实。只要术中灌洗液压力不超过60cmH_2O,就不会有外渗。当然,如发现包膜有先兆穿孔,应注意不要使灌洗液压力过高,在吸出组织碎片时也要注意。只有在有较大动脉出血时才有必要暂时增加灌洗液压力。止血后应将灌洗液容器降至原来高度。

术后处理可按常规进行,无感染的患者不需要给予抗生素。如止血满意,术后第二天即可去除导尿管。

如果损伤过深已经看不到“蜘蛛网”,在穿孔处则可以清楚地看到脂肪组织。但此脂肪组织牢固地覆盖穿孔,即使是用灌洗液的水流对着穿孔处喷射,脂肪组织仍黏附在穿孔处,但看不出外渗。有人称之为有覆盖的穿孔,也就是说尚未形成游离穿孔。

这种情况的影响基本上和先兆穿孔相同。应当降低灌洗压,不使膀胱过度充盈。排出膀胱内碎块时不要用暴力挤压,最好尽快结束手术。如在手术初期发生这种情况,初学者最好先仔细止血,然后结束手术。技术熟练的医生可以谨慎地继续手术,但要反复观察穿孔处,确定脂肪组织仍堵在穿孔处。

大片较深的包膜游离穿孔需要紧急处理。最多见的部位经常是在靠近膀胱出口处。

六、直肠损伤

这种损伤罕有文献报道。Neal(1997)统计英国TURP 4226例,在手术室发生直肠穿破者13例,占0.25%。他并没有具体说明是插入内镜时穿入直肠或者电切时穿破直肠。几十年来,我国文献中膀胱镜穿入直肠者偶有报道。术前对所存在的巨大中叶不了解,在插入内镜时有可能穿入中叶内,从中叶后进入三角区下方,也可以穿入直肠。如发生在体质条件差的老年患者,这是一种难以处理且后果严重的意外损伤。初学者应当有充分认识,避免这种情况的发生。

切除靠背侧的增生组织时,直肠内的手指有两种用途:一是帮助了解剩余增生组织的多少;二是可以将不易切的组织前推,以便于切除。这种作法具有一定的危险性,有可能切透直肠,形成膀胱直肠瘘(Baumrucket, 1968)。

七、外括约肌损伤

Hotgrewe(1989)统计美国TURP术后尿失禁需用阴茎夹或集尿袋者占3.3%。我院自1979年以来做TURP 1000余例,无一例发生此种并发症。曾见到2例在其他医院手术者,属外括约肌损伤者1例。

关于这种损伤的发生率,文献中尚无精确资料。如在某一医院经常出现术后尿失禁,则应对手术技术进行全面检查,因为有些术后尿失禁并不是由于切断了外括约肌。明确诊断应进行内镜检查和尿动力学检查。带套囊的止血导尿管在前列腺窝中长时间压迫,可使外括约肌的收缩力受到永久性损害。前列腺癌侵及括约肌也会造成其收缩功能障碍。严重的脑血管病患者,膀胱控制力不好,但不是医源性的。在一些病例中,术前谈话时应向患者或其亲属说明尿失禁的可能与危险。

从解剖学上看,外括约肌并不是一个很局限的收缩环,而是一个有相当长度的肌肉性管道,主要是由平滑肌构成,对静电刺激也有反应。这些纤维一直延续到前列腺包膜。

曾经碰到过这种损伤的医生都会熟悉其解剖学改变。经常是在精阜旁被切开,一直延伸至精阜远侧,而精阜仍存在。以后这一部位被瘢痕组织取代,内镜下可以看到组织变形。如用静电刺激可以看到收缩无力,或根本不收缩。作者所见的1例患者外括约肌被切断的部位在右前方,相当于10点位置,此处成一缺损的豁口敞开,精阜完好。

如术中发现有外括约肌损伤,术后最好不要用带套囊的止血导尿管压迫前列腺窝,因为这样会使受损伤的膜部尿道在扩张的状态下愈合,增加术后尿失禁的危险。导尿管应保留至出血停止。精阜远侧尿道损伤并不一定会发生尿失禁,一般是把精阜定为TURP手术的远侧界限。

精阜的形状呈椭圆形,顶部是前列腺囊,外接尿道嵴。有些病例手术止于精阜,外侧仍有相当多增生的侧叶组织残留。我们的经验是手术野止于精阜与尿道嵴相交界处是安全的。这样既不会发生尿失禁,又能排尿通畅。如果外侧仍有侧叶残留,可不予处理。我们的常规做法是手术野不是止于精阜内侧缘或中部,而是止于其外侧缘,所做千余例手术均无尿失禁者。

经尿道造影和尿动力学检查,尿失禁可分为轻度失禁、压力性失禁和完全失禁三类。轻度失禁常能自行好转,临床表现为站起、坐下或其他体位改变时有不自主的排尿,咳嗽或打喷嚏时无失禁。内镜检查看不到有损伤。膀胱尿道造影前尿道充盈很好,括约肌部位也可以看到正常的缩窄。一般预后良好,多能逐渐恢复,常不需要药物治疗。长期坚持肛门括约肌收缩锻炼有助于早日恢复。

压力性尿失禁的外括约肌损伤会更严重一些。咳嗽、负重或打喷嚏均可有尿液排出,需要有意识地控制排尿或中止排尿。仰卧位排尿控制力完好,疲劳后尿失禁会加重。膀胱尿道造影几乎正常,外括约肌处可见明显缩窄。应坚持长期肛门括约肌锻炼。用士的宁酸衍生物一类药物治疗,可有较好的疗效。

电切术后发生完全性尿失禁者极为罕见。有些患者卧床时有排尿控制力,站起来尿即流出,不能有意识地中止排尿,需用阴茎夹或积尿袋。仰卧时膀胱中可以存尿,一般不超过 50 ~ 80mL。膀胱尿道造影在外括约肌处看不到狭窄。药物治疗多无效,除手术治疗外症状一般不会改善。用阴茎夹或积尿袋是最简单的姑息性措施,也有人用 Teflon 糊剂注射在外括约肌处来治疗这种情况。

尿失禁是患者最苦恼的一种术后并发症。往往要经过很多泌尿外科医生的检查与会诊,治疗很困难,有时会导致法律纠纷。在切除前列腺尖部组织时,要特别警惕括约肌损伤的危险。术前向患者及家属交代问题时,要说明这一并发症的可能性。

八、尿道损伤

尿道损伤的后果是尿道狭窄。经尿道手术医生的经验越丰富,就越能理解轻柔操作不损伤尿道的重要性。要避免 TUR 术后尿道狭窄的问题,就要从避免尿道损伤开始。这种损伤可发生在外口处、悬垂部或膜部尿道。尿道损伤的原因经常是由于尿道的口径不够大,强行插入内镜所致。克服内镜插入困难首先要解决尿道口径小的问题。可在直视下尿道内切开或用 Otis 尿道刀做尿道切开,也可以用尿道探子做尿道扩张。尿道扩张和强行插入切除镜并不一样。强行插入时,尽管已经装上了闭孔器,但实际上镜鞘末端并不那么光滑。在插入后常有大片尿道黏膜被刮掉,在取去闭孔器换上操作支架时可以看到被刮下来的黏膜,这样就有尿道狭窄的可能。在悬垂部尿道不够宽敞、阴茎悬韧带太短、前列腺太大时,Nesbit 主张用会阴部尿道切开做 TURP,以避免尿道损伤。

此外,还有一种损伤不属于尿道口径不够大。在球部与膜部尿道交界处,有些患者后方较松弛,插入导尿管困难的原因是不进入膜部,而进入此松弛部,这时要用手托一下会阴部才可以进入膜部。内镜插入也是如此,如施用暴力可在会阴部形成假道。初学者内镜插入有困难时,应让有经验的医生处理。国际上一些著名厂家的切除镜都有与之相配的观察用闭孔器(Visual Obturator),但很少有人买,经销商并未推荐作为常规部件,实际上应当看作是一个必不可少的配件。我们一直在使用,效果很好,特别是在内镜插入有困难时,利用它在直视下插入。

本节所述各种并发症的发生率并不高,但如果有发生,后果常较为严重。国内十几年的经验表明,初学者手术并发症可能较多一些,学员与导师都要有所注意。

(翟兴龙)

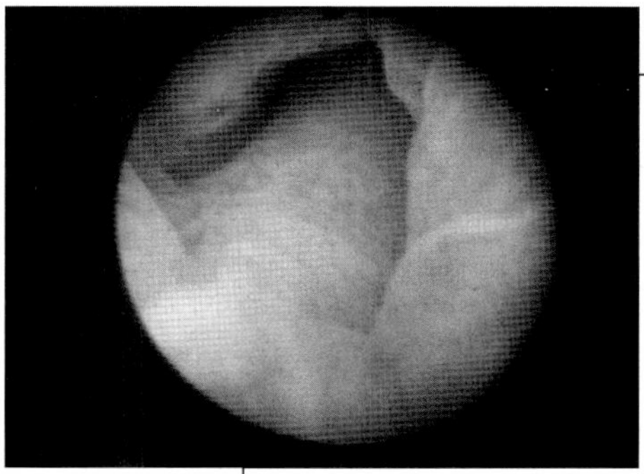

第九章

止血方法

在各种手术中，TURP 的技术难度最大。所谓技术难度大是多方面的，其中止血方法尤为重要。该手术对象常为老年患者，如失血量大，影响循环系统的稳定，则直接威胁患者的安全。

第一节　TURP 手术时的血液丢失

一、测定失血量的意义

测定失血量与估计失血量不同。经验证明，估计失血量是不可靠的，其与实际失血量可有很大差别。与开放手术相比，TURP 手术中收集灌洗液测定失血量要方便得多。失血量测定的结果是临床处理的重要依据，它使术者与麻醉师心中有数，便于及时采取必要的治疗措施。

每切除 1g 组织的失血量因人而异。一般来说，术者技术水平高，患者失血量少，初学者失血多。瑞典 Levim 等(1981)报道的失血量为 15mL。他认为如血库条件好，随时能合血，术者有一定经验，估计前列腺在 30g 以下者，术前可不必配血；估计前列腺在 30~70g 者约需 2 个血；70g 以上者，可能需要 4 个血。美国 Mayo 医院的 Greene 曾报道，每切除 1g 腺瘤组织，失血为 9.5mL；但如果手术由住院医师操作，每 1g 组织失血则为 13.5mL。韩树楠的经验(1997)为：开展工作初期，100 例手术中需输血者 30 例，最近 100 例中仅有 6 例输血。我院最近统计近 70 例 80 岁以上老年患者的手术失血量，平均每克组织失血量为 9.7mL。文献报道多为开展工作时间较长、技术水平较高的单位。初学者的失血量经常会超过每克 20mL。如果你的手术室不常规做失血量测定，而是靠观察收集灌洗液桶中的颜色，则不可能做出准确的判断。在倒掉灌洗液收集标本时，如有一些血块夹杂其中，说明失血量偏大。一名技术熟练的手术者，标本中很少混杂有血块。将桶中的灌洗液混匀，用小瓶取样，可大致了解失血量多少，但最可靠的方法还是进行失血量测定。此项工作可在临床化验室做，也可以在手术室进行。以下介绍我院所用失血量测定法。

二、失血量测定法

1. 仪器与试剂

所用仪器为天津市自动化仪表六厂生产的 HM 血红蛋白计(图 9－1)。文齐浓缩液为中国医学科学院血液病研究所生产，使用时加 50 倍蒸馏水。

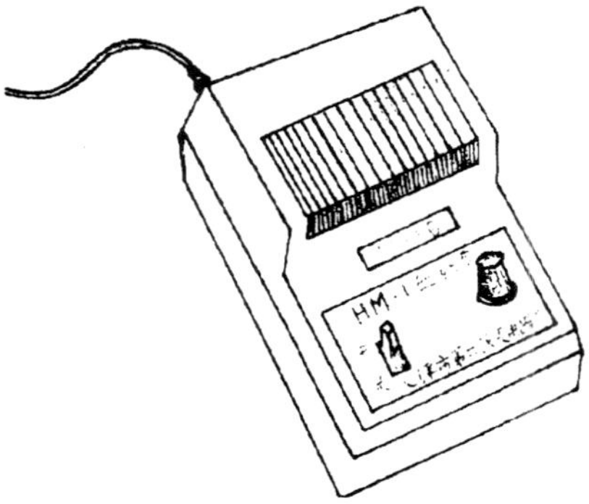

图 9－1　HM 血红蛋白计。

2. 基本原理

氰化高铁血红蛋白溶液，或含有氰化物溶血剂的血红蛋白溶液，吸收光谱在波长 540nm 处有一吸收峰。该仪器就是根据溶液对 540nm 单色光的吸收来测定血红蛋白浓度的。

仪器中含有 540nm 的光束，通过装有蒸馏水或文齐液的比色杯时，光能的一小部分被吸收，电子线路系统即能测量所透过的光能大小。此时通过调整零复位旋钮，固定仪器的“零”电平，接着让此同一光束通过盛有稀释血样的比色杯，更多的光能被吸收。

电子模拟计算装置根据两次所检测的透过光强之比，通过 A/D 转换器将血红蛋白量显示为一个数值。

3. 具体步骤(图 9－2)

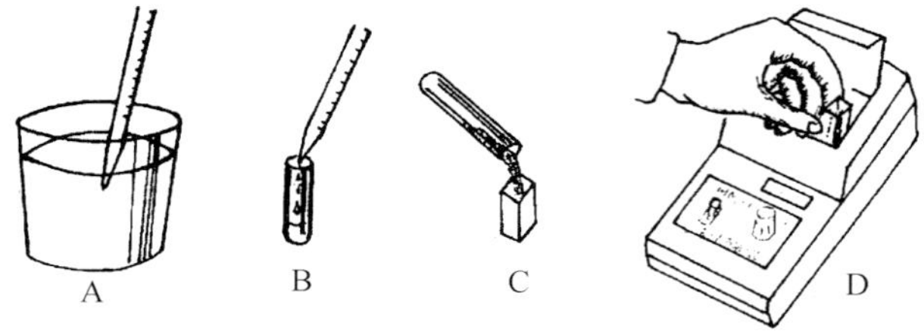

图 9－2 失血量测定法。(A)吸取样品 0.1mL。(B)加入 2.5mL 文齐液中。(C)倒入专用比色杯。(D)放入比色室，盖严盖子；仪器显示 10L 灌洗液所含血色素的克数。

仪器接通电源后，先按规定程序调好零点，即可开始检测。

将收集于桶中的灌洗液搅匀。如在手术室检测，可直接用吸管取样检测；如送临床实验室检测，可用一小玻璃瓶取样后送实验室。样品混匀后，用吸管吸取 0.1mL，加入 2.5mL 文齐血红蛋白稀释液中混匀，放置 10～15 分钟后比色。将此稀释血样倒入专用比色杯中，放入比色室，盖严盖子，仪器所显示的稳定值则为 10L 灌洗液中所含血色素的克数，如为 30 即说明 10 000mL 灌洗液中含血红蛋白 30g。再根据术前患者血色素推算出失血量。如桶内收集的灌洗液不是 10 000mL，而是 >10 000mL 或 <10 000mL，则将仪器所显示的数值乘以灌洗液量(每 10 000mL 为1，1000mL为 0.1)。

例如，标本为三份，第一份 12 500mL，第二份 11 000mL，第三份 6000mL。测出所含血色素分别为 28.5g/10 000mL、18.6g/10 000mL 和 15g/10 000mL。实际三桶内血色素的含量应为：28.5 ×1.25、18.6 × 1.1、15 ×0.6，亦即 35.63g、20.46g、9g。合计约为 65.1g。如患者术前血色素为 13g/dL，则说明此次手术中患者失血约为 490mL。

此法简单易行，精密度高，误差 <0.2%。但要注意，留取样品与吸取样品加入文齐液中时都必须混匀。吸取 0.1mL 样品时，量要准确。

检验技术发展很快，用氰化高铁法测定血红蛋白的方法应用很广。大家可以应用我们的方法，也可以与实验室技术人员合作设计出自己的方法。

三、失血

陈斌等(2013)所用术中失血量测定法是：术前查血红蛋白。在冲洗液收集桶中加入 50 000 单位肝素以防止血块形成，术后搅拌冲洗液，采用美国 STKS 血常规测定仪测定血红蛋白浓度。术中出血 =(冲洗液总量 × 冲洗液血红蛋白浓度)/术前血红蛋白浓度。目前国际上常用的说明围术期失血量的指标是手术前后 Hgb，它是一项必不可少的数据。如果较术前低 1g，失血大约 400mL。富崴等(2017)报道 TURP 115 例，平均失血 240mL，每分钟平均失血 5mL，每切除 1g 组织失血 11mL。

第二节　动脉出血

一、概念

在 TURP 手术过程中，切除和止血应当同时进行。任何动脉被切断后，均应尽快予以凝固。动脉出血的速度会大大超过一般输血的速度。在进行开放手术时，应先处理小动脉出血，再继续进行下一步工作。TUR 手术也应如此，而不能一处未妥善处理就切另一处，最后造成多处出血。术者会因此精神紧张、忙乱，难于控制局面。在 1997 年海峡两岸泌尿科学术研讨会上，韩树楠在讨论减少 TURP 手术出血的经验时指出，要经常观察冲洗液颜色的深浅，及时找寻出血点并充分止血，这点十分重要。TURP 手术中动脉出血必须迅速给予控制，短时间灌洗液可以血色重，不应当允许相当长时间的血色重。每克组织失血量多少是衡量一名 TUR 医生水平的标准之一。

1930 年前后 TURP 在美国已很盛行，1940 年后，一些对此项技术有杰出贡献的专家已经具备相当高的技术水平。今天，我们和他们相比条件要优越得多。当年用小灯泡照明，亮度差；电刀很笨重，性能也不如今天的好。就止血这一问题来看，设备照明好、视野清晰、电刀好用、灌洗装置好用，都增加了止血的便利性。从最初开展工作直到今天，我们不曾有一例因手术中发生不能控制的出血而开腹止血者。差别只是一些具体情况的处理上，有经验的人处理起来会相对容易一些，初学者会稍有难度。外科手术也是同样的道理，经尿道手术也是如此。要严格要求，仔细推敲，反复体会一些操作，才能达到较高水平。

二、有关解剖学

如遇较大的增生腺瘤，一条小动脉多次被切断要多次电凝，手术时间就要延长。这里介绍有关解剖学研究前列腺局部血液供应情况，就是为了按照血管的分布，合理地设计手术步骤。在这一方面，Flocks 的工作很有参考价值。他的方法是先将尸体膀胱血管用硫酸钡溶液灌注，经乙醇脱水，然后在水杨酸甲酯中使之显示出来。这种方法不同于放射学检查方法，它能给你一种立体的概念。

Flocks 的结论如下（图 9－3 和图 9－4）：①前列腺有两组动脉供应；②外组（包膜组）主要供给包膜；③内组（尿道组）供给腺体，并和腺瘤一同增大；④动脉在膀胱前列腺交界处穿入所供应的组织；⑤按钟表标度盘来说，动脉在两侧的穿入点位于 1 点与 5 点和 11 点与 7 点之间；⑥进入腺体后，尿道组血管先向内，而后转向远侧，大致与尿道并行。

术中观察经常可以证实这些情况，但动脉供应的

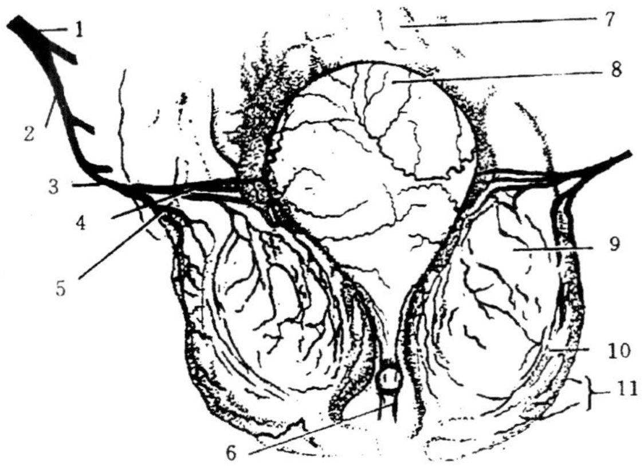

图 9－3　前列腺的动脉来自膀胱下动脉，进入膀胱前列腺交界处，分为外部包膜组分支与内部尿道组分支。尿道组分支供应腺瘤。最大的分支常在前列腺窝近侧，靠近内括约肌处。1，髂骨动脉；2，膀胱下动脉；3，前列腺动脉；4，尿道组分支；5，包膜组分支；6，精阜；7，膀胱；8，增生的中叶；9，增生的侧叶；10，外科包膜；11，来自痔中与阴部动脉的一些小分支。

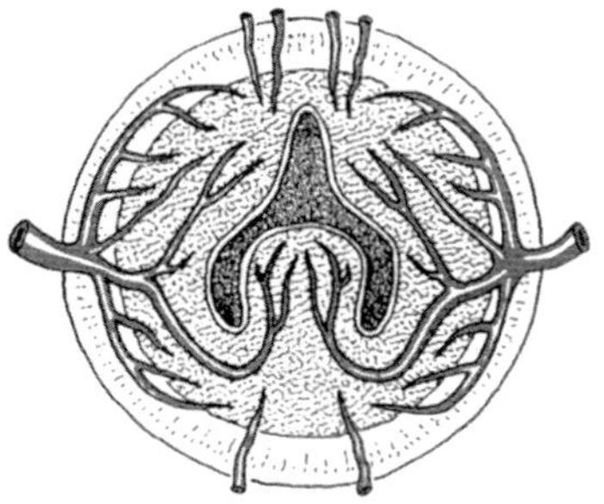

图 9－4　前列腺血管供应示意图。血管呈放射状排列，多数动脉在 3 点至 5 点处，7 点至 9 点处常有一些较大的分支，12 点与 6 点处有一些小分支。

情况变化很大。在腹侧经常也能碰到一些血管，有时可以相当大。Mitchell（1972）发现了这种情况。Hayek 也发现有一些血管来自阴部内动脉，由腹侧穿入。在精阜两侧也能碰到一些小血管。

在前列腺窝底部也有动脉供应，但这些血管一般口径都不太大。

三、符合解剖学的手术方法

早期切断动脉供应的手术方法有两种，即 Nesbit 法及 Alcock 和 Flocks 的方法。

1. Nesbit 法

从解剖学来看，Nesbit 的方法是最合理的。他的想法是先切断腺瘤的动脉供应。在靠近包膜处切出一条沟，以切断增生组织的全部血运，这样再切除增生组织则很少失血（图 9－5）。

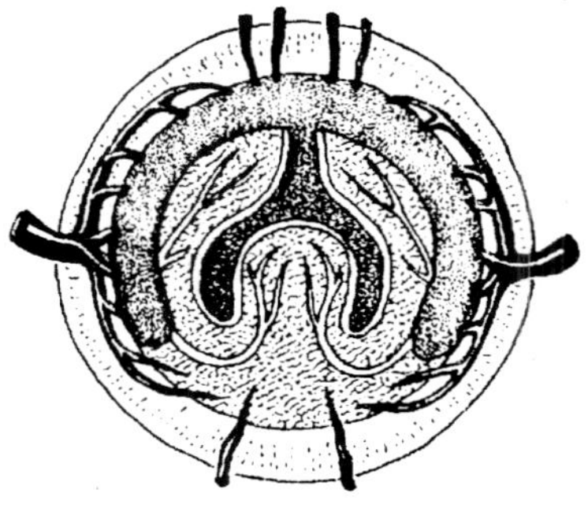

图 9－5　用 Nesbit 法切除前列腺时先在腺瘤与包膜间做沟，切断腺瘤大部血运，再切除这些组织，失血即很少。

2. Alcock 和 Flocks 的方法

这种方法也许并不很合理。他们是在 3 点与 9 点处先切一条深沟槽，在这两处常可遇到较大血管。因并非全部血管均被切断，在进行切除时不像前一种方法手术野失血那么少。

3. 其他方法

所有其他方法都是先切除中心部位一块圆锥形的组织，暴露内括约肌和它远侧的一些邻近组织，这样在早期就会碰到一些营养血管。从早期切断营养血管这一点来说，Nesbit 法无疑是最合理的。其他一些先暴露内括约肌和邻近远侧组织的方法也可以较早地切断一些主要动脉。

中叶的血管多是从外向内，很少例外。在切除较大的中叶时，先在侧叶与中叶之间做沟，切断供应中叶的血管，这已经是常用的方法。在供应中叶的主要血管被切断后，再切除中叶仅会发现少数不大的血管从背侧经括约肌进入中叶（图 9－6）。

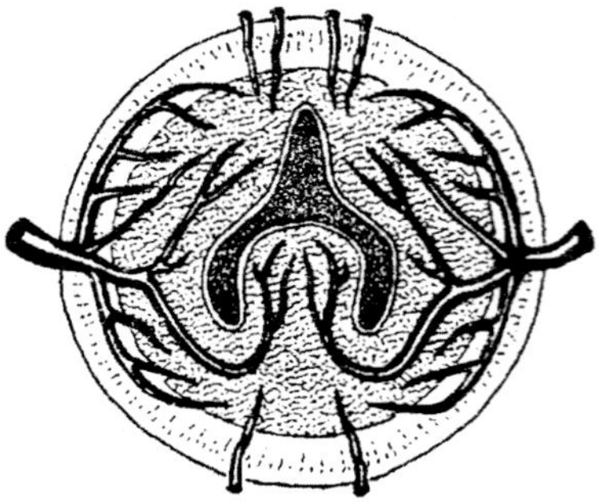

图9-6 切除中叶时先在中叶与侧叶之间切出一沟槽，中叶即大部失去血运。

切除先从一侧开始，使沟深至内括约肌。在外侧靠近侧叶的基部就会切断一条或更多的血管，应立即予以凝固。对侧同样操作。以后再切除中叶腺瘤，就不会有太多出血。

四、寻找出血点

手术过程中要止血必须先看到出血点。这里介绍一些寻找出血点的方法。早年一些经尿道手术的先驱者在他们的专著中仅简要提到寻找与控制动脉出血的方法（Nesbit，1943；Barnes，1943），可能在他们看来不存在什么问题，但对初学者则是首要的一项技术。因为当手术野动脉被切断，出血很猛，视野一片红时，如术者惊慌失措，最后可能只好改为开放手术。

现代内镜视野宽大、清晰，有一定基础的泌尿科医生较容易定向。如因止血不满意，失去定向力，手术则难以进行下去。Neal（1997）统计英国的情况，在4226次TURP手术中，因出血停止手术者38例（0.9%），采用前列腺窝填塞处理者20例（0.5%），改为开放手术者10例（0.2%）。这说明术中止血对初学者来说是一个十分重要的问题。第一步是找到出血点，看清出血点后再止血。

即使是有一定经验的手术者，术前与家属谈话时，说明TURP手术中存在改为开放手术的可能性也是必要的。

Mauermayer所在的慕尼黑泌尿科医院每年要做500～600次电切手术，他认为每个动脉出血点都必须看清楚，并及时予以凝固。找到出血处有时易，有时难，有多种因素要注意。要有一定耐心，经过多次手术的实际操作，水平会逐步提高。极少数患者需要做膀胱切开进行止血。

五、找到出血点的一些重要条件

1. 好用的切除镜

切除镜有很多不同的品牌，每种切除镜的设计有它自己的特点，使用方法也不一样。切割性能与止血性能是切除镜与高频电刀的综合作用。国际上一些著名厂家的产品经久耐用，十分可靠。对新的品牌或产品最好是先试用一段时间再买。在有一条较大的动脉被切断后，能不能加大灌洗液流量，保持视野清楚，也是好切除镜的条件之一。

2. 熟练的TUR手术技巧

手术技巧的训练需要一定时间。随着技术水平不断提高，一个动脉出血点最初需要20秒才能控制，以后可能只要2～3秒即可。下述一些问题尤应注意。

（1）保持切除区视野清晰。如果切除区不规则，凹凸不平，血管则不易发现；创面越光滑，越易看清楚喷血的血管，也便于处理。手术创面较平整，不是凹凸不平，有利于止血，也是手术质量的标准之一。

（2）手术逐步推进。不太大的小范围的切除区比整个前列腺窝都是出血的创面易于控制。所以手术分步骤进行不仅有利于定向，也便于止血。每切除一个部位后，如坚持完善止血，则不会出现严重问题。在继续切的部位即使是发生大出血，在很小的范围内找出血点也比较容易。

（3）灌洗液的流速。要注意使灌洗液的流速和出血的速度相配合。一般著名厂家的切除镜都能有较大的灌洗液流速。不需要在无明显出血时也放开最大流量。大流量有两个缺点：一是浪费灌洗液；二是膀胱很快充胀，必须排空膀胱，这样用于手术操作的时间就减少。小动脉出血不需要大流速，较大的动脉出血则常需要放开最大的流速。手术者在手术中两手配合操作，左手应当根据手术需要，随时调节灌洗液的流速。

如靠近一个小点，用大小不同的流速注意观察，就能看出流速与出血量之间的关系（图9-7）。流速小，视野一片红，无法看到出血的部位；略增加流速，就能看到出血点及其喷出的血流；流速再增加，血流就有被冲倒的趋势，但仍能看到出血点的部位。

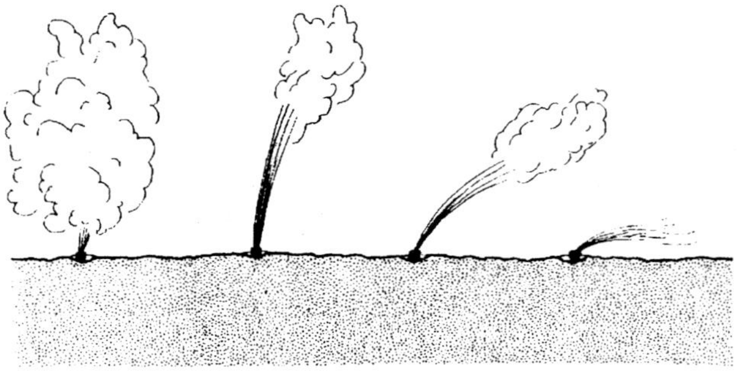

图9-7 灌洗液流量对视野的影响。从左至右灌洗液流量从小到大，说明太大或太小都不利于找到出血点。

要看清静脉出血点和一些小的出血点，应将流速减慢，有时可能需要减慢到几乎要停止的程度。只有这样，膀胱肿瘤切除后才能看到周围创缘的黏膜下小静脉和前列腺窝创面近侧、远侧创缘的黏膜下小静脉。只要用凝固电流轻轻碰一下，问题就可以解决，这对减少术后出血是很有意义的。这些小的出血点如果很多，术后出血也可能相当多。

(4)切除镜与切割环的位置。如前所述，每一种切除镜在显示出血点这一方面差别很大，术者必须熟悉自己的器械才能运用自如。在具体操作各种器械时可能存在差别，因此不宜笼统地说如何拿切除镜或切割环放在什么位置最合适等。对较大的动脉出血，有时切除镜要靠近创面才能看得清楚，有时可能要距出血点远一些才能看得清楚。切割环的位置也是如此，它也能对灌洗作用与视野清晰度有一定影响。

每种切除镜和切割环的最佳位置需要术者自己来体会。术者可以有意识地改变位置，逐渐获得经验，止血技术也会逐渐提高。

(5)立即闭合所有动脉出血点。有些泌尿科医生是在手术进行一个阶段后才进行止血，这种方法是错误的。经尿道手术应和开放手术一样，基本原则也是一旦出血应立即止住。在进行肾盂切开取石术时，没有哪一名泌尿科医生会在手术结束后才控制肌肉组织中的出血。每次手术都必须坚持立即控制动脉出血的原则。

总之，立即止血具有多方面的优点和必要性：患者可以避免不必要的失血；减少出血，视野清晰度得以改善；失血量减少可避免在手术野与膀胱内形成血块，这样不仅有利于手术顺利进行，也便于定向；在大型腺瘤，很多小血管的少量出血加起来失血量也可以相当大，同样有必要立即止血。

有人认为对每一个动脉都进行止血太耗费时间，实际上并非如此。在血管被切断时，出血很明显，可立即用切割环在出血处进行凝固。整个过程仅用几秒钟时间，很少会影响手术进展。

此项原则有一种情况例外：如果为暴露某一部位的包膜，需要连续切几下，而一开始切浅层就碰到一动脉，此时应继续切，一直到包膜，在动脉的主干处进行凝固。没有经验的手术者不要应用这种方法，因其对判断是否已切至包膜可能会有困难，此时以即刻凝固被切断的血管为妥。但是，以后可能需要再次切断和再次凝固。

六、找到出血点的一些注意事项

一条小动脉被切断后，视野会立即变红，仔细寻找即可很快找到出血点，有时可以看到血管腔。经常是看到一股血喷出来，且随着心律呈搏动性喷射。小血管细些，大血管粗些。

最简单的情况是出血点和血流都能看得很清楚，此时只需要将切割环压在血管断端处即可予以电凝。

如不能立即看到出血点，情况则较复杂。最根本的方法是根据出血的严重程度调节灌洗液流量，出血轻可将流量减小，出血重则将流量开大。将切除镜外撤至精阜处进行观察，按情况调节灌洗液流量，常有助于找到出血点。有经验的医生根据经验就能知道出血量的大小；初学者可将流量开至最大，找到出血点后再逐渐将流量减小。

寻找一般中等程度的动脉出血点，可将内镜撤至精阜处，根据出血轻重调节灌洗液流量，这样常能看到血流横穿前列腺窝。此血流出血管时较细，但逐渐变粗，所以最细处亦即出血点(图9-8)。

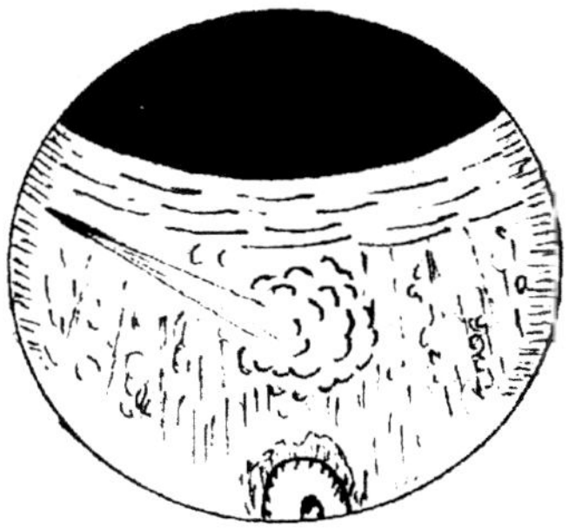

图9-8 从精阜处进行观察，调节灌洗液流量可以看到血柱最细处亦即出血点。

手术中血管被切断(除很小的血管外)，常能看到管腔。稍大一些的血管常略突出于周围创面，一方面是因为动脉壁较坚韧，另一方面也与动脉周围常有一层脂肪鞘有关。脂肪组织有一定活动余地，允许腺瘤和包膜组织稍后缩，较硬的血管即像树杈一样略突出于手术野的切面，动脉越小，突出越不明显。较大血管切面略呈卵圆形，小血管常呈圆形。

供应尿道部分的动脉的主干经常不只一支，有时一处有几条动脉同时被切断，此时一一进行处理要较处理一条大血管容易。

七、凝固血管的方法

大多数动脉出血点可用切割环进行止血。一般不需要更换电极，大多数TURP自始至终用一支切割

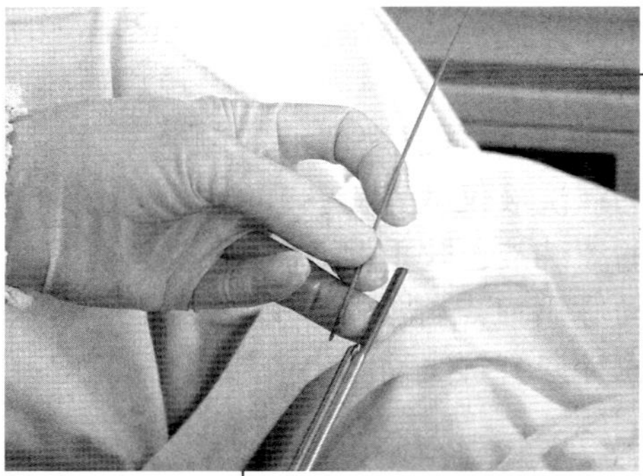

第十章

经尿道手术的麻醉

本章简要介绍与经尿道手术(TUR)直接相关的麻醉问题。

一、术前准备

TUR 的患者多为老年人,我们做 TUR 的患者 80 岁以上者约占 15%,年龄最大为 106 岁。患者术前大多有各种并存病,尤其是内科疾病,这就要求泌尿科医生与麻醉科医生掌握更多的老年病知识,工作中紧密配合。

术前检查和术前准备在第五章已详细介绍,这里不再重复。一项基本原则是要让患者在最佳状态下接受手术。为消除患者的紧张情绪与恐惧心理,术前需做好充分的心理疏导与安慰。由于二氮䓬类与抗胆碱能类药物可能导致老年患者术后谵妄,所以术前用药可不列为常规。麻醉医生可根据患者及麻醉情况而定。

一般术前用药可选安定 5 ~ 10mg、阿托品 0.5 ~ 1mg。术前半小时肌内注射。也可根据具体情况及麻醉医生对药物的熟悉程度选用适合的术前药物。

二、麻醉的选择

TUR 可选腰麻、硬膜外麻醉、腰椎和硬膜外麻醉联合、骶管麻醉。不适宜做椎管内麻醉的患者可选全麻。由于腰麻所需费用少、操作简单、起效快、阻滞完全、效果确切、肌松充分、患者神志清醒,可及时发现并处理相关并发症及麻醉意外,因此是 TUR 最常用的麻醉方法。老年人选腰麻平面一定不能太高,要控制在 T10 以下:T10 以下麻醉相对安全,并发症相对较少;超过 T10 麻醉并发症相对较多,危险增加。

由于各种神经纤维粗细不同,对麻醉剂的反应与麻醉效果也有差别。运动神经纤维有髓鞘,较粗,所需麻醉剂浓度较高,诱导时间亦稍长。麻醉剂从注射部位向两侧扩散,浓度渐低,直径最细的交感神经纤维阻滞平面最高,其次是感觉神经,运动神经阻滞平面最低。临床选择的麻醉平面一般是镇痛平面,交感神经的阻滞平面常高于此平面,运动神经的阻滞平面常低于此平面。这一差别可达 3 ~ 4 个椎体。

常用的局麻药有普鲁卡因、丁卡因、罗哌卡因、丁哌卡因。由于普鲁卡因、地卡因为脂类局麻药,其过敏反应远高于其他酰胺类局麻药,目前临床已很少使用。我们常用的局麻药有 0.75% 的丁哌卡因,剂量 7.5 ~ 11.25mg(0.75% 的丁哌卡因 1 ~ 1.5mL 加 1/2 剂量 10% 的葡萄糖成重比重);1% 的盐酸罗哌卡因 10 ~ 15mg(1% 的盐酸罗哌卡因 1 ~ 1.5mL 加同等剂量 10% 的葡萄糖成重比重)。

由于腰麻是经尿道手术常用的麻醉方法且老年人行腰麻又有其自身特点,所以下面对腰麻做一重点介绍。其他麻醉方法,相关教科书都有详细介绍,这里不再赘述。

三、腰椎穿刺方法

腰椎穿刺的成败是腰麻能否成功的最重要一环。老年人常有骨质增生、韧带钙化,穿刺多较困难。假如一次简单的 TUR 手术半小时,一次困难的腰椎穿刺也许会用 1 小时。所以,认真推敲穿刺技术是必要的。穿刺成功并不是靠力气大,而是方法正确。

穿刺点常选第三、四腰椎间隙。如在两侧髂骨翼最高点之间连一直线,与脊柱中线的交叉点即为第四腰椎棘突或第三、四腰椎间隙。操作时,术者用与患者向上一侧同侧的手,四个手指扶患者髂骨翼处,拇指在中线处的位置即为第四腰椎棘突或第三、四腰椎间隙(图 10 - 1)。穿刺点的位置与穿刺方向必须十分准确,略有偏移,针尖到椎间孔时就可能距中心点较远。有些肥胖患者,很难摸清棘突与椎间隙。解决这一难题的办法是用拇指在中线旁触摸,而不是在中线摸。要用力重压,在椎间隙中线旁约 0.5cm 处常可触及一凹陷，这样即可准确地定出椎间隙，此处也为中线旁入路的穿刺点。

一般麻醉教科书所介绍的穿刺方法有两种：正入和侧入。我们发现正入法要通过棘上和棘间韧带，比较困难；侧入法穿刺点距中线1.5～2cm，穿刺深度难以预测，准确度差。我们常用的方法介于二者之间：既不是正入，也不是侧入，可称之为中线旁入路。穿刺点不像侧入距中线那么远，而是略偏离中线。这种方法穿刺方向斜度小，避开了棘上与棘间韧带，只需通过黄韧带，这样穿刺更加容易（图10－2和图10－3）。

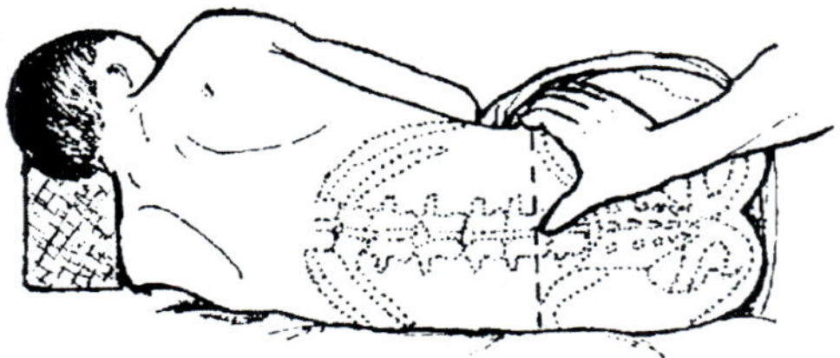

图10－1　患者体位与确定第三、四腰椎间隙的方法。

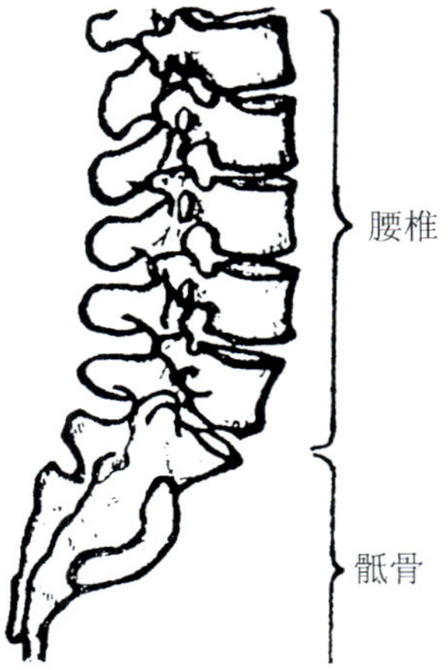

图10－2　腰骶椎侧位。最常用的穿刺点为四、五椎间隙。选准间隙垂直进针即为椎间孔。

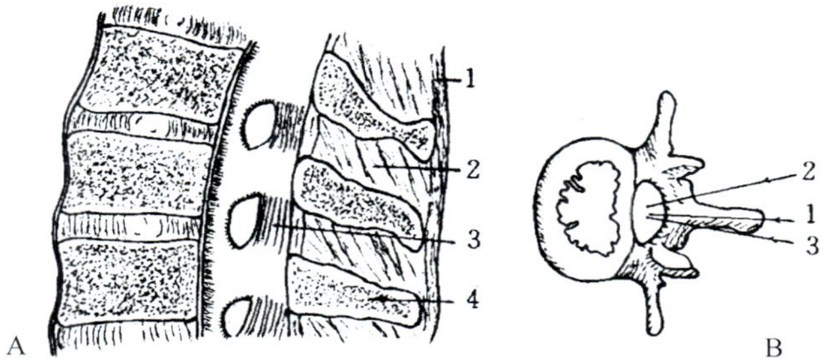

图10－3　（A）椎管纵剖面图：1，棘上韧带；2，棘间韧带；3，黄韧带；4，棘突。（B）示意图说明棘突、椎管、椎体之相互关系，以及直入（1）、侧入（2）、中线旁入路（3）的方向。

穿刺时患者取侧卧位，尽量低头，髋、膝关节屈曲使腰部后弯，背部与手术台沿靠齐并与台面垂直。否则体位不正，稍有误差，穿刺时针尖达椎间孔就可能偏离较远，导致穿刺失败。因此一定要注意：保持患者后背与手术台面垂直。

穿刺成败与术者的经验和水平密切相关。一次穿刺不成功的情况时有发生。此时，要将腰麻针拔至皮下，适当改变方向，再做第二次穿刺。不拔至皮下就改变方向会将腰麻针弄弯，甚至发生折针事故。更改穿刺方向前，应再次复查标志，确定上下或左右倾斜度，明确失败原因，予以纠正，这样成功概率可大大增加 。

穿刺成功后，将装有局麻药的注射器与穿刺针紧密连接。稍加回抽，脑脊液回流通畅，确保无误，即可注入麻醉剂。速度不宜过快，10～15秒注完。注速太快有两个问题：一是针尖处形成的漩涡会使麻药迅速扩散，导致麻醉平面过高；二是蛛网膜穿刺孔处会有短暂的相对高压，拔出穿刺针后将有较多药液及脑脊液外渗，术后容易头痛。这一点应予注意。

四、术中监测与并发症处理

如前所述，TUR患者多是一些有各种并存病，尤其是内科病的老人，应激能力差。低位腰麻虽对患者生理干扰不大，但毕竟有干扰。TUR本身也可出现一些并发症。所以术中需严密监测，以便及时发现、处理异常情况的发生。

术中监测包括呼吸、脉搏、血压、心电、血氧等。必要时可做中心静脉压、持续动脉压监测，全麻患者应做麻醉深度、呼气末二氧化碳监测以及定时血气分析。由于TUR对肌肉松弛要求不是很高，所以肌肉松弛监测可视情况而定。有条件者应做连续体温检测。体温的变化会对人体生理造成干扰，特别是低体温对老年人生理干扰尤甚，术中要注意保温。长时间手术者应注意检测血清钠，注意有无水中毒。失血量测定应作为TURP手术的一项常规。根据手术情况和相关规定决定是否输血。

椎管内麻醉常见的并发症主要有血压降低及心律减慢，这是由于交感神经被阻滞，副交感神经处于优势。排除诱因后对症处理即可。老年人补液应尽量做到等量、等速，以防止心脏负荷过重导致心力衰竭。老年人迷走神经张力高、心率慢，加之丁哌卡因的心毒性会加重心动过缓，除用阿托品治疗外，情况特别严重时可用脂肪乳静脉输入，以拮抗丁哌卡因的心毒性。

闭孔神经封闭不能防止 TUR 导致的下肢反射。是否发生反射完全取决于手术是否刺激了相关神经，一旦刺激到相关神经，再完全的神经阻滞也无济于事；刺激不到相关神经，不做阻滞也不会发生反射。因此，试图用闭孔神经封闭防止下肢反射是画蛇添足且徒劳无意的。

在 BPH 的各项手术方法中，TURP 仍被国际泌尿外科学界推举为“金标准”，这是因为它的疗效可靠、痛苦小、危险小，有些身体条件很差的老人仍可耐受手术。

尽管如此，围术期的各项措施必须加强。只有从严要求，一丝不苟，才能应对各种情况，提高手术质量，减少手术风险。

五、术后观察与并发症处理

手术结束并不意味着麻醉医生的工作结束，特别是短时手术，手术结束时麻醉作用尚在高峰，输液、输血与灌洗液吸收也达高峰。此时患者生理受干扰依然很重。麻醉作用下下肢血管扩张、自身调节功能尚未恢复，也许在截石位患者能代偿，血压稳定；但当放下双腿平卧后，由于物理学因素，血液动力受到干扰，患者血压随即下降。所以，手术结束后对患者的监护不能放松，而应加强。双下肢不能突然同时放下，应先缓慢放下一肢，再缓慢放下另一肢。搬患者上平车时要避免动作过猛，若不注意这种小的细节，则有可能导致严重后果。患者送回监护室时，麻醉师应当陪同，将术中情况向有关医护人员交代清楚。再次测血压、脉搏、心电、血氧饱和度等，直至患者各项生理指标持续正常平稳。

头痛是腰麻后最常见的并发症。老年人发病率稍低，有人统计约 2%。腰麻后头痛通常有两种情况：一是低颅压性头痛，多与蛛网膜穿刺孔脑脊液外漏有关。头痛常发生于后枕部，坐位、直立位加重，平卧缓解。处理方法：去枕平卧休息数日，多饮水，适量补液并对症治疗常可治愈。用细一些的腰穿针，针尖为锥形可减少此症发生。二是高颅压性头痛。此类头痛发生率较低，多与麻醉操作时消毒液、滑石粉、穿刺针、注射器的微粒子以及药液的酸碱进入蛛网膜下隙刺激大脑脉络丛导致脑脊液分泌增加有关。此种头痛与前者刚好相反，坐位或直立头痛减轻，平卧加重。处理也与前者相反，应控制饮水，适度利尿或脱水。休息时抬高头部并对症治疗也可治愈。

随着一次性医用耗材的使用及耗材质量的提高，这种高颅压性头痛在逐渐减少。

术后疼痛可使用自控镇痛泵。TUR 患者最好使用硬膜外镇痛泵，既可止痛又能防止膀胱痉挛。

（王宝洪）

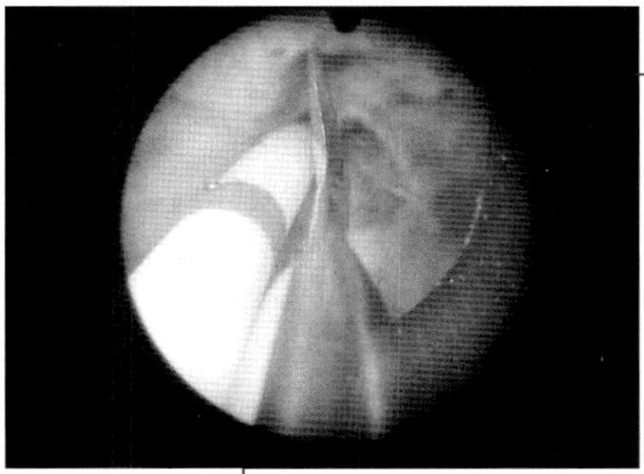

第十一章

传统单极经尿道前列腺切除术

传统单极经尿道前列腺切除术(TURP)在我国已应用近40年。其后相继有了双极等离子前列腺切除与剜除,以及各种激光的应用。我们一直是把TURP看作是前列腺手术的金标准。现在是否已被其他方法所取代? TURP培养术者在内镜下的基本定向能力和切割与止血。成为泌尿科医生内镜手术训练必不可少的基本功。双极手术基本操作和单极相同。有TURP的基础也有助于开展其他内镜微创手术。Stucki等(2015)在137例患者中对比单极与双极经尿道前列腺切除的疗效。单极67例、双极70例。围术期观察多项参数均无明显差别,但双极组膀胱颈狭窄发生较多(8.5%对0%,$P=0.02$)。术后随访1年,两组症状有同等改善。Hirike等(2015)有类似报道,590例患者分两组,两组各项参数均有明显改善。双极带尿管时间短一些,血色素下降较少。认为两种方法均安全有效。欧洲9个国家29家医院的291例患者(Bachmann等,2015)分两组,对比180W XPS绿激光汽化与TURP的效果。随访12个月,两组各项参数无统计学差别。无并发症者绿激光XPS为84.6%;TURP为80.5%,说明效果相似。

第一节　手术器械的准备

每次手术时,手术器械的准备可能有些差别,应包括常规使用的器械与解决某种具体情况所需要的器械(图11-1)。

我们常规使用的器械包括:

1. Wolf公司25°内镜或Storz公司30°内镜。

2. 15.5F或16F膀胱镜鞘与镜桥。

3. 26F连续灌洗电切镜,包括内鞘、外鞘与可旋转接口。患者尿道若够宽可用连续灌洗,否则只能用24F内鞘做间断灌洗。没有连续灌洗镜者也可以准备24F与26F间断灌洗镜鞘,手术时按患者尿道的口径选择26F或24F镜鞘。

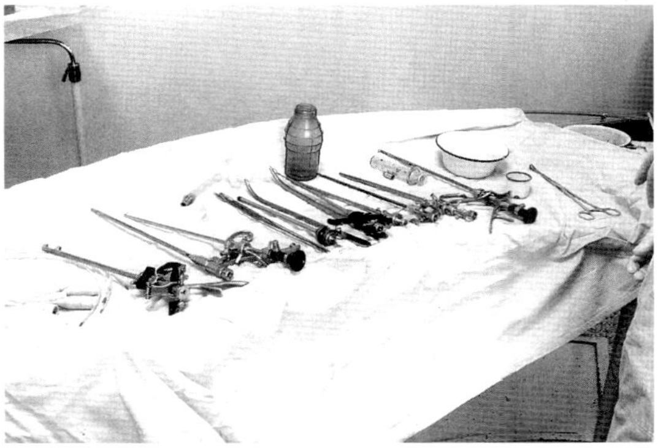

图11-1　手术台上器械的摆放。从左向右依次为液电碎石电极、大力碎石钳、冲压机式碎石钳、Wolf 25°内镜、数种常用切割环、26F连续灌洗镜鞘,以及24F、26F、28F尿道扩张器、15.5F膀胱镜鞘、灌洗瓶与接头等。

4. 操作支架。

5. 各种电切环与汽化电极,包括粗、细、汽切、汽化、刀形电极等。

6. 清除组织碎块用软塑料灌洗瓶或Ellik排空器,如合并有膀胱结石,手术台上应有冲压机式碎石机或大力碎石钳、液电碎石或弹道碎石装置。多数结石机械碎石很方便。过大结石可用液电或弹道碎石。

7. 导光束。

8. 高频电刀导线。

9. 灌洗液所用注水管(一次性使用)。

上述2~4项我们习惯用浸泡消毒,其余用甲醛蒸汽消毒。

手术开始前还要检查一下器械是否好用。将内镜、操作支架、电切环装好,插入镜鞘。看一下切割环与镜鞘喙部的关系。正常情况下切割环可缩回镜鞘喙部,如距离远术中可能出现组织块不能切除,缩回太多易烧毁喙部。有时切割环末端稍下垂,不能缩回镜鞘,这样术中会出现操作支架取出困难的情况。术前检查发现这种情况可略做纠正;术中出现这种情况的处理方法是按压电极卡钮,取出操作支架,用手指转动电极即可取出。不好用的电极应当抛弃,以免损坏内镜或镜鞘喙部。

在连接导光束与高频导线时,我习惯将高频导线绕在导光束上,这样术中操作较方便(图 11 -2)。手术时一般用左手扶持摄像头,右手控制操作支架(图 11 -3)。

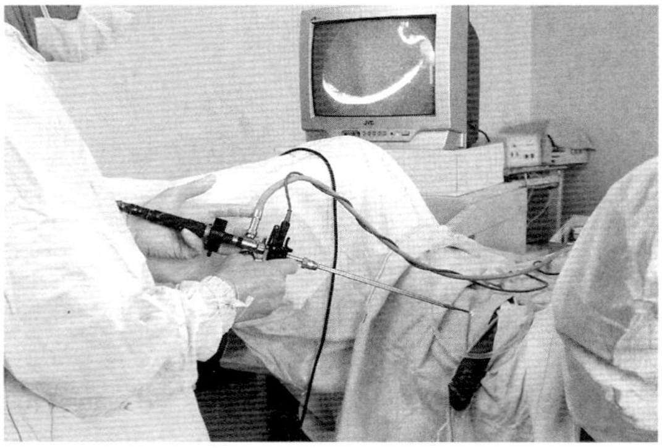

图 11 -2 将高频导线绕在导光束上。

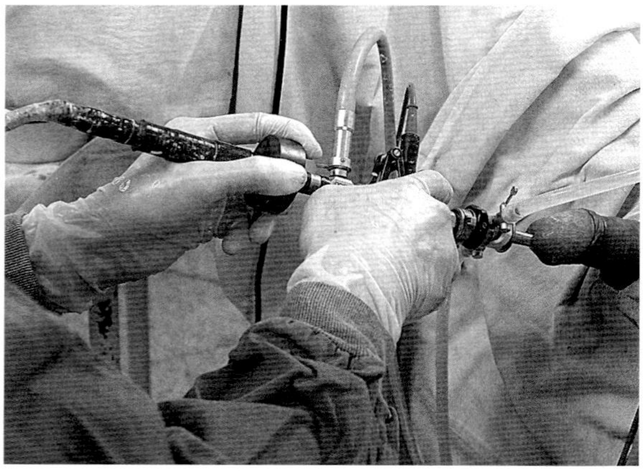

图 11 -3 左手扶持摄像头,右手控制操作支架。

第二节 手术时的体位

经尿道手术(TUR)通常采用截石位,一般手术 1 小时左右,大前列腺有时超过 2 小时。但是,不恰当的体位会增加下肢静脉血栓形成与肺梗死的风险。痔手术采用截石位时,大腿与手术床常为 90°或超过 90°(图 11 -4)。TUR 手术时为了使患者舒适且利于下肢回流,股部最好与手术床成 45°。足部与膝部在同一水平(图 11 -5),不要让足部低于膝部。支架在小腿下方,而不是在腘窝下方。腿托内侧宜略高,平置也可以,不宜使外侧高于内侧。耻骨联合应与手术台边缘相平,可略低,不宜高(图 11 -6)。这样便于处理膀胱前壁与前列腺前部。此项工作经常是由青年医生或手术室人员完成,应当使他们有充分的认识。

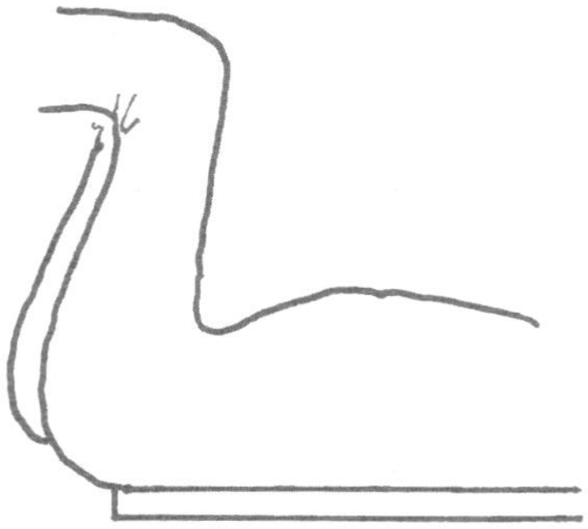

图 11 -4 痔手术截石位大腿与手术床常为 90°。

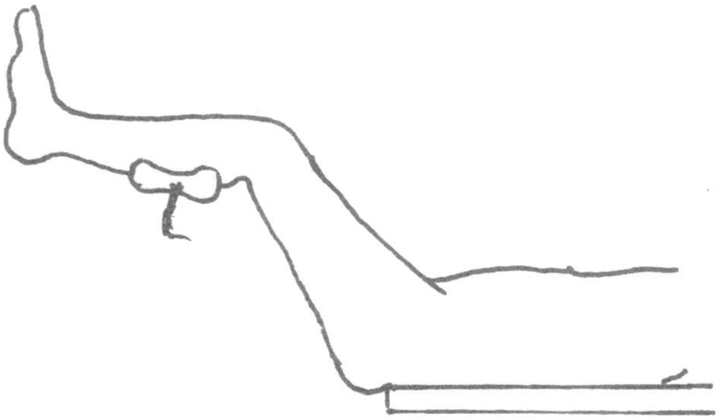

图 11 -5 TUR 手术时股部与手术床成 45°,足部与膝部在同一平面。

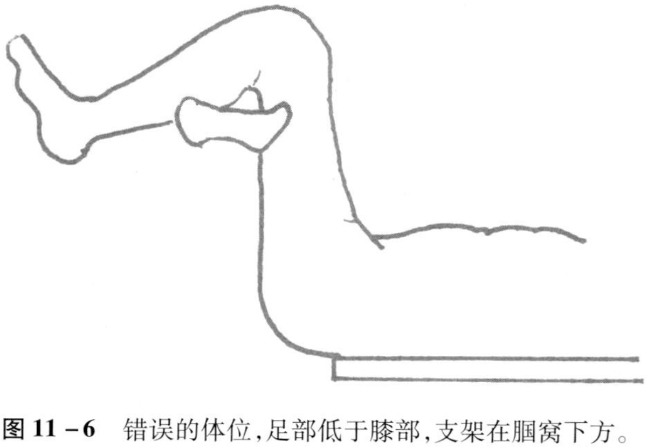

图 11 -6 错误的体位,足部低于膝部,支架在腘窝下方。

第三节　TURP手术方案的确定

经尿道前列腺切除术(TURP)的目的是为了解除膀胱出口梗阻(BOO)。造成BOO的病理形态改变有多种原因,因此也就不可能用一种固定的手术方法处理不同的病理改变。尿道膀胱镜检查是了解局部病理改变、制订手术方案的主要依据。所以,在进入手术室予以麻醉后,首先应进行尿道膀胱镜检查。具体方法可参阅第六章。

根据术前检查,可明确手术指征,对手术的难易实际上也有了初步的估计。但具体的手术方案是依据初步的尿道膀胱镜检查结果制订的,大致可分为以下三种不同的类型:小前列腺、中等增大的前列腺和大型的前列腺。

1. 小前列腺

属于这一类的病例临床表现和尿动力学检查都明确膀胱出口梗阻的诊断与手术治疗的指征,但前列腺部尿道无明显变长变宽的改变。前列腺不大,或前列腺轻度增大。如做TURP,标本的重量一般不超过10g。Mebust等统计美国TURP的病例,切除标本重量在5g以下者占13%,10g以下者占40%。我院近两年手术的285例患者中,标本重量在10g以下者89例,占31%。

此类病例包括我们习惯称之为正中嵴、膀胱颈硬化、Marion病,其病理生理学实质为膀胱颈共济失调所致膀胱出口梗阻,即在正常排尿时逼尿肌收缩膀胱颈开放。这些患者逼尿肌收缩,膀胱内压增加,膀胱颈不开放,甚至收缩更紧,膀胱颈部尿道内压更高(Turner Warwick,1968,1970,1973,1982)。如有前列腺增生,其梗阻原因常包括膀胱颈共济失调和增生。历年来我们常注意到后一种因素,而忽视了前一种。在手术处理时,仅切除少量增生组织,未处理膀胱颈,致手术效果不好。术后膀胱颈挛缩的发生率高,患者和医生都很苦恼。

诊断的重要依据是尿动力学检查。病理生理状况的严重程度差别很大,增生的病理改变也不同,因此尿道膀胱镜检查所见也不同。在有些患者根本看不出增生表现,也许膀胱颈后唇高一些(图11-7)。有些患者局部黏膜的光泽似乎不佳,膀胱出口弹性差,变得僵硬。有双重梗阻因素的病例,其增生常局限在前列腺包膜内,而不突入膀胱,增生侧叶的上方为环形的膀胱出口(图11-8)。增生更重一些的病例前联合处也不像一般的侧叶增生,形态为倒V字形(有人称之为"人字缝")。有双重梗阻因素的病例前联合为倒U字形(图11-9)。

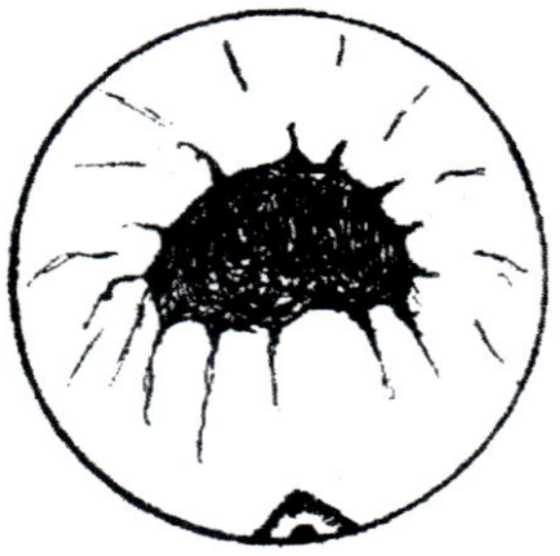

图11-7　前列腺不大,膀胱颈后唇略呈升高。

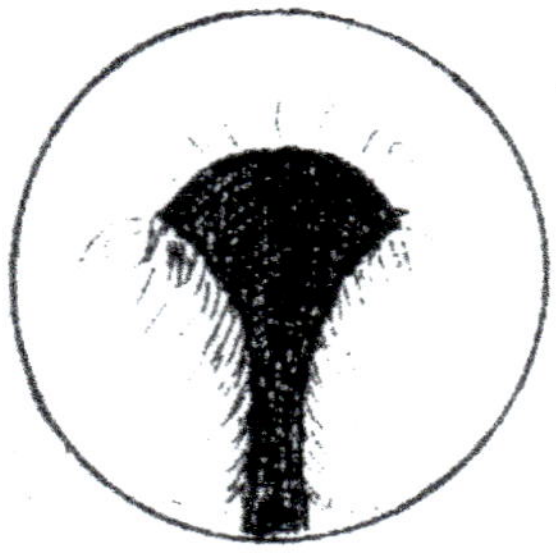

图11-8　侧叶不突入膀胱,增生侧叶上方为环形的膀胱出口。

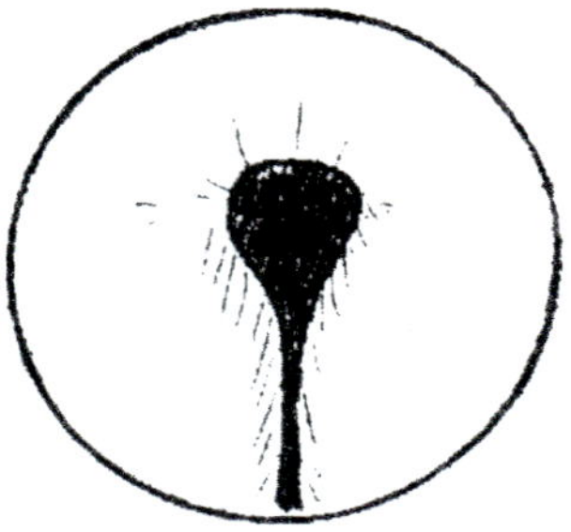

图11-9　前联合处呈倒U字形。

对于这一类病例,在开展TUR初期,虽然很多病例认真地做了TURP,但术后患者痛苦未减,一些病例术后出现了膀胱颈挛缩。近10年来我们注意到膀胱颈的处理,加做5点、7点处的膀胱颈切开(BNI)或仅做BNI加邻近前列腺组织活检,取得了较满意的效果。

2. 中度增大的前列腺

这里所谓中度增大的前列腺手术标本的重量为15~45g。局部病理解剖改变也有多种,简单地说有两侧叶增生、三叶增生、中叶增生。突入膀胱的轻重也有差别。

内镜检查是估计增生轻重、手术难易,并以此为根据制订手术方案、确定手术步骤。

内镜检查结果与 B 超检查结果，在尺寸上常有差别，一般是内镜测定值偏小。如 B 超测量前列腺上下径为 5.5cm，内镜测量精阜至膀胱口可能只有 3cm。前后径也是这样，如 B 超值为 5cm，内镜下可能不到 2cm。B 超值是从前列腺包膜开始算，内镜值则是以尿道腔所见为准。侧叶增生在中间挤在一起，实际上尿道腔前后向加宽了，内外向（头侧至尾侧）伸长了。内镜检查时要注意精阜以上前列腺段（McNeal 称之为前列腺前段）尿道的长度与前后向的宽度。B 超值大致能说明手术的难易，但内镜检查似乎更有价值。

内镜穿过膜部尿道，到达前列腺部尿道下端。在有侧叶增生的病例，尿道腔由圆形开始变成前后向的缝隙，下方可见隆起的精阜（图 11－10）。内镜在直视下继续前进，像是在两个峭壁之间前进（图 11－11）。这一段尿道腔的长度及前后向的宽度与侧叶增生的轻重成正比。在侧叶增生重者，要想看到尿道腔前壁或后壁的黏膜，要压低或抬高内镜的目镜端，方能估计侧叶增生的轻重。

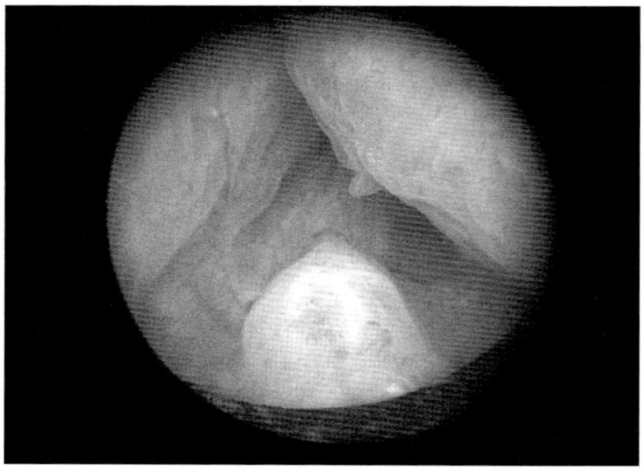

图 11－10 下方为精阜，其顶部为前列腺囊，两侧叶在中线处对合。（见彩图）

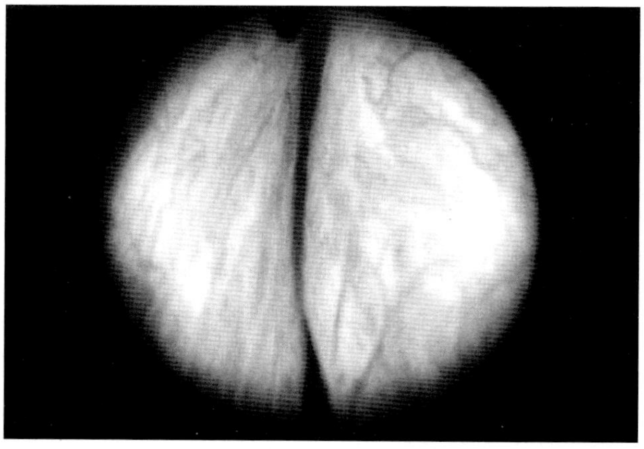

图 11－11 内镜在两侧之间继续向前。（见彩图）

一般要准确测定前列腺段尿道的长度不是在直视下插入时，而是在全面检查膀胱后，先将内镜外撤，看清前列腺的上缘。此时用右手示指尖固定在尿道外口处镜鞘上，在直视下继续外撤内镜，当看到精阜时停止，右手示指尖与尿道外口的距离即为前列腺段尿道的长度（图 6－10）。

中度增大的前列腺，前列腺段尿道的长度为 2.5～4cm。如果超过这一长度，说明前列腺更大，手术标本的重量会超过 45g。

有些病例为三叶增生，前列腺段尿道有不同程度的变长增宽，在越过精阜后就是向前向上的斜坡，如不改变方向即无法前进，必须压低目镜一端“打高射炮”（图 11－12），才能进入膀胱。即使如此，在中叶增生重者，由中线进入膀胱有时仍很困难。可以从中叶与侧叶交界处的 V 形沟中进入膀胱（图 11－13），换 70°镜检查膀胱。

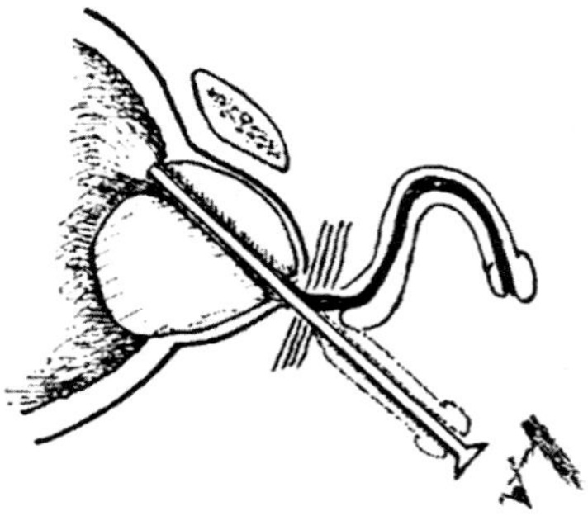

图 11－12 有前列腺三叶增生者，内镜越过隆起时需压低目镜端，才能进入膀胱。

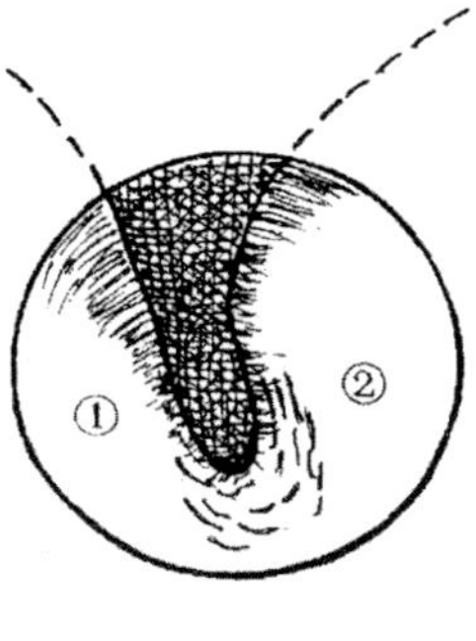

图 11－13 内镜可从中叶与侧叶之间的沟中进入膀胱。①右侧叶；②中叶。

有的病例中叶增生重，侧叶略有增生。内镜见两侧叶略内突，前列腺段尿道不长、不宽，球形隆起的中叶突入膀胱内（图 11－14）。

直视下插入内镜越过中叶会减少意外损伤。在尿道膀胱镜检查后，即如是盲目插入切除镜，也会有所警惕，不易发生穿入三角区下方甚至穿入直肠等严重损伤。

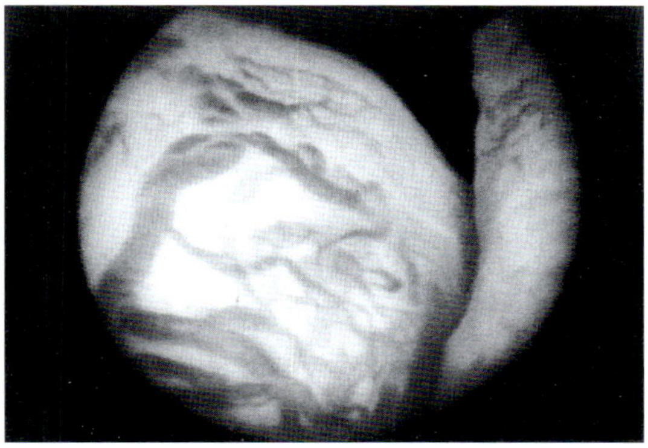

图 11－14　中叶显著增生突入膀胱腔内，两侧叶轻度增生，图中所见为左侧叶。（见彩图）

对中度增生的前列腺，手术的基本原则是按Nesbit提出的概念处理，但要用不同的手术方法对待不同的病理解剖改变。中叶增生重者先切除中叶。切除中叶的方法一般是先在中叶与侧叶之间的沟中开始切，阻断中叶血运，然后切除中叶。中叶增生重、侧叶略增生者可仅切除中叶，或切除邻近中叶的部分侧叶，前方可保留一些正常黏膜。

对两侧叶增生者，基本方法是从前方开始向后切，这样侧叶向后坠，便于切除。偏大的侧叶先沿内括约肌做沟，阻断其血运，右侧至 8 点，左侧至 4 点暂停，将已游离的侧叶清除。基本上仿照 Nesbit 介绍的方法，所不同的是把做沟、阻断血运与清除包膜内增生组织一步完成，而不是像 Nesbit 描述的分为两步。

如果侧叶不太大，估计切除重量在 20g 左右则不需要做沟，也就是 Blandy 常用的方法。从前方向后方平整地切，但坚持沿内括约肌与外科包膜进行，一步到位。我们基本上不用 Barnes 介绍的方法。

三叶增生者是否先切除中叶需酌情处理。Blandy 经常是先切 6 点处。他认为在这里显露内括约肌，就先得到一个手术界限的标志。我们的习惯是中叶偏大影响操作则先切中叶，否则按照 Nesbit 法手术。

无论采用哪种方法，前列腺尖部、邻近精阜处的修整工作都是放在手术的最后阶段进行。

3. 大型前列腺

如果按 Mebust 等统计的美国的资料作为参考，小前列腺和中度增大的前列腺约占全部 TURP 手术病例的 90%，45g 以上者占 289 例（7.6%）。

对一名技术精湛的 TUR 医生来说，前列腺的大小没有限制。Reuter 的记录是 110 分钟切除一个前列腺，重 230g。但对一般泌尿科医生来说，则要注意这一问题。一名泌尿科医生应当了解自己的能力，超出能力范围为大型前列腺进行 TUR 手术，必然不能保证手术质量，增加手术危险与并发症。

随着技术水平的提高，对前列腺大小的限制可能会有变化。初学者应从较小的前列腺手术开始，逐步升级。1974 年，Mitchell 认为应以 20～30g 为界；25g 以下行 TUR，30g 以上行耻骨后。1981 年，他又提出应以 30～50g 为界。他所处的年代没有 B 超，很难设想对重量估计的可靠性。总的来看，这一标准因人而异，一个人在不同时期也会有变化。张树云（1996）提出的界限为 60g，超过 60g 者行开放手术。2006 年，我国泌尿外科疾病诊断治疗指南提出前列腺体积在 80mL 以下者用 TURP，超过 80mL 者用开放手术。这是大家应当遵循的一项很重要的界限，但也不是硬性规定，术者技术熟练，患者健康条件好，可适当放宽。

B 超检查大型前列腺的直径常超过 6cm。内镜检查的表现经常是过膜部后未看到精阜先看到增生的两侧叶。从膜部的圆形通道变为前后狭长的缝隙，要继续向前一段距离才能看到精阜。中叶无论大小均不超越精阜，侧叶增生重者常超过精阜。侧叶越大超过精阜下方越多，精阜常有明显受挤压的表现。

在直视下插入内镜，不用准确测量也能注意到两侧叶间这一段峭壁间的窄道相当长。准确测量其长度可用前面介绍的方法。

TUR 手术技术水平的提高是一个渐进的过程。对前列腺大小和每分钟能够切除的组织量都不应限制。Mebust 等（1989）统计的数据是美国的情况，也可以说是当前的国际标准。他们统计了 3885 例 TURP 手术标本，平均重量为 22g，平均手术时间为 77 分钟，平均切除时间为 57 分钟。也就是说，每次手术用于止血及收尾工作耗费的时间平均为 20 分钟，每分钟切除组织量为 0.4g，如按手术时间算则为0.25g。我们的麻醉记录仅有手术时间，未标明切除时间。统计最近 100 例 TURP，平均手术时间为 85 分钟，标本重量为 24.5g，每分钟切除组织为 0.29g，略高于 Mebust 等的统计数值。

一个完美手术的标准包括很多方面：手术时间短；止血满意，失血少；应当切除的组织均已切除；前列腺窝处理满意，较平滑，而不是凹凸不平等。不能仅追求快，更要注意手术质量。

大型前列腺的 TUR 手术有两种不同的处理方法：一种是全切除；另一种是姑息切除，做前列腺部分切除，或仅切除某一叶。无论近期效果或远期效果，姑息手术都不如全切除。但是，健康条件不可能承受开放手术而又不接受永久性造瘘者只能做姑息切除，这是它的主要指征。

大型前列腺应按一般 TURP 手术的要求将需要切除的组织全切除,在 1986 年《经尿道手术学》一书中,我曾较详细地介绍了一些著名专家的方法。将近 20 年来实践经验成为现在我们所用的方法,可以说是这些方法的综合应用,没有独特之处。

经尿道切除大型前列腺不能一步到位。如从前方开始切,按 Nesbit 原则手术也要像 Greene 所描述的分为两段或三段才能到精阜。此类手术时间长,失血多,发生并发症的概率增加。所以,应在术者已有较高技术水平后才能承担此项工作。

如按每切除 1g 组织失血 10mL 估算(初学者 1g 组织失血量可能超过 30mL),切除一个 60g 的前列腺,失血量应为 600mL。术前患者的体质条件、心脑血管的状况以及对手术创伤的承受能力等问题,都应考虑到。手术时间长,水中毒的可能性会增加,要加强监护。经尿道手术一个突出的优点是对患者的生理干扰小。如果健康条件差的老人失血量大,这本身就是一个不小的干扰,必须注意到患者的全身状况。错误的手术方案将会造成不良后果。

第四节　小前列腺的 TUR 手术

本书第二版对小前列腺的手术方法做了说明。如认真的远期随访,这一组患者效果欠佳者不少。因此,需要注意术前对患者存在的问题进行评估。其问题如可归于 BPH、BOO,手术效果会可靠。经验不多的医生愿意接受体积小一些的前列腺手术,手术较简单。但还应当注意,症状的成因可能不是 BOO,患者术后仍然存在症状。也许医生已无良策。要避免接受此类患者手术,方法是全面认真地做术前评估,包括尿动力学检查。要了解逼尿肌的功能状态如何。还有一项检查可以考虑:术前在门诊做尿道膀胱镜检查。有时内镜检查能发现明显的局部形态异常,患者术后效果良好。对不适合手术的患者不宜进行手术治疗。

以下介绍三种不同的手术方法:①膀胱颈切开术(BNI);②膀胱颈切开加前列腺活检或部分切除;③TURP 加BNI。可以看出,在小前列腺手术中,BNI 是必不可少的重要内容。

一、膀胱颈切开术

这种手术的主要指征是膀胱颈共济失调或 TUR 术后的膀胱颈挛缩。手术采用的不是一般的切割环,而是一种钩形电极(Wolf)。Storz 公司的产品如鸟嘴形,有人称之为刀形电极;Wolf 公司的产品是由一段钨丝制成;Storz 公司的产品是一段弯曲的钨丝压扁而成,较 Wolf 产品更加耐用(图11 –15)。

适于这种手术的病例,膀胱颈多无明显变长变宽。手术时将内镜置于精阜处,一般仅在 7 点处做切开即可(图 11 –16)。伸出钩形电极,从膀胱颈处开始直达精阜旁。一般用切割电流,也可以用混合电流。Wolf 产品电极很细,用凝固电流也能完成这项工作。一层一层向深处切,最初一两下伤口呈 I 字形。继续深切,伤口裂开,显露出环形的内括约肌,黏膜向两侧回缩,伤口张开呈 V 字形。不要一下切

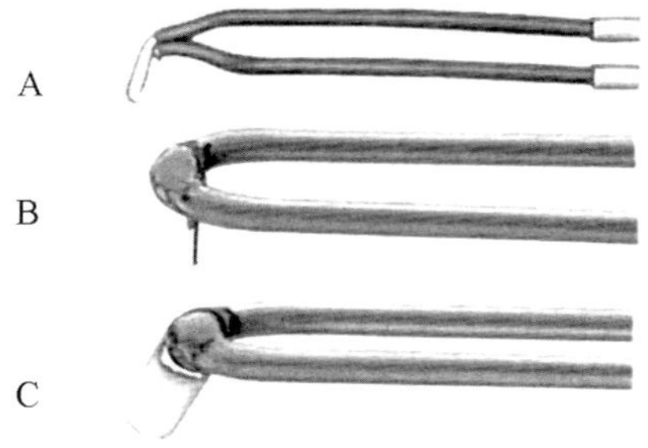

图 11 –15　(A)Storz 公司刀形电极。(B)Wolf 公司钩形电极。(C)Wolf 公司 Collins 刀。

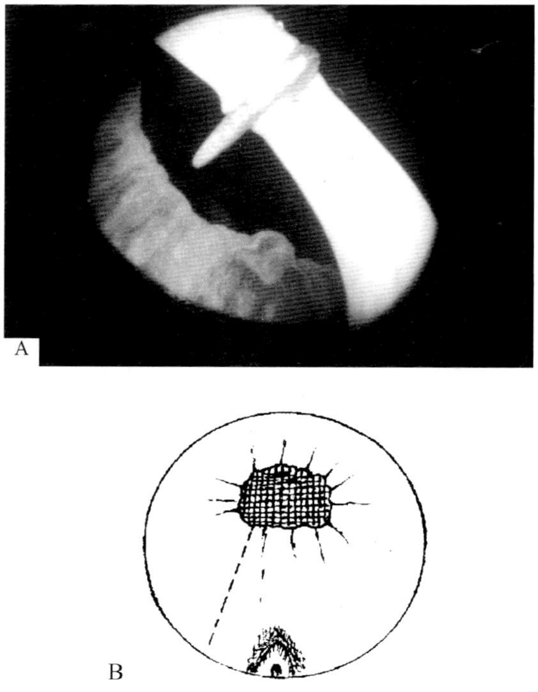

图 11 –16　(A)准备在 7 点处做切开。(见彩图)(B)虚线说明膀胱颈切开的部位。

得太深，要一层一层地将环形的内括约肌纤维切割。每切断一层，伤口就会更张大一些。这时伤口已不是V形，而是变成U字形，此时还要继续向深处切。内括约肌的厚度因人而异，在膀胱颈共济失调的患者，内括约肌多较厚。在将要把括约肌完全切断前，创面已和膀胱出口形成一个整体的大环。所以此时伤口已不是U字形，膀胱出口已由小O变成了大O，手术至此即可结束。为便于记忆，手术自始至终可简单总结为"IVUO"四个字母。不需要有意识地一定要见到闪光发亮的膀胱颈周围的脂肪组织。因为一些较瘦的老年患者手术时，虽然已完全切穿进入了膀胱颈周围的疏松组织中，但并未具有脂肪组织。手术结束时伤口底部已和三角区外侧在同一平面，终点多在右侧输尿管口的下方(图11－17)。

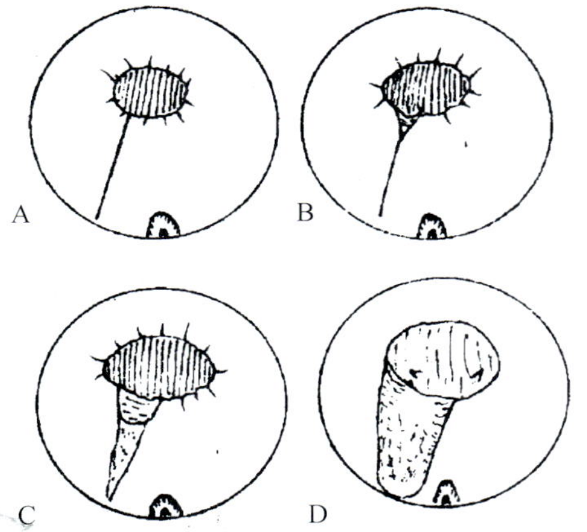

图11－17 膀胱颈切开的内镜所见。(A)最初一两下黏膜并未张开，伤口呈I形。(B)黏膜开始张开，伤口呈V形。(C)继续深切，逐层切断内括约肌，伤口呈U形。(D)最后内括约肌几乎全部切断，膀胱出口充分敞开呈大O形，两输尿管口可见。

二、BNI加前列腺活检或前列腺部分切除术

适于此种手术的患者多属于"双重梗阻"。患者很可能在年轻时尿流就不像别人那么大，年纪大些有了前列腺增生，排尿困难更重，尽管前列腺不太大，但从病理生理上看，他存在有双重梗阻因素。

如有BPH存在但不重，前列腺段尿道没有变长变宽，手术可做7点一处，也可以做5点与7点两处。先做BNI，后做前列腺活检或前列腺部分切除。这样做可以多保留一些尿道黏膜，有利于术后恢复(图11－18)。BNI要切透一定厚度的前列腺组织。完成BNI后伤口敞开，将外露的前列腺组织切除且不伤及黏膜。这样能更加强BNI的效果，并能得到病理诊断。

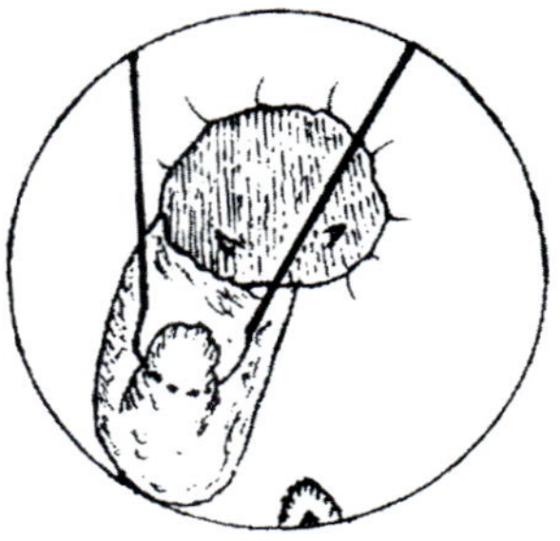

图11－18 膀胱颈切开后，伤口张开，黏膜向两侧退缩，将伤口内显露的前列腺组织切除，做病理检查。

三、TURP＋BNI

适于此种手术的患者可能是最适于初学者的病例。但必须注意，这样的患者需要切除和能够切除的前列腺组织较少，一般不超过15g，术后前列腺窝较小，容易发生术后膀胱颈挛缩。近十年来对此类病例我们常规加做BNI，手术效果较满意。

内镜可见增生的两侧叶在中线处对合。前列腺段尿道可略有伸长，一般不超过3cm，前联处呈倒U形或倒V形。

先看清精阜，将切除镜置于精阜中部。此时应固定切除镜，保持其不内外移动，顺时针方向转动至前联合右侧，从11点处开始切。由于前列腺段尿道无明显变长，所以可以直接从始点切到终点。注意不要内外移动切除镜，以保证切割的终点不超过精阜，否则在手术初期即会有潜在尿失禁的风险。切割环的方向是向外侧略偏向前方，这里是距离内括约肌最近的部位，一般一两下即可显露内括约肌纤维(图11－19)。此时常有一两处活动的小动脉出血，需要予以电凝。切割进行的方向是逆时针方向。外侧的界限是环形的外括约肌纤维。切后注意观察沟内所显露的组织，看到环形的内括约肌纤维就不要再向深处切，否则即有可能切穿。如仍为松软的前列腺组织，则应当继续深切。看到环形的内括约肌，即按逆时针方向转动切除镜，在原来切出沟槽的外下方继续切。控制远侧的边界可以参考第一下切出的终点。初学者有时需要再次核对精阜的位置后继续切。一般在较小的前列腺，不用Nesbit先在侧叶与包膜之间挖沟的方法，而是从上向下一层一层地切，每次显露出一小段内括约肌纤维。

进展到9点处时(图11－20)，即可转向1点，开

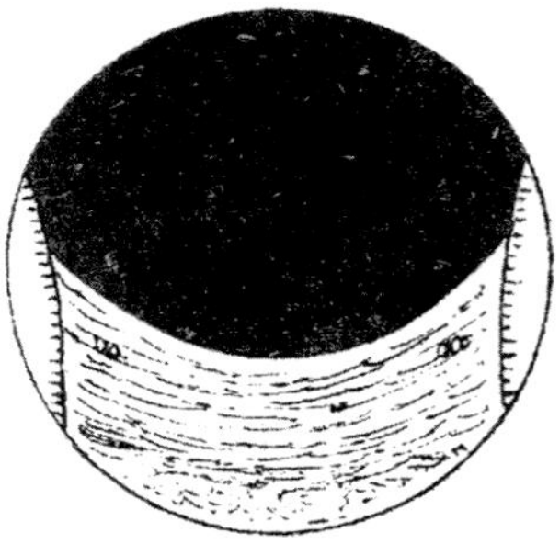

图 11－28 中叶切除显露背侧的内括约肌。

行切割，在中叶未切完时可能已伤及内括约肌，会造成三角区与前列腺窝分离，或使一大块中叶组织未被切碎即脱入膀胱腔。因此，在处理中叶内突时应注意。在中叶前部被切除后，不要再做长距离的延伸切割。应将切除镜内移，改做短距离的切割，这样可以仅切除突入膀胱内的部分。在这一部位还要注意避免输尿管口、三角区或膀胱壁的损伤。要先用切割环将后坠的中叶组织勾起来，然后再踩脚踏开关进行切割（图 11－29）。突入膀胱内的部分完全切除后，背侧内括约肌均已显露，即可开始切除中叶尿道内（前列腺包膜内）的部分。从内括约肌外侧开始到精阜为止，直至中叶组织被完全清除。侧叶增大可越过精阜；中叶无论多大均不超过精阜。

两侧叶轻度增生的切除方法是从中叶切除后的创缘开始，顺时针方向转动切除镜，从下向上逐步切除右侧叶。逆时针方向切除左侧叶（图 11－30）。前

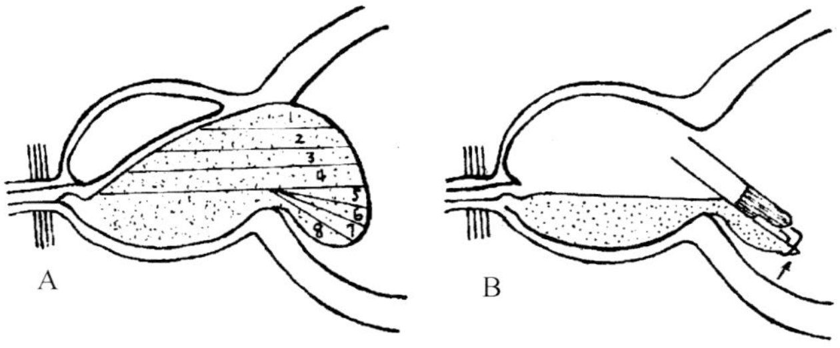

图 11－29 中叶重度内突时的切除方法。（A）切除步骤。（B）在切除靠近三角区的最后一部分组织时，先用切割环将组织提起，再踩动脚踏开关进行切割，以免损伤三角区。

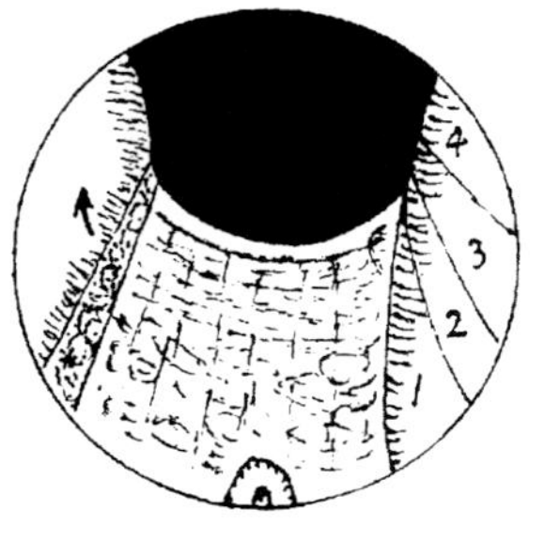

图 11－30 中叶切除后，两侧叶轻度增生的切除方法。

联合处如无增生组织可以保留一条正常黏膜。

最后切除前列腺尖部精阜旁的增生组织，方法和前述小前列腺的 TURP 基本相同（图 11－23）。

无论处理哪一种类型的前列腺，一次满意的TUPR手术，结束手术都应当符合三项标准：①应当切的组织已切除，前列腺窝周围没有多余的隆起组织块，前列腺窝四壁较平整。②止血满意。排出的灌洗液应为浅粉色，否则应再次全面检查，完善止血。手术结束时如排出的灌洗液血色重，要认真观察前联合处，这里有时有小血管出血问题。排空膀胱后将灌洗液流量减小，你会看到有一条粗细不等的红线，从前方不停地流向后方，顺着这条红线就可以找到出血点（图 11－31）。③切下来的组织碎块均已完全清除。要仔细检查输尿管间嵴后隐窝内、膀胱憩室内有无残留的组织碎块。

清除组织碎块常用的工具是 Ellik 排空器（图 11－32）或灌洗瓶（见图 11－1）。如用间断灌洗法，切除较小的腺瘤常不需要，因为每次排出灌洗液时大部分碎块已一并排出。如仍有两三块残留，可用切割环一一钩出，这样较省事。即使是切除一个 20g 左右的前列腺，在手术结束时膀胱内残留的组织块已不多，也不需要用 Ellik 排空器。手术过程中，在每次排出灌洗液时，可有意识地把镜鞘末端放在组织碎块积存较多处，这样更便于排出。

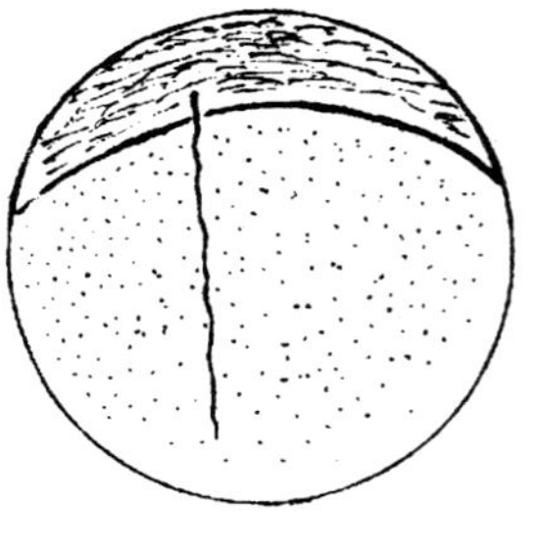

图 11－31 前联合处的出血常表现为一条红线从前向后流，沿此线向上可找到出血点。

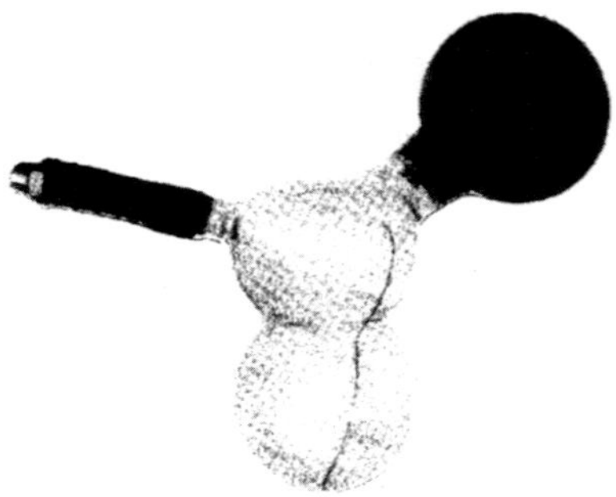

图 11－32 Ellik 排空器。

采用连续灌洗镜或耻骨上穿刺造瘘低压连续灌洗

做 TURP，手术结束时必须用 Ellik 球或灌洗瓶清除组织碎块。此时要关闭出水口，在直视下将切除镜放在组织碎块积存较多处。术者稳定切除镜位置不变，由助手使用 Ellik 球排出组织碎块。挤压皮球要慢一些，不需要用大力。松手要快，会有较多碎块随灌洗液进入玻璃葫芦。反复挤压皮球，可使绝大部分碎块排出。有时需要取下排空器，排出碎块及灌洗液后，再充满灌洗液，排出碎块。有时碎块多，需重复 2 ~3 次。

使用 Ellik 排空器清除组织碎块时，有两个问题应当注意。

1. 一般是将切除镜的出入水口均关闭。如膀胱内存留的灌洗液少，容易吸住膀胱黏膜，灌洗液与组织碎块出不来，皮球胀不起来，不能再挤压。解决这一问题的方法是松开皮球，抽吸时打开进水开关，使灌洗液进入皮球与膀胱。挤压皮球时关闭进水开关，以免灌洗液反流入灌洗液容器。如此操作一两次，问题就可以解决。不需要灌入过多的灌洗液，否则挤压皮球时膀胱内压太高，会造成损伤或灌洗液吸收。

2. 在一些需要排出大量组织碎块的病例，有时碎块可将镜鞘堵塞，吸不出，压不进。此时需取下排空器，再装上操作支架。堵塞镜鞘的碎块很容易被推入膀胱，再用 Ellik 排空器多能顺利完成清除碎块的工作。多年来未见同一患者出现两次堵塞镜鞘。这种情况和吸住膀胱黏膜不同，后者是可以注入但不能吸出，前者是吸出与注入均受阻。

在大多数情况下用 Ellik 排空器能将碎块完全清除。如再次检查仍有一两块残留，用切割环当钩子钩出来即可。

二、两侧叶增生的 TURP

如果把 15 ~45g 的前列腺归属于这一类，实际上病理解剖学改变也可能会有很大差别。20g 以下者手术步骤可能和小前列腺的 TURP 相似。40g 上下者也要按具体情况制订手术方案。我们基本上是按照 Nesbit 提出的原则操作，手术从前方向后方进行。较小者无须切出沟槽即可一步完成；较大者要先在包膜与侧叶之间切出沟槽阻断血运，而后清除已失去血运的侧叶组织。为便于初学者理解，现分别介绍上述两种方法。

1. 不切出沟槽的方法

基本上与小前列腺的 TURP 相似，但前列腺段尿道有不同程度的伸长与增宽。此手术工作量大，时间长，失血量也多一些，技术难度稍大。

第一刀从靠近前中线旁右侧开始（图 11 －33 至图 11 －36）。切割环的方向是向前外侧。切割的终点是与精阜相对应的前方。此处不像后方有精阜作为明确的标志。手术开始时把切除镜末端固定在精阜处，向前方转动时保持其不内外移动，就能保证切割终点位置正确。初学者可先在这里电凝一下，依此烙印作为手术终点的标志（熟练者不需要这样做）。完成第一刀可有三种不同方法：第一种和前述小前列腺一样，一刀完成；第二种是用延伸切割的方法，由于前列腺段尿道长，不能一刀完成，可把切除镜内移，先定起点再开始切，切的同时外撤切除镜至终点停止，完成切割；第三种是分段完成，但切出的沟槽不像一刀完成的那样平滑。完成了第一刀也就有了手术野靠外侧的界标。

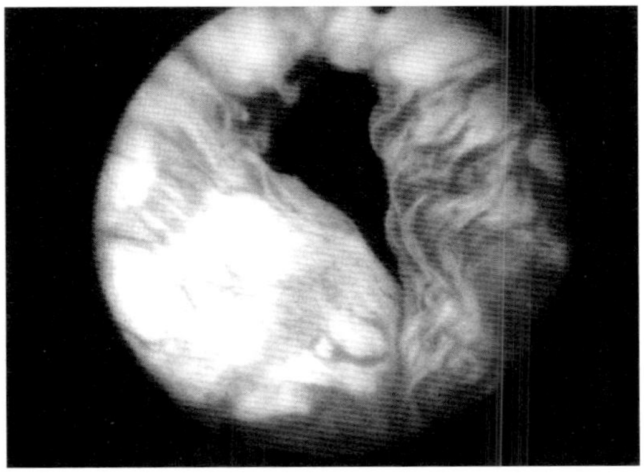

图 11 －33　两侧叶增生，前联合处的内镜所见。（见彩图）

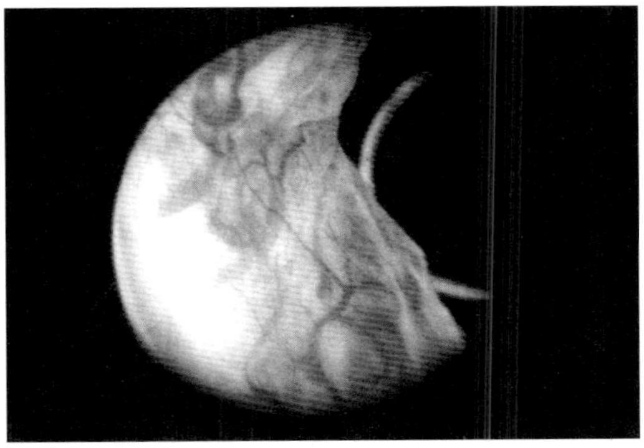

图 11 －34　准备在 11 点处切第一刀。（见彩图）

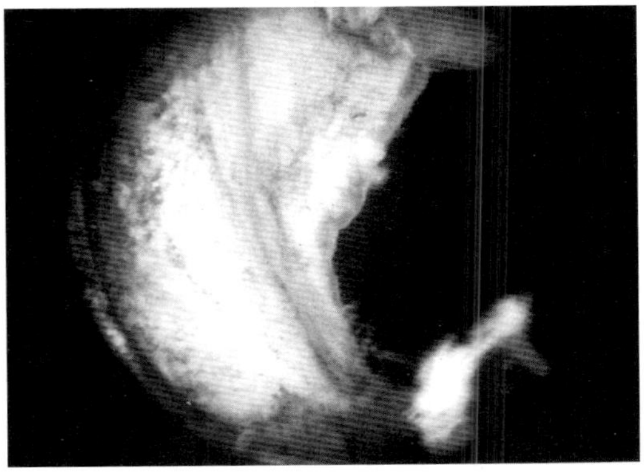

图 11 －35　第一刀切除后。（见彩图）

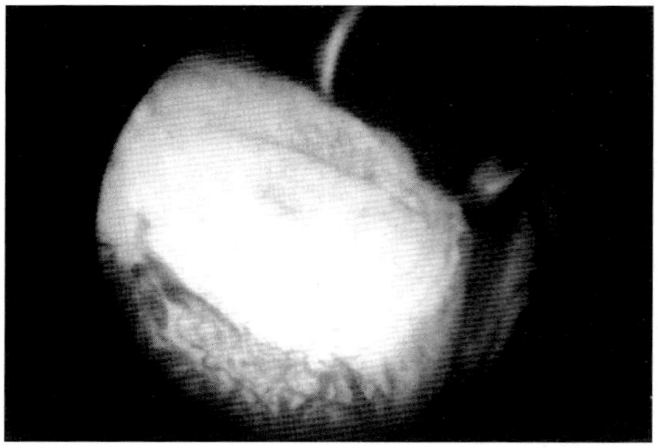

图 11－36 略做逆时针转动，准备继续切。（见彩图）

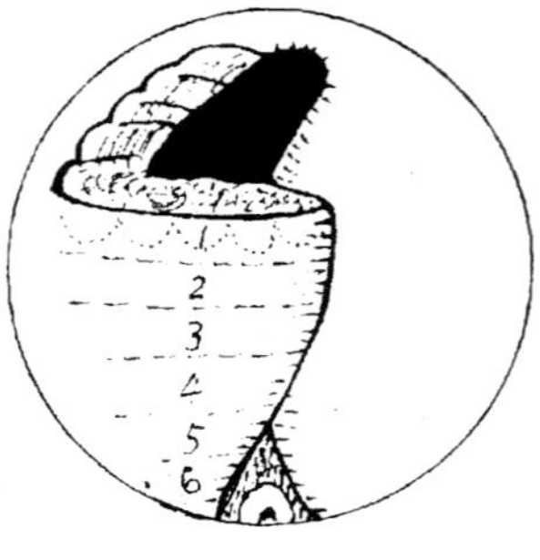

图 11－37 逐层切除侧叶，近中线处注意避免损伤对侧叶的黏膜。

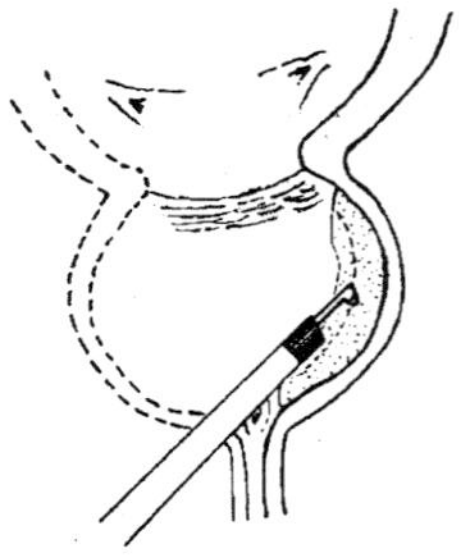

图 11－38 切除靠近包膜部分时，切割环不仅是内外向移动，还要配合左右向移动。

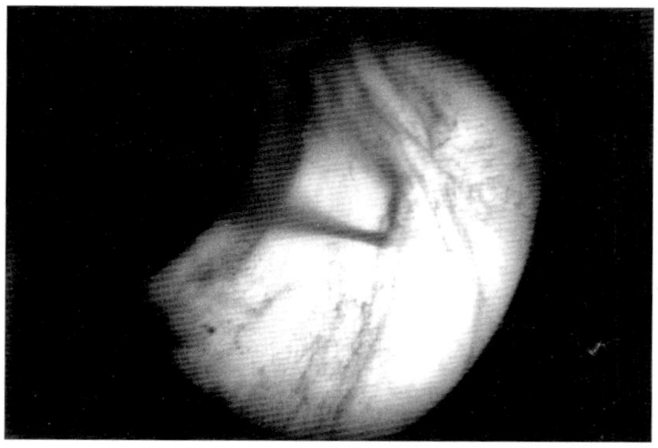

图 11－39 5 点处的动脉出血。（见彩图）

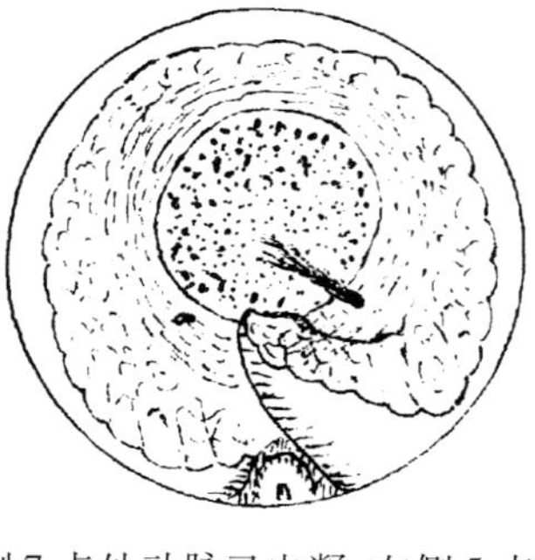

图 11－40 右侧 7 点处动脉已电凝，左侧 5 点处动脉正喷血。

切完第一刀，邻近的黏膜向两侧以及膀胱腔内退缩，此时伤口边缘可能缩向中线处。在开始切前，适当充盈膀胱，切后黏膜向膀胱内回缩可少一些，回缩太多会给止血带来麻烦。为避免这种情况，除适当充盈膀胱外，还要根据局部病理改变，注意第一刀不过多切膀胱一侧的黏膜。

将第一刀切出的沟槽继续加深，一般在 3 ~4 下后即可显露深部沟内括约肌纤维（图 11－19）。此时增生的侧叶组织逐渐移向背侧，从前方向后切会方便得多。手术继续进行，从前方向后方切。从靠近内括约肌处开始，紧靠已切出的沟，向外向后切，显露出更多的内括约肌纤维与外科包膜。右侧相当于 10 点处，左侧相当于 2 点处常有较明显的动脉出血，需要予以电凝，然后继续切。在活动的动脉出血得到控制时，排出灌洗液的颜色可为深红色，注意不能允许手术中灌洗液较长时间颜色深红，因为色重说明有未被控制的较大出血点。因此，从前向后一层一层地切（图 11－37），在切至中线处时，注意不伤及对侧叶的黏膜，否则一些黏膜下血管出血会增加手术失血量，延误手术时间。在侧叶偏大时经常需要用延伸切割的方法。

增生的侧叶多呈卵圆形。外侧靠近外科包膜的部分并不是平直的，而是向外突。切除靠近包膜的增生组织时，切割环不单是内外向移动，还要配合左右向移动。在由内向外缩回切割环时，要同时将切除镜外端偏向包膜侧，使切割环更靠近外科包膜。所切除的组织块两端薄中间厚，呈新月形（图 11－38）。

手术进展至 7 点（右侧）与 5 点（左侧）处会遇到供应侧叶的主要动脉分支，需要立即予以电凝（图 11－39）。在处理较大的动脉出血点时最好用新的切割环，因为旧的切割环中间已变细，不如新的好用。必要时也可以更换球形电极或汽化电极。我们从未遇到过不能控制的动脉出血（图 11－40）。

处理完 7 点处的动脉出血，右侧叶的切除很快将结束。未开始切左叶之前，要再次检查右半前列腺窝，不允许有活动的动脉出血点，不允许在对侧操作时仍不停地出血。如有被遗漏的残留增生组织也应予以清除，前列腺包膜内应较平整。

左侧叶的切除仍从前方开始，此时手术创缘可能在中线处附近。一般不在前中线处保留正常黏膜。紧靠右侧切除后的创缘，使切割环向左前方，开始切左侧叶。手术操作大致与右侧相同。

这里所说的不挖沟的方法，一般用于中度增大前列腺中偏小者。对前列腺尖部靠近精阜处增生组织的切除和小前列腺的 TURP 基本相同。

2. 先在侧叶与包膜之间切出沟槽的方法

关于 TURP 手术技巧，1943 年 Nesbit 已有专著进行了介绍，以后又在 Campbell 主编的《泌尿外科学》（1954、1960、1970 年版）一书中，专门论述 TURP 手术问题。Nesbit 方法分三步完成：第一步切除以扩张的内括约肌为底，尖部在外括约肌处的圆锥形空间内的组织（图 11－41）；第二步切除前列腺窝内剩余组织（图 11－42）；第三步切除三角韧带上方前列腺尖部所遗留下来的组织（图 11－43）。很多人采用 Nesbit 提出的基本原则，但具体手术步骤各不相同。

这里介绍的在侧叶与包膜之间挖沟的方法用于较前述方法偏大的前列腺。与标准的 Nesbit 方法不同之处是第一、二两步合并在一起，不是先切除一块圆锥形组织，再挖除包膜内的增生组织，而是在挖沟时像开放手术用手指分离腺瘤与包膜一样，在侧叶近包膜处挖沟，阻断侧叶血运，而后切除增生的侧叶。

前面介绍不挖沟的方法基本上是从前向后一层一层地切，而挖沟的方法是沟内侧的组织留待以后再切，具体操作有不少相似之处。以下分三部分加以说明。

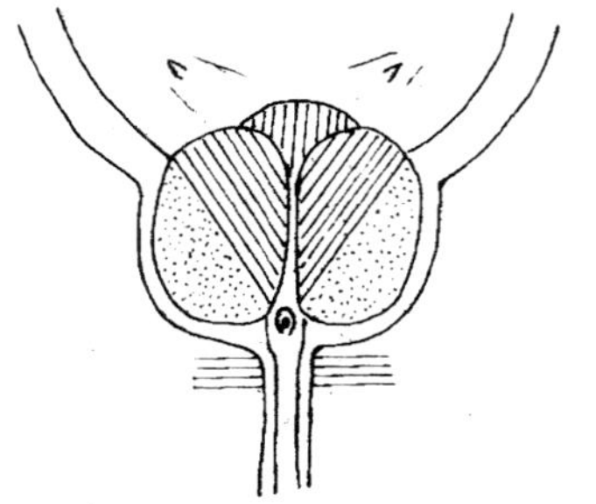

图 11－41　Nesbit 手术方案的第一步，画线区为切除的组织。

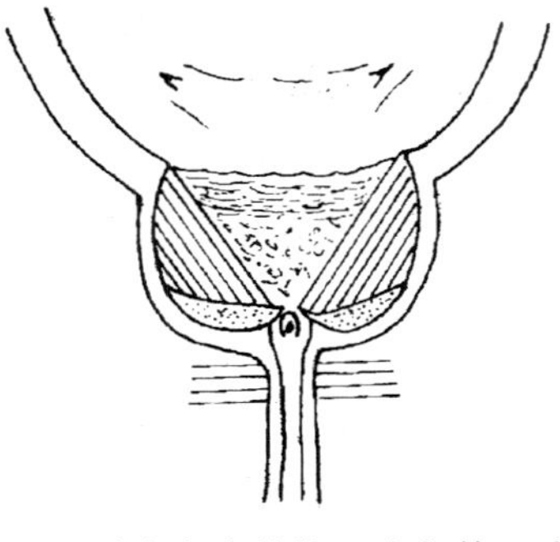

图 11－42　Nesbit 手术方案的第二步与第三步。中间圆锥形组织已切除，画线区第二步切除，细点区最后切除。

A. 切除侧叶靠近外科包膜的部分，在侧叶与包膜之间做沟，阻断侧叶血运

将切除镜放在精阜处，从后方 6 点处转向前方 12 点处，以精阜为手术野远侧的边界。在手术过程中只要切除镜不移向这一界限的外侧，就不会有外括约肌损伤与术后尿失禁。必要时可在前方两侧用电凝做出标志。在较大的前列腺，前列腺段尿道伸长，前后向变宽，需要将切除镜在两侧叶的夹缝中内移（图 11－43），才能看到膀胱颈处的前联合（图 11－44）。所以伸出切割环切一下常不能从膀胱颈处的起点切到精阜处的止点。

第一刀仍从前联合右侧开始。初学者可用分段切割的方法，技术熟练后可用延伸切割的方法。一些不影响观察的小血管可暂不处理。继续切，加深此沟，直至显露环形的内括约肌与前列腺包膜纤维时停止。在靠近包膜处将一些出血点予以电凝。前列腺窝两侧外突，前方则较平直，在完成此沟后增生的前列腺侧叶后坠，视野随即开阔，而手术前此处是很窄小的缝隙。

与前述不挖沟的方法类似，按逆时针方向进行，沿着环形的内括约肌与外科包膜挖沟，从 11 点、10 点、9 点、8 点至 7 点。在 10 点与 7 点处常会碰到较大的动脉喷血（图 11－45 和图 11－46），需及时予以凝固。此时已失去血运的大部分右侧叶内侧部分并未切除，但已与外科包膜分开。靠近包膜一侧会有些

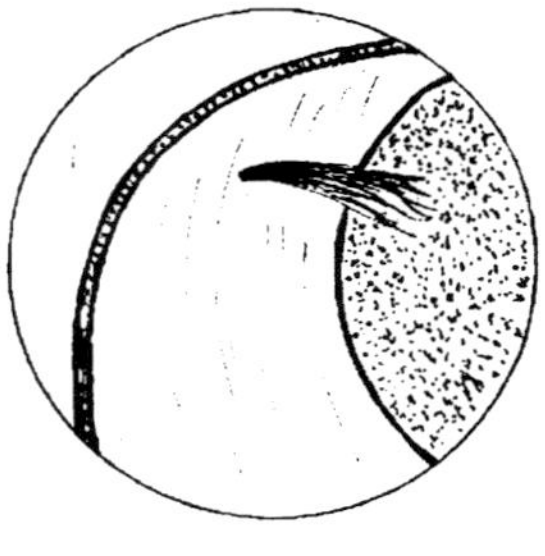

图 11－43　内镜转向前方，在两侧叶之间内移，可以看到前联合。

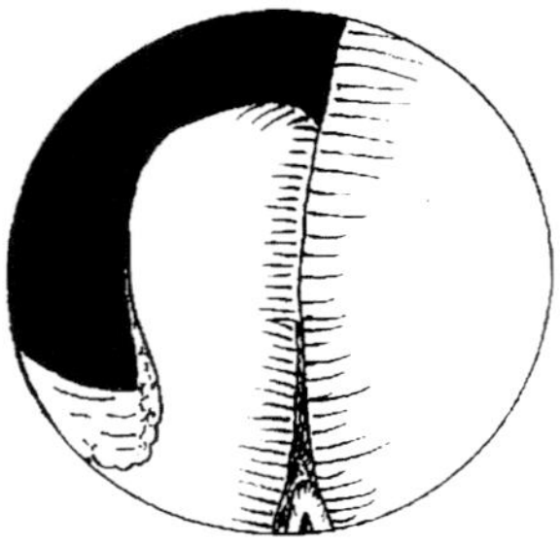

图 11－44　从两侧叶之间向前看两侧叶在前联合处的形态。

出血点，需予电凝。有最初挖出的沟作标志，明确了切割的终点，以后再切即可以此为准。在较大的侧叶，熟练应用延伸切割法有很多优点，这样手术创面平整，不会凹凸不平，既便于术中止血，也有利于术后恢复。如均用24F切除镜，技术熟练的术者最终可使术后的前列腺窝光滑，切除的组织碎块较长、较粗。

妥善止血后回到前联合处，开始在左侧做沟。依顺时针方向同样操作，从1点、2点、3点、4点至5点。阻断左侧叶血运，使大部分左侧叶组织与外科包膜分离开。此时两侧叶仅有5点与7点之间仍与背侧的包膜相连（图11－47）。

从理论上讲是沿着外科包膜进行切割做沟，最好不发生穿破包膜或遗留较多增生组织未切除的情况。但有时也会出现有些应切除的增生组织被遗漏的情况，需要回过头来补切。一次TURP手术很难达到像开放手术那样使增生的腺瘤完全清除的效果。

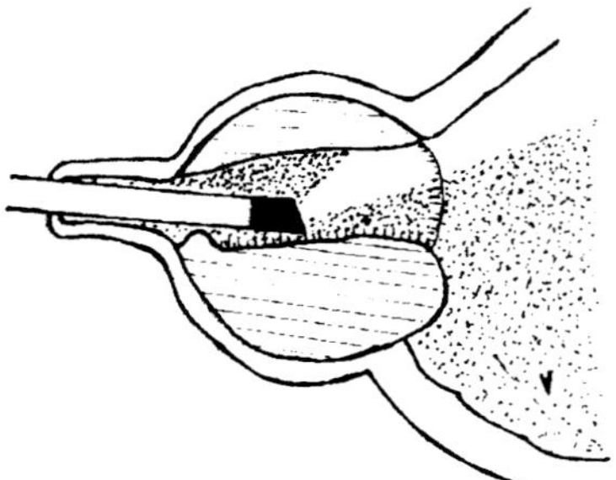

图11－45 10点处见一小动脉出血，图中切割环在准备做电凝。

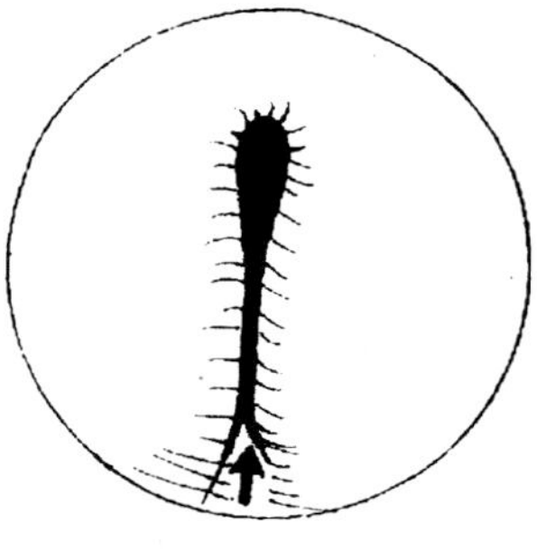

图11－46 右侧叶切至7点，大部分尚未切除的右叶组织已与外科包膜分离。

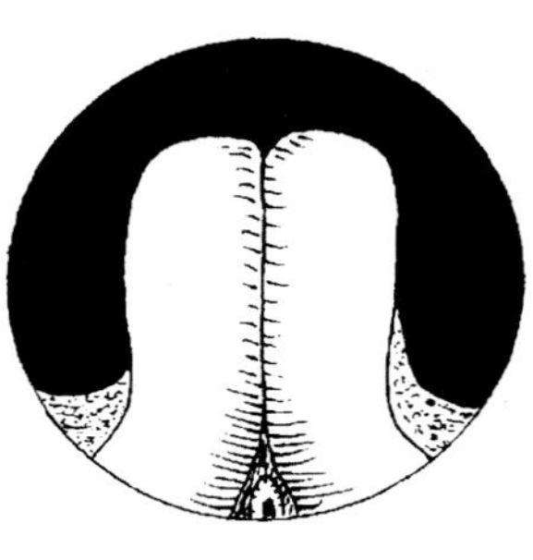

图11－47 两侧叶大部分已与外科包膜分离，仅有5点与7点之间与背侧包膜相连。

B. 清除已失去血运的侧叶组织

清除已失去血运的两侧叶组织基本上没有什么大的出血点，手术可以快一些。多用延伸切割法，直至显露背侧的环形内括约肌纤维。这样环绕膀胱颈的内括约肌纤维均已显露，可能还会有一些小出血点需要处理。

在膀胱颈与精阜之间，靠近背侧增生组织的多少差别很大。有人愿用左手示指伸入肛门将背侧组织托起来，以便于切除。我们基本上不用这种方法，因为我们最常用的方法是间断灌洗，采用连续灌洗法者较少，而只有用连续灌洗法才能空出左手做直肠内的操作。

侧叶前部已分离出的组织被清除后，有些患者在膀胱颈与精阜之间仍有较多增生组织需要切除。实际上，依靠组织的外观同样能做出判断与必要的处理。有时需要抬高目镜端，才能处理满意。

C. 清除尖部的增生组织

前列腺尖部的修切对手术的成败至关重要，少切后排尿仍不畅，多切可能会失禁。首先，看清楚哪些组织应当切除（图11－48）。尖部修切的常规做法是从精阜左侧或右侧开始，逆时针或顺时针切至腹侧，而不是从腹侧开始切。一刀切下的组织块也许只有黄豆那么大，用细一些的切割环较好，不用汽切电极（图11－49）。为确定标志，有时需要将切除镜稍向膜部外拉。尖部修切结束时视野下部为精阜，四周呈一圆形出口（图11－50），但也并不一定每次都能像书中画的那样。从膜部尿道观察，有时在腹侧仍有少许未见膜需修切。操作一定不允许越界。

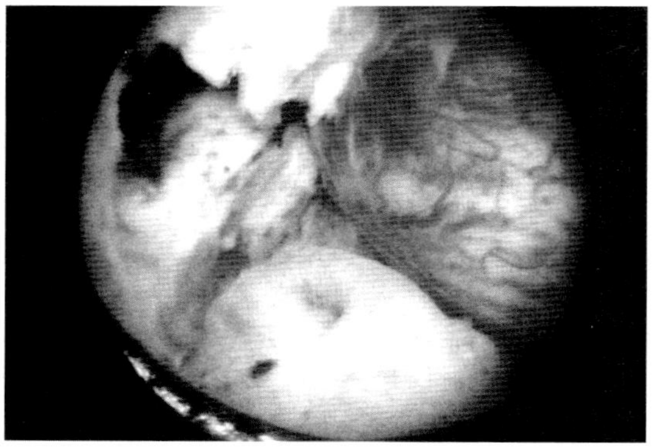

图11－48 精阜前列腺囊可见左侧叶尖部仍有大块组织需清除，右上仍有小块组织需修切。（见彩图）

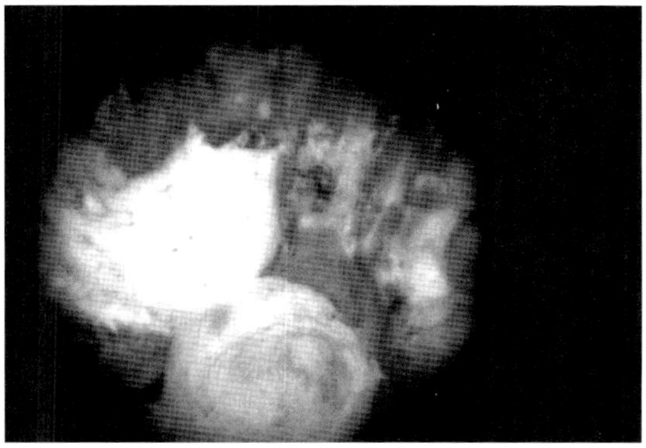

图 11－49　精阜右侧组织块应切除。(见彩图)

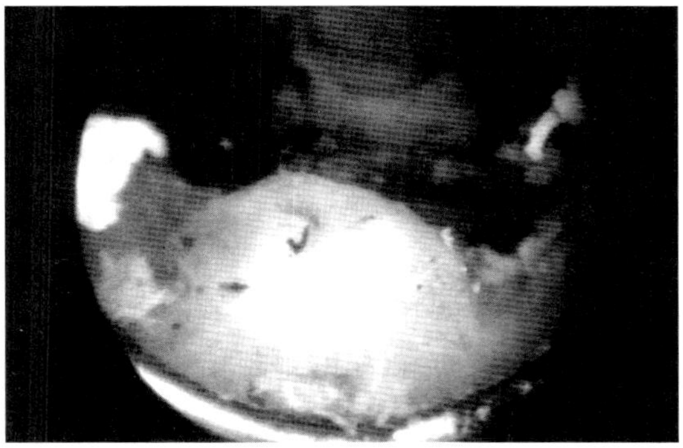

图 11－50　精阜两侧修切结束。(见彩图)

一些著名的 TURP 手术专家均明确提出,TURP 应当像开放手术一样,将增生的腺瘤完全切除。Reuter 更是明确提出,不是部分切除或次全切除,而是全切除。高质量的手术是减少术后并发症并保证疗效的关键。但关于将增生腺瘤完全切除的问题尚需要商榷。

在 Nesbit 对手术方法的描述中,他着重提出在前列腺远侧缘与外括约肌内缘之间经常能看到一条黏膜皱褶。手术是以此皱褶为界,一定不能超过此皱褶。他指出,在后方增生组织均不超过精阜,但在中线两侧则常超过精阜。他确定的手术远侧界限似乎不是精阜,而是上述黏膜皱褶。按照他的说法,手术野的远侧边界可能已超过精阜。

大多数经尿道手术专家都严格遵循以精阜为手术野远侧的标志,这意味着可能有些增生组织未被切除。我们曾试图将越过精阜的侧叶完全切除,有些病例手术创面超过精阜约 1cm,未发生术后尿失禁。但结合文献上的一些报道,最后我们还是回到以精阜为手术野远侧的界标,因为虽然仍遗留有相当量的增生组织,但不会对术后排尿有重大影响,即不再切除。

精阜的大小在每个患者可有些差别,一般来说内外向的长度约为 0.5cm。我们所说的以精阜为界是精阜的外侧缘,超过这一界限的侧叶组织即不再切除。所以有些患者在手术结束时,从膜部尿道看,尿道前列腺段下部不是圆形,而是前后向的扁长形。我们的做法是并不要求所有患者都达到圆形,具体操作方法与不挖沟的方法基本相同。

第六节　经尿道切除大型前列腺

切除大前列腺的技术难度大,手术时间长,失血多。每一名泌尿科医生应当知道自己能够切除多大的前列腺。随着 TUR 技术水平的提高,开放手术与耻骨上永久性造瘘的例数会越来越少,但在前列腺过大时仍要考虑,主要取决于患者的全身健康状况与术者的技术条件。

此类前列腺的前列腺段尿道明显伸长,一下很难从膀胱颈切到精阜。所以一般将手术野划分成三个区:①膀胱颈区——包括邻近膀胱颈近侧与远侧的组织;②前列腺中部区——包括前列腺包膜内靠远侧的组织;③尖部区——包括邻近精阜与外括约肌的一些前列腺组织(图 11－51)。

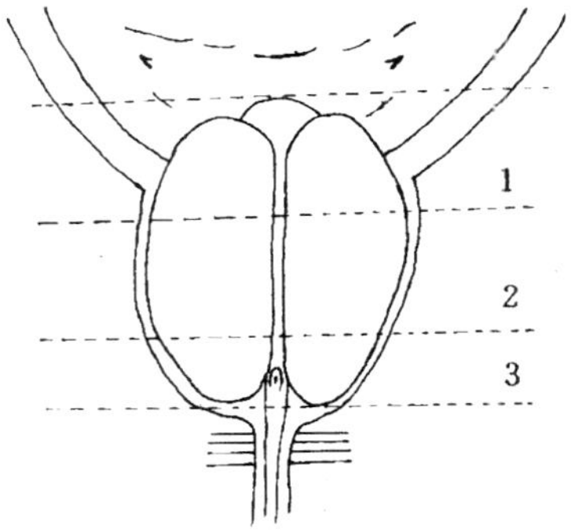

图 11－51　大型前列腺手术分区。1,膀胱颈区;2,前列腺中部区;3,尖部区。

巨大中叶堵在膀胱口可先切除。一般中叶有些增生但不重,不影响操作,可在侧叶切除后处理。基本原则仍然是先从前方开始切,使侧叶堆向前列腺窝底部,这样便于从前方向后方切。手术开始时电切镜末端不是放在精阜处,而是放在前列腺中部,这样便于跨膀胱颈区操作。手术从膀胱颈区前联合右侧开始,从 11 点切至 9 点,显露右前象限内括约肌纤维(图 11－52)。这样右侧叶膀胱颈区的部分即坠向前列腺窝底部。用同样方法在左侧叶进行切除,从 1 点切至 3 点。前中线处如有残留组织亦予切除

前列腺增生导致膀胱出口梗阻，前列腺切除术是为了消除梗阻。前面已经介绍，造成梗阻的前列腺病理改变差别很大。在未采用TURP的年代，有些造成膀胱出口梗阻的小前列腺也要进行开放手术，腹部伤口长达15cm，标本重量5～6g，也有100～200g或更重者，均行前列腺切除术。为消除膀胱出口梗阻所做的前列腺切除术，无论开放手术或TURP，都是针对增生的病变组织。

二、TURP所达到的解剖学效果

应当承认TURP是一项十分成熟的技术，在数十年的时间内积累了丰富的经验，尽管近年来有多种新的对患者损伤更小的手术方法出现，TURP仍被泌尿外科学界推崇为"金标准"。1936年，Davis开始提出可经尿道完全切除前列腺。以后的一些著名经尿道手术权威均主张，应当像开放手术一样，将增生的腺瘤完全切除。一些专著中所附的清晰的插图，说明TUR手术与开放手术所达到的解剖学效果相同。

毫无疑问，一名TUR高手所做TURP手术质量高，与初学者会有很大差别。在初学者手中，TUR手术并发症多、疗效差，这已为近二十年国内的实践经验所证实。在TUR有经验的高手，手术并发症少，效果好。但每次手术是否都能达到完全切除，则需要分析多方面的资料。

早年TURP所用器械质量很低：小灯泡照明，亮度差，影像不清。文献上曾有电切镜鞘折断的报道。腰麻用普鲁卡因，手术必须在1小时内结束。在这种条件下要达到完全切除的目的相当困难。在前列腺窝四壁要将松软的前列腺组织全切除，全部显露出前列腺包膜。尽管有人介绍一些方法，要一层一层地切下去，不多也不少，恰巧到包膜，因为多则穿破包膜，少则有增生组织遗留。

内镜下可能认为增生组织已被完全切除，但究竟是否达到了完全切除，在TUR发展的早期作出判断有困难，在B超问世后回答这一问题就容易得多。

一些统计数字可以说明我们的技术水平。TURP手术标本的平均重量：Miller（1980）15.7g；Mebust（1989）22g；Neal（1989）23g；韩树楠（1993）23.8g；张树云（1996）22g；我院1997年TURP 153例，手术标本平均重量为23.96g。说明我们有些医院的技术水平已达到当前国际上的先进水平。

技术水平低，仅切除少量增生组织，一定是未到包膜。技术水平高者是否都能达到包膜？为了全部切除增生组织，是否有必要在前列腺窝各处都露出包膜？Page是Nesbit的一名学生，对经尿道切除前列腺有丰富的经验。退休以后，他仍然在考虑一个长期困扰他的问题——什么是前列腺包膜？他曾对20例尸体进行观察研究，其中13例先用剜除法做前列腺切除术，再将剜除的腺瘤送回它原来的包壳。对标本固定后再切开做观察，他发现内部的腺瘤越大，外部的包壳也越明显，但此包壳的厚度并不是均匀一致的。解剖学真包膜厚0.25mm，最薄处仅0.1mm，外科包膜厚约0.3mm，切割环粗细为0.3～0.4mm。Page认为手术切的深度至少要有1mm。他指出，要靠组织断面的外观来识别组织，术者只能知道切过去的是什么，不会知道要切的是什么。在靠近腺瘤外部，也许前一下尚未看到包膜，后一下已将包膜切穿，露出了包膜外的脂肪组织。所以，要找到外科包膜而不使之穿破常是很困难的，甚至是不可能的。"一直切到包膜"的提法有必要予以修正。要学会不到包膜就停住，可在包膜上遗留一层腺瘤组织，这样并不影响排尿。但要注意，不应当遗留大块失去血运的组织。

Shah（1979）通过28例尸体解剖观察证明腺瘤均超过精阜。精阜远侧的组织占10%～50%。大多数有经验的经尿道手术专家都同意他的观察。如果把手术的下方边界定为精阜，那就意味着会有相当一部分组织残留。在开展TURP手术早期，笔者曾试图切除精阜下方这些组织（1990），在172例中有10例手术创面超过精阜，最多者超过精阜下1.2cm，术后未见发生尿失禁者。但经过将近20年的实践，笔者还是愿以精阜为标志（如前面所介绍的方法）。在侧叶增生重的病例中，如手术止于精阜，按Shah的观察，下方未切除的腺瘤就可能达50%。

内镜下手术中认为已经完全切除干净，标本的重量即被看作是前列腺大小的标准。在这方面，B超提供了一个可靠的检测手段。1982年即有人用B超观察到TURP一般仅切除了一部分，并未完全切除。Green（1996）采用直肠内超声试图确定究竟切除了多少。他观察了432例患者，发现在较大的前列腺切除的要多一些，切除的平均重量为25.6g。术前检测前列腺重量在61～110g者，切除部分超过40%。91～100g者切除最多，但各组不同大小的前列腺切除部分均不超过50%。他们提供了清楚的术后B超图像。我们在术后复查时也经常能看到这样的图像，这证实了内镜下认为切得很干净，实际上还有相当一部分未切除。由于应用了一些经尿道手术的前辈们所不具备的B超这一检测手段，我们的认识更加明确。Green等的资料表明，术前测定前列腺重量超过110g者切除部分减少。这是由于技术难度增加，同时也受到手术时间的限制。

我们曾与天津市第一中心医院泌尿外科范玉玲主任合作，对TURP与耻骨上前列腺切除术手术标本的重量进行对比。TUR组为我院病例，开放组为一中心医院病例。两组各40例，均为1997年同时期的病例。术前用腹部扇描测定前列腺重量，TUR组术前前列腺平均重量为72.4g，手术标本平均重为23.6g。电切所致重量损失按25%计算，实际切除重量应为29.5g。切除组织占前列腺全部重量的41%，与前述Green的统计数值相近。开放手术组术前B超测定前列腺平均重量为73.6g，与TUR组对比无明显差别。手术标本平均重量为62.6g，切除组织占前列腺全部重量的85%。两组对比说明，TUR切除的组织约为开放手术切除组织的47%，与Green的观察基本上相同。

2001年，席志军等分析了346例患者，术前经腹超声计算前列腺重量，术后标本重量增加20%为实际切除重量，计算结果平均切除率为46.2%，认为经尿道完整切除前列腺是不可能的。

从局部病理解剖学来看，可以把前列腺增生的腺瘤分为四个部分：①突入膀胱内的部分；②膀胱颈或内括约肌包绕的部分；③外科包膜内精阜上的部分；④外科包膜内精阜下的部分（图11－59）。在TUR手术时，第一、二两部分已完全切除；第三部分有部分残留；第四部分基本上未动。由此可见，并没有必要追求达到与开放手术完全相同的解剖学目标（图11－60和图11－61）。

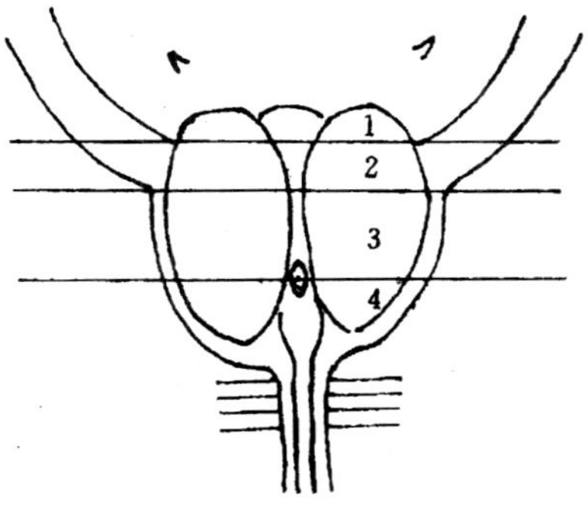

图11－59 将前列腺腺瘤分为四部分。1，突入膀胱内的部分；2，膀胱颈或内括约肌包绕的部分；3，外科包膜内精阜上的部分；4，外科包膜内精阜下的部分。

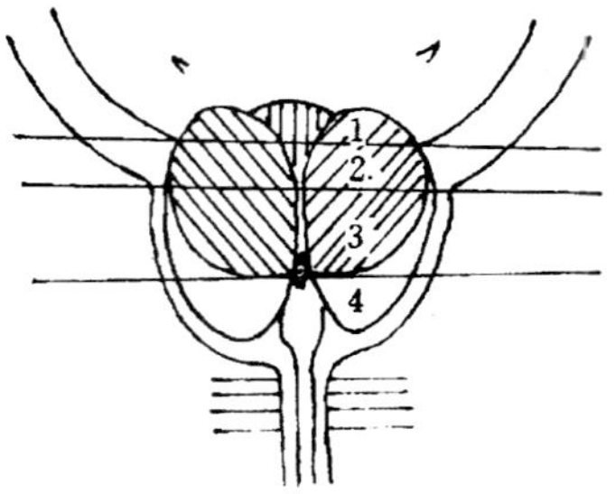

图11－60 画线区为术中切除部分。

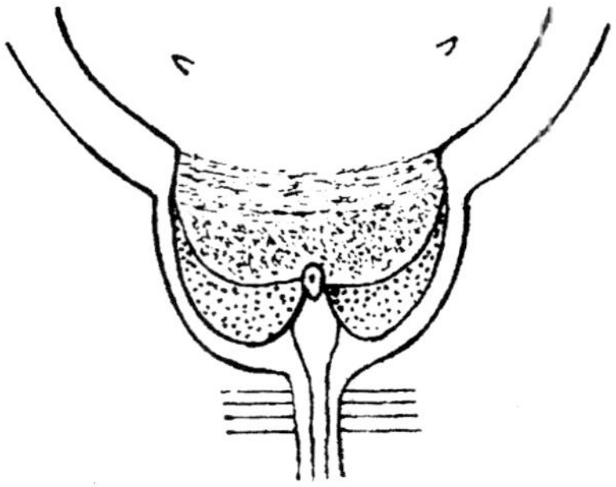

图11－61 TURP的解剖学效果。

这种提法并不是主张回到历史上经尿道手术初期的仅切除少量增生组织。手术结束时前列腺窝应基本平整，四周内括约肌均显露清楚，没有大块的残留增生组织。前列腺外科包膜内可以留一薄层腺瘤组织。不要为寻找包膜耗费时间或穿透包膜。这似乎很难掌握，还要具体操作体会。如前列腺尖部遗留组织多，手术结束时从膜部尿道向上看则不是圆形的通道，可能是前后向偏长形，但对术后患者排尿功能并无显著影响。如果进行严格的尿道压力测定，也许会发现在外括约肌上方仍有一段压力升高（Shan，1979）。

近年来的一些研究表明，精阜以下尿道的控制能力并不只是限于外括约肌部位的横纹肌。在前列腺尖部邻近精阜的一部分，尿道平滑肌对排尿控制能力同样占有十分重要的位置。手术时在这一部位要谨慎操作，但切得太少也不行。我们的原则是切到精阜的下缘，除非是意外损伤，精阜应当保留完好。

第九节 应用连续灌洗法做TURP

在进行TUR手术时，如采用传统的灌洗方法，灌洗液容器应高于膀胱80～120cm。容器悬挂得越高，灌洗液流入膀胱的速度就越快，膀胱内压迅速增加，膀胱很快充满，大约每一两分钟就需要排空一次。容器高于膀胱 60cm 时即开始灌洗液吸收。一次 TURP 手术要多次排出灌洗液。再次开始手术时还要稍等片刻才能有清晰的视野，这样会耗费更多时间。1970 年后出现了两种连续灌洗的方法，以下作简单介绍。

一、耻骨上套管穿刺法

1971 年 Bergman、1974 年 Reuter 和 Jones 开始采用耻骨上套管穿刺的方法做 TURP，以期缩短手术时间，降低膀胱内压，减少灌洗液吸收。从 1982 年 Reuter 著《泌尿外科内镜手术图谱》(*Atlas of Urologic Endoscopic Surgery*) 中提供的资料看，他很欣赏这种方法，已做千余例。Madsen 和 Frimodt-Moller (1984) 报道 577 例，灌洗液吸收的问题不存在，但失血量较传统 TURP 略高。膀胱内灌洗液压力为 $8cmH_2O$，显著低于盆腔静脉压 $10 \sim 15cmH_2O$ 的水平。Holmquist 等(1979)发现此法手术时间缩短，膀胱内压较 lglesias 连续灌洗法还要低一些。张树云等(1966)采用此法手术时间明显缩短，他们常规应用的是 26F 镜，它本身也应当较 24F 镜快一些。

Reuter(1982)极为推崇耻骨上套管法。他们常规应用的是 28F 切除镜。他明确指出此法不会增加尿道狭窄的发生率。在他们所做的 1000 例 TURP 中，术后尿道狭窄的发生率为 3% (30 例)，其中膀胱颈 6 例、后尿道 10 例、中部与前部尿道 11 例、外口 3 例，均未发生 TUR 综合征。需输血者为 1.6%。手术死亡率为 0.3%。术后标本重量平均为 39.2g，估计电切损失重量(18% ~48%)不计在内。他所提供的统计数据对了解经尿道手术的发展很有参考价值(表 11 -1 至表 11 -3)。

表 11 -1 前列腺手术的死亡率

手术方法	总例数	死亡数	死亡率(%)
开放式前列腺切除术			
美国(1962—1972)	7 799	260	3.3
德国(1963—1978)	6 329	268	4.2
TUR			
美国(1962—1970)	7 763	94	1.2
德国(1974—1978)	7 457	113	1.5
冷冻手术(1967—1973)	1 181	29	2.4

表 11 -2 TUR 术后死亡率

作者	平均重量(g)	例数	死亡数	死亡率(%)
Frohmüller(1978)	34.7*	1490	31	2.1
Thiel(1977)	27.0	100	2	2.0
Chilton(1978)		1004	10	1.0
Mauermayer(1980)				0.9
Bandhauer(1978)		1011	7	0.7
Perrin(1976)	20.17	270	2	0.7
Ignatoff(1977)	16	632	2	0.3
Reuter(1977)	39.2	1000	3	0.3

* 冷切

表 11 -3 前列腺手术输血数

方法	例数	输血者	(%)
耻骨上前列腺切除术 (Eisenberger, 1978)TUR	767	572	74.6
冷切 (Frohmüller, 1978)	1 490	702	47.1
高压 TURP (Reuter, 1970)	1 000	449	44.9
低压 TUR (Thiel, 1977)	100	27	27.0
套管 TUR(低压) (Reuter, 1977/1978)	377	6	1.6
冷冻手术 (Reuter, 1978)	471	49	10.4

最近的一些统计资料表明技术水平在不断提高。Mebust 报道术中输血者为 2.5%，术后近期输血者为 3.9%；韩树楠(1997)报道最近 100 例中输血者为 6 例。这些统计数字能帮助我们了解我国以及我们每个医院与个人的技术水平。

Reuter 采用低压灌洗法，灌洗液容器高于前列腺窝约 $30cmH_2O$，手术中膀胱内存留的灌洗液不超过 200mL。他认为该种方法可使高压灌洗的各种危险均被消除。同时，他还使用一种喷水真空泵帮助吸引，但后期的一些资料显示已不再用吸引装置。他认为手术可延长至 100 分钟，且无 TUR 综合征的危险。200g 以上的腺瘤切除也可以一次完成。

这种手术所用穿刺套管国外著名厂家均有供应。可做临时性耻骨上穿刺引流，配合 TURP 使用，也可以做永久性穿刺造瘘(图 11 -62)。

安放耻骨上引流套管虽然是一种简单的小手术，但在操作时同样可发生一些问题。应当注意如下事项。

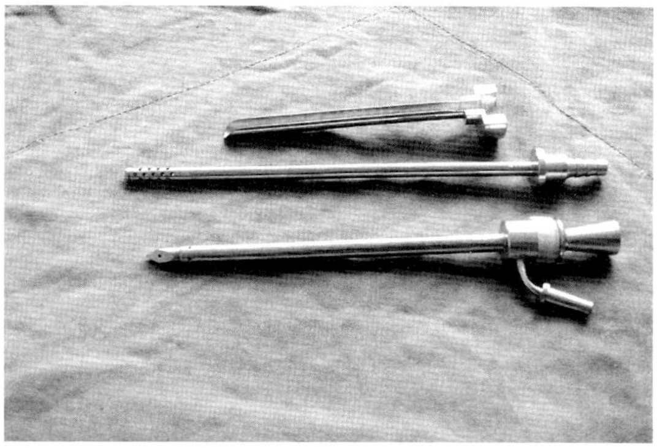

图 11-62 耻骨上膀胱穿刺套管。穿刺时用尖端为三棱形的套管芯，穿刺成功后更换为多孔的引流套管，如为安放保留尿管则需用半圆形管鞘。

1. 穿刺前要使膀胱充分胀起来。急性尿潴留的患者膀胱明显胀大，套管穿刺最容易。作为 TURP 术中引流，在穿刺前首先要充盈膀胱。如果膀胱容量偏小应放弃这种方法。一些穿入腹腔、损伤肠管的病例多由于两个重要因素造成：一是膀胱没有充分充盈起来；一是穿刺点偏高。膀胱内有一定张力，穿刺才更容易。

2. 穿刺点定为耻骨上一横指，不应过高。

3. 麻醉后用小手术刀片在穿刺点切一横口，长约 0.5cm。深处要将腹直肌前鞘做同样切开。这一部位无后鞘，穿刺方向略偏向患者头侧。

4. 套管穿入膀胱会有明显的落空感。取出套管芯要立即用左手示指将套管鞘口堵住，以免膀胱内液外溢，再更换多孔引流套管。这样可防止膀胱排空，穿刺套管脱出膀胱，致更换引流套管(或插入保留尿管)失败。

采用此法进行 TURP 手术时，要注意避免引流套管插入过深或过浅。过深时插入组织碎块内，易被组织碎块堵塞；过浅则易于脱出。可在内镜观察下调节一恰当位置，用固定盘固定(图 11-63)。

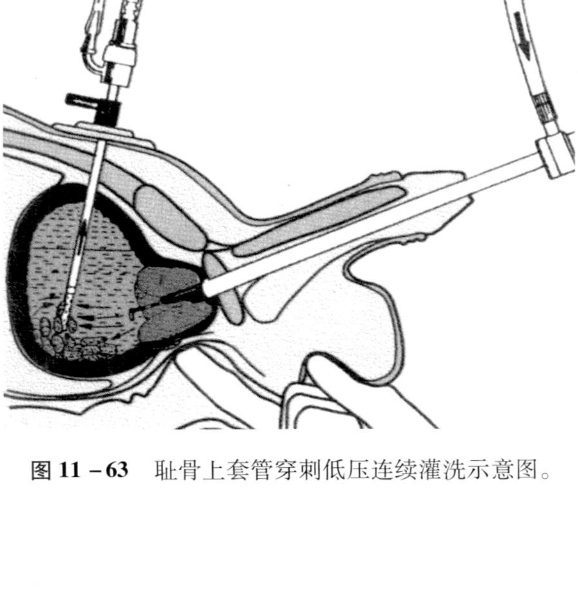

图 11-63 耻骨上套管穿刺低压连续灌洗示意图。

术中如引流套管被堵塞，可保留外鞘，取出套管，清洁后再插入。

二、应用连续灌洗镜做 TURP

1975 年，Iglesias 首先采用连续灌洗镜，认为它具有使手术不间断、手术时间缩短、视野清楚、前列腺窝内压力下降、灌洗液吸收减少、地面清洁(无灌洗液外溢)、灌洗液用量减少、失血量减少、便于做失血量测定等优点。Stephenson 等(1980)对比连续灌洗与间断灌洗，在手术时间、失血量与甘氨酸吸收等方面上未发现有明显差别。Flechner 等(1982)对比这两种方法也未发现差别。

1991 年，我们在连续 100 例 TURP 中进行观察对比，前 50 例用传统切除镜(Storz 24F)，后 50 例用连续灌洗镜(Storz 26F)。结果显示：传统法手术时间为(92 ± 24.62)分钟，切除组织重为(17.4 ± 7.81)g；连续灌洗组手术时间为(85 ± 26.48)分钟，标本重量为(24.5 ± 13.29)g。手术时间缩短不明显，标本重量差别显著。前者每分钟切除组织为 0.2g，后者为 0.3g。标本重量差别大的原因考虑与前列腺窝内压力有关，高压时似已切净，低压时刚发现还可以切除不少组织。传统组有 2 例尿道外口切开；连续组为 9 例，并有 1 例用 Otis 尿道刀做了悬垂部尿道内切开，这显示镜鞘粗细的差别。合并膀胱结石者共 7 例，均同时用 Mauermayer 碎石钳做碎石。

最初的连续灌洗镜要配合吸引器使用。后经 Bretan 改进，使出水道较宽敞，已经不需要使用吸引器。作者采用 Storz 26F 与 Wolf 27F 镜。用一皮囊做试验，Storz 镜充分打开进水口和出水口，皮囊内压为 16cmH_2O，流量为 620mL/min。若进水口打开一半，Murphy 滴管中仍然水流如注，皮囊内压力仅为 9cmH_2O，流量为 390mL/min。术中如无猛烈的动脉出血，打开进水口一半即可满足手术要求，不需要吸引器。作者体会此法与间断灌洗不同，要注意有时应将出水口部分关闭，不要使膀胱完全排空，防止膀胱壁被吸进前列腺窝而造成切穿。

1973 年，Madsen 用同位素观察，认为 TURP 灌洗液吸收的最初压力为 30cmH_2O。我们的观察说明，使用不带吸引器的连续灌洗镜，基本上不存在灌洗液吸收的问题。

有关此种方法的文献报道不多，包括一些著名的经尿道手术权威人士也不置可否。Greene(1979)报道有很多人尝试过这种方法，由于各种原因最后又回到了传统的方法。手术快、失血少的主要原因可能是术者技术熟练。在1992年第6版《Campbell泌尿外科学》一书中，经尿道手术一章由Mebust撰写，他对此法的评价是“与标准的间断灌洗相比，连续灌洗法似无明显优越性”。当前大多数医院仍用传统的间断灌洗法。

我们采用此法已有7年，临床证实手术不需要间断，可以肯定手术时间缩短，但灌洗液消耗无明显减少。Mackenzie(1979)认为失血可明显减少。有一点要注意，采用连续灌洗镜时灌洗液进入手术区，实际上大部分由镜鞘末端背侧被排出，这与间断灌洗迥然不同。如果在前联合或前列腺窝前壁有活动出血点，出血随即被排出，视野完全无表现，这样容易被忽视。即便是几分钟的延误，也会有相当量的血液丢失，长时间会造成严重危害，因此要警惕这一点。

作者认为它的主要缺点是镜鞘略粗。尽管Reuter认为28F镜鞘不会增加尿道狭窄的发生率，但中国人和德国人有无差别尚待研究，所以日常工作中仍多用24F镜鞘。应用连续灌洗法者<50%。

近年来大家已经习惯使用26F连续灌洗镜手术，似乎忘记了24F手术。如果手术较简单，仍可考虑使用24F间断灌洗手术。有些厂家的产品取去外鞘就可以用24F镜间断灌洗手术。应当承认，24F镜理论上对尿道的损伤会小一些。

第十节　传统单极经尿道前列腺剜除术

一、概述

高频电刀应用于前列腺增生的经尿道治疗有着长久的探索过程，Keyes和Collings最早于1923年开始使用切割电流治疗前列腺增生，故我们将高频电刀称为传统单极，目前已经成为二级及三级医院泌尿外科最基本的手术器械。随着对前列腺解剖结构的深入了解，Gilling在1996年提出了经尿道前列腺剜除术的概念，近年来国内外学者也证明了传统单极经尿道前列腺剜除术的疗效和安全性。2011年，黄圳等报道单极与等离子剜除的对比，共72例，手术前后各项指标对比无统计学差异，说明两种方法的有效性与安全性相似。2013年，单存密等报道用普通电切镜做剜除1000例，平均手术时间51.7分钟，60例出现暂时性尿失禁。2014年，於吉等报道126例，手术时间平均60分钟，5例有短暂尿失禁，手术失血少，恢复快，是较为理想的手术方法。2017年，意大利Urology、Pansadora等报道单极剜除47例，近期效果满意。

二、适应证

与开放手术基本相同。尽管前列腺体积较大不是手术的绝对禁忌证，但对于初学者来说建议选择体积<60g的前列腺，从小体积前列腺开始练习。

三、术前准备

1. 一般情况。包括血、尿、便常规，凝血功能，肝、肾功能，电解质、血糖、血型、尿细菌培养等化验及胸片、心电图、超声心动图、肺功能等心肺功能的辅助检查(心脏起搏器植入术后患者需提前与心脏科联系，设置起搏器模式)。

2. 专科检查。包括IPSS评分、生活质量评分了解患者症状轻重程度；直肠指诊、PSA水平排除前列腺癌的可能；泌尿系超声全面了解患者前列腺大小及形态的异常，以及下尿路梗阻的严重程度；经直肠超声了解前列腺体积。残余尿、尿流率大致反映患者有无下尿路梗阻。当患者合并中枢神经系统疾病、糖尿病、脊柱疾病等，应行尿动力学检查，以排除患者逼尿肌无力、膀胱逼尿肌-尿道括约肌协同失调等神经源性膀胱或神经源性尿道的可能。

3. 术中备血2U悬浮红细胞。

四、麻醉

全麻、硬膜外阻滞或蛛网膜下隙阻滞。

五、手术步骤

前列腺剜除术的手术步骤大致相同，只不过应用的器械不同，其手感及操作方式不同而已。

1. 调试电极：电切功率100W、电凝功率80W。

2. 手术要点：于精阜6点近端切开尿道黏膜，将前列腺中叶远端游离，使之与前列腺包膜分离，逐渐扩展游离范围，将之推向膀胱颈；沿前列腺包膜顺时针、逆时针剥离左右侧叶，同时电凝前列腺滋养血管，使前列腺增生部分大部游离；自膀胱颈5点(7点)切除中叶，与远端汇合，将中叶完整切除后，切除两侧叶增生前列腺组织；完全切除增生前列腺组织后用Ellik冲洗器冲出碎组织块；更换球形电极，对剜除后的前列腺窝进行电凝止血。最终可见膀胱颈处形成圆洞。检查无异常后可退出镜鞘，留置三腔大气囊尿管。

3. 特殊注意：传统单极需使用非导电液体作为

手术冲洗液，以甘露醇最为常用，术中血管床开放使得冲洗液可能反流进入血管，所以有可能导致术后低钠血症，也就是我们所说的TURP综合征。故在术中我们应采取有效的措施来预防该种情况的发生。冲洗液的压力应低于静脉压，一般冲洗液的高度不应超过手术台60cm，当术中视野不清时可适当上升高度，主要是应控制好膀胱内的压力，仍需使冲洗液的压力应低于静脉压；尽量控制手术时间，手术时间不宜过长；止血应尽量全面，边剜除边止血，如遇大血管出血应尽快将其封闭。

六、结语

虽然现在传统TURP手术仍为治疗前列腺增生的金标准，但经尿道前列腺剜除术在以下几个方面超越了TURP：①出血少。由于前列腺剜除是直接找到外科包膜后从包膜层面整体剜除，并不像TURP需分层逐步切除前列腺组织。创面减少故出血相应减少。前列腺体积越大，效果越明显。②切除彻底。经尿道剜除术，借鉴开放手术的方式，整体从包膜层面剜除增生的前列腺。由于前列腺各叶包膜往往不在同一个层面，传统电切要达到彻底切除的效果难度巨大。③不易损伤括约肌。经尿道前列腺剜除游离前列腺组织主要靠钝性剥离，减少了锐性切割可能造成的尿道括约肌损伤。而传统单极也可进行经尿道前列腺剜除术，并且有较好的疗效及安全性，故在开展经尿道前列腺剜除术时，传统单极也可作为一个备用的选择。只不过传统单极对术者有着更多的考验，如能有效预防TURP综合征，传统单极也可与激光、等离子媲美。

（崔喆 李春旭 翟兴龙）

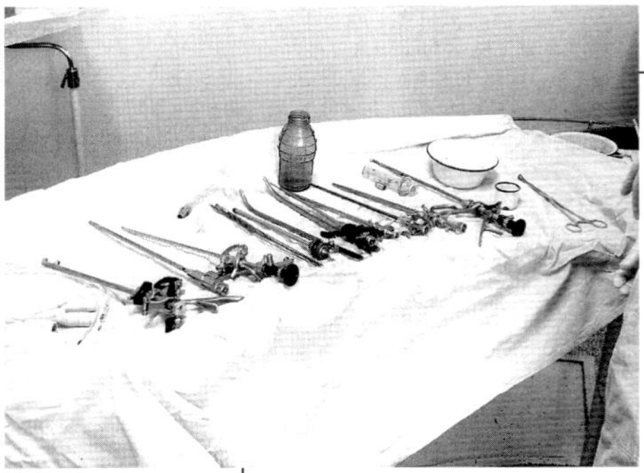

第十二章

双极等离子经尿道前列腺切除与剜除术

目前,手术仍是治疗中重度前列腺增生症主要而有效的方法,但对于前列腺增生症的手术治疗方案还未形成一个统一的标准,不同地区不同医院甚至同一医院不同医生对其进行手术治疗的方法也各不相同。泌尿外科医生因习惯、条件的不同而选择不同的手术方式。近年来开放手术有逐渐减少趋势,比较常用而且被人们认可的是传统的经尿道前列腺电切术、经尿道前列腺等离子切除术、经尿道前列腺激光汽化切除术以及经尿道钬激光或等离子前列腺剜除术等腔内手术,由于其具有创伤小的优点,被泌尿外科医生广泛接受,在一定程度上使得前列腺增生患者的手术治疗安全性及手术效果均得到显著的提高。虽然,传统经尿道前列腺电切术一直是治疗良性前列腺增生的金标准,但该术式也存在很多缺点,比如术中出血量大、TURP 综合征、腺体残留易复发以及局部尿道损伤比较严重等,因此需要更高效、更安全的术式来代替传统的经尿道前列腺电切术,以期达到更好的治疗效果,同时更大限度地降低手术风险和并发症。经尿道双极等离子前列腺电切术和剜除术就是脱颖而出的替代传统 TURP 的术式,其属于低温切割,利用生理盐水灌洗,能够有效防止热损伤和 TUR 综合征的发生,特别是经尿道双极等离子前列腺剜除术属于解剖性切除,腺体去除更彻底,达到了开放前列腺摘除术的效果,同时出血少,术后恢复快,近年来也逐渐被广泛接受。

TURP 从问世至今,经历了单极电切、单极汽化、双极等离子体切割汽化三个发展时代。1931 年,第一代电切镜 Stern-McCarthy 电切镜的问世,标志着单极电切时代开始。1994 年,美国医生将第二代单极汽化电切镜正式用于临床,实施了经尿道前列腺汽化(TUVP)手术,标志单极汽化时代的开始,我国于 1995 年底引进经尿道前列腺汽化设备。与 TURP 相比较,TUVP 具有良好的止血效果,使得术中、术后出血减少,死亡率降低,提高了手术安全性。英国 Gyrus 公司在 1998 年最早推出世界上首台等离子体双极前列腺汽化电切镜,并将其用于前列腺切除。这项技术是一项革命性的科研成果,它确立了第三个时代,即双极等离子体切割汽化时代。现在,等离子体切割系统以其优越的性能已成为泌尿外科腔内治疗前列腺增生症第三代的最新设备和技术,是全球治疗又一新的里程碑。

第一节 等离子原理和特点

当温度升高,构成分子的原子发生分离,形成独立的原子,比如氮分子会分裂成两个氮原子,我们称这种过程为气体中分子的离解。如果再进一步升高温度,原子中的电子就会从原子中剥离出来,成为带正电荷的原子核和带负电荷的电子,这个过程称为原子的电离。当电离过程频繁发生,使电子和离子的浓度达到一定的数值时,物质的状态也就发生了根本的变化,它的性质也变得与气体完全不同。为区别于固体、液体和气体这三种状态,我们称物质的这种状态为物质的第四种状态,即等离子态。

等离子态下的物质具有类似于气态的性质,比如良好的流动性和扩散性,但等离子体的基本组成粒子是离子和电子,因此它又有许多区别于气态的性质,比如良好的导电性、导热性。根据科学计算等离子体的比热容与温度成正比,高温下等离子体的比热容往往是气体的数百倍。等离子体的用途非常广泛,从我们的日常生活到工业、农业、环保、军事、医学、宇航、能源、天体等方面都有非常重要的应用价值。医用“等离子体”技术,是以特定超低频率 100kHz 电能激发介质(NaCl)产生等离子体,等离子体中的高速带电粒子直接打断分子键,使蛋白质等组织裂解汽化成 H_2、O_2、CO_2、N_2 和甲烷等低分子量气体。普通高频 500~4000kHz 可改变电场下,粒子一方面无法获得足够的加速时间，处于往复的震荡状态；另一方面高频下加剧的分子摩擦会产生较强的热效应，且频率越高产热越多。目前临床多采用 100～300kHz 相对低频等离子，粒子会获得更长的加速时间，最终形成带有更大动能的高速带电粒子，直接打断分子键。此外，因频率低，较高频大大降低了分子间的摩擦产热，使切割、消融和止血等过程都在 40℃～70℃内完成，从而实现微创效应。电外科设备经历了"电刀"－"普通射频"－"等离子体射频"，由低向高的发展阶段。"等离子体"技术用直接的"汽化"工作方式彻底改变了传统"射频"的"热能"工作方式，40℃～70℃的组织汽化替代了传统"切割""止血"等过程中超高温对组织的灼伤破坏作用，大大减少了手术过程中的创伤。

双极等离子体的高频电流不经过人体，而是局部形成回路，且切割时组织表面温度仅为 40℃～70℃，热损伤小，深度表浅，所以和传统 TURP 手术相比术后膀胱刺激症状轻，术中也不易热损伤外括约肌和包膜外的勃起神经，从而可降低术后勃起功能障碍和真性尿失禁的发生率。由于术中热损伤效应低，利于术后上皮再生，减少瘢痕组织和尿道狭窄的发生。双极等离子电切另一个特点是止血高效可靠，其电凝时热效应低，对血管组织的破坏减小，使得血管中的弹力纤维被电凝融合后不易再次开放，而且等离子体汽化切割时会在创面形成厚度为 0.5～1.0mm 的变性凝固层，能迅速闭合深层的小动脉和小静脉以及毛细血管，使得在切割汽化同时也有一定止血作用。双极等离子电切镜无负极回路板，工作时电流不经过人体，只是在电切袢局部形成电流，可以有效地防止电击和灼伤的发生，也进一步减少了由于灼伤尿道等导致的尿道狭窄的发生。双极等离子电切镜的工作原理使其可使用含电解质的生理盐水作为术中灌洗液，和传统 TURP 相比，能有效防止经尿道电切综合征（TURS）的发生，也是该术式的特点之一。

第二节　手术器械

一、等离子发生器

Gyrus 最初投放市场的是 PK 等离子发生器，以后很快改进为 PKSP 超脉冲等离子发生器，使其效能进一步提高，成为目前最常用的一款等离子发生器（图 12－1）。多种国外传统的 TURP 设备都在不断改进，Olympus 的高频发生器在 1980 年后提供的是 UES2 型，以后陆续出现了 UES10 和 UES20，现在市场上提供的等离子发生器产品型号是 UES－40 和 ESG－400，单极与双极等离子均可用。ERBE 公司生产电刀设备也具有悠久历史，20 世纪 80 年代初，Storz 与 Wolf 的电切镜都是配用它们的电刀，型号是 ERBOTOM T400C，以后出现了输出功率更高，能提供汽化使用的 ICC300 型。目前其最新的产品是 ERBE VIO 300D，有单极、双极、盐水下双极等离子，经尿道与腹腔镜手术均可用。此外，德国 KLS Martin 公司生产的 KLS 411 能量助推系统也具有等离子电切功能。2009 年，广东珠海司迈公司推出了具有我国自主知识产权的 SM 双极等离子电切系统（图 12－2），随后又出现了美创等多个国产等离子电切系统，其也接近了国际水平。

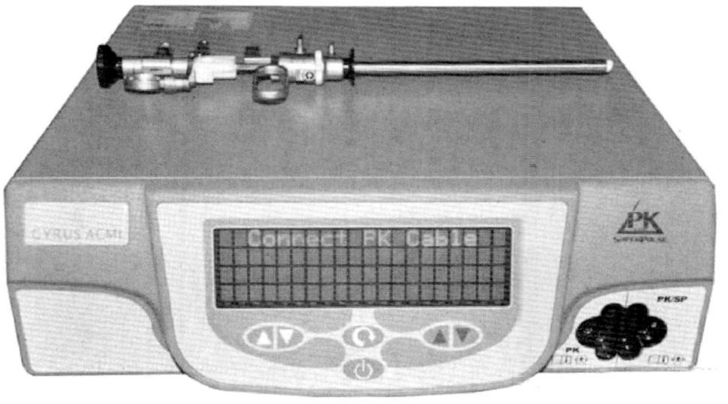

图 12－1　Gyrus PKSP 超脉冲等离子发生器。

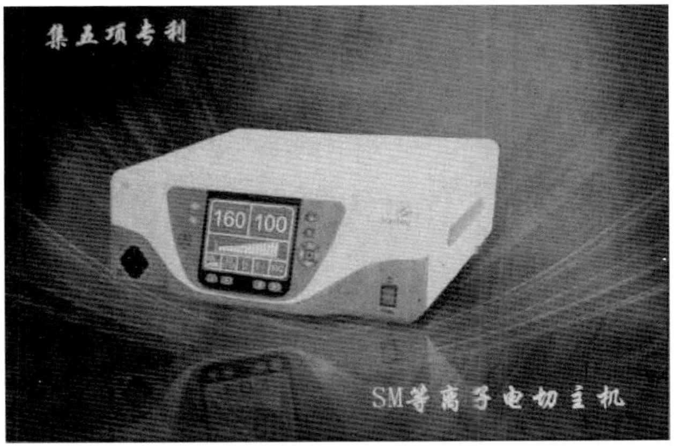

图 12－2　司迈双极等离子发生器。

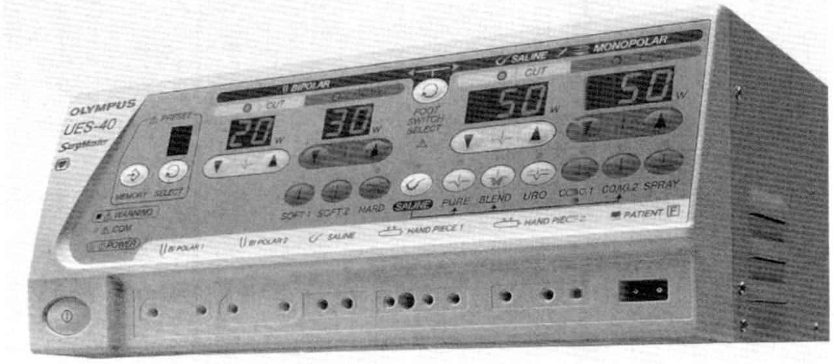

图 12－3　Olympus 双极等离子电切系统 UES-40。

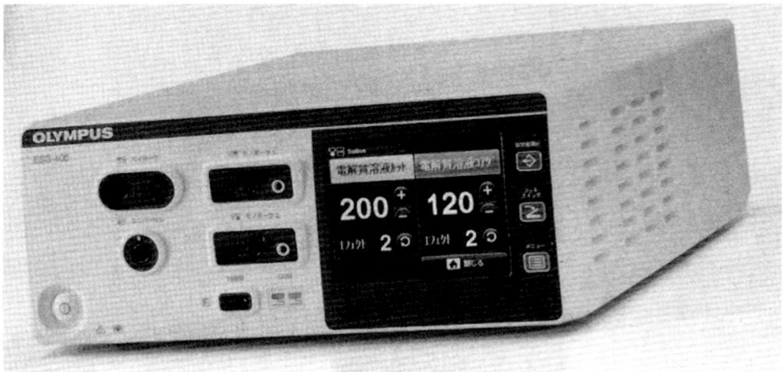

图 12－4 Olympus 双极等离子电切系统 ESG-400。

二、电切镜与电极

Gyrus 公司最初提供的电切镜外鞘是 27F，内鞘 24F，配有闭孔器与可视闭孔器，可做连续灌洗。现在各个厂家的产品均为 26F，如尿道不够宽可仅用 24F 内鞘做间断灌洗，也可用 24F 内鞘配合耻骨上套管做连续灌洗。当前各个厂家的产品手术操作中均可任意转动操作支架，镜鞘保持不动（图 12－5）。这是近几年器械制造方面一项小的改进，更利于手术操作。操作手件有被动式和主动式两种，一般采用 12°、25°和 30°镜子匹配不同型号电切镜鞘和电极。各个厂家提供的电极大同小异，有几种不同的型号：①环形切割电极最常用，用于切割与剜除。②铲状电极，主要用于剜除。③杆状电极，可用于尿道狭窄、膀胱颈切开和剜除术。④钩状电极，如 Collins 刀，常用于 BNI（膀胱颈切开）。⑤汽化电极，可做前列腺汽化，也可用于电凝较大的出血点。⑥针状电极，一般用于尿道内切开或者膀胱颈切开。有些厂家的电切环又进一步分为大中小号和粗细两种。

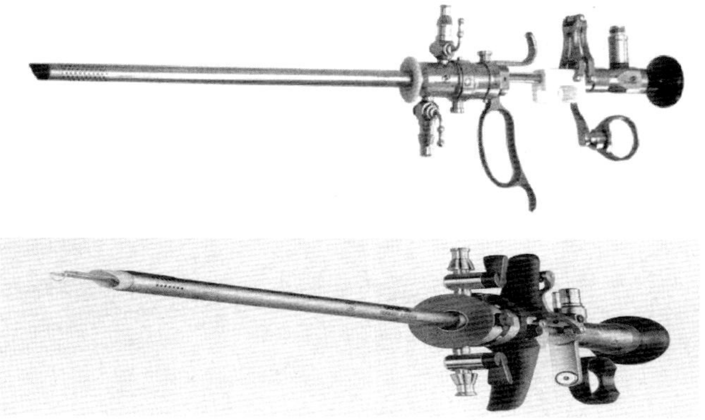

图 12－5 Olympus 双极等离子电切镜及镜鞘。

三、回路电极的设计

当前各个厂家操作手件接口回路电极的设计是不同的，Gyrus 看似单环，但有效电极与回路电极都在此环上，中间隔有绝缘陶瓷，通过电极线直接连接机器，国产司迈等离子电切镜也是类似结构。Storz 的回路电极是在有效电极的背侧有一个单独回路电极。Olympus 和 Wolf 等虽然是单环，但操作手件上有两个接口。除了电切环作为回路外，电切镜鞘本身也是电流回路的一部分（图 12－6）。

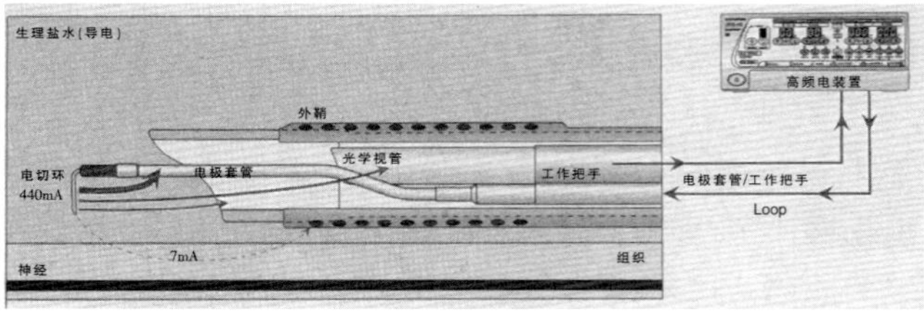

图 12－6 回路电极结构原理图。该电极回流图显示，电流从电切环流出，从电极本身回流，由于生理盐水阻抗（40Ω）远低于人体阻抗（500Ω），所以电流主要从电极本身回流，此外电切镜表面也是一个巨大回流电极，与单极电切比较可以减少漏电量 70%，无需负极板，具有更高的安全性，同时也降低对闭孔神经的刺激。

单极电切环有时会有黏附组织，特别是进行电凝止血时更容易出现，需取出操作手件清理，但双极等离子很少出现这种情况，即使偶有少量黏附组织，可在膀胱内不接触任何组织启动电切档将其清除，相当于有“自洁”功能。

第三节 双极等离子前列腺电切术

一、双极等离子前列腺电切术手术步骤

双极等离子前列腺电切术和普通前列腺电切术手术步骤大致相同，但不同术者操作习惯有所不同。电切的基本手法和技巧大概分为：平行收切，即单纯的电切环回缩时踩下电切踏板启动切割切除组织；弧形收切，即在平行收切的基础上配合电切镜的弧形摆动而切除组织；推切，即推出电切环时的切除，这种手法在膀胱肿瘤整块切除时用得更多；拖刀切除，即电切环不回缩或回缩的同时电切镜回拖切除组织的方法，该方法在比较熟练的术者切除较大前列腺组织时用得较多。因为在较大前列腺组织一个视野不能完全看到，从膀胱颈开始下刀，切除的过程中后拖电切镜，切除长度从膀胱颈至接近前列腺尖部。

电切过程中应随时仔细辨认不同组织特点和切除深度，增生的前列腺组织创面为灰白或灰黄色，棉絮状或细小颗粒状，有时可见黏稠的黄白色前列腺黏液挤出。前列腺外科包膜为白色、致密、质韧的萎缩前列腺组织，到达前列腺包膜时则呈环形纤维，很容易穿透，一旦穿破包膜可见到包膜外脂肪。前列腺外科包膜为受挤压的前列腺组织，相比增生前列腺组织致密，颜色较浅，电切到这一界面时要小心，如果切割较深，容易因切到前列腺包膜而穿透前列腺见到脂肪，呈黄色带闪光细小颗粒的泡沫海绵状，甚至引起静脉窦出血。在前列腺电切术过程中，除了确认组织深度外，还应反复确认双侧输尿管开口、膀胱颈、精阜和外括约肌等解剖标志。整个电切过程一般可以分为以下几个步骤。

首先观察膀胱与后尿道，观察双侧输尿管口、膀胱颈、前列腺大小及精阜的位置，膀胱颈和精阜近端分别作为切除前列腺时近端和远端的标志。在增生前列腺左右侧叶和中叶之间 5、7 点位置分别切出一条标志沟，沟的深度接近前列腺外科包膜，可以看到白色、致密、较细腻的组织，偶有纤维组织但没有粗糙的黄白相间的增生腺体组织，有时前列腺外科包膜不容易辨认，初学者不必强求一次到达外科包膜。

第二步以 5、7 点切出的沟槽为标志，将增生的中叶组织切除。切除时，将电切环伸出，放到中叶顶端后缘，避免损伤三角区与输尿管开口。切除过深会损伤三角区和膀胱颈环状纤维组织。中叶腺体完全切除后，冲洗液进入膀胱通畅，电切镜活动空间增大，有利于下一步手术操作。

第三步切除左右两侧叶，可沿着标志沟两侧切缘开始切割，顺时针或逆时针方向切向侧上方，即向8 ~ 11 点或 4 ~ 1 点方向切除右侧叶或左侧叶腺体。切除时，电切环先从膀胱颈后缘开始下刀，切至显露膀胱颈白色的环状纤维，继而从其远侧开始，平行于标志沟作弧形切割，显露前列腺外科包膜，逐渐向远端推移切割，直至尖部及精阜近侧缘水平。当两侧叶腺体组织切除完毕后，翻转电切镜，切除 12 点组织，通常此处腺体组织较少，不宜切除太深以避免损伤深层丰富的静脉窦，造成难以制止的出血。

最后一步为切除前列腺尖部和修整前列腺窝。前列腺尖部的切除是 TURP 手术效果好坏的关键步骤，切割过深过多容易损伤外括约肌造成尿失禁，切除过少，残留腺体较多，术后排尿症状改善差，影响手术效果。为避免损伤尿道外括约肌，应保持精阜的完整，始终以此为标志，切割远端尽可能不要超过精阜近侧缘，特别是在前列腺尖上半部分。可以在切除过程中，将电切镜撤到精阜远侧尿道，观察尖部是否有突入尿道腔内的残存腺体，切除尖部残存腺体使尿道呈圆形或椭圆形张开。较大的前列腺，腺体尖部往往超过精阜较多，切割尖部时需要特别小心，修整突入尿道内的尖部腺体组织应浅层切割，直至膜部尿道呈圆形或椭圆形张开，通常术后排尿症状即可明显改善。切勿追求尖部尿道完全呈圆形张开，致使两侧切割过深，损伤尿道外括约肌。

双极等离子经尿道前列腺电切术手术结束时应达到以下标准：将电切镜退至球部尿道，观察膜部尿道完好的外括约肌，尖部腺体切除彻底，圆形或椭圆形张开而不是呈长条形裂隙状，无残留腺体突入尿道。整个前列腺窝可见到光滑、致密、细腻的前列腺外科包膜，几乎无残留增生腺体组织，如果看到明显纤维样组织或者脂肪组织则表示切除过深。膀胱颈环形纤维完整，创面无活动性出血，此时即可结束手术，留置三腔尿管，术后膀胱持续冲洗 1 ~ 2 天。

二、双极等离子前列腺电切术切除方法的改进和特殊情况增生前列腺切除方法

经尿道前列腺切除术因术者操作习惯的不同，切除顺序和方法也不尽相同，比如第一刀开始的部位是 5 点还是 7 点，甚至有些人从 12 点开始，并无特殊要求，对整个手术的顺利完成关系不大。每个熟练的术者都有自己固定的手术顺序和步骤。

对于体积较小的前列腺增生患者，常合并有膀胱颈的狭窄、膀胱颈硬化或膀胱颈后唇抬高等情况。手术时镜下往往看到膀胱颈较小，更有甚者电切镜进入膀胱受阻，或者后唇抬高很明显，需要过度压低电切镜后部方可进入膀胱。对于这些前列腺增生患者，膀胱颈的处理比彻底切除增生前列腺组织显得更为重要，除了切除增生前列腺组织外，还需要将膀胱颈抬高的后唇切平，使膀胱颈后唇和三角区呈现一平面。如果为膀胱颈硬化，除切除后唇外，还需要在 5 点和 7 点将纤维狭窄环切开，深度接近双侧输尿管开口，并可隐约见到膀胱外脂肪成分。术后可考虑给予激素，以抑制瘢痕增生和膀胱颈再次挛缩。

对于较大的前列腺腺体，技术难度成倍加大，手术时间长，失血多。随着 TUR 技术的提高，大体积前列腺仍可用电切来完成手术。此类前列腺的前列腺部尿道明显变长，一次很难从膀胱颈切到精阜。一般将手术野划分为三个区：膀胱颈区、前列腺中部区和

前列腺尖部区。膀胱颈区包括邻近膀胱颈前后的组织。前列腺中部区域包括前列腺的大部分区域。尖部区包括邻近精阜与外括约肌的增生前列腺组织。对于大的前列腺组织，除视野划分三个区外，增生的中叶也往往很明显，所以又常把腺体分为左、右侧叶和中叶。巨大中叶者可先予以切除，切除后冲洗水流通畅，视野更加清楚。增生的中叶有时会向膀胱内突入较多，切除过程中需要使用一些技巧，以达到既切除突入膀胱内的中叶，又不损伤膀胱壁的目的。切除时先将电切环伸出，放到中叶顶端后缘稍往回拉，电切镜前端固定并轻微向下压，使膀胱内的增生中叶稍有上翘，并使电切环避开三角区与输尿管口。电切开始时由下斜向上地切割，直到突入膀胱内的中叶腺体完全切除，精阜前端的增生中叶腺体切至与膀胱颈同一平面即可，避免切得过深损伤三角区和膀胱颈环状纤维组织。两侧叶的切除基本步骤是先从前方开始切割，可以采用小前列腺切割的方法，但往往在 5 点和 7 点沟槽切出后，增生显著的两侧叶失去支撑，向中间靠拢下坠，此时术者一定要看清楚坠下的侧叶腺体组织与标志沟的关系，在标志沟上方，沿着坠下的侧叶腺体的边缘，从膀胱颈开始顺时针或逆时针方向顺序逐层大块切割，直至深达外科包膜。也有术者习惯从膀胱颈前联合处开始，从 12 点切至 5 点切除左侧叶，从 1 点至 7 点切除右侧叶。可以采用拖刀的方法，先在 11 点至 1 点处切除一条深达被膜的标志沟，这一条沟往往比较浅，不需要切除过多前列腺组织即可到达，沟的近侧缘为膀胱颈、远侧缘终止在前列腺尖部。然后一层一层地将两侧叶切除，最终到达前列腺外科包膜。在较大前列腺组织切割过程中，因增生的腺体随时有移位的可能，一般需要将突入视野较大的腺体切除，以免影响视野与后续操作，要避免在一个位置一次切除过深，造成解剖位置结构的紊乱，甚至发生被膜穿孔或损伤括约肌等重要结构的情况。当中叶和两侧叶大部分腺体已切除完毕，将电切镜后退至精阜远端，观察前列腺尖部残留部分，然后再将电切镜前进固定于精阜平面，将左右侧残留前列腺尖部修整切除。

三、TURP 止血的基本方法

电切过程中的止血是手术的关键技术，初学者首先要学会如何止血。患者前列腺大小不同、有没有合并前列腺炎以及是否使用抗凝药物等都关系到前列腺电切过程中血管的多少和出血的多少。较大的前列腺或者合并有前列腺炎的患者往往血运丰富，使用抗凝药物的患者渗血较多，使得手术过程中出血相对也多。在电切操作过程中，要做到步步为营，不能一味追求切割速度而不彻底止血，最终视野一片模糊，找不到明确的出血点，反而影响了整体手术速度。

首先，电切过程中要保证足够的冲洗液速度和压力，使术野清晰，便于及时发现出血点并及时有效地止血。止血过程中，巧妙应用电切环和电切镜鞘，如果发现明显的出血点，可以用电切环轻压出血部位，然后启动电凝，较小的血管可以一次完成止血，对于较大的动脉出血或者静脉出血，尚需轻轻压住血管，较长时间电凝或慢慢前后移动电切环者才可止住，不同于普通单极电切轻轻来回原地即可凝住，等离子电切环即使适当压迫组织也不会出现单极电切的焦化穿孔。此外，通过扩大止血范围采用周围包围中心的方法也能有效止血。手术过程中尽量保证创面的光滑平整，有利于发现出血点，凸起的腺体组织块或者组织夹层内的出血点往往不容易发现，此时需要将该位置组织切除保证创面平整，才能发现出血部位并进行有效止血。手术过程中，要有顺序有效切割腺体，有明显的出血要及时凝固止血，然后再切割下一部位，避免创面过大，出血点过多，视野模糊，给止血造成困难。较大的动脉出血或者出血直接喷向电切镜，视野一片红色，此时可以让助手协助加大冲洗液速度和压力找到出血点，电切环压住出血部位，前后移动凝固止血。也可将电切镜稍向后撤，换个角度避开出血的动脉来寻找出血位置。如果看不清出血点，可用电切镜或电切环轻压可能的出血位置，在出血点的周围电凝止血。有时动脉出血压力较大，在同侧寻找不到明确的出血点，可以将电切镜旋转 180°，观察对侧壁是否有出血点。对于靠近膀胱颈 12 点位置的出血有时电切环不易够到，可以将膀胱内液体排空，或者助手轻压耻骨后使出血点显露到视野中。有时前列腺窝血凝块较多时，影响观察出血点，可用电切环向前推起组织块，利用冲洗液水流压力，将血凝块逐渐推入膀胱，显露创面的出血点进行有效压迫止血。前列腺电切时，最容易有较大或较多血管的位置一般有精阜两侧、靠近膀胱颈 1 点、11 点、5 点以及 7 点位置，这与前列腺血供的解剖结构相对应。对于初学者来说，有时切破前列腺外科包膜、静脉窦被切开引起的出血电凝止血往往非常困难，此时应尽快结束手术，放置球囊尿管牵拉膀胱颈压迫止血。

四、双极等离子前列腺电切术的疗效评价

有报道双极等离子前列腺电切 PKRP 与普通前

列腺电切术 TURP 相比，手术时间短，术中出血量少。主要是因为 PKRP 的创面厚度适中，仅 0.5～1mm，切割的同时具有良好的止血效果，其低温切割热穿透也不会伴有更深层的周围组织损伤；而传统单极 TURP 的创面凝固层比较薄（0.1～0.3mm），止血效果差，故术中出血量较多。等离子接触组织表面时可使组织产生汽化并均匀凝固，让其血管迅速闭合，创面静脉开放数量少，术中切割同时伴有的电凝作用有利于止血，保证手术视野的清晰，有效避免手术中反复凝血时间的浪费，从而减少手术时间；并且减少术后的假性尿失禁、电切综合征、膀胱颈痉挛、继发性出血、勃起功能障碍等不良反应发生，有利于术后恢复正常生活。

TUPKP 系统电流只在局部形成回路，有效防止闭孔神经反射，减少勃起神经损伤，术后性功能影响较 TURP 明显减少，对伴有心脏传导阻滞和安置心脏起搏器的患者也可使用。TUPKP 系统具有独特的靶组织识别功能，由于前列腺组织与外科包膜存在阻抗差别，电极接触前列腺包膜时能自动识别并停止切割能量输出，从而降低包膜的穿孔率，避免被膜的损伤。

肖伟等报道，PKRP 术后 6 个月患者的主观指标（IPSS、QOL）和客观检查结果（Qmax）均较术前有明显改善，但以上三个指标在 PKRP 组和 TURP 组间的差异不显著，提示两种手术方式对 BPH 的治疗效果相似。但 TURP 组术后的 TURS 发生率为 5.9%，而 PKRP 组无一例发生 TURS；暂时性尿失禁的发生率两组也有显著性差异，TURP 组达 32.2%，而 PKRP 组仅 16.9%。究其原因为 PKRP 组手术时切割表明温度仅为 40℃～90℃ 的低温，仅带来有限的热穿透效应，可以有效地减少尿道外括约肌的损伤，TUPKP 是以 0.9% 生理盐水做冲洗液，不易发生稀释性低钠血症，减少 TURS 的发生，从而延长了患者耐受手术的时间，大大提高前列腺增生腺体的切除率。

关礼贤等通过对 172 例前列腺电切患者的疗效观察也得出同样结论，认为 PKRP 和 TURP 两组患者的手术时间、术后置管时间、术后住院时间、国际前列腺症状评分（IPSS）、生活质量评分（QOL）、残余尿量（RUV）及最大尿流率（Qmax）比较差异均无统计学意义；而 TURP 组术中出血量及术后低钠血症发生情况明显高于 TUPKP 组，两组比较差异具有统计学意义；继发性出血、膀胱痉挛、尿失禁、尿道口狭窄等术后并发症 TUPKP 组发生率为 5.81%，TURP 组发生率为 31.39%。TURP 组并发症发生率明显高于对照组，两组比较差异具有统计学意义（$P<0.05$）。

彭伟等也观察到 TUPKP 术中出血量、手术时间、置入导管时间以及住院时间等各项指标优于 TURP，但对患者术前 IPSS、QOL 两者无显著性差异，术后 3 个月随访两个指标均有明显改善且有统计学意义，说明经尿道前列腺双极等离子电切术与前列腺电切术治疗良性前列腺增生的临床作用及效果相同。TUPKP 的术后不良反应及相关并发症率为 10.71%，相比 TURP 组术后不良反应及相关并发症率的 46.3% 明显降低，有显著性差异，说明经尿道前列腺双极等离子电切术能有效避免假性尿失禁、电切综合征、膀胱颈痉挛、继发性出血、勃起功能障碍等术后不良反应的发生。

Hu 等对 550 例良性前列腺增生患者行 PKRP，所有患者分别记录术前和术后 3、12、24、36、48 和 60 个月的最大尿流率、残余尿量、生活质量评分，以及国际前列腺症状评分和膀胱过度活动症评分。手术过程和术后并发症方面是安全的，未发生较严重的不良结果，其中 467 例患者完成了 5 年随访。平均手术时间为 36.43 分钟，平均留置尿管时间为 48.81 小时，平均住院天数为 4.21 天。术后 60 个月时，最大尿流率平均比基线水平的 6.94mL/s 增加了 19.28mL/s，平均残尿量平均下降到 10.45mL，平均 IPSS 评分从 15.79 下降到了 7.51，平均膀胱过度活动症评分得分从 4.36 下降到 1.91。在围术期并发症中，输血率为 2.7%，尿路感染率为 3.6%，无电切综合征的发生，晚期并发症尿道狭窄率为 5.4%，复发性膀胱出口梗阻率为 2.1%，再手术率为 4.5%。结果表明，基于传统的单极经尿道前列腺切除术，双极等离子电切术治疗良性前列腺增生的临床疗效和安全性的长期效果是显著的，尤其是尿道狭窄、膀胱再次梗阻、再手术发生率低。

Huang 等评估了 120 名经尿道双极等离子电切术治疗 >80g 的前列腺增生患者，其中 66 例前列腺大小为 80～100g，54 例前列腺 >100g，分别评估了术前、围术期和术后随访情况。手术时间平均为 112 分钟，平均切除组织量 60.01g，血红蛋白下降0.650g/dL，血清钠含量降低 0.06mmol/L，平均术后置管时间为 83.05 小时，平均住院天数为 12.47 天，30 个月的随访时间中国际前列腺症状评分和生活质量评分以及残余尿量和术前相比有明显改善。有 1 例因膀胱内血块而再次接受手术，12 例患者逆行射精。没有出现尿失禁。认为 PKRP 对于较大的（>80g）前列腺增生患者也是安全和有效的。

综上所述，PKRP 的治疗效果与 TURP 相近，但手术时间短、电切综合征发生率低，术中及术后并发症少，临床应用具有优势，但 PKRP 薄切时不如电切效果好，临床手术时应注意。

第四节 双极等离子前列腺剜除术

1894 年，Fuller 首次进行开放前列腺剜除术。1932 年，McCarthy 完成了世界上第一台前列腺增生的腔内手术——经尿道前列腺电切术（TURP）。经历了上百年的发展，Gilling 等于 1995 年利用钬激光进行了第一例经尿道钬激光前列腺剜除术（HoLEP），从而开启了微创前列腺剜除术的新纪元。英国 Gyrus 公司在 1998 年推出了世界上首台等离子体双极前列腺汽化电切镜，我国的刘春晓等于 2003 年利用该设备的等离子双极环形电极，采用前列腺腔内逆行剥离法进行经尿道前列腺汽化切除术，开创了经尿道等离子前列腺剜除术（TUERP）的先河。随着手术方式的不断丰富和发展完善，又陆续出现了使用纽扣电极进行经尿道等离子前列腺剜除术等一些不同电极和不同剜除方式的等离子前列腺剜除术，使其在围术期出血、导尿管留置、症状控制、尿流改善以及再次手术等方面已经达到甚至超过传统的 TURP 和开放手术的效果，真正进入了世界，特别是以我国为代表的 TUERP 时代。目前该术式命名不甚统一，也有人将其称为经尿道双极等离子前列腺剜除术（PKERP）、等离子前列腺剜除术（PKEP）、经尿道双极等离子体前列腺解剖性剜除术（TUPKAEP）和经尿道前列腺汽化剜切术（TVERP）等，甚至也有将这一类借助等离子或激光器械辅助的经尿道沿前列腺外科包膜进行的前列腺剜除技术统称为"精准经尿道前列腺剜除术"（PTUEP）。

一、手术原理和特点

经尿道等离子前列腺剜除术是利用等离子电极，或者镜鞘在腔内模拟外科医生手指沿前列腺外科包膜层面将增生的前列腺组织从前列腺外科包膜上剥离，并对包膜表面的血管进行凝固止血，然后利用电切环或者粉碎器将增生腺体组织粉碎取出的技术（图 12－7）。

该术式集聚了开放前列腺摘除术去除腺体彻底和经尿道手术微创的双重优点，并且由于其止血方式的特点使得止血更加彻底，能够比前两种手术方式出血更少。传统的 TURP 往往采用先切割、再止血、再次切割和再次止血这种循环往复的方法，造成一个血管需要数次止血，而 TUERP 对一个血管从根部只止血一次即可。如果采用等离子纽扣式汽化电极甚至对包膜和增生腺体的血管进行预先凝固止血，术中控制出血效果更好，能够达到"少血"甚至"无血"的手术效果；而开放手术完全靠局部缝合和压迫止血，可靠程度比较低。从腺体去除的彻底性来看，TUERP 和开放手术类似，都优于 TURP，但开放手术创伤大，而且虽然理论上开放手术能够彻底去除增生腺体，但对于一些散在小的腺瘤结术中还是容易漏掉，为以后的复发留下隐患，TUERP 却能术中清晰去除这些小结节。

二、设备及其特性

经尿道等离子前列腺剜除术和常规等离子前列腺电切术使用器械基本相同，只是有些特殊电极更适合剜除术使用，如蘑菇头状电极和棒状电极等。另一个不同于常规等离子前列腺电切术的是组织粉碎器，它是近几年发展起来配合用于 TUERP 的新的利器。在剜除术发展之初，前列腺组织的取出通常采用电切袢切碎冲出方法，速度慢，特别是大体积前列腺会占用很长时间。随着 Gilling 等于 1998 年首次推行组织粉碎器进行前列腺粉碎取出后，这一过程变得迅速而方便，粉碎器可使悬浮的前列腺组织在膀胱中被切割成小的碎片，进而从收集器中冲出收集。时至今日，虽然组织粉碎器充分展现了其难以比拟的优势，但是对于粉碎方式和技术的革新也一直不断进行中，特别是粉碎效率和相关并发症的预防。从前市场上

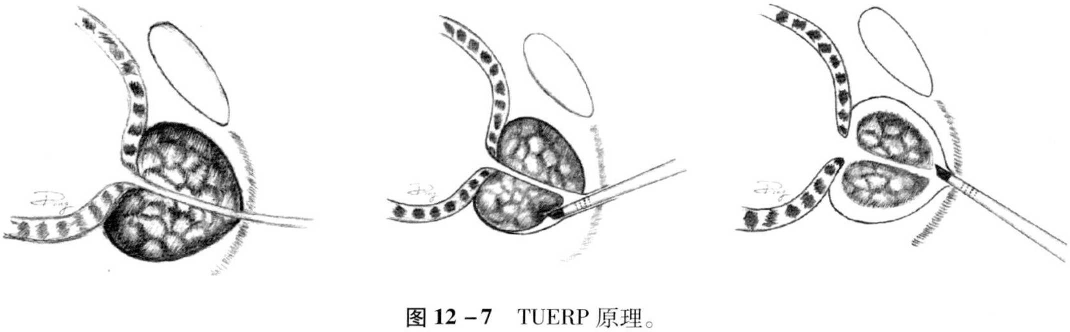

图 12－7 TUERP 原理。

主要使用科医人公司生产的 VersaCut Tissue Morcellator，但是近年来随着剜除术的普及和我国医疗器械的发展，杭州好克光电仪器有限公司生产的医用手术刨削器 YSB－III 经过不断改进，有了很大进步，具有很高的粉碎效率，达到了国际先进水平。

三、手术方法

常规连续硬膜外麻醉、腰麻或者全麻，取截石位，消毒铺无菌单。生理盐水持续膀胱冲洗，冲洗液高度一般为 60～80cm，直视下经尿道置入等离子电切镜，观察尿道是否有狭窄、精阜位置、前列腺中叶及两侧叶增生情况、前列腺与膀胱颈及双侧输尿管口关系、膀胱壁形态、是否有小梁小室和膀胱憩室、是否存在炎症、肿瘤及结石等。前列腺剜除的第一个关键步骤为寻找和建立外科包膜平面，一般在精阜前缘 6 点处点寻找到外科包膜平面，或者在精阜前缘两侧 5 或 7 点处用电切镜鞘在前列腺左/右侧叶和中叶之间的沟槽处直接横向推开黏膜，在射精管浅面找到外科包膜平面，然后直视下摆动电切镜镜鞘向左/右推剥左/右侧腺体扩大剥离面，确定基本的外科包膜平面。精阜近端尿道黏膜用电切环切断，向左/右侧摆动镜鞘，从尖部逆行剥离增生的中叶腺体，从膀胱颈 5～7 点处进入膀胱，切断膀胱颈与中叶的黏膜，中叶完全剜起，如果中叶较大，此时可将其单独剜除。然后重新自精阜开始，沿外科包膜层面向两侧顺时针或逆时针将两侧叶沿外科包膜平面逐渐剥离，边剥离边止血和切断连接的纤维索带，并分别自 1 点和 11 点膀胱颈部穿入膀胱，最后汇合于膀胱颈 12 点处。此时，尚有膀胱颈 5 点和 7 点处以及前列腺尖部 12 点处尿道黏膜未剥离保留。翻转电切镜在前列腺尖部 12 点处将连接的尿道黏膜与增生组织间点切断，注意保护尿道外括约肌，避免损伤。最后使用等离子袢将仅在膀胱颈 5 点和 7 点处固定的基本无血供的增生腺体组织切割粉碎取出。如果使用粉碎器，则进一步将膀胱颈 5 点和 7 点处的腺体一并剥除，使全部增生腺体进入膀胱粉碎，体积较大的前列腺先在 12 点处将腺体左右侧叶劈开即可。最后，再次全面电凝止血，可在降低冲洗液速度或者关闭冲洗液的情况下观察出血点。膀胱充水做排尿试验后常规留置三腔导尿管持续冲洗。术后切除前列腺组织送病理检查。

四、手术技巧和并发症的预防

寻找前列腺外科包膜是 TUERP 手术中最关键的一步，前列腺外科包膜作为一种萎缩的前列腺组织，与增生腺体组织最大的区别是表现为比较紧实、韧性的组织，不像增生组织那样毛糙呈棉絮状，也不像前列腺包膜的纤维样组织，钝性剥离出的前列腺外科包膜表面光滑，有一层横行或者网状血管走行，类似膀胱黏膜结构（图 12－8）。

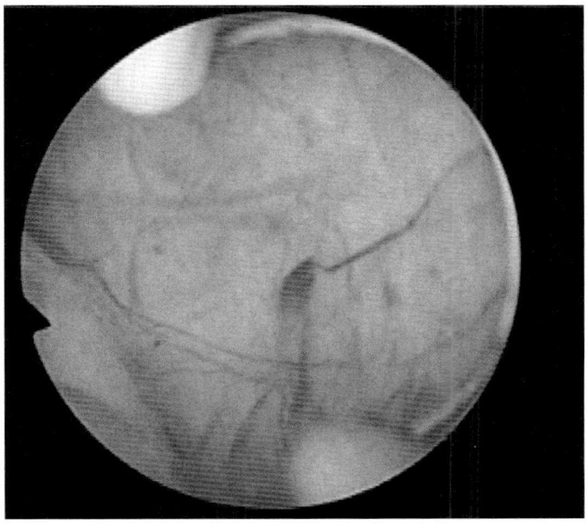

图 12－8　前列腺外科包膜形态。（见彩图）

如果看到毛糙的腺体样组织，往往是剜除过浅进入了腺体，应向外层寻找正常包膜；如果看到网状纤维结构甚至脂肪样组织，往往是剜除过深进入了外科包膜内甚至穿孔，应向内寻找包膜层次。一般采用在精阜前 6 点处点切和推切方法或者在 5/7 点处相当于中叶和侧叶交界处用镜鞘钝性横向推起寻找。如果在一个位置多次寻找都不清楚，应换个位置重新寻找，或者从一个已经清楚平面扩大层面来分离层次不清处，寻找包膜层次一定要耐心。剥离过程中阻力一般都不会太大，遇有小的粘连层次清晰者可以点切开。总体来讲，采用钝性剥离为主，锐性切割为辅的方法。对于一些散在于包膜上的增生小瘤结，如果剥离困难，可先留到包膜侧待分开正常层次单独剥离或者切除即可。膀胱颈部腺体一般都比较薄使得膀胱颈很小，所以要有曲面感觉，腺窝整体上呈现为膀胱颈口小、前列腺尖部小而中间空间大，膀胱颈 6 点处特别是大体积前列腺要有爬坡意识，向上撬，甚至像一个很高的堤坝。分离过程中尽量横向扩大平面，不要在一点纵深突破。如果中叶较大，中叶腺体在膀胱颈后方挤压形成较深凹陷，镜鞘剜除至此难以进入膀胱，强行剜除容易穿孔进入膀胱三角区后组织。此时可沿正常尿道腔用电切袢自 5 点或 7 点处从膀胱颈口向精阜处切开一条沟，深度达外科包膜平面，类似传统

TURP 的开始阶段，尖部汇合于精阜上缘，然后再继续沿原来剜除的外科包膜平面向膀胱颈逆行剥离中叶，从 5 点或 7 点处进入膀胱。膀胱颈 12 点处如果阻力大也采用同样处理，可以从正常尿道通路将 12 点膀胱颈处尿道黏膜切开再剜除。包膜层次一旦不清，应重新寻找包膜面，以免推进腺体内或者包膜外。在整个剜除过程中尽量在腺体和包膜平面之间横行推或者推腺体组织从包膜上裂开，而直推包膜很容易穿孔，特别是在近膀胱颈处。整个过程都要遵循剥离沿着包膜与增生组织界面慢慢轻柔进行的原则，注意剥离的方向、力度和层面，防止剥离过程中进入外科包膜甚至穿孔。总体来讲，整个剜除过程如果层面正确，应该比较容易进行，一旦阻力太大，往往预示层面可能不正确。除上述常用方法外，众多泌尿外科医生也对其进行过多种改良，如“两叶法”“三叶法”“整叶法”“隧道法”等。

术野清楚是手术顺利进行的基本条件，TUERP 是从增生腺体根部分离，手术过程中循环水空间小容易造成视野不清。这种情况往往是由血管直接正对镜子或者一个比较大的血管造成的，可以通过变换镜子角度或者让助手挤水增加水压来使视野变得清晰。要注意膀胱颈 5 点和 7 点处往往有大血管，应彻底止血，以避免继发出血。精阜两侧也有两个比较大的血管，彻底止血后会使视野清楚。12 点处也是常见出血部位，应仔细寻找。最后，止血时还可适当放出膀胱内冲洗液，呈半充盈状，此时膀胱颈部黏膜自然向尿道方向外翻，显露更清晰，方便膀胱颈部止血。

TUERP 术后控尿一直是一个饱受争议的问题，大多数是前列腺尖部尿道黏膜的保护和操作手法问题。前列腺尖部尿道黏膜类似水龙头螺口内一个垫圈，缺少了虽然不会大量流水，但会出现渗漏，特别是 9 ~ 3 点的上半部分，更符合尿道外括约肌的“Ω”理论。因此，术中要尽量保护该部分的尿道黏膜，不能直接钝性剥离。沿着腺体和尿道黏膜之间边推切边剥离止血，一定要轻柔，这样可以最大限度保护尿道外括约肌和避免过度牵拉，从而减少术后一过性尿失禁问题。如果前列腺尖部腺体和外科包膜界限不清，可适当保留上半部分少量腺体，一般推荐此处保留尿道黏膜 0.5 ~ 1cm，太短改善控尿效果不明显，太长容易造成梗阻。总的来说，剜除后我们要使尿道外括约肌部位有一个完整的尿道黏膜（图 12 -9）。

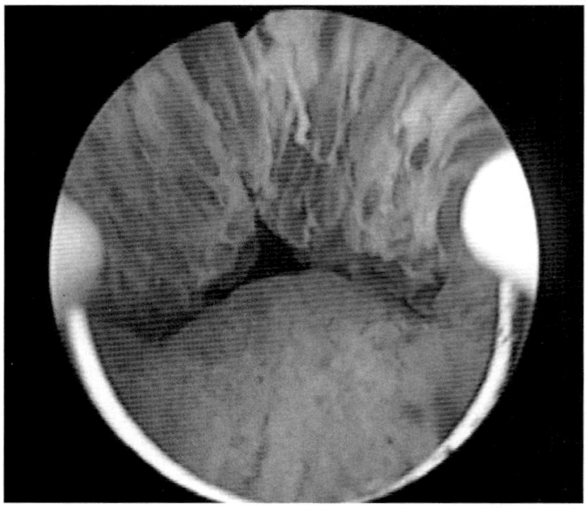

图 12 -9 TUERP 术后尿道外括约肌形态。（见彩图）

对于大体积前列腺，剜除后膀胱颈后唇有一个明显的含有内括约肌的堤坝样结构存在。我们的经验是不必修剪至与三角区水平，一般不会影响术后排尿，甚至可能对防止逆向射精和术后控尿减少尿失禁有一定帮助。

虽然组织粉碎器的使用能够很好地提高手术效率，但使用过程中也伴随一些并发症的出现。Hurle 等报道，在前列腺钬激光剜除术中使用组织粉碎器时，膀胱黏膜损伤和膀胱穿孔的发生率可高达 8.3% 和 0.6%。为了防止该类并发症的发生，建议在充分止血、保持视野清晰和膀胱充盈的状态下进行组织粉碎。由于组织粉碎和吸出是同时进行的，膀胱内的液体易被吸空，导致膀胱黏膜吸入粉碎器刀口造成膀胱壁损伤，因此整个过程需要膀胱持续冲洗。必要时可采用两条进水管路，一直保证腺体和刀头在视野中。一旦视野不清，立即放松脚踏，停止粉碎操作，必要时再次检查创面止血后再继续操作。如果发现出水量速度很快，说明组织粉碎效率差，需要调慢粉碎速度或更换刀头。在整个粉碎过程中要正确辨认膀胱黏膜和前列腺腺瘤组织。若吸住膀胱黏膜，则刀头不易移动；若吸住腺瘤组织，刀头可移动，操作者手感轻快，且组织表面有不规则的白色棉絮状改变，血管少。一旦膀胱黏膜吸入后，应立刻停止脚踏，关闭负压开关，检查膀胱损伤程度，确定具体处理方案。

五、手术疗效评价

TURP 术已经成为前列腺增生手术的“金标准”，在术后前列腺增生症状、尿动力学和生活质量改善等方面效果确切。但是，TURP 术并不完美，术后一些并发症发生率较高。欧洲一项比较 20 671 例 TURP

和2452例开放前列腺摘除手术的研究结果显示，TURP术后90天、1年、5年和8年的手术并发症发生率分别为0.7%、2.8%、12.7%和20%，与开放手术相近。而术后再次手术的风险要高于开放手术，8年时TURP组需要二次手术率高达14.7%。另一项研究还显示，随着前列腺体积的增加，TURP术中出血及电切综合征等发生率也逐渐升高，再次手术的风险也随之增加，尤其是体积>60g的前列腺患者。而对204例前列腺增生手术患者经尿道等离子前列腺剜除术和传统TURP两种术式进行对比研究，显示术中血红蛋白下降，术中灌洗量、术后膀胱冲洗时间、手术切除组织量和术后尿管留置时间以及住院时间方面前者明显优于后者，在手术时间和性功能方面两者无明显差异。术后36个月时前列腺症状评分、生活质量评分改善TUERP明显高于TURP组，经直肠超声前列腺体积前者也小于后者，说明TUERP在安全性和术后疗效的维持方面明显优于传统TURP术。

对体积较大的前列腺TUERP和开放前列腺摘除术进行比较，发现TUERP术后5~6年内排尿症状和尿流指标的改善并不逊于开放手术，但能够明显减少围术期的并发症、缩短导尿管留置和住院的时间。一项1100例TUERP患者6年的随访资料也显示，该手术总体安全有效。随访过程中患者的症状、最大尿流率和残余尿指标持续改善，术后尿失禁、尿道狭窄和膀胱颈口梗阻的发生率分别为5.1%、1.1%和0.9%。总之，TUERP是沿着前列腺外科包膜球型剥离增生腺体，经过外科包膜进入增生前列腺的动脉和静脉被彻底从血管根部阻断，避免了传统电切时反复切割、反复止血的问题。基于此使TUERP对体积的限制明显放宽，术中出血量能明显减少。同时，TUERP是沿着前列腺外科包膜将增生腺体全部剜除，类似开放前列腺增生手术，可达到解剖性切除。理论上术后远期复发率应大大降低，特别是大体积前列腺优势会更为明显。

TUERP的术后尿失禁一直是人们关注的焦点，也是目前该术式推广过程中饱受诟病的一个重要问题。经尿道等离子前列腺剜除术与普通电切相比，腺体切除更多更彻底，手术时间、尿管留置时间和平均住院时间都短，术中出血量和输血率也均减少，但术后短暂性尿失禁发生率高于普通电切。这可能与剜除过程中镜鞘摆动幅度大，外括约肌受到过多的牵拉与挤压，使得外括约肌产生张力性疲劳，部分肌纤维甚至断裂，括约肌功能暂时性受损有关。但往往尿失禁持续时间较短，大部分患者均能恢复。将180例前列腺增生患者随机分为剜除组和普通电切组，分别于术后拔管后24小时和术后每周评测患者尿失禁情况，同时记录比较PSA、前列腺体积、最大尿流率、残余尿、IPSS评分和生活质量评分以及尿垫实验比较两组间差别。结果发现两组尿失禁的发生率在术后拔管后24小时分别为35.56%和18.89%，术后1周分别为20%和7.78%，差异明显，但在术后2周分别为3.33%和2.22%，差异无统计学意义。在其他任何时间，尿失禁程度比较差异无统计学意义。两组均未观察到永久性尿失禁。所以，经尿道等离子前列腺剜除术虽具有较高短期尿失禁发生率，但不是真性尿失禁。与普通电切相比，尿失禁持续时间和程度相近。近年来，通过学者们不断改良剜除的技巧以及对保留前列腺尖部部分尿道黏膜的认识，使得近期对短期尿失禁的改善取得较为满意的效果，术后尿失禁发生率明显降低。此外，保留膀胱颈的前列腺剜除术不仅能降低患者术后逆行射精发生率，而且对拔管早期暂时性尿失禁方面也可能有一定帮助。

总之，经尿道等离子前列腺剜除术不仅具有微创手术创伤小、恢复快、并发症少的优势，同时具备开放手术切除前列腺彻底的效果，术后疗效持续时间长，复发率低。该术式与经典的经尿道前列腺电切术相比，理论上应该更具有优势，特别是对于年轻、预期寿命长的大体积前列腺增生患者可能更是一种合理选择。

（刘春雨　刘利维　孙光）

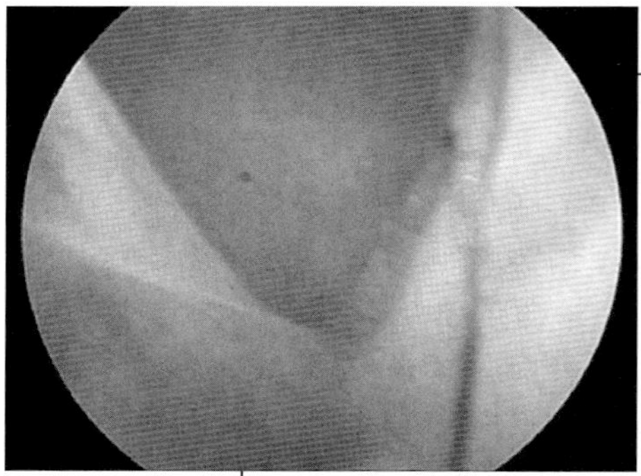

第十三章

等离子针状(杵状)电极在经尿道手术中的应用

第一节　等离子概述

等离子技术于1998年由英国Gyrus公司研发并应用于临床。其具有创伤小、止血效果好、术野清晰、操作精准、利于初学者掌握等特点。等离子采用生理盐水作为冲洗液和工作介质,刀头由相距非常近的两个电极组成,工作电流是从刀头间的工作电极到回路电极,因高频电流通过而激发“等离子体”,并在刀头表面形成“等离子体鞘”,在鞘层中形成的Na^+离子和Cl^-离子从高频电场中获得能量。当电极与靶组织靠近时,可以将组织内有机分子键打断,形成新的反应产物,从而将组织溅射或者汽化去除。等离子体能量切割准确、热损伤小,作用范围仅为0.5mm,发生效应的组织表面温度只有40℃~70℃。

等离子亦可应用生理盐水作为冲洗液以避免稀释性低钠血症的发生,而且可避免闭孔神经反射。等离子有切割、凝闭两种操作模式,操作时更易掌控,且针状(杵状)电极指向明确,可做精细操作。

一、手术器械及相关注意事项

常规经尿道手术的手术器械前一章已有详细的介绍,本章将主要介绍等离子相关器械。

1. 等离子电极:分为针状电极、杵状电极、环状电极。其中针状电极、杵状电极主要用于分离组织。环状电极主要用于切割粉碎组织或小块组织的取出。组装电极时其黑色封堵帽一定要与操作架凹槽紧密连接,以防冲洗液漏出污染镜头。

2. 等离子主机:具有生理盐水下的切割与凝血(SM)和腹腔镜下凝血(VP)功能。上述电极只能连在SM功能处,分为切割和凝闭两种模式。一般分离组织时的功率:电切为60W,电凝为40W。切割粉碎组织时的功率:电切为160W,电凝为100W。

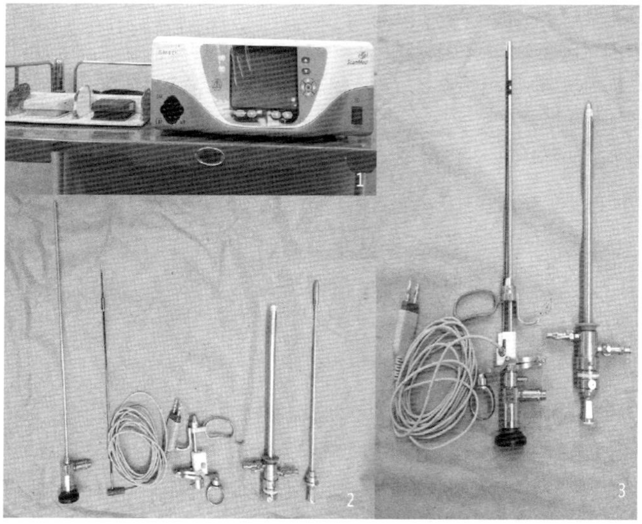

图13-1　1,等离子主机;2,电切镜,从左至右依次为内窥镜、等离子针状电极、操作架、镜鞘、闭孔器;3,组装完成后。

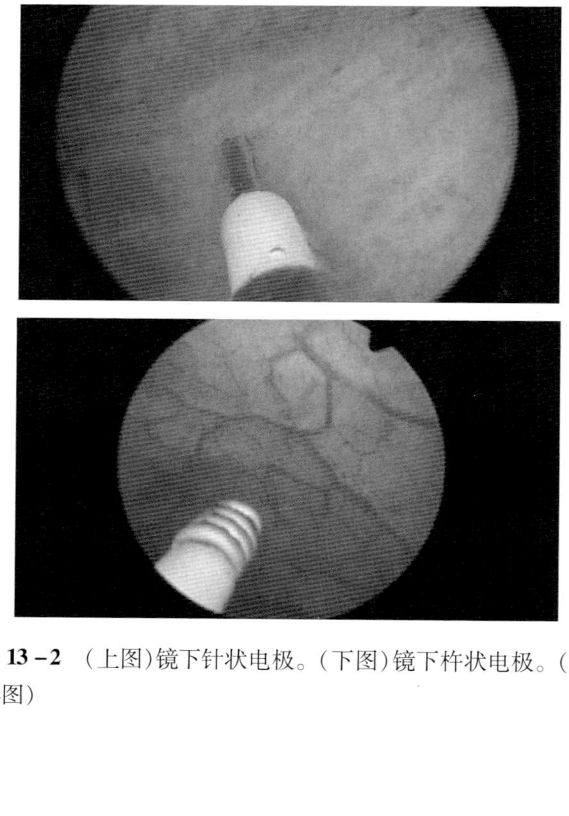

图13-2　(上图)镜下针状电极。(下图)镜下杵状电极。(见彩图)

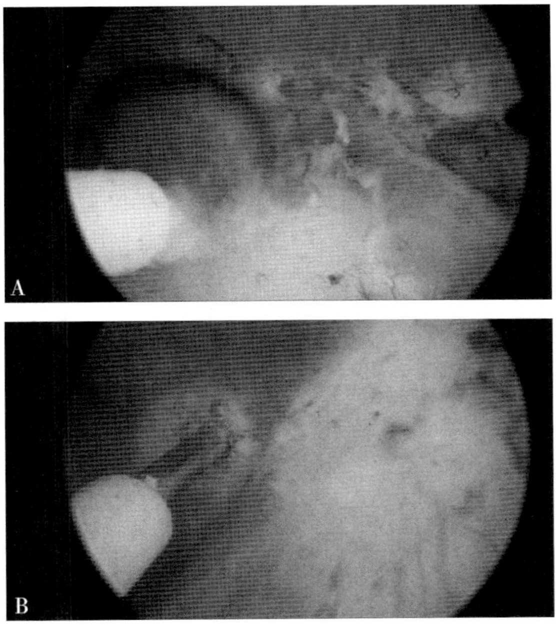

图 13－3　（A）电极电切状态。（B）电极电凝状态。（见彩图）

第二节　经尿道等离子针状（杵状）电极前列腺剜除术

一、概述

经尿道等离子针状（杵状）电极前列腺剜除术是治疗良性前列腺增生最新的方法，具有易掌控、有触感、止血效果好、创伤小、可进行精细操作、切除彻底、复发率低的优点。

二、适应证、术前准备、麻醉

均与前一章大致相同。

三、手术步骤

前列腺剜除术的手术步骤大致均相同，只不过应用的器械不同，其手感及操作方式不同而已。

1. 调试电极：剜除时电切功率 60W、电凝功率 40W，剜除后切碎组织时电切 160W、电凝 100W。

2. 操作细节：①游离前列腺时，应钝性分离与电切相结合。切割时可将组织挑起远离周围组织再行切割，游离中叶时尤为适用。②边分离边止血，若层次不好分离，钝性剜除应一气呵成，之后再行止血，由于游离时前列腺包膜侧为增生前列腺组织的血供来源，所以止血时侧重于该侧。有血块覆盖的创面，先切割汽化血块后再电凝止血效果更好。当电凝时电极有黑色焦痂，空踩电切可使焦痂汽化来提高电凝效率。③前列腺包膜可能不在同一层面，前列腺各叶类似于蒜瓣，各有各的包膜，游离时走浅不走深，前列腺体积过大时特别要注意，由于前列腺体积大而使包膜变薄，剜除时极易穿出包膜，穿出包膜可看到黄色脂肪组织（图 13－4），此时应适当向后撤镜重新寻找层次。④当前列腺体积过大或中叶凸入膀胱输尿管口不易发现时，可在游离两侧叶打通通道后再行寻找输尿管口，找到后应迅速在其周围做好标记，以防切割前列腺时误伤输尿管口。⑤游离前列腺时，可将界限标记好，然后根据术中分离情况优先分离容易的部分，从而有足够的操作空间来分离困难的部分。⑥当前列腺体积过大或者膀胱容量过小无法使用组织粉碎器旋切时，可用等离子电切环切割粉碎前列腺组织。此时不可将前列腺完全游离，需保留 5～7 点、12 点的部分组织与包膜相连，以固定前列腺组织。切除时应由包膜侧向尿道侧切割，可有效避免周围组织损伤，使切割更加顺畅（图 13－5）。

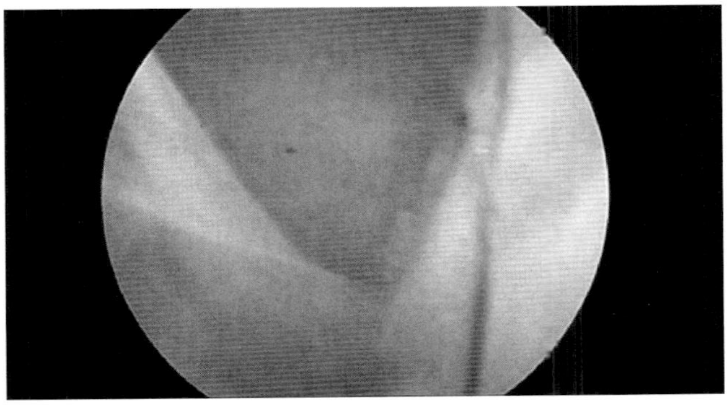

图 13－4　穿出包膜。（见彩图）

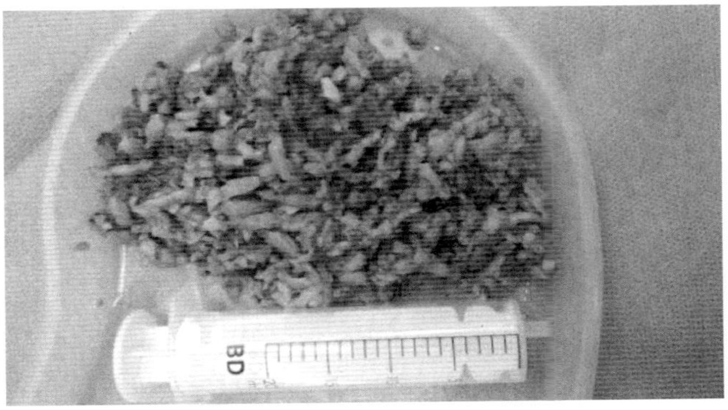

图 13－5　术后取出的标本。

3. 术中体会：针状（杵状）电极操作时有触感，可用电极对组织进行剥离，切割时也可将组织挑起远离危险区再行切割。等离子具有电切、电凝两种模式，更易掌控，止血时不会有穿透组织的情况，而且不会使组织形成焦痂而变成黑色，解剖层次更清晰。止血有压迫和电凝双重作用，效果更好。其中针状电极较细，指向明确，可进行精细操作。

第三节　经尿道等离子针状（杵状）电极膀胱部分切除术

一、概述

经尿道等离子针状（杵状）电极膀胱部分切除术是治疗早期膀胱肿瘤最新的方法，具有易掌控、止血效果好、并发症少、解剖层次清晰、可进行精细操作、切除彻底的优点。

二、适应证、术前准备、麻醉

均与前章大致相同。

三、手术步骤

1. 调试电极：电切功率60W、电凝功率40W。

2. 操作细节：①先用电凝在肿瘤周围做好标记，同时封闭其滋养血管。②应用电切模式沿标记的界限将膀胱黏膜切开，切割时可将组织挑起（图13－6），以保证安全性。③钝性剥离与电切交替进行，最终整块切除膀胱肿瘤（图13－7）。④低压灌注状态下创面止血。⑤使用Ellik冲洗器或电切环将标本取出，若标本过大可用电切环切成小块后取出。

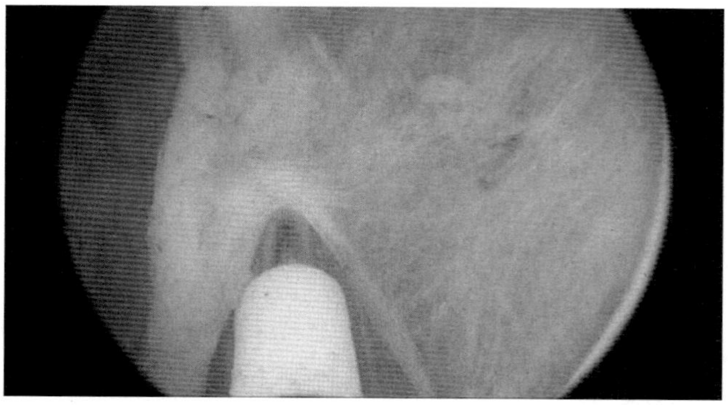

图13－6　将组织挑起后切割。（见彩图）

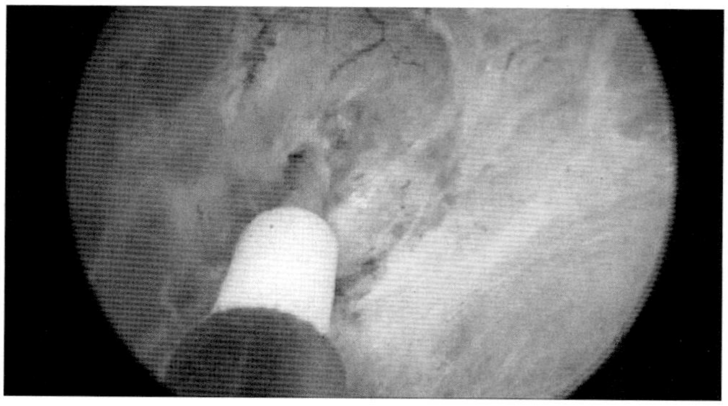

图13－7　完整剥离肿瘤后创面。（见彩图）

3. 术中体会：与前节大同小异。需要指出的是，针状电极指向性明确，可做精细操作，对于输尿管口附近的膀胱肿瘤或腺性膀胱炎尤为适用。

（崔喆　李春旭　李黎明）

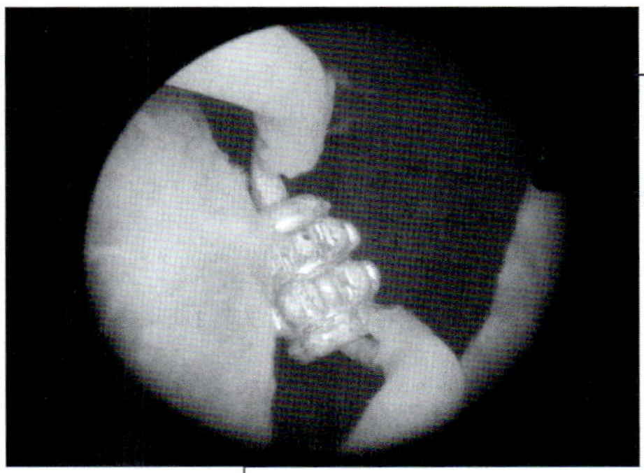

第十四章 水中毒与TUR综合征

在20世纪30年代，TURP在美国已被广泛应用。所用的灌洗液为无菌水。1947年，Greevy报道9例患者用无菌水做TUR手术后，血浆中血红蛋白的平均水平为59mg%。认为血红蛋白在酸性尿中形成酸性正铁血红素阻塞肾小管，导致肾衰竭（下肾单位肾病）。血红蛋白血症还可以造成外周血管收缩，特别是肾血管收缩，可产生肾缺血。

1948年，Nesbit等提出替代无菌水的灌洗液有四点要求：①非电解质或弱电解质（因电解质溶液使切割电流弥散）。②局部或静脉用无毒性。③透明。④廉价。Greevy最初主张用4%的葡萄糖溶液，虽然葡萄糖不溶血，但逐渐被放弃，因为它能使血糖升高，手术时手套黏。Nesbit等首先提出使用甘氨酸，在45次手术中使用2.1%的甘氨酸没有发生术后溶血现象。在同一篇文章中，他还提到另外200例使用1.1%的甘氨酸溶液，术后也没有问题。

也有人提出使用尿素、甘露醇、山梨醇等。目前，美国大多数TUR手术都使用1.5%的甘氨酸。与血浆相比，此溶液为低渗，但不会造成溶血。其为弱酸性，可从肾脏排泄。在肝脏代谢后产生氨。用甘氨酸后仍有TUR征发生，说明使用无菌水与TUR的发生并无重要关联。改变灌洗液后TUR综合征的发病率和死亡率明显下降。在大多数情况下，一次手术的灌洗液吸收量平均为800～1200mL。

典型的TUR综合征患者有烦躁不安、神志不清、恶心及视觉障碍等。最初患者血压升高、脉搏减慢，以后可有心律不齐与血压下降，直至死亡。TUR综合征可继发于水中毒或低钠血症之后。

一、病因

TUR综合征的病因曾被认为是急性肾衰竭、溶血或甘氨酸中毒。1956年，Hagstrom提出其确切的病因是稀释性低钠。以后Harrison等也认为此综合征与低钠血症有关，并用补盐治疗。虽然低钠血症无疑是最可能的病因，但Kirscherbarm的观察则对低钠血症是唯一的重要因素提出疑问。他报道1例患者血清钠降至99mmol/L，所用灌洗液是甘露醇，血清渗透压保持在较低水平，患者未表现出TUR综合征。

Ualk等也发现有的患者血清钠很低，临床上却没有什么症状。所用灌洗液为1.5%甘氨酸，渗透压为200mOsm/L。说明血清渗透压可能是这一综合征的一个重要因素，血清钠下降的快慢或其他一些因素可能也有一定意义。

TUR综合征和TURP术中所用灌洗液的吸收有关。Emmett等、Taylor等、Mebust等曾用不同的方法进行观察（如观察灌洗液丢失的量与体重的变化等），发现吸收量少则几毫升，多者可超过4000mL。Oester和Madsen（1969）用一种双同位素技术检查，发现平均吸收量约为1000mL，有1/3是由静脉吸收，其余由前列腺周围组织吸收，以后进入静脉。量的多少要看灌洗液的高度与最终前列腺窝内的压力（1969）。其他一些重要因素包括前列腺的大小与手术时间的长短。在大前列腺窝，靠近解剖学包膜处暴露静脉窦尤为重要。杨宁如等（1989）报道，在38例TURP手术中灌洗液吸收量为242～2660mL，平均为919mL。王子明等（1990）报道，在40例TURP手术中灌洗液吸收量平均为119mL。

Norris等发现体重低于正常10kg以下者更易发生低钠血症，有肾功能不全的患者低钠血症的发病率较高。可能与这些患者不易排出所吸收的液体有关。与患者心脏的情况也有关系，心功能差的患者对吸收的液体和继发细胞外液增加反应差。

二、诊断

其临床表现通常在手术接近结束或术后数小时内出现。主要包括：①血压变化：血容量增加，早期血压升高，颈静脉怒张，中心静脉压升高及心率加快，继而出现血压下降，心动过缓。②肺水肿：出现呼吸困难、急促、喘息和发绀等缺氧表现。③脑水肿：表现为头痛、烦躁不安、恶心、呕吐、视力模糊、意识障碍等。④肾水肿：可引起少尿或无尿。⑤血清钠改变：血清钠明显降低有助于诊断。当血清钠低于120mmol/L时可确诊。临床症状已很明显，如烦躁、肌肉震颤、神志恍惚等；血清钠低于110mmol/L时，可发生抽搐、知觉丧失、昏迷、休克，甚至因心搏骤停而死亡。

椎管内麻醉患者清醒，应当保证患者在术中无任何异常症状，否则应检查血清钠，尽快结束手术，及时处理。

三、预防

在发生TUR综合征早期就应当及时治疗，而不能等它发展到严重程度才开始治疗。术前应特别关注那些发生TUR综合征危险较大的患者，如营养不良且前列腺很大的患者、有氮质血症者以及有心功能不全的患者。这些患者在手术时应注意监护，不仅要注意神志状况、血压、脉搏和ECG，也要注意其中心静脉压。

前列腺窝内灌洗液的压力最好低于盆腔静脉压（12～15cmH_2O），以免灌洗液被患者吸收。据Madsen（1973）观察，如灌洗液的高度不超过手术床60cm，与超过手术床75cm或90cm相比，灌洗液的吸收可明显减少。灌洗液的高度如果低于50cm，其流速常不能在前列腺窝内保持清晰的视野。他还发现，在膀胱内压未达30cmH_2O前，无明显灌洗液吸收。因此，Madsen建议灌洗液的高度不应超过手术台以上60cm。

术前行耻骨上膀胱穿刺造瘘可使前列腺窝内压力低于盆腔静脉压。据Mosegaael等观察，灌洗液高于手术床40cmH_2O，膀胱内压为8cmH_2O。当灌洗液高于手术台上60cmH_2O时，穿刺套管不能控制灌洗液流速的增加，随之开始有灌洗液吸收。另外，套管还经常会被血块或组织碎块堵塞。与标准切除镜相比，用连续灌洗镜可使前列腺窝内灌洗液压力下降，灌洗液吸收的可能性会减小。

虽然这一综合征的形成主要是由于前列腺窝内水的吸收，但与手术中静脉输注的液体也有一定关系。Beirne等主张用一种含电解质的溶液，如乳酸钠林格液，而不用5%的葡萄糖溶液。灌洗液的种类可能并不重要，大多数泌尿科医生使用一种不溶血的非等张溶液，如1.5%的甘氨酸，其渗透压为200mOsm/L，血清渗透压为300mOsm/L。有些外科医生用蒸馏水，没有证据可以说明他们的患者较使用非溶血灌洗液者更容易发生低钠血症。但如果重视Kirschenbaum的观察，承认正常血清渗透压的意义，那么接近血清渗透压的溶液就优于蒸馏水。手术时间的长短很重要，如手术时间超过120分钟，低钠血症的发生率增加。应定时检测血清钠，根据患者情况，每间隔60分钟或90分钟检测一次。

TUR综合征的预防要注意两个问题：前列腺的大小和手术时间。我国泌尿外科疾病诊治指南建议TURP适用于80mL以下的患者，这一点初学者一定要重视。手术时间最好不超过90分钟。如无包膜穿破或静脉窦损伤，120分钟应当也是安全的。

朱光亚等（2012）报道TURP 2335例，TUR综合征63例。最初120例手术TURS（TUR综合征）14例（11.67%），死亡2例。以后2215例TURS 49例（2.21%）。我们从1981年开始做TURP，先后4000余例，最初对TURS有恐惧心理，手术时间长即给呋塞米。1983年开始用Storz公司的连续灌洗镜。共死亡3例，均为手术3～4天后猝死。2例心梗，1例心肌梗死或肺梗死。2000年，我们在136例TURP患者手术前后做了血清钠测定（第三届全球华人泌尿外科学术会议论文摘要汇编）。其中93例为间断灌洗，43例为连续灌洗。手术标本重>36g者20例。术前平均血清钠为140.28mmol/L，术后平均为136.83mmol/L。$P<0.001$。按照手术时间与标本重量分组观察，不能说明手术时间长或标本重量大血清钠就会降低更多。历年来我们未见到血清钠低于125mmol/L可以真正确诊为TURS的患者。

应充分认识到，采取有效的措施是可以避免TURS的。近年来，越来越多的单位使用双极等离子或激光做前列腺手术，用生理盐水作为灌洗液。不会有TURS发生。手术时间可适当延长。但应注意老人心肺功能衰减，循环负荷增加也会出问题。前列腺体积过大的患者，手术时间应当避免过长。

四、治疗

继发于低钠血症的TUR综合征的典型治疗方法是使用高张盐水（Wakim所介绍的方法）。根据经验可缓慢给高张盐水200～300mL，以纠正相对钠缺乏。可用5%的盐水，以减少水的负荷。但要注意，如患者心功能不太好，则有肺水肿的危险。可以估计细胞外液血清钠缺乏的情况，按患者体重的20%为细胞外液计算细胞外液的量，根据手术前后血清钠计算。缺钠的量可按细胞外液的量乘以血清钠的差数，但这只是粗略的估计，因为水是全身分布的。输入盐水后，水由细胞内外移，最后血清钠可能仍低于估计值。

高张盐水是纠正临床症状最好的方法，但同时应给予利尿剂，以免发生血容量过高和肺水肿。如果血清钠水平仅轻度降低，患者无症状，可静脉给予髓袢利尿剂，如呋塞米。剂量为20～40mg，可依据患者血清钠降低情况、体重情况等确定。也可以使用渗透性利尿剂，如甘露醇，但不如髓袢利尿剂快捷，利尿明显。使用利尿剂时静脉应给予盐水，因为利尿同时会丢失钠。

在一些高危患者，或手术早期即有静脉窦被切开者，30分钟后应检测血清钠。如患者血清钠下降10～15mmol/L且无症状，可静脉给予呋塞米20mg。如血清钠下降达20～25mmol/L且无症状，可静脉给予呋塞米40mg。手术120分钟时再检测血清钠，如有症状，间隔时间应短一些，并且应计算细胞外液血清钠缺的多少。例如，患者术前体重70kg，其细胞外液大约为141。如术前血清钠为145mmol/L，现在是120mmol/L，减低了25mmol/L，总的缺钠为350mmol/L。计算出缺乏量的一半可用几分钟时间静脉内补充。用3%或5%的盐水，3%的盐水每升含钠530mmol，5%的盐水每升为855mmol。如仍未给利尿剂，则立即给呋塞米40mg。给钠很重要，但不应过快，以免出现肺水肿。计算量的剩余部分可在1小时内给予补充。

五、结语

TUR综合征或继发于低钠血症的水中毒，多发生在有氮质血症、心功能不全、前列腺大、手术时间长的患者。预防的方法是手术时加强监护，包括定时测血清钠，降低前列腺窝内灌洗液的压力，以及在未有临床表现前就处理血清钠的变化。治疗方法包括合理使用利尿剂与高张盐水。医生应当对TUR有一个全面的认识，实际上当前TUR综合征在很多医院已很少见，可能与术者水平的提高和采取必要的预防措施有关。美国统计前列腺在45g以上者发生率为1.5%，45g以下者为0.8%（Mebust，1989）。英国的统计为0.5%（Neal，1997）。没有因TUR综合征致死者。

（翟兴龙）

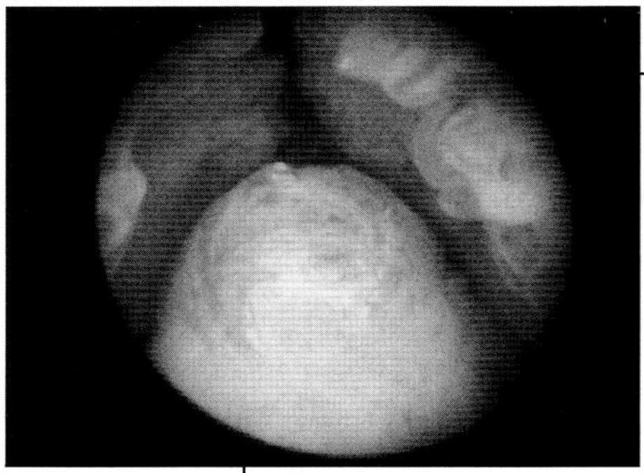

第十五章

术后并发症与术后处理

第一节　手术结束后在手术室内的处理

一、插入保留尿管

1. 导尿管的选择

TURP 术后常用的导尿管为带有 30～60mL 止血套囊的 20F 或 22F 双腔或三腔 Foley 导尿管（图 15－1）。套囊有两个作用：一是用于术后压迫前列腺窝，起止血作用；二是保留尿管使之不易脱出。三腔管便于做连续灌洗，双腔管只能做间断灌洗。选用较粗的导尿管目的是术后不易被血块堵塞。实际上导尿管排出血块的作用是有限的，无论选用多粗的尿管，血块仍难免发生堵塞。连续灌洗的目的是有少量出血可及时被冲洗出去，另一重要作用是便于连续观察，使术者能及时了解出血的情况，采取必要的措施，从而避免尿道损伤。从防止术后尿道狭窄这一方面考虑，则应选择稍粗一些的尿管。有人提倡用 24F 或 26F 的导尿管，我们前些年多用 22F 三腔管，近年来多用 20F 三腔管。术后充起套囊，注水约 15mL，仅以保留尿管为目的。需用套囊压迫止血者，按切除组织的多少充盈套囊。术后很少有尿管堵塞或需要更换尿管者。术者手术经验不足时，建议使用 22F 尿管。

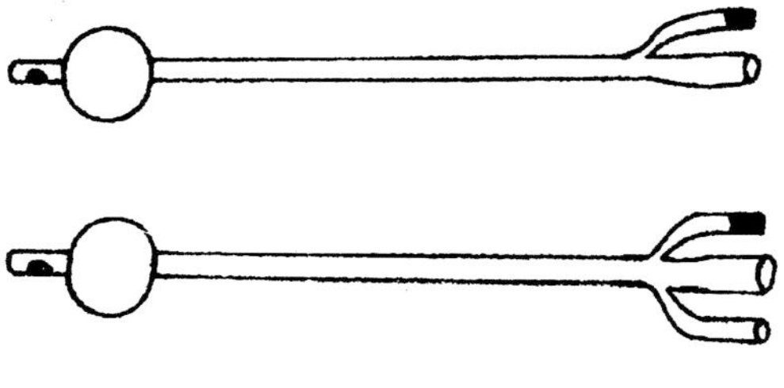

图 15－1　带套囊的止血导尿管。

2. 导尿管插入困难的处理方法

A. 导尿管顶在球部尿道后方

术后插入保留尿管一般均能顺利进入膀胱，但有时会遇到困难。如所用尿管太硬，在尿道球部与膜部交界处不能适应尿道的方向转向上方，而顶在球部后方，不能继续前进。有两种方法可以克服这种障碍：一种方法是稍提拉阴茎，重新插入，常可通过；另一种方法是在插入时从会阴部略施推压。

手术处理满意时，尿管在水中湿润一下即可顺利插入膀胱，不需要用滑润油。少数情况需要涂些滑润剂。

B. 导尿管被隆起的膀胱颈后唇所阻

每次 TURP 手术结束时，三角区与前列腺窝的后壁已基本上相平。但在有些病例，前列腺凸向直肠方向较多，腺瘤被挖除后，后唇明显前突，尿管插入此处时可能受阻。解决的方法是由助手插入导尿管，术者用右手示指经直肠内将尿管顶起来，即可克服这一困难（图 15－2）；也可以在尿管内放一钢丝，使导尿管能像尿道探子一样前部弯曲，这样也有助于解决这一问题（图 15－3）。如采用这种方法需要注意钢丝的质量，因为它不仅要有一定硬度和弹性，还要按术者需要加以弯曲。铜丝不好，因其弹性差。加有钢丝芯的导尿管能适应病理解剖学形态，便于插入。术者应注意不能使用暴力，否则有可能穿入假道，进入三角区后方。插入尿管正常时应当很顺利，不费力，否则即有问题。在将钢丝插入尿管时也要涂些滑润剂，以便于拔出。使用这种导尿管时，要像金属尿道探子一样使弯曲的一侧向着患者腹侧。钢丝末端距尿管末端约 1cm，不能太近，也不能太远。太远不起作用，太近有可能穿出。有些厂家可提供专用于此项工作的钢丝。也可以牙科所用的钢丝代替，但截断后断端应加以磨制，使之较圆滑。为完成此项工作，国际上一些生产内镜的厂家都有专用的导丝供应，应用更方便（图 15－4）。

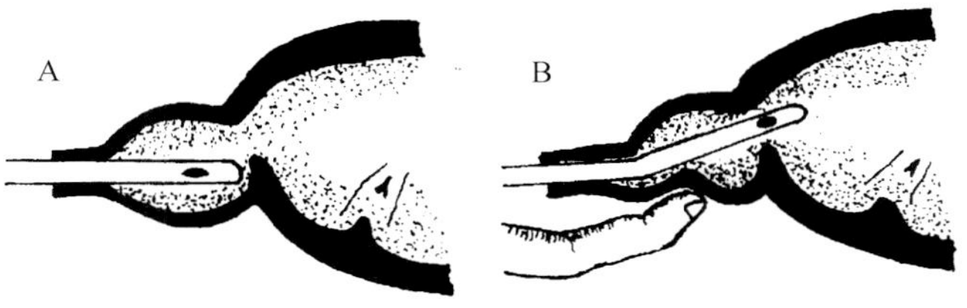

图 15－2　(A)导尿管在膀胱颈后唇处受阻。(B)用右手示指经直肠内托起尿管，越过前凸的后唇进入膀胱。

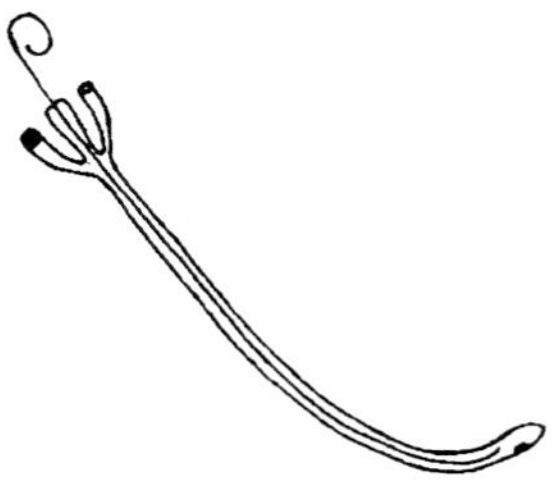

图 15－3　导尿管内加一钢丝。

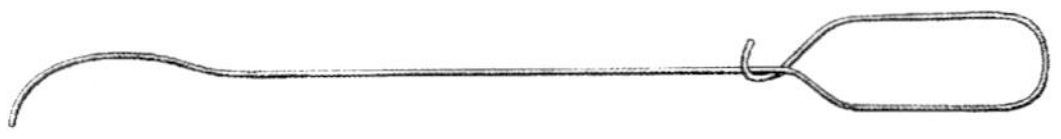

图 15－4　导尿管插入专用导丝。

C. 其他原因所致的插管困难

在处理较满意的 TURP 术后，导尿管插入均很简单。偶有尿管插入十分困难者，这里介绍另外两种插入导尿管的方法。

第一种方法：先将一条 5F 的输尿管导管插入膀胱保留，再将 22F Foley 导尿管尖端剪去，把导尿管套在输尿管导管。插入膀胱时，一面内插尿管，一面外撤输尿管导管。这应当是一种极少用的方法。

第二种方法：再次插入切除镜，使膀胱充盈。取出操作支架后，迅速将一条 16F 单腔硅胶导尿管经切除镜鞘插入膀胱。在取出镜鞘时，要用另外一条 14F 尿管顶住插入膀胱的尿管，这样可避免在拔出镜鞘时将尿管带出来。这是一种不得已的办法。这种导尿管管腔较大，术后加一个三通接头可做间断灌洗。因不带套囊，外部要固定。

3. 充胀套囊

TURP 手术结束时，止血情况有三种：①优——从膀胱流出的灌洗液清亮。②良——流出的灌洗液粉红或浅红色。③差——流出的灌洗液为鲜红色，说明有动脉出血；流出的灌洗液为暗红色，说明有静脉或静脉窦出血。在日常工作中，10 次手术应有 9 次达到优等水平，应当极力避免差等的出现。如止血情况属优，可选用 20F 双腔或三腔 Foley 止血导尿管。套囊在膀胱内注水 15mL，轻轻外拉，使套囊位于膀胱颈部。套囊并不起止血作用，仅为使导尿管保留在膀胱内，经试验灌洗，引流通畅即可。我们常规将一瓶外用的凝血酶(1000 单位)注入膀胱，短时间保留，以利于控制创面小血管出血。

如灌洗不通畅，可能是有血块或组织碎块堵塞导尿管。质量差的导尿管，套囊充胀时可使经过套囊部分的导尿管管腔闭塞。导尿管孔吸住膀胱黏膜也会影响灌洗液的排出。根据不同情况，采取适当方法予以纠正，有时需更换尿管。

充盈套囊的方法有两种：一种是在膀胱内充盈套囊；另一种是在前列腺窝内充盈套囊。在膀胱内充盈套囊时，术者根据经验估计切除组织的重量，套囊内注水的量要超过前列腺切除部分的体积，牵拉后套囊并未全部进入前列腺窝，而是堵在膀胱出口处(图 15－5)。这是我们常用的方法。

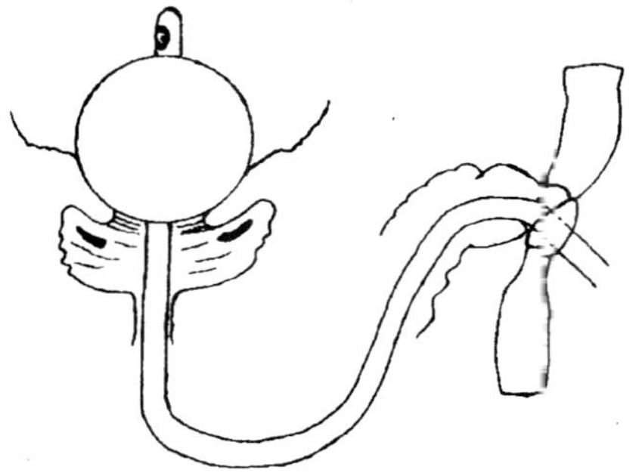

图 15－5　用一块纱布围绕尿道打一单结，在牵拉尿管的同时上推纱布，使之紧压在龟头处，维持尿管的牵拉力。

在前列腺窝内充盈止血套囊，也可得到满意的止血效果。插入一条带 30mL 套囊的 20F 三腔 Foley 导尿管，在膀胱腔内时向套囊内注水 15mL，轻拉尿管，使套囊进入前列腺窝，而后再注入 15mL 水。如灌洗膀胱表明止血不充分，可每次追加 10mL，直至止血满意。虽然一般导尿管标明套囊为 30mL，但充胀 70mL 或 80mL 亦不易破裂。要注意，如橡胶已老化、发黄，套囊的强度就会差一些。

应极力避免手术结束时止血情况出现差的情况，但在切除较大腺瘤时，或是术者经验少、水平低的情况下，仍可能发生。在这种情况下，前列腺窝大小动脉、静脉及静脉窦可继续出血，手术结束后仍需靠套囊进行止血。切除前列腺组织的多少及前列腺窝的大小，是决定导尿管中套囊注水量的重要参考条件。如前列腺窝较小或一般大小，考虑中度充盈套囊即可止血,可用 30mL 套囊 22F 三腔 Foley 导尿管。可按 1g 组织 1mL 或1.2mL水估算,如切除组织重 40g,就可能向套囊内注水 50 ~ 70mL,可选用 22F 或 24F 套囊更大一些的导尿管。在向套囊内注水的同时保持拉力,然后测试止血效果。使流出的灌洗液基本上清亮,否则可略增加拉力,或稍增加套囊注水量。但拉力不应过大,以免损伤外括约肌,或造成套囊将导尿管的孔堵住而影响引流。

4. 持续牵引导尿管

按前述方法处理,有些患者如套囊在前列腺窝内则可以不用牵引。

如电凝及在腺窝内充起套囊均不能达到满意止血,则需对尿管进行牵引。在这种情况下,如用手牵引出血明显减少,则可用各种方法进行持续牵引。这里介绍两种最常用的方法。

第一种方法:用一块纱布,在导尿管周围打一单结,在保持牵拉力量合适同时,上推纱布,使之紧压在龟头处。保持导尿管的牵拉力,这样尿管不再回缩,也不影响膀胱的引流灌洗(图 15 -5)。这种办法很简单,但最好是在半小时或 1 小时内松开,否则有可能会造成尿道外口处的压迫性坏死,以后形成外口狭窄。

第二种方法:在导尿管的外露部分黏一条橡皮膏。此橡皮膏宽约 1cm,长约 20cm,使中间 5cm 自身相黏,失去黏性,较光滑。在打折处套过 3 ~4 个小胶圈(橡皮筋)。用另一条长约 50cm、宽约2.5cm 的橡皮膏穿过小胶圈,在保持适当牵拉力量的情况下固定在小腿的前内侧(图 15 -6)。由于小胶圈的作用,这种方法能保持牵引力量基本不变,是一种有效的牵引方法。要注意保持牵引力量合适,套囊大小及注水量合适。经过一段时间牵引,止血满意即应放松牵引,放出部分套囊内的液体,患者即较舒适,对尿道的负担与损害也可以减小。可以 2 小时检查一次。放松后如止血不满意还可以再牵引。

在患者离开手术室前,必须要有满意的止血,必要时也可以再次插入切除镜处理。在未处理满意前,手术室人员不要急于收拾手术器械。如果把患者送回病房,麻醉作用已消失,出血仍不能控制,再回手术室将是一种非常被动的局面。

二、再次检查患者

当导尿管安放好,接上引流袋,放平患者下肢后,要再次检查患者血压、ECG、血氧饱和度及全身反应。

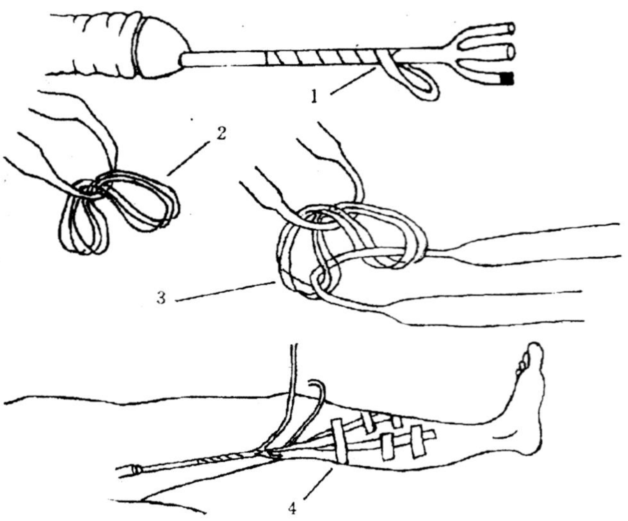

图 15 -6 将导管牵拉固定在患者小腿处。1,黏在尿管上的橡皮膏中间一段折叠起来形成一圈套;2,套过三四个小胶圈;3,固定在小腿的橡皮膏穿过小胶圈;4,在保持一定拉力的情况下黏在小腿上,可进行膀胱灌洗。

如情况稳定则可送回监护室。一般健康条件较好的老年患者,如前列腺不太大,手术失血 100 ~ 200mL,对机体的干扰很小。如前列腺偏大,手术中未做严格的失血量测定,手术结束时患者的生理扰动也是最大的时刻,特别是血液的丢失与灌洗液的吸收。患者从截石位改为平卧位,椎管内麻醉作用可能尚未消失,会有相当量的血液进入两下肢。有少数患者截石位时各种征象稳定,下肢放平后血压随即下降,必须立即处理,不应当送回监护室后才发现。麻醉师要护送患者回病房。患者移到病床上后,还要再次进行上述检查,并向有关医护人员交代清楚,方可离去。

第二节　在监护室的处理

一、对患者的监护

患者回监护室后,有些患者的麻醉作用尚未消失,故对其观察应当毫不放松,每 15 分钟测量一次血压和脉搏。经过一段时间的观察,患者情况稳定,麻醉已恢复,可改为半小时或 1 小时测量一次,直至患者情况完全稳定。

患者平卧在病床上,允许用枕头(腰麻的患者也是如此),因为一些老年患者常有不同程度的驼背,不用枕头很难受。另外,老年患者腰麻后头痛的发病率似乎很低。

麻醉作用消失后，应鼓励患者活动下肢，活动下肢会减少下肢静脉血栓形成的危险。在保持不影响静脉输液与尿管引流通畅的情况下，允许患者翻身。

手术当天晚上可进流质或半流质饮食。第二天即可恢复正常饮食，并可下床活动。

二、膀胱灌洗

膀胱灌洗是一项很重要的工作，它能及时了解前列腺窝的创面是否还有出血。如发现流出来的灌洗液色重，则需加快灌洗液的滴数，也可以根据具体情况采取其他措施进行处理。三腔导尿管使用方便，双腔或单腔管需加一个三通接头。在滴入灌洗液时应将引流管夹住，定期开放，防止膀胱过度扩张致前列腺窝再出血。放开引流管时可夹闭注水管，滴速慢时也可以不夹注水管。早年 Nesbit 使用虹吸的方法做术后膀胱灌洗，现在用三腔管进行膀胱灌洗方便得多。加快灌洗液流速可减少血块形成，有小血块也可以排出。如有大量血块，三腔或双腔管则很难完成清除。对导尿管清除血块的作用不能寄予过高的希望。大多数患者术后保持灌洗液滴速和静脉输液的滴速差不多即可，要根据引流液的颜色进行调整。

在灌洗过程中，要经常注意保持引流通畅，不能只看灌洗液滴入的速度，还要看流出的速度，二者应大致相等。如流出停止，应及时予以检查处理。流出停止最常见的原因是血块堵塞，最易堵塞的位置有两处：一是在尿管与引流袋交界处；一是在导尿管末端。用一只手捏住尿管与引流袋交界处上方，另一只手挤捏住二者连接尿管扩张处，有血块可能被排出，无血块也能看出此处通畅，说明堵塞在膀胱内一端。处理这种情况最简单的方法是一只手将引流管上端掐住，另一只手挤捏二者交界处上方尿管的扩张部，这样有时可使导尿管末端的血块脱开，梗阻即可解除。如此法失败可将引流袋取下，换用注洗器。先用较快的速度向膀胱内注水 10～20mL，将血块冲开、冲碎，然后进行抽吸，将血块吸出。此法多能解决问题。

如果这些方法均失败，就需要更换尿管。膀胱过度充盈会增加患者的痛苦。如反复冲洗仍不能维持尿管通畅，说明膀胱内积存血块较多，应回手术室处理。

三、与家属谈话

有关 TURP 的基本概念、患者存在的具体问题以及手术中可能发生的意外情况等，术前已向家属交代清楚。术后家属同样关心手术的情况。因此，术后谈话也应像术前谈话一样，是医患关系中很重要的一环。术者应当向家属说明术中一些不顺利的情况或一些意外损伤。这样才能取得家属的理解并合作，避免产生医疗纠纷。我们习惯把手术标本的重量告诉家属，患者在随诊时会记得很清楚。

四、抗生素的作用

预防性抗生素的应用并不是绝对必要的。在未用过导尿管、无尿路感染的患者可以不用。

如术前存在尿路感染，有些细菌会在手术中随着灌洗液进入血流，所以手术时应有适当抗菌药保护。

有些患者术前尿培养无细菌生长，但尿路可能有细菌污染，最常见于有尿潴留曾经导过尿的患者。现在已经知道，尿道内放导尿管 12 小时后，其表面就会有一层生物膜附着，一般为腐生葡萄球菌或其他一些无害的微生物，手术时难免会有菌血症。还有 20%～30% 的患者尿中无菌，前列腺中可培养出细菌。所有带保留尿管的患者，手术时都应适当给予抗菌剂，预防性地加以保护，最好选用能在前列腺组织有较高浓度者。

用药多长时间为宜尚有争论。有人在麻醉诱导时静脉给药一次；以后 12 小时内再给药 2 次；或者术后一直用抗生素 3～5 天。后一种方法覆盖了第二个容易受损害的时段——在术后 48 小时前后拔除导尿管时。当然，此时也可以单次或 3 次抗生素治疗。采用哪一种办法应遵循一定原则，细菌学检查与抗生素敏感试验的结果可作为参考。

其他一些患者，如未用过导尿管、尿中无细菌者，不应给予抗生素。但心脏二尖瓣有病变，或有植入的异物，如人工关节、心瓣膜或起搏器的患者，需使用抗生素。抗生素的应用最好与有关专科医生会诊后确定。

五、其他问题

大多数患者能够顺利地度过手术后的恢复期。这里要着重说明术后当天在监护室应注意的一些问题。Mebust（1989）报道 TURP 手术中需输血者占 2.5%，手术后出血需输血者占 3.9%。仅就出血这

生素 C 等，可长时间使用，至少对患者是一种心理上的安慰。

有些患者术后尿痛、尿频症状明显，应告知患者这些症状会逐渐好转，必要时可给予对症治疗。

虽然手术结束时已经检查清楚没有组织碎块残留，但拔管后也偶有尿出小肉块的情况。残留的组织碎块经尿道排出一般均无困难，经常在拔管后最初几次排尿时排出。术后 1 周、2 周或更长时间又发现有灰色小块烂肉被排出，这是电凝后焦痂坏死组织脱落。

最初排尿通畅，1 个月后逐渐又出现排尿困难是典型的尿道狭窄表现。应进行尿道膀胱镜检查明确诊断。检查时有时发现狭窄就在外口处。

二、继发性出血的处理

TURP 的各种并发症与术者的技术水平密切相关，继发性出血就是一个典型的例子。手术质量差，术后继发性出血的概率大。Mebust 统计术后出血需输血者为 3.9%，有血块潴留者为 3.3%。继发性出血可以发生在手术当天或监护室内，也可以发生在住院期间或出院 2 ~ 3 周内。小的出血点发展慢，发生血块潴留的时间长一些。小动脉焦痂脱落再出血较猛，最初患者发现尿色鲜红，在尿盆中很快形成血块，患者随即出现不能排尿、尿潴留、膀胱胀大等症状。有些患者出院 10 多天后，突然在深夜回医院急诊，显然是一种十分紧急的情况。

如果患者止血导尿管尚未拔除，控制出血的方法是再次进行适当牵引，必要时追加套囊内充盈液体的量并做连续灌洗。

进行紧急处理时应注意患者的血压、脉搏、ECG 以及全身情况，并做输血准备。不能只注意局部而忽视患者的全身状况。

局部处理的目的在于止血、清除血块、保证管引流通畅。如反复冲洗仍不能使引流通畅，应手术处理。如果患者一般情况尚稳定，则可在做好输血准备的同时开始麻醉与手术。有时要在输血同时进行麻醉。有些患者出血后在家中已延误了时间，因血块潴留才到医院，一般情况紧急。插入导尿管后，除非血色不重，多数患者需进行再次手术处理。常用麻醉方法为低位腰麻或硬膜外麻醉。

我们的处理方法是先插入一条末端有三四个侧孔的 20F 硅胶导尿管，此种导管腔大，管壁有一定张力，有利于排出血块。抽吸血块用 Toomey 注洗器（图 15 - 7），这种注洗器吸力较 Ellik 排空器大，比较好用，能排出相当一部分血块。也可以用它注入液体进行初步灌洗，但不要求能将血块完全排出。膀胱大部排空后，再插入 24F 切除镜进行检查与处理。切除镜可以配合闭孔器在直视下插入，也可以盲目插入。前列腺窝与膀胱内常有较多血块积存。开始灌洗后如灌洗液颜色很快变浅，说明出血已止，或出血点很小；如颜色较深，呈鲜红色，说明可能小动脉仍在出血。经灌洗后会有一些血块被排出，视野有好转。前列腺窝内血块常与创面黏着，需用切割环推开或刮除。在进行手术处理时，大部分患者已止血，但有活动性动脉出血者并非罕见。出血点予以电凝后，灌洗液随即转清。继续清除残留血块的工作即可较从容地进行。

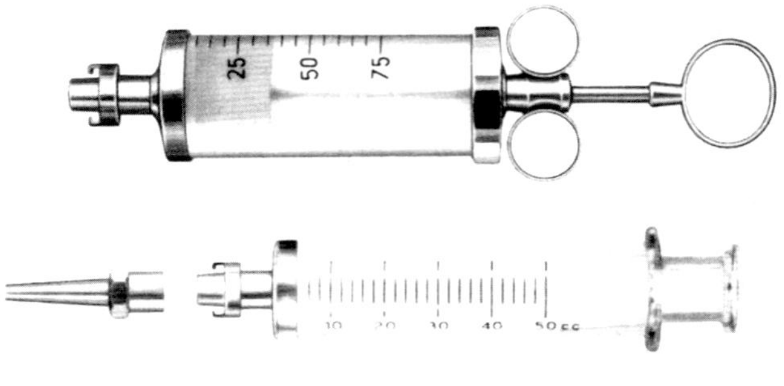

图 15 - 7 Toomey 膀胱注洗器。

工作中大部分的时间是用于清除血块。一些陈旧的血块需要一定吸力，在直视下将切除镜末端放在有利于血块排出的位置，用 Toomey 注洗器进行抽吸即可排出。抽吸血块需稍用力，但不是用大力。如稍用力不能吸出血块，可换上操作支架，避免吸住膀胱黏膜造成黏膜损伤与淤血。血块完全清除工作即可结束，即使有活动性出血点也很容易控制。尽管有些继发性出血来势凶猛，但仍可以认为没有内镜不能控制的出血。

Kisbenedek（1982）曾用经尿道电凝的方法处理 24 例经膀胱前列腺腺瘤切除术后发生的严重出血。结果 22 例完全成功；2 例部分成功，但无须再做探查手术；仅 1 例经尿道电凝两次。对比用纱条填塞前列腺窝与内镜电凝的效果，纱条填塞者伤口愈合延缓，术后需较长时间住院及放置导尿管。用内镜止血者，半数以上无并发症，术后放置导尿管时间与住院时间也可减少一半，且无手术死亡。

TURP 术后继发性出血，对于高龄患者来说是一种十分凶险的情况，但在掌握了内镜处理方法后，基本上都能得到满意的效果。我们在开展 TUR 工作的初期，有些病例曾输血 2000 ~ 3000mL，近年来随着手术质量的提高,继发性出血者甚少。每次从膀胱清除的血块常在200g以上,一次取出血块400~500g者并非罕见。一些老年患者一般情况稳定可不输血,需输血者一般也不超过400mL。手术后尿液转清,保留尿管1~2天即可拔除。有一定经验后这种处理方法均能成功,且比经腹部手术效果好。前列腺开放手术后的继发性出血同样可以用此法解决。

Toomey注洗器有与导尿管连接的接头和与切除镜鞘连接的接头,这种注洗器很严密。使用前手套上不能有滑石粉,因为滑石粉加上5%的葡萄糖液很快就会使它推拉失灵。每次使用后要清洗干净,擦干后将外桶与内芯分开存放,否则外桶与内芯干结在一起就会完全报废。

第五节 术后并发症

一、概况

Mebust(1989)报道术后早期并发症的发生率为18%。最常见的并发症是排尿失败,占6.5%。也就是说大约20名患者中有一名需要再次插入导尿管,有些病例要再放两三天导尿管。术后早期需输血者占3.9%;血块潴留占3.3%,这些患者可能要进手术室处理。细菌培养证实有生殖泌尿系感染者占2.3%。2.4%的患者是带着保留尿管出院的,大部分是由于膀胱张力差。

手术中并发症的发生率为6.9%,无手术中死亡。最常见的手术中并发症为出血,需输血者占2.5%(输血是作为术中出血多的标准,按手术并发症计算。这和我们的概念不同,我们以前并不把输血当作一个标准。失血量、输血的例数的确是手术质量的重要数据,应当注意这些概念上的差别)。TUR综合征为2%,心律不齐为1.1%,外渗为0.4%,TUR综合征需利尿剂与观察进行处理者占66%。外渗需非手术治疗者占92%。术中有2例心肌梗死(0.05%),但未致死。这些数据是当前国际上从事此项工作的泌尿科医生的重要参考数据。

手术死亡9例(0.28%)。手术死亡的定义是手术后30天内的死亡,或手术虽已超过30天,但患者在TURP后仍未出院的死亡。死亡患者中5例为癌症患者,其中BPH的死亡为0.1%。此9例中5例为脓毒症,1例为心肌梗死,3例属其他原因。

TURP术后容易发生并发症的一些危险因素包括:手术时间长、切除组织量大、肾功能不全、尿路感染、高龄、尿潴留、前列腺癌、急症住院等。切除时间超过90分钟与少于90分钟者相比,术中出血(需输血者)分别为7.3%与0.9%;外渗发生率分别为2%和0.7%。前列腺>45g者与<45g者相比,术中出血分别为10%和0.9%;TUR综合征为1.5%和0.8%。

1995年、1996年、1997年《英国泌尿科杂志》均有对英国TURP情况的综合性报道。Neal(1997)统计了4226例TURP手术中出院前与出院后最常见的并发症(表15-1至表15-3)。

表15-1 在手术室内的并发症

并发症	例数(%)
出血(手术停止)	38(0.7)
填塞	20(0.4)
心血管问题	46(0.8)
呼吸问题	29(0.6)
直肠穿孔	13(0.25)
外渗	13(0.25)
勃起(手术停止)	11(0.2)
改开放手术	10(0.2)
合计	256(5)

表15-2 出院前的并发症

并发症	例数(%)
尿路感染	144(2.7)
神志障碍	79(1.5)
败血症	75(1.5)
药物反应	57(1)
胸部感染	38(0.7)
大出血(回手术室)	34(0.6)
胃肠道出血	33(0.6)
心脏问题	69(1.3)
TUR综合征	27(0.5)
心血管意外	13(0.3)
深静脉血栓	10(0.2)
肺栓塞	6(0.1)
合计	645(12)

表15-3 出院后的并发症

并发症	例数(%)
地区医生治疗	658(16)
地区医生给抗生素	694(16)
附睾炎	230(5)
血块致排尿困难	432(10)
急性尿潴留	133(3)
再住院	331(8)

这些统计与 Mebust 的有些统计数字相仿。值得注意的是,手术室有 13 例(0.25%)直肠穿孔。出院前因大出血再回手术室者 34 例(0.6%),出院后因血块致排尿困难者 432 例(10%)。Mebust 或 Neal 所列条目和我们的概念都有很大差别,这使我们对 TURP 的有关并发症有一个总的概念,对照自己的工作,能够大致了解我们的情况。

2016 年,《坎贝尔泌尿外科学》(第 11 版)汇集了经尿道前列腺手术的并发症发生率(表15-4)。

表 15-4 几种经尿道前列腺手术并发症的发生率

	M-TURP	B-TURP	HOLEP	PVP
短暂尿潴留	4.3~6.8	3.3~3.7	2.7~5.9	5.2~9.9
尿路感染	4.1~6.2	2.6~8.4	0.9~2.7	4.2~1.2
膀胱颈挛缩	2~3.2	0.5	1.2~1.5	1.1~5
尿道狭窄	3.4~4.1	0.5~4.7	1.9~4.4	1~6.3
尿失禁	0.6~1.5	0~1	0.9~1.1	0~0.4
输血	2~4.4	1.5~2.3	0~1	0
血块潴留	4.9~7.2	2.7~7.9	0	0
术后血尿	3.5~15.7	1	0	0.7
尿痛	0.8	0	1.2	8.5~13.9
尿频	2.2	0.2	5.6	0
再次手术(非 BPE)	1.1	0.2	1.9~2.8	—
BPE 再次手术	0.5	0.2	0	0.7~5.6
包膜穿孔	0.1	0	0.2	0
TURS	0.8~2.5	0	2	0
膀胱黏膜损伤	0	0	3.3	0

二、猝死

我从 1981 年开始做 TURP,先后共4000 余例,死亡 3 例,均为手术 4 天后猝死。2 例心肌梗死、1 例肺梗死或心肌梗死。说明术前检查存在猝死因素的患者应予充分重视。历年来手术死亡率:1962 年为 2.8%;1974 年为 1.3%;1989 年为 2.3%;2006 年为 0.1%。由于医疗技术水平不断提高,很少出现死亡,甚至一些健康条件极差的患者也可以进行手术。我院 3 例死亡家属均能谅解,无医疗纠纷。老年患者内科并发症多,术前全面检查评估十分重要。术前谈话应包括意外猝死的风险告知,与家属和患者签署知情同意。根据患者具体情况,术前、术中、术后应采取必要的预防措施。术前用抗凝剂的患者,不应为手术而停用,要听取心血管科意见,可考虑用低分子肝素度过手术期。患者死亡对家属与医生都是大事,医生要安慰家属,家属提出疑问给予耐心解释。有纠纷者应做尸检。依法处理。

三、深静脉血栓形成与肺栓塞

针对 TUR 手术后菌血症的发生率,不同作者的报道差别很大,低者为 1.6%,高者可达 39%。该并发症与术前有无尿路感染有关。有人发现术前有感染者,血培养阳性可达 58%;术前尿培养无菌者仅为 11%。Gray 等发现即使是术前尿培养无菌,血培养阳性也可达 55%,但均未造成任何危害。菌血症造成休克者极为罕见。

有人认为 TURP 术后发热常由非细菌性因素所致,但发热常被看作为是否应用抗生素的标准之一。即使是无感染的患者,如手术时间长,预防性应用抗生素也有一定意义。保留尿管的患者,经尿道手术前应用抗生素清除感染十分必要。对带导尿管的患者,闭式引流能降低尿路感染的发病率。

对带尿管的患者,可经常用棉签蘸新洁尔灭(1:5 000)或氯己定(1:1 000)清洁尿道外口。也可以用氯霉素眼药水滴在尿道口处,每日 3 次,以减少沿导尿管上行的继发感染。

尿管堵塞需经常冲洗者易致感染。估计术后会有相当出血者,最好用三腔管进行连续灌洗。有尿路感染者可按尿培养与抗生素敏感试验的结果给予适当抗菌药物治疗。长期安放保留尿管与应用抗生素的患者,还要注意霉菌感染的问题。

近年来抗菌药的应用和之前已大不相同。败血症所致中毒性休克极为罕见,但对此仍应当有所警惕。如体弱的高龄患者出现高热、寒战、皮肤潮红、躁动等症状,则要高度重视,必须立即处理。应做血培养,建立并保持一可靠静脉通道,立即输液也便于随时给药。同时要注意对血压、脉搏、血氧饱和度以及中心静脉压的观察。治疗方面要注意抗菌药的使用是否合理,是否需要做调整;患者的液体入量与种类是否合适;也可以用物理降温和一些对症治疗;重症患者可考虑给适量糖皮质激素类药物。

解热镇痛药的应用可能会使患者体温略有下降。但用此类药出汗多,降温快,如患者已处于相对液体不足的状况,有可能引起虚脱,使病情加重,因此要注意这一点。另外,可给适量镇静剂。

糖皮质激素类药物有抗炎作用,对感染性和非感染性炎症均有抑制作用。它能对抗细菌内毒素对机体的损害,具有抗休克作用,多年来常用于中毒性休克的患者。对仅有发热的患者不应常规应用,因为它能抑制炎症和免疫反应,但有可能加重感染。所以,在应用时要注意,必须同时给予足量和有效的抗菌药。

附睾炎在经尿道手术后很少见,仅见于手术前已有尿路感染者。输精管结扎作为一种预防附睾炎的方法现已不用。无论在 TUR 术后或未手术的患者,如有附睾炎都要给予适当抗生素治疗,以免延误病情,致附睾化脓,长期不能痊愈。

一般 TURP 术后不需要给予大量昂贵的特殊新型抗生素,可用喹诺酮类药或根据尿培养的结果选用其他抗生素。目前抗菌药的种类很多,应综合考虑多方面的因素加以选择。一些氨基糖苷类抗生素对很多尿路感染的致病菌敏感,包括绿脓杆菌,但其对肾脏有毒副作用,在有氮质血症的患者为禁忌。对一般老人也要注意,剂量不宜过大,时间不宜长。在肾功能不全的患者,必要时可选用新青霉素类或第三代头孢菌素类抗生素。

四、感染性并发症

手术患者中大约 1/3 会发生深静脉血栓形成。肺栓塞是术后死亡的重要原因之一。在前列腺手术后更易发生深静脉血栓形成(20%~50%)。在经尿道手术后较少见,大约不超过 10%。TUR 手术中小腿后部在支架上长时间受压,老人患者下肢与盆腔静脉易发生深静脉血栓形成。灌洗液外渗可造成盆腔深静脉梗阻,以后形成静脉血栓。

1. 术前检查

术前应详细询问病史,并做全面的物理检查。一些内科疾病,特别是心肺疾患,会使肺栓塞的危险成倍增加,要格外注意。前列腺癌也是如此。有深静脉血栓或肺栓塞病史的患者,术前可考虑用^{125}碘纤维蛋白原做小腿扫描。

2. 临床表现,检查与诊断

深静脉血栓形成多发生在小腿或腘静脉。表现为局部疼痛,站立与行走时加重;患肢肿胀;小腿后方、腘窝、腹股沟韧带下方等有压痛。Homan 征阳性:检查时让患者下肢伸直,在将踝关节急速背屈时,由于小腿后方的腓肠肌和比目鱼肌被动拉长,刺激有血栓的静脉即引起疼痛。

如静脉血栓延伸至髂股静脉,患肢疼痛加剧,水肿加重。患侧股三角区有明显压痛,并可触及一条有压痛的条索状物。

术后早期常有血液凝固性增高,加上下肢活动少,是深静脉血栓形成的重要原因。仅靠物理检查,用 Homan 征作诊断并不完全可靠。已证实有深静脉血栓形成的患者,一半以上临床检查正常。静脉造影较可靠,但如血栓小或有些静脉未显影,也可以有假阴性结果。静脉造影应用不便,患者有一定痛苦,不能作为一种连续观察的方法。用放射性碘标记的人血白蛋白做小腿扫描,以及用阻抗体积描记法进行检查有一定价值,二者结合检查可能会使诊断的准确性达 90%。^{125}碘纤维蛋白原扫描对发现盆腔静脉血栓不可靠。静脉造影看不到的小腿静脉较小的血栓可用扫描发现。如深静脉血栓形成已超过 1 周,或肝素治疗已超过 24 小时,^{125}碘纤维蛋白原的应用也不可靠。虽然阻抗体积描记法在近侧静脉血栓形成是有价值的,但在诊断小腿静脉血栓形成时,它的价值似乎有限。所以,这两种方法可用于初步检查,其结果可再用静脉造影核实。

肺栓塞的临床表现差别很大,轻者可无任何症状,重者可造成猝死,死前有严重呼吸困难,往往来不及抢救即死亡。临床症状的轻重和血栓大小及部位有关,最常见的症状为胸痛。与深静脉血栓形成相比,肺栓塞的诊断有时似乎更复杂。要仔细询问病史,做物理检查,结合胸片、ECG、肺扫描,并检查血清乳酸脱氢酶、血清谷草转氨酶、动脉血气分析等,综合分析做出诊断。一般认为用核素做灌注与通气扫描并结合血气分析,是诊断肺栓塞最可靠的方法。肺扫描正常且血气分析正常,可排除肺栓塞。胸片正常并不能说明没有肺栓塞,因为并不是所有的栓子都造成出血,仅有 10% 发展为梗死,特别是在有充血性心力衰竭与肺部疾病的患者。肺梗死造成死亡者仅为 1/4,但如未经治疗,再次发生肺栓塞致死的危险则增加。

3. 处理

深静脉血栓一经确诊,标准的治疗方法包括:使用抗凝剂、腿部抬高与局部治疗。如静脉注射肝素 5000U,每 4~6 小时 1 次;也可以 24 小时内连续给肝素 20 000~24 000U。

尽管有些小血栓可自行溶解,但深静脉血栓形成一经确诊,每名患者均应进行治疗。如拖延治疗或深静脉血栓形成范围较大,肺栓塞的危险就很大,以后出现深静脉障碍的可能性也增加。链激酶比肝素更能使静脉再通,可避免出现不可逆转的损害,但未见有大组对比观察报道证实其效果。插入 Mobin-Uddin 腔静脉伞,或应用锯齿形腔静脉条片,仅限于已用肝素做充分抗凝仍有肺栓塞复发的患者。有些患者可能需要做静脉血栓切除,或阻断下肢浅静脉。肺血管造影的结果,很少说明有必要做肺血栓切除术。对静脉肝素治疗有效的患者,口服抗凝药治疗至少应持续3个月。

4. 预防

经尿道手术时,如估计手术时间长,对每一名危险大的患者均应当采取一些预防发生深静脉血栓形成的措施。常规应用弹力袜、术后早活动以及多活动腿部等,均有助于防止深静脉血栓形成的发生。Flane 等发现,在一组选择性手术的患者,用^{125}碘纤维蛋白原扫描的方法进行检查,对照组深静脉血栓的发生率为35%;术后坚持活动预防血栓形成的患者,其发生率为25%。此报道说明仅靠机械方法来防止深静脉血栓形成还不够。

Anderson 等发现,在要做经尿道或开放性前列腺切除的患者,预防性口服抗凝剂可使术后深静脉血栓形成的发病率降低。但 Van Vroonhoben 在一项精心计划的研究中发现,皮下给予小剂量肝素较常规口服抗凝剂能更有效地阻止深静脉血栓形成的发生,其发病率分别为2%与18%。而且皮下给予肝素,每12小时1次,给3天不如给5天有效。多单位联合进行对照观察,以及其他一些研究表明,小剂量肝素皮下注射时预防深静脉血栓与肺栓塞的作用为:在开放手术,肝素组除伤口血肿的发生率较高外,无其他不良后果,需输血者并未增加。给予右旋糖酐作为一种预防深静脉血栓形成的方法,效果不如肝素化。

5. 小结

TUR 术后临床上发现的深静脉血栓形成十分罕见。用放射性碘标记的人血白蛋白做检查,可发现少数无症状的深静脉血栓形成,肺栓塞的发生率很低,估计 <0.5%。因此,很难说是否有必要常规给予小剂量肝素做预防。此法在开放性前列腺切除术中可降低深静脉血栓形成的发病率,而不增加出血的危险;在 TUR 手术的患者,目前尚无合适的可以遵循的给药方案。除非有特别危险,如深静脉血栓形成和肺栓塞史,一般不必给予抗凝剂。必要时可给予抗凝剂,不会增加出血的危险。

五、切除不够

如果从对增生腺瘤组织清除的彻底性来看,TURP 远不如开放手术。但如果从临床效果、并发症发生率、需要再次住院手术来看,TURP 则明显优于开放手术。北医泌尿外科研究所张德元的报道就可以说明这一点。他们统计开放手术尿道狭窄的发生率为4.6%,而 TURP 为1.4%。有趣的是,残留和复发在开放组为1.5%,而在 TURP 组为0.8%。

要取得好的疗效,手术质量是关键,也就是说应当切除的组织均已切除。虽然 TUR 术中很多情况下前列腺尖部都遗留有一部分增生组织,但对邻近尖部精阜两侧增生组织的切除要有严格的要求,从而保证手术的效果。

前列腺窝创面的愈合过程,每一名患者应当基本一致,但术后恢复的情况并不完全一样。有些患者在拔尿管后没有任何不适的症状,也有些患者尿频、尿急等膀胱刺激症状要持续一段时间。大多数患者会逐渐恢复,因为前列腺窝完全愈合需要一定时间。尿培养无细菌生长,不需要抗生素治疗。必要时可对症治疗,但要注意切除不够的问题。

切除不够并不一定都会产生症状,形成尿路梗阻,主要是看组织残留的部位与局部的解剖学形态。最容易出现这种情况的部位是在前列腺近膀胱腔一侧和前列腺尖部。一般多发生于前列腺较大、术者没有经验、术中对局部结构的判断失误。

模仿 Barnes 方法从背侧开始手术,进入某侧叶下部,切除相当大的组织。此时似乎已有宽敞的通道,实际上在膀胱出口处仍有较多组织残留。也许在5点、7点处血运已被切断,此组织块可产生像球形活塞一样的作用,继续造成梗阻,使患者排尿不畅,长时间伴有血尿。再次手术时,无论是经尿道手术或开放手术,都能发现大块已无血运的组织块堵在膀胱出口处。

在精阜处,一般病例尿道前后向的距离已不宽。但在侧叶增生严重的患者,精阜远侧仍有较多增生组织,此处尿道前后向距离仍相当宽。在这种情况下,仅将邻近精阜两侧的组织切除,在精阜前方会残留相当多的增生组织。术后随着前列腺窝的收缩,在这里仍有梗阻。

虽然不强求在前列腺窝侧壁一定要处处都切到包膜,但不应当有大块组织残留,前列腺窝应是平整的,这样才能保证持久的良好的效果。随着技术水平的提高,上述这些问题均可避免。

六、再次经尿道切除

经尿道切除不像开放手术那样彻底,残存腺瘤组织在大多数情况下并不会产生不良影响,但残存腺瘤继续增生可能造成梗阻。英美的一些文献报道再次进行 TUR 的患者占全部手术病例的12% ~13%，但在一些水平较高的医院大约为3%。

我院近年统计需要再次进行手术者 <1%。与开放手术相比，再次手术中所发现的病理解剖改变经常是迥然不同的。开放手术后二次手术常见的原因是膀胱颈挛缩，可能与术中为止血目的将窝口缝合有关。TURP 二次手术多数是由于原手术残留组织太多，理论上残留组织继续增生可以是一种原因，实际上这种原因并不重要。

七、尿检异常与数年后尿血

TURP 术后大多数患者在 3 个月内尿常规检查完全恢复正常，在 2 个月内尿中有脓细胞并不说明一定要用抗生素。少数患者显微镜下的血尿与脓尿可持续数月。其原因不仅与创面的愈合过程有关，也与一些失去血运的腺瘤组织逐渐脱落有关，还可以是由于切除不够或肾脏的其他病变。因此，尿中检查有脓细胞不能用感染解释，除非由尿培养证实。手术后超过 6 个月，患者又出现泌尿系症状和肉眼或镜下血尿应当追查原因，进行一些必要的检查，包括尿培养、超声检查、IVP、膀胱镜以及尿细胞学检查，要特别注意除外膀胱肿瘤。如难以确诊，应定期复查。

有些患者在 TURP 数年后出现血尿并有血块，同样应做全面检查。有些患者可能是由肾或膀胱肿瘤所致，也有些患者是有不同程度的前列腺增生。内镜检查有时能发现在某一部位有血块附着。必要时应查 PSA 或做病理检查。有些患者经对症治疗，血尿长期不再重现；也有些患者反复尿血，此时则应考虑再次手术治疗。

八、尿失禁

1. 病因

随着尿动力学的发展，对排尿控制机制已有更深入的理解。一些研究表明，排尿控制能力并不仅靠膀胱颈部的内括约肌与外括约肌，前列腺包膜平滑肌与弹性纤维的完整也很重要。Krahn 等报道，13 例患者前列腺切除术后用阴部神经阻滞使外括约肌麻痹，结果并未造成尿失禁。他们认为，前列腺切除术后尿失禁主要与前列腺部尿道残留的平滑肌与弹性纤维的张力有关。保留远侧前列腺段尿道十分重要。不慎切除精阜下方的一段平滑肌及切断围绕膀胱颈的一些肌肉纤维，均为尿失禁的有关因素。在前列腺切除术后进行尿道压力检查，结果表明尖部前列腺尿道"有括约肌功能的长度"和"关闭效能"有关。良性前列腺肥大患者尿道阻力的增加主要是由于功能性尿道长度增加。

TURP 术后，有功能的前列腺段尿道的长度明显缩短，这种缩短可通过排泄性膀胱造影和尿道压力测定发现。前列腺切除术后，前列腺段尿道一直充盈到外括约肌。如切除包括了尖部的包膜平滑肌和一些有括约肌功能的纤维，或在近括约肌处，或过多的电凝出血点造成热损伤，在损伤处就会形成瘢痕。并不一定所有形成瘢痕的患者都会尿失禁，最初的损害越严重，患者尿失禁的可能性就越大。所以，从事经尿道手术的医生在这一部位操作必须十分谨慎，避免对括约肌功能区的损伤。

2. 什么是尿失禁

人们对尿失禁一词的理解似乎不完全一致。不自主的遗尿有数种，失禁的程度不同，患者的预后也不同。实际上失禁可有多种原因。Neal(1997)统计，TURP 手术前几乎 1/4 的患者有失禁，术后仅为10%，但有些患者排尿控制能力比术前更差。术前无失禁的患者，术后 6% 有严重失禁，或术后 3 个月还要垫尿布。Holtgrcwe 等(1989)对美国全国的调查统计，TURP 术后尿失禁需要垫尿布或带接尿装置的患者占 3.3%(有些资料介绍多种接尿装置)。以上可以理解为广义与狭义的尿失禁。我们在将近 20 年的工作中，术后短时间内急迫性尿失禁时有发生，但从未见真正尿失禁者，包括少数手术区超过精阜的病例。曾见到 3 例其他医院 TURP 术后完全失禁需要垫尿布的患者。1 例在前列腺尖部 10 点处有缺损区；另外 2 例为严重尿道狭窄，1 例在膀胱颈，1 例在膜部，属充溢性失禁，均经手术治愈。

TURP 术后尿失禁多为短时间的急迫性尿失禁，很快就能自愈。前列腺切除术，无论是开放手术还是经尿道手术，均可以发生尿失禁。TUR 手术后的永久性尿失禁发病率实际上很低，但要给予充分的重视，因为它造成的损害常常是难以挽回的。应明确术后尿失禁属于哪一种类型。要进行必要的检查，包括尿常规、尿培养、IVU、尿道膀胱镜检查，有时可能还要做神经系统检查、膀胱测压力、括约肌肌电图检查以及尿道压力分布测定。根据患者的具体情况，选择何种检查。

3. 急迫性尿失禁

急迫性尿失禁是经尿道前列腺切除术后尿失禁最常见的类型。炎症可致尿急与急迫性失禁。狭窄合并炎症也可以出现这一类失禁。在 TURP 手术后，

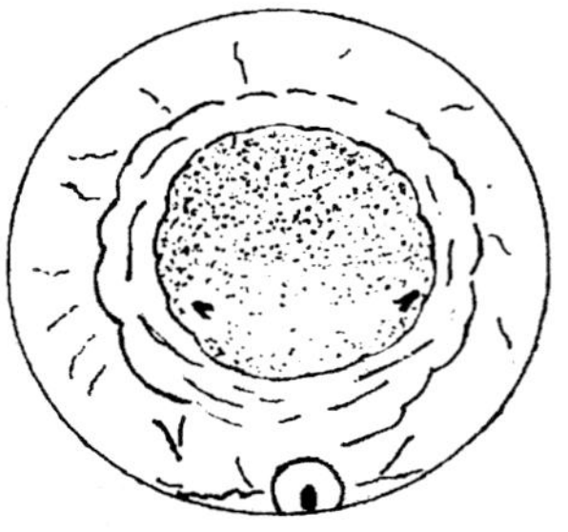

图 15－12 膀胱颈挛缩。四周瘢痕组织切除后。

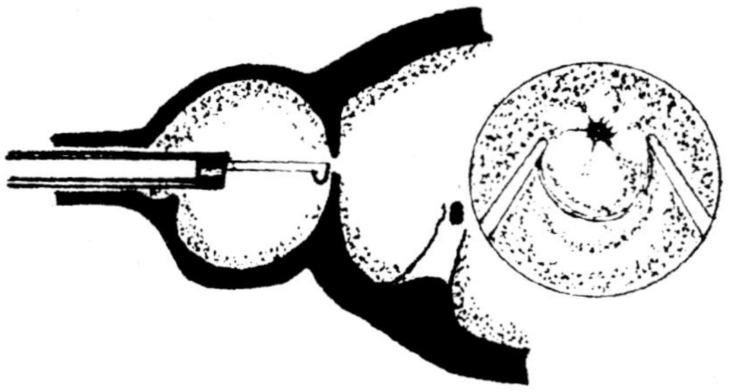

图 15－13 在充盈膀胱后用切割环逆行切入膀胱腔。

手术处理结束后，有些术者向四周创面下注射固醇类抗炎药，但确切的价值难以确定。

2. 膜部尿道狭窄

TURP 术后，膜部尿道是一个十分关键的部位，因为精阜以上的括约肌机制已不存在。此处发生狭窄需重视，处理的目的是使患者排尿通畅，而又不失禁。

狭窄多见于膜部尿道靠外侧。如果尿道膀胱镜检查常规采用直视下插入的方法，你会发现有些正常人此处稍窄。在 TURP 手术过程中，此处的损伤也相对更严重一些。

此外，还应注意有些患者阴茎悬韧带短，下压切除镜时较费力。在手术中膜部尿道的前壁与球部尿道中部的后壁受压较重，也是损伤较重的部位。如果前列腺偏大，估计手术时间长，应考虑做会阴部尿道切开。

尽管周围有括约肌的张力，一般来说膜部尿道多较阴茎悬垂部尿道宽敞。损伤是形成狭窄的重要原因。镜鞘较粗，手术速度能加快，手术时间也可缩短，但要注意个体差异，区别对待。较粗的镜鞘并不适合所有的患者，如使用26F 以上的镜鞘时要谨慎。总的来说，镜鞘细损伤小。国外也有很多人常规使用 24F 镜鞘。

TURP 术后 1 个月复查尿流率，有助于早期发现尿道狭窄。有些患者因狭窄来医院就诊时已经到很严重的程度。内镜检查发现狭窄孔极小，孔径经常 < 2mm。

狭窄也可以发生在膜部的其他部位或精阜下方，长度也各有不同。有些患者经一两次尿道扩张即可；有些则需用冷刀处理。一般来说，局部瘢痕与纤维化较骨盆骨折轻。应注意减少损伤，防止狭窄的发生。

3. 前尿道与尿道外口狭窄

尿道外口是 TURP 术后狭窄的一个好发部位，强力插入切除镜是很重要的原因。如上所述我们采用外口内切开的方法，如外口紧，也可以用 Otis 尿道刀处理。Steffens（1974）报道，1707 例 TURP 术后晚期尿道狭窄的发病率为 5.4%。有关文献报道为 1% ~ 8%。前列腺体积偏小，重量不超过 40g，或通过会阴部尿道造瘘手术，尿道狭窄的发病率明显降低。手术时间和尿道狭窄的发生无明显关系。

手术开始前应先测尿道口径，必要时可做尿道内切开或尿道外口切开，以减少尿道损伤以及随后发生炎症和狭窄的概率。手术中操作轻柔也很重要。如反复插入与拔出切除镜，以后发生尿道狭窄的危险也增加。切除镜鞘要充分润滑，最好使用不溶于水的润滑剂。术后将 Foley 导尿管固定在腹部，避免压迫阴茎阴囊交界处的尿道，防止在此处造成损伤并形成狭窄，也减少术后逼尿肌痉挛。

在保留尿管期间，要加强对尿道口的护理。经常清除尿道的分泌物，避免脓痂积存。可局部应用氯霉素眼药水，每天点 2 ~3 次，每次 1 ~2 滴。

无论是哪一部位的尿道狭窄，最后均表现为排尿困难。最典型的表现是术后初期排尿通畅，尿线粗而有力。大约 1 个月后逐渐恶化，甚至不如术前。详细检查可明确诊断。

十、阳痿与逆行射精

据 Assimos（1986）统计，男性在 70 岁时如有适当伴侣，约 70% 仍有性功能。Donker 神经血管束与阴茎勃起有关，它与精阜离膜部尿道很近。从理论上说，在前列腺尖部 5 点与 7 点处做切除与电凝时有可能伤及此束。有些患者此束可能已有动脉粥样变，很容易完全闭合，70 岁以后很可能发生阳痿。

TURP 对性功能应当无影响。很多人因精液逆流进入膀胱无法正常射精，但并不影响阴茎勃起与性快感。术前应与患者说明。有些患者术后发生阳痿，原因还不清楚。Steffen 报道 1707 例患者中，不能性交者为 1.35%。另一报道在 382 例术前性生活满意者中，40% 术后存在性功能减退。最常见的问题是不能勃起、勃起不全或勃起不持久。

文献报道阳痿的发生率差别很大，心理因素是很重要的影响因素。患者的主观感受并不一定可靠。Finkle 等认为手术后保持性功能最重要的原因是性伴侣的要求。

为了使膀胱出口宽敞，手术时一部分膀胱颈部的平滑肌被切除。McNeal 描述的控制精液不能进入膀胱的前列腺前括约肌已不存在，内括约肌或膀胱颈在射精时不能完全关闭。因此很多患者会发生逆行射精，精液进入膀胱，但大约 30% 的患者仍有正常排精。

十一、TURP 术后并发症的分级

与开放手术相比，TURP 对患者的损伤小，但并发症不容忽视。有报道为 18%、30%、38.1%。标准化的并发症分级便于对不同报道做对比分析。Clavien 并发症分级可用于任何手术，依据所需处理的方法不同划分等级（表 15－5）。TURP 的并发症多为Ⅰ、Ⅱ级（分别为 59.1% 与 29.5%），更高级并发症（Ⅲ与Ⅳ级）不常见（表 15－5）。

表 15－5　Clavien 并发症分级

Ⅰ	任何不需要处理的正常术后过程
Ⅱ	需药物处理或输血
Ⅲ	需手术、内镜或放射学处理
Ⅳ	危及生命安全，需 ICU 处理
Ⅴ	死亡

用于 TURP 有人提出短时血尿、急性尿潴留、尿路感染为Ⅰ级；血尿需输血、尿路感染伴菌血症为Ⅱ级；腹膜外积液为Ⅲ级；心肌梗死、呼吸窘迫、TURS 为Ⅳ级。刘和谦等（2016）报道 TURP 1950 例，严重并发症≥Ⅲ级者 99 例（5.1%）。蔡芳震等（2016）报道 2010—2013 年共做前列腺内镜手术 625 例。TURP 214 例、PKRP 207 例、HoLEP 204 例。比较三组并发症发生的情况发现，TURP 并发症高于 PKRP 和 HoLEP。其中电解质失衡、术中大量失血、尿路刺激症状、尿路堵塞、TURS、术后勃起功能障碍，三组间有统计学差异。在Ⅱ级并发症，TURP 显著高于 PKRP 和 HoLEP。在Ⅲ级和Ⅳ级并发症，TURP 高于 HoLEP。Ⅰ级和Ⅴ级三组统计无差异。

第六节　术后疗效观察

单极 TURP 应用时间长，积累了大量的资料，说明其疗效与持久性，使之成为评估其他手术的金标准。与其他一些手术方法治疗效果已有很多对比资料。随着手术设备的不断改进，技术水平和手术疗效也不断提高，并发症发生率不断降低。有报道在过去 30 年，由于围术期常规应用抗生素，使尿路感染显著减少（1970 年为 25%，至 1999 年为 6%）。1970 年再手术率为 8%，至 1999 年为 1%。术后尿道狭窄与膀胱颈挛缩无变化，仍为 6%。另一组远期随访报道，6 年时再手术率为 9%，12 年时为 16%，包括膀胱颈切除或再次 TURP。术后生活质量改善，说明远期疗效稳定。2016 年，《坎贝尔泌尿外科学》第 11 版中汇总了 M-TURP 等手术的疗效，可作为参考（表 15－6）。

表 15－6　术后疗效观察

	M-TURP	B-TURP	HOLEP	PVP
症状评分降低	71% ±11%	71% ±10%	79% ±11%	67% ±9%
前列腺体积缩减	46% ±19%	46% ±5%	59% ±14%	44% ±12%
残尿量减少	77% ±19%	83% ±14%	85% ±13%	84% ±14%
Qmax 增加（mL/s）	12.1 ±6	13.3 ±4	17.1% ±4%	12.5 ±2

（翟兴龙）

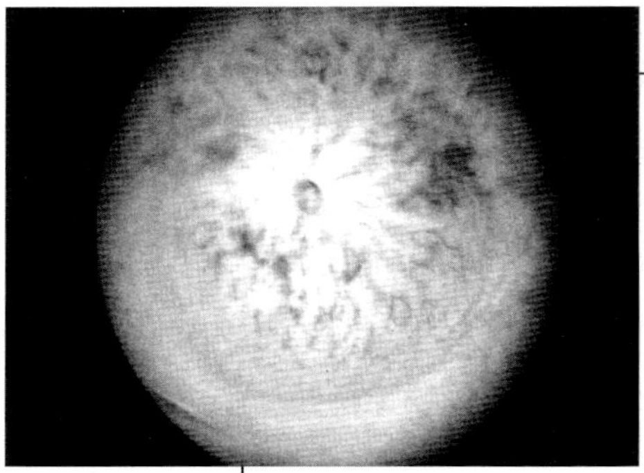

第十六章

经尿道激光手术的基本原理

激光用于前列腺手术已20余年,时间不长,但进展很快。最初使用Nd:YAG激光,但经过近十年的实践认识到其具有组织坏死层厚、术后排尿刺激症状时间长、再手术率高等缺点,现在已不再使用。之后相继出现钬激光、绿激光、铥激光、二极管激光。许多作者认为HoLEP可取代TURP成为前列腺手术新的金标准。从目前的发展趋势来看,激光在前列腺手术中所占比例日益增多。Lowance等(2013)统计分析了美国近几年的情况,2004年激光占11%,到2010年达44%。也就是说,2004年电切占89%,到2010年降至56%。由此可见激光发展迅速。

一、基本概念

激光(laser)原意指"通过受激发射光放大的辐射"。激光发射器由三部分组成:能源、活性介质和一个谐振腔。所用能源可以是电流,也可以是闪光灯、弧光灯或激光二极管,可依据不同的要求选用。所用介质可为固体、液体或气体。介质中大部分原子与分子在谐振腔中受能源作用转变为高能状态,成为被激活状态,发出激光。激光的波长由所用介质决定。当前用于前列腺手术的激光有四种(表16-1)。

表16-1 前列腺手术常用激光的物理学特性

激光名称	活性介质	激发能源	发出波长(nm)
钬激光	Ho:YAG晶体	闪光灯	2100
铥激光	Thu:YAG晶体	激光二极管	2000,2013
绿激光	Nd:YAG晶体	弧光灯 激光二极管	532
二极管激光	半导体	电流	940,980,1318,1470

绿激光是加用KTP或LBO晶体使Nd:YAG激光的频率增加1倍,波长缩短1倍。

钬激光是用钬:镱-铝-石榴石(Ho:YAG)为活性介质,激发能源用闪光灯。由于是脉冲式激发,所产生出来的即为脉冲式激光,而不是连续波。铥激光使用Thu:YAG晶体,用激光二极管激发,所发出激光即为连续波。绿激光用弧光灯或激光二极管激发Nd:YAG晶体,所发出的激光穿过钾钛磷(KTP)或三硼酸锂(LBO)结晶,此结晶使频率加倍,波长减半。此激光为准-连续或连续模式。二极管激光所用活性介质是半导体,半导体材料不同波长不同。二极管激光是用电能转为光能,用普通电源插头即可。

二、光纤

激光的传输是通过一条细的可弯曲的光纤。近年来光纤的设计有很大进步。一般的设计中间为光纤,外面还包有2~3层。外包层能保持光纤的稳定与完整,防止辐射外溢。中心光纤均为二氧化硅制成。按所需传导的激光波长不同,二氧化硅的性质也有差别。现在已有各种不同类型、不同直径的光纤。无论哪种光纤,能量均由中心光纤传输。激光束可由光纤末端的侧方射出,也可直接从光纤末端射出。侧射光纤呈斜角折射出去。变更光纤与组织的距离,可达到凝固或汽化的作用。侧射光纤的缺点是价格贵,使用时间有一定限制。光纤末端碳化,输出能量会降低。末端发射的光纤主要用于切开、切除或剜除,组织汽化的部分很少。也有在光纤末端加石英涂层,光纤就不是发射自由光束,光纤周围的灌洗液吸收激光产生气泡,组织经此气泡与光纤末端加热汽化。

1. 激光对组织的作用

激光被组织的发色团吸收转化为热。前列腺组织内的发色团是细胞内的水与红细胞的血色素。依据激光吸收后所产生的热量不同，使组织发生凝固、汽化或碳化的效果。当温度超过60℃蛋白变性，组织被凝固；温度达沸点（100℃）发生汽化；150℃以上组织碳化。此种热效应与激光的波长和组织内发色团的量有关。现在常用激光对水与血色素的吸收系数差别很大。在波长500nm血色素吸收系数最高；水的吸收系数最高是2200nm。组织吸收确定激光的穿透深度。吸收系数高，组织穿透深度浅，吸收系数低，穿透深（图16－1）。

在讨论各种激光用于前列腺手术时，了解激光进入组织的作用机制十分重要。激光进入组织时光能转换为热能。激光能量的吸收与受热组织的量有关。局部温度达到蛋白变性而未达到沸点即发生凝固。受热组织超过沸点导致汽化。一般每种激光均有凝固与汽化作用。浅层组织超过沸点产生汽化，下面的组织低于沸点发生凝固。靶组织吸收系数高，热聚集在表层，表层组织汽化，深层组织仅有少量凝固。如吸收系数低，沸点下就会有较多组织凝固坏死。

激光照射量按能量计算。能量的单位是焦耳（J）。功率的单位是瓦（W）。照射时间按秒（S）计算。1J＝1W×1S。一次手术所用能量＝该机器输出的功率×照射时间，即J＝W×S。

在工作中还有一个重要参数，即能量密度（D）。计算方法是$D=J/cm^2=W\times S/$光斑面积（cm^2）。功率密度越高，组织汽化与凝固就越重。如果激光器输出为60W，在某处照射60秒，则所用能量为3600J。

2. 激光在前列腺手术中的应用

不同激光在前列腺手术中的应用方法不同（表16－2）。

表16－2　不同激光在前列腺手术中的手术方法

激光名称	靶组织发色团	光穿透深度（mm）	手术方法
钬激光	水	0.5	剜除（HoLEP）
铥激光	水	0.2	汽化切除（ThuVARP）
			剜除（ThuLEP）
绿激光	血红蛋白	0.8	汽化（PVP）
二极管激光	血红蛋白，水	0.5～5	汽化（DiVAP）
			剜除（DiLEP）

汽化是从前列腺尿道使组织消融至前列腺包膜；切除是从前列腺尿道把组织切成碎块至前列腺包膜；剜除是从外科包膜将前列腺腺瘤剥离，粉碎后清除腺瘤组织。激光波长与光纤设计对术中应用很重要。汽化用侧射光线，波长在血红蛋白吸收峰值最好，这样使前列腺表层汽化，凝固层薄。剜除与前列腺开放手术相似，向前发射的光纤可以精确地从外科包膜剥开腺瘤。要避免深层凝固对邻近组织的损伤，波长穿透前者较好。

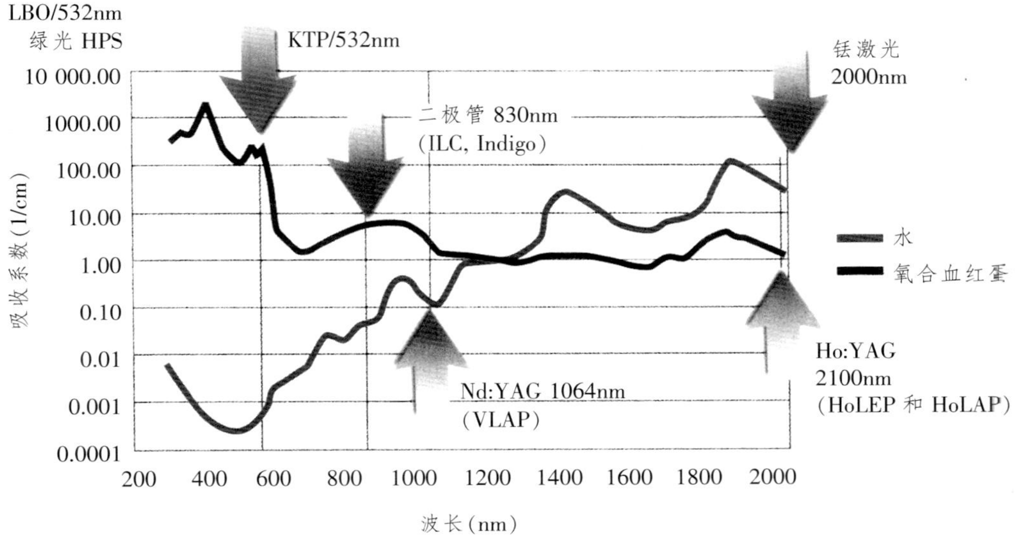

图16－1　各种激光的波长与不同介质的吸收。CO_2；铒（Er：YAG）；钬（Ho：YAG）；铥（Tm：YAG）；钕（Nd：YAG）；KTP（Nd：YAG倍频）；Hb，血红素；HbO_2，氧化血红素。

三、钬激光

钬激光波长为2100nm,常用向前发射的光纤,水吸收好。穿透深度约0.5mm。激光作用为脉冲式,每一脉冲灌洗液形成气泡。做钬激光前列腺剜除,气泡有助于撕开组织,将腺瘤与外科包膜分开。腺瘤分离后推入膀胱,用粉碎器取出。在尿路结石的应用已很广泛。也用于经尿道切除膀胱肿瘤与尿道狭窄的治疗。

四、铥激光

铥激光为连续波,有两种波长:2000nm与2013nm。也有侧射光纤,常用的是向前发射的光纤,做切除与剜除。激光能被水吸收,前列腺组织的吸收深度约0.2mm。此波长组织汽化量大,手术名称也为汽化切除与汽化剜除,也用于经尿道切除膀胱肿瘤与治疗尿道狭窄。

五、绿激光

绿激光用侧射光纤,波长在532nm。80W输出为准-连续模式,120W与180W为连续模式。其波长在水中吸收很少,对血红蛋白吸收系数很高,适用于血液灌注好的器官,如前列腺。穿透深度约0.8mm,这样能使表层组织充分汽化,下面为凝固层。这种方法也称之为前列腺光选择性汽化(PVP)。也用于膀胱肿瘤与尿道狭窄的治疗。

六、二极管激光

二极管激光的光纤设计与波长有数种。常用者为连续波,波长为940nm、980nm、1318nm和1470nm。对组织的作用依靠波长,要单独看待每一种激光。前列腺组织的穿透深度为0.5~5mm。向前发射的光纤穿透浅,用于前列腺剜除。穿透深者用于前列腺汽化。

七、总结

用于经尿道手术的激光有多种。波长是对组织作用的最重要因素。激光照射使组织温度升高,使组织凝固、切割与汽化。汽化与剜除是前列腺手术的主要方法。不同手术所用波长与光纤不同。科技在不断进展,当前的现状不是终点。今天的汽化不同于昨天,今天的剜除也与昨天不同。当前用于前列腺剜除的激光有钬、铥、绿、二极管。二极管激光用于前列腺剜除,波长有980nm、1318nm(eraser laser)及1470nm。前列腺开放手术在逐步为激光剜除所取代。究竟哪一种激光最好,现在还无法回答。钬激光剜除起步早一些,报道资料较多,但随着科技的发展与进步,未来可能会比现在更好。

(翟兴龙)

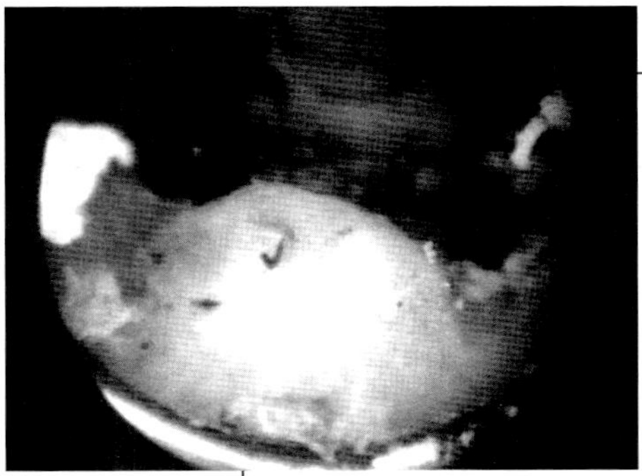

第十七章

钬激光在经尿道手术中的应用

第一节 钬激光前列腺手术作用机制历史演变

一、钬激光前列腺手术的作用机制

讨论各种激光用于前列腺手术时，了解激光进入组织的作用机制十分重要。钬激光波长2100nm，组织内的水是发色团。在此波长，水吸收激光产生热，在石英或二氧化硅光纤末端产生的小气泡迅速膨胀，脉冲式高能量所致小气泡使前列腺组织裂开。

钬激光是一种脉冲波，高度被水吸收，组织穿透浅，只有0.4mm。前列腺组织内含水多，能使钬激光充分发挥作用。能做精确的汽化、切割与凝固止血。术中所用灌洗液是生理盐水，激光光纤离开靶组织0.5mm以上就失去作用，所以它很安全。钬激光储存在发生器的谐振腔，靠光纤传输，并由脚踏开关控制。光纤末端与靶组织之间的距离增加，组织温度减低则达不到汽化消融的作用，组织吸收热能产生凝固止血作用。在组织内的穿透深度仅为0.4mm，一部分热消散，同时有凝固作用，组织焦煳极微。

由于它的物理特性，此激光作用于多种组织，包括结石。与连续波相比，脉冲式钬激光视野清晰，易于找到剜除界面，止血性能好。可用于切开、汽化、切割（消融）或者剜除，同时可处理膀胱结石。

激光聚焦在前列腺组织表面，光能转化成热能，在高温汽化时形成小气泡，产生微爆破效果，显露出前列腺外科包膜剜除层次，可以做类似开放剜除增生腺体的手术。

二、钬激光前列腺手术的历史演变

经尿道前列腺电切术（TURP）一直被看作是前列腺手术的金标准，近年来新技术大有取代TURP之势。1992年，Costtello首次报道使用钕激光（Nd：YAG）做前列腺消融手术，结果发现其留置尿管时间长、临床症状改善慢、膀胱刺激症状重。1993年，Gilling与Fraundorfer开始用钬激光尝试做前列腺手术，以期达到更好的效果。那时钬激光尿路结石效果较为确定，而用于前列腺治疗尚属首次。最初他们联合应用钬激光与钕激光，但很快发现只用钬激光即可，而且副作用较少。由于当时所用激光输出功率仅为40W，所以手术速度较慢，不像现在有了120W、90W等大功率钬激光设备，大大提高了手术效率。他们最初只是单纯做前列腺汽化消融术（HoLAP），为了加快手术速度，开始尝试做部分前列腺切除（HoLRP）。以后又发现钬激光的特殊微爆破力效能，可以很容易地识别前列腺外科包膜的层次，从而促使他们研究能否像开放手术那样做内镜下的增生腺体摘除。组织粉碎器的发明可以将大块前列腺组织粉碎，促进了前列腺剜除术的发展，并逐步发展成现在大家熟悉的经尿道钬激光前列腺剜除术（HHoLEP）。钬激光光纤按照末端作用方式不同，可为末端照射（end-firing）或侧方照射（side-firing）。按照钬激光接触后所达到的组织学效果，可分为消融（汽化）、切割或剜除。几十年的经验证明，钬激光用于前列腺手术是一种经得起时间考验的方法。而HoLAP较易掌握，效果好，疗效尚可，并发症少。当前AUA与EUA的指南（2013）均包含HoLAP的内容。HoLEP剜除的难度更大，需要较长学习时间。

沟，要求深度达到外科包膜，近端到膀胱颈部，远端到精阜旁。②在右侧叶和中叶之间的7点方向，同样切割出第二条沟。③在精阜近端约0.5cm处离断中叶，利用镜鞘的推剥和钬激光的点推使中叶离断，推进膀胱腔内，中叶创面和膀胱颈部彻底止血。④沿5点沟找到的层次界限，借助钬激光爆破力和镜鞘的推力逆时针方向剜除到2点位置。⑤在12点前联合处从膀胱颈部开始纵行打一条沟，到距离尖部3/4处。⑥保留12点到2点处的尿道黏膜组织，使第4步和第5步的层次界限连通。⑦钬激光切割推离下，使左侧叶上方和外科包膜游离；镜鞘推顶下，借助钬激光使左侧叶侧方与外科包膜分离。⑧在左侧叶下方，切割推离左侧叶进入膀胱腔内；左侧叶区域彻底止血。⑨沿7点沟找到层次界限，借助钬激光爆破力和镜鞘的推力顺时针方向剜除到10点位置。⑩保留10点到12点处黏膜组织，使第4步和第9步的层次界限连通。⑪钬激光切割推离下，使右侧叶上方和外科包膜游离，镜鞘推顶下，借助钬激光使右侧叶侧方与外科包膜分离。⑫在右侧叶下方，切割推离右侧叶进入膀胱腔内；右侧叶区域彻底止血。

优势：①分叶切除，可以在切除某一叶后终止手术。②保留部分尿道黏膜，利于控尿，减少短期暂时尿失禁的发生。③大的前列腺容易分叶推入膀胱腔。

不足：①人为切割分成三叶，需要打三条沟，有时费时、容易出血。②前联合12点处切割的深度不易把握，有切透的风险；长度不好控制，初学者有切割到尖部12点处括约肌的危险。③11点和1点处保留尿道黏膜多少，初学者不宜掌握。

2. 组织粉碎的步骤和技巧

(1)组织粉碎的步骤：①前列腺窝内彻底止血。②体外连接组织粉碎器，并试踩无异常。③两路入水，充分充盈膀胱腔，始终观察下腹部隆起程度。④置入肾镜，使组织粉碎器刀头远离膀胱黏膜，吸引、粉碎组织。⑤冲洗残余小腺体。

(2)粉碎过程中手术技巧和注意事项：①保持膀胱充盈，观察下腹部稍微隆起。②组织粉碎时观察到剜除的腺体可以随粉碎器刀头前后左右移动，避免误吸膀胱黏膜。③观察剜除的腺体呈不规则的血管面及部分棉絮状改变。

早期报道有膀胱黏膜损伤。遵照粉碎器应用的原则，此并发症是可以避免的：①用两个入水通道致膀胱充盈。②充分止血，视野清晰，随时都能看清粉碎器刀刃。③在膀胱颈及其上方三角区粉碎组织使刀刃在12点处。粉碎是通过一个专用的肾镜，有5mm工作通道与偏置内镜。粉碎器有两个刀片与中空管腔。刀片一外一内，外径5mm。真空泵与粉碎器手柄相连，经刀刃提供吸力，由脚踏开关控制。灌洗用生理盐水要连接两个进水口（切除镜外鞘与肾镜），以确保粉碎组织过程中膀胱在充盈状态。这一点很重要，如膀胱塌陷易致膀胱黏膜损伤。要使膀胱充分充盈。完善止血也很重要。管道保持有力的吸引，能吸住散在膀胱内的前列腺组织块。术者可用分级的脚踏开关控制不同吸力吸住组织块。脚踏开关也控制刀片粉碎的速度。刀片切下一块组织，随即被吸入中空内鞘与吸引管，收集在吸引管末端的网中。要注意不能吸住黏膜，如出现这种情况，要立即抬脚离脚踏开关，使转动泵放开。膀胱黏膜损伤一般不严重，不影响手术。偶有大的全层损伤，导致灌洗液外渗与较多出血会影响视野清晰。前列腺组织的清除速度可达到或超过10g/min，但如果前列腺组织纤维化，粉碎很慢，小的纤维组织球不易碎，可用注洗器或异物钳取出。然后插入22F三腔尿管，次日取出。

四、HoLEP的手术技巧

1. 术中止血和剜除界限的寻找技巧

(1)止血方法：利用钬激光的特性，其汽化深度是0.4mm，凝固深度在0.4～0.6mm。

(2)动脉出血时的止血方法：①上策：一般采用预止血法，即预先对准剜除间隙层面，前列腺外科包膜下的血管提前激光斜射封闭血管止血。②中策：采用光纤头端对出血根部止血的方法。像灭火器扑灭火焰一样，钬激光光纤头端对准出血点的根部止血；或者，对出血的小动脉根部血管的黏膜凝固止血。③下策：当钬激光止血效果不理想时，可以采用其他激光或者电凝止血的方法。

(3)静脉出血时的止血方法：静脉出血时，适当调整光纤头到出血静脉的距离，利用激光光纤从外圈到里圈的散射封闭，逐层封闭静脉周围的黏膜下的血管，达到止血的目的。

2. 剜除界限和层次的寻找

(1)剜除层次的寻找和保持：前列腺良性增生过程中，由于增生的腺体挤压正常的腺体，形成了外科包膜。剜除手术的解剖间隙层次是在增生腺体外层的纤维包膜和外科包膜之间的潜在间隙，我们称之为马氏间隙，或者中心间隙。我们将外科包膜最内侧的纤维包膜称为剜除包膜，增生腺体最外侧的腺体纤维膜称为增生包膜。前列腺剜除手术的关键是寻找和保持马氏间隙（中心剜除间隙）。

（2）术中寻找层次的起始点：①精阜两侧的三角区：分别在精阜两旁的5点和7点位置，覆盖在尿道黏膜下方就是中叶和侧叶相邻的马氏间隙（中心剜除间隙），可以用激光爆破或者镜鞘推拨显露解剖层次。②在精阜近端6点处离断中叶和尿道黏膜组织，显露马氏间隙，暴露剜除层次。③在膀胱颈部5点和7点的位置显露马氏间隙，暴露剜除层次。

3. 剜除术尿失禁的防控

（1）术后压力性尿失禁的原因：①括约肌损伤。②尿道黏膜保留不充分。③膀胱颈部悬吊不足。④中段尿道支持不够。具体操作原因包括：①机械暴力作用：剜除鞘、等离子环等的杠杆推剥力量，对外括约肌挤压时间长。②物理热能量的损伤：电热、等离子、激光、凝固层太深，能量太大。③医源性的操作不当：损伤内外括约肌，黏膜保留不足，包膜穿孔、尿控神经受损伤等。

（2）保留尖部尿道黏膜的作用：保护外括约肌，避免直接暴力或者能量损伤；增加最大尿道闭合压和尿道垫的作用，减轻压力性尿失禁；精阜周围尿道黏膜保留，还有预防逆射精的作用。

（3）尖部及前联合尿道黏膜的处理。①三叶法：保留部分尿道黏膜法：保留尖部1点和11点处的尿道黏膜，利于控尿。预处理法：手术开始时，12点处尿道预先切开黏膜。②整叶法（自然处理）：整叶剜除后，最后处理12点悬挂的黏膜和纤维结缔组织。③两叶法（尖部倒“U”字形尿道黏膜保留）：最大程度保留尖部尿道黏膜。前列腺尖部精阜两侧，沿增生腺体纤维膜和外科剜除包膜间的马氏中心间隙，沿5点处界限逆时针剜至3点处，沿7点处界限顺时针推到9点处。在尖部沿腺体的球形弧线分别拐向3点和9点处，完整保留9点到12点至3点处的尖部黏膜，形成类似“刘海”状下垂的尿道黏膜组织。

4. 剜除术中外科包膜不清晰时的处理技巧

（1）结节较多导致外科包膜不清晰。①大结节：如果不影响剜除层次清晰，可先绕过，最后再剜除处理。如果结节大部分包裹在增生包膜内，向外科包膜外凸不多，可以剜除或者切除。如果大部分凸出在外科包膜外，小部分显露，则小块剜除切割，大块汽化，不宜剜除切割过深。在大结节内侧或者远端找层次和间隙。②中小结节：剜除或者汽化，不要残留小结节，不给组织粉碎留麻烦。

（2）炎症粘连导致外科包膜不清晰：①不要刻意找外科包膜，而要找中心剜除间隙（马氏间隙）和解剖层次。②以鞘顶住间隙，铥激光爆破扫射中央结合地带。③保持增生腺体包膜不破，用光纤切割爆破外周的纤维包膜样组织。

（3）出血导致的外科包膜不清晰：不可盲目止血，野蛮操作，容易穿孔和大出血，导致包膜层次更加不清晰。加大进水水流，按照前面提到的止血技巧处理，逐个止血后再找马氏间隙剜除。

（4）上述三种情况混杂出现时的处理：①先止血，看清增生包膜和剜除包膜间的间隙和解剖层次。②结节可以不予着急处理，如不影响剜除界限和解剖层次，可以先不处理，最后在组织粉碎前止血时一并剜除。③炎症或者穿刺造成的粘连，失去方向的时候，退回到出发点，在外科包膜清晰处或者间隙层次明显的地方再找马氏间隙。④前述方法无效时，在精阜两侧剜除起始三角区，重新找解剖层次和间隙。

五、HoLEP的并发症及处理

1. 穿孔

（1）在剜除过程中任何剜除部位都可以发生。主要是对解剖层次不熟悉，剜除间隙保留不当，剜除包膜认识不清，止血处理不当引起。

（2）好发部位主要是在膀胱颈部6点的位置及前列腺两侧叶靠近膀胱颈部4点、8点处位置。①解剖性因素：原因是前列腺中叶到膀胱颈部环形纤维6点位置有一个自然光滑的坡度。②预防措施：剜除前列腺中叶时，需要沿光滑的坡形曲线自然下压镜鞘尾部，假如平行前推，用力方向不对，就会穿过膀胱颈部6点后面，钻入膀胱三角区后方。前列腺两侧叶靠近膀胱颈部4点和8点位置，由于是前列腺小叶（两侧叶的前身）的发生部位，所以在剜除时容易随着其根部剜除太深从而发生穿孔。因此不可剜除过深，看到黄色的脂肪组织就要及时停止。已经发生穿孔，观察穿孔部位，避免穿孔部分扩大，误伤周围其他重要器官，如直肠等；评估预后影响，迅速结束手术；及时安置尿管，适当延长留置尿管时间。膀胱颈部穿孔至膀胱后方，由于是腹膜外间隙，一般不需要引流，单纯留置尿管1周即可愈合。

2. 术后出血

膀胱颈部近端侧的小血管止血不彻底。①预防措施：在剜除手术结束后，使用激光对膀胱颈部充分止血。②处理措施：留置三腔尿管，膀胱持续冲洗，适当加大尿管水囊并牵拉固定。大的前列腺可以使用大气囊三腔尿管，注水到60～80mL。

3. 术后残余腺体

一般分为前列腺窝内残留和膀胱腔内遗留的腺

体，容易出现前列腺包膜回缩不力和排尿困难等症状，严重者可以发生尿潴留。

（1）前列腺窝内残余腺体。①原因分析：多是由出血、结节过多或者剜除包膜界限不清晰，导致进入腺体内分离所致。②预防措施：止血彻底，认清外科剜除包膜和分离层次间隙，避免钻入腺体内切割分离。③处理措施：剜除术后，在止血期再次修复切除多余的残留腺体。

（2）膀胱腔内残余腺体。①原因分析：主要是术中止血不彻底，组织粉碎时视野不清晰，或者第一代组织粉碎器对圆玻璃状腺体粉碎不力所致。如果处理不及时，会出现排尿困难症状，如尿潴留、排尿中断等。②预防措施：在剜除手术结束时，要关小入水水流，观察剜除层面出血点，彻底激光止血。③处理措施：可以在 1 周后再次行膀胱腔内组织粉碎。

4. 术后尿失禁

尿失禁分为压力性尿失禁、充盈性尿失禁、急迫性尿失禁、真性尿失禁、混合性尿失禁等。剜除术后出现尿失禁的特点：①大多是可以缓解的，时间有长有短。②大多是混合性尿失禁。③尿失禁的发生和剜除使用的能量平台有关系。

最常见的是以下情况：

（1）急迫性尿失禁。原因：①前列腺窝内创缘不平炎性刺激。②由于术前梗阻时间过长，继发膀胱逼尿肌损害。③术后局部腺体残留，导致前列腺包膜回缩不力，膀胱逼尿肌反应性收缩亢进。处理措施：抗感染治疗，M 受体阻滞剂的对症处理。

（2）压力性尿失禁。原因：①和手术时的工具冷暴力有关，如镜鞘、等离子切除环等直接翘压顶外括约肌。②较高能量的间接损伤，如激光光纤、电切环等间接损伤括约肌，造成括约肌麻痹，收缩功能失调。③外括约肌周围尿道黏膜被完全切除，保护括约肌的屏障消失，最大尿道闭合压下降。④能量直接作用损伤外括约肌，内括约肌在剜除术后可使前列腺部尿道呈现喇叭口状改变。处理措施：恢复性的盆底肌层的功能锻炼，康复训练，α 受体激动剂的对症治疗。

（3）真性尿失禁：外括约肌纵向直接能量损伤，或者被切断，包括等离子和激光，这类患者尿道几乎无阻力，外括约肌损伤时，膀胱处于持续空虚状态。处理措施：应用阴茎夹或外用接尿器，可以根据情况行人工括约肌植入术。

（4）尿道狭窄：术后发生尿道狭窄的部位多在尿道外口或者尿道膜部。预防措施：①进镜前润滑后尿道外口并用尿道探子扩张。②在膜部尿道外，使用迂曲旋转法直视下进镜至膀胱腔内。处理措施：一般应用尿道探子定期尿道扩张一段时间。如果长期扩张尿道效果不好，特别是长段尿道狭窄者，可以根据情况行手术治疗。

（5）颈部挛缩：多发生在小前列腺合并膀胱颈部梗阻的病例，或者与合并慢性前列腺炎、反复膀胱颈部慢性炎症有关。预防措施：①处理膀胱颈部尿道黏膜时，在剜除中叶或者侧叶后期，推腺体进入膀胱腔前预先离断膀胱颈部的尿道黏膜。②避免激光过多烧灼颈部黏膜和环形纤维，特别是 Nd：YAG 激光的使用，因为其凝固层过深会导致挛缩粘连。处理措施：使用激光或者冷刀、电切环彻底切除狭窄挛缩的组织，以达到纤维环的边缘，以见到黄色脂肪颗粒为佳。

5. 术后膀胱痉挛的预防及处理

（1）术后使用温盐水冲洗，避免凉水的刺激。

（2）手术后轻拉尿管固定于大腿内侧，不要过度牵拉。

（3）尿管内的固定水囊可以改用气囊或者半气半水囊。

（4）药物：可以使用间苯三芬、托特罗定等减少膀胱痉挛的发生。

6. HOLEP 的学习曲线

一般认为 HoLEP 是一项技术难度较大的手术，要掌握这项技术有相当难度，这也是此项技术推广慢的原因。据 Shah 等（2007）观察，一名有经验的腔内泌尿科医生要学会 HoLEP 需要进行 50 例手术，50 例后技术达到稳定。剜除与粉碎的效率分别为 0.49g/min 和 2.75g/min。包膜穿孔与尿道狭窄并发症高。根据我们中心的经验，在经过 10～20 例有计划的循序渐进从易到难的阶梯式学习后，可以基本掌握这项技术。

7. HOLEP 的优势

（1）切除的组织更彻底：可以达到与开放剜除的解剖界限相同。

（2）适应证更广：不受腺体大小（EAU 2017 指南指出 30g 以上的前列腺增生梗阻都可以选择）、穿刺、TURP 手术史、口服抗凝药（如阿司匹林）等的影响。

（3）更安全：直视下止血更彻底，钬激光止血没有脱痂后延迟出血的风险，尿控精准。

（4）更快捷：住院时间短，留置尿管时间短，可以日间手术完成。

（5）疗效确切：短期和长期疗效可靠。

（6）安全性高：可以达到和 TURP 相似的程度。

第四节　钬激光膀胱肿瘤整块切除术

膀胱肿瘤采用TURBT治疗已广泛应用多年。主要的不足之处在于:①病理检查确定肿瘤分期存在困难。病理科医生很难从一堆组织碎块中确定每一块组织在切除前所在的部位,或侵犯了黏膜肌层或侵犯了浅肌层。②采用单极或双极可能出现闭孔神经反射,增加膀胱穿孔的危险。手术结束后,术者能够肯定肿瘤已被完全清除有困难。术后复查发现有些复发是在原手术部位,实际上是原手术未能完全清除肿瘤。

膀胱肿瘤整块切除大约已有20年的发展史。因其具有的一些优势,日益受到人们的广泛关注。所用能源包括单极、双极、海搏刀、激光等。激光包括钬激光、铥激光、绿激光、1470nm二极管激光,基本原则相同。钬激光、铥激光似乎具有突出优势,安全系数高,止血性能好,能做到精准切割。一般报道效果满意,并发症少。

钬激光膀胱肿瘤整块切除的手术要点包括:①首先在肿瘤周围1.0cm处浅层环形切槽做出标记。②然后做环形切割深达肌层。③锐性切割与钝性剥离相结合,逐步接近肿瘤基底部,整块切除肿瘤及部分肌层。彻底止血。④取出整块肿瘤标本。可用活检钳、Ellik冲洗器,也可以用电切环勾住连同内鞘一并取出。对于较大肿瘤,可用激光将其纵行切开取出。病理科医生喜欢这样的标本,很容易看出肿瘤是否侵及基底膜或浅肌层。

关于输出能量设置,魏亮等(2017)所用钬激光为1.0～2.0J,15～30Hz,功率15～60W;Das(1998)所用能量设置为0.8～1.2J,10～20Hz,13～14W;可作为参考。

目前文献报道有用整块切除,也有用剜除者,似乎前者更恰当。

经尿道整块切除有别于经尿道部分膀胱切除。部分膀胱切除应切至肌层外结缔组织或浆膜层。整块切除的标本包括肌层,但不是要求全部浅肌层与深肌层。NMIBC的合理需要是整块切除,不是部分膀胱切除。2012年,301医院杨勇(Yang Y)首先报道了经尿道做部分膀胱切除术。

浸润性膀胱癌的标准治疗方法是根治性膀胱切除,但在有些情况要保留膀胱。保留膀胱目前常用三联疗法(TMT)。根治性TURBT是重要的组成部分。可考虑选用钬激光或铥激光经尿道部分膀胱切除或广泛的TURBT。

第五节　钬激光膀胱碎石术

目前大多数膀胱结石可以应用各种经尿道膀胱碎石术进行治疗,而膀胱切开取石术仅用于膀胱多发结石或较大结石,以及前列腺增生巨大伴有膀胱结石的患者。

钬激光膀胱碎石术适用于直径<4cm的膀胱结石或尿道结石。由于膀胱结石多继发于前列腺增生症,而钬激光能同时对这两种疾病进行治疗,因此相较于其他碎石设备,钬激光是一种更好的选择。合并良性前列腺增生症的患者,可以考虑同时行经尿道前列腺剜除术。

钬激光膀胱碎石术一般采用全麻、截石位体位。其碎石效率与功率有关,功率越大,碎石效率越高。钬激光的碎石速度与脉冲能量相关,因此碎石时,相同功率下,设置的脉冲能量越大,越有利于快速粉碎结石。对于小体积的结石,可用小功率进行碎石;而对于较大的结石,最好选用大功率钬激光碎石,以缩短碎石时间,同时应持续冲洗以冷却结石及组织。一般先将激光设定于0.5J及5Hz,依碎石效果随时调节参数。钬激光脉冲能量越大,越易引起结石移位。此时可以用光纤头抵于结石表面,低能量层层粉碎。对于小块结石,可以单次爆破使结石碎成小片,小碎片任其自行排出。结石粉碎至能够从膀胱镜鞘冲出即可。虽然钬激光的光热效应作用距离<1mm,即使激光直接作用于膀胱黏膜,组织的热损伤也仅局限于很小的范围。

钬激光膀胱碎石术常规使用26F经尿道连续冲洗激光剜除镜,能够保证最佳的冲洗 视野清楚,也有利于碎石迅速排出。吴建辉等(2014)报道使用24F经尿道电切镜进行钬激光膀胱碎石术处理小于2cm的结石效果较好。Nameirapam S等(2016)报道在门诊局麻下用钬激光做膀胱碎石85例,局麻药为2%的利多卡因凝胶20mL。患者平均年龄为(52±7)岁,结石大小平均为(3±1.2)cm。术后即可出院。术后给予左氧氟沙星500mg,每天1次,共5天。对于较大膀胱结石,一般认为门诊处理安全有效。因此,钬激光膀胱碎石术在选择合适的患者前提下,可以作为日间手术开展。

第六节　铥激光尿道狭窄切开术

尿道狭窄通常指前尿道病变引起的尿道上皮和海绵体瘢痕化从而导致的管腔狭窄。后尿道狭窄是指因创伤引起前列腺尿道和膀胱颈的挛缩硬化，由纤维化逐渐发展到后尿道闭塞。经尿道内切开术是后尿道狭窄最常用的方法，手术的目的在于切开狭窄瘢痕直至正常组织，彻底松解瘢痕形成的狭窄环，使尿道腔恢复原有的管径。术前有必要了解狭窄的部位、长度、宽度和密度。长度和部位可以通过 CT、MRI、尿道造影、超声和超声造影等详细评估。尿道海绵体中瘢痕的深度和密度需要通过查体、造影和内镜检查等结果综合判断。前尿道海绵体纤维化的长度可以通过超声或 MRI 来了解。

目前有多种激光可应用于尿道狭窄的治疗。铥激光的特点是适合多种组织的切割汽化，包括结石的粉碎。铥激光的组织穿透深度为 0.4mm，其显著的特点是使瘢痕最小化。铥激光尿道狭窄切开术最常用的方法是由狭窄环 12 点处纵行切开，深达正常组织，充分保留尿道括约肌的结构，防止尿失禁的发生。也有术者行 2 点、10 点、5 点、7 点多处切开，充分打开狭窄环。对于较短的狭窄（<1.5cm），纵行切开已足够；但是对于瘢痕明显或长度>1.5cm 的病例，还需要使用铥激光彻底切除瘢痕。用激光做尿道内切开，切除瘢痕组织似乎更方便，具有清晰的视野，良好的止血作用。铥激光尿道狭窄切开术最常见的并发症是再狭窄，罕见出血、穿孔、尿外渗。手术成功治愈所有尿道狭窄的概率大约为 35%，其中球部尿道狭窄<1.5cm 者，手术成功率为 75%。对于经历多次尿道扩张和尿道内切开手术的患者，其进行尿道重建修复的手术成功率并不是很高。

有报道认为球囊扩张在手术时间、术后并发症发生率方面优于直视下尿道内切开。远期复发率无统计学差异。最近，Cochrane 荟萃分析比较了简单的扩张与直视下尿道内切开及尿道狭窄开放尿道成形术，并不能明确提供治疗尿道狭窄的首选治疗方法。对于尿道闭锁的病例，应谨慎选用经尿道内切开术，因为很难成功。铥激光尿道狭窄切开术只适用于狭窄长度<2cm 的病例，而且重复进行经尿道狭窄内切开术的效果不佳。对于再次尿道内切开术失败的患者，应该行尿道重建手术。尿道重建手术最好在经历数周的尿道休息期后进行，建议 2～3 个月保留耻骨上膀胱造瘘管。很多术者愿意让患者术后保留尿管 6 周，目的是希望尿道瘢痕固定上皮愈合完全。有研究发现，长期保留尿管并不优于保留 3～7 天的结果。或者说，6 周的时间还不足以使瘢痕稳固。

（宋文辉　马洪顺　吴建辉　杨世强　马庆彤）

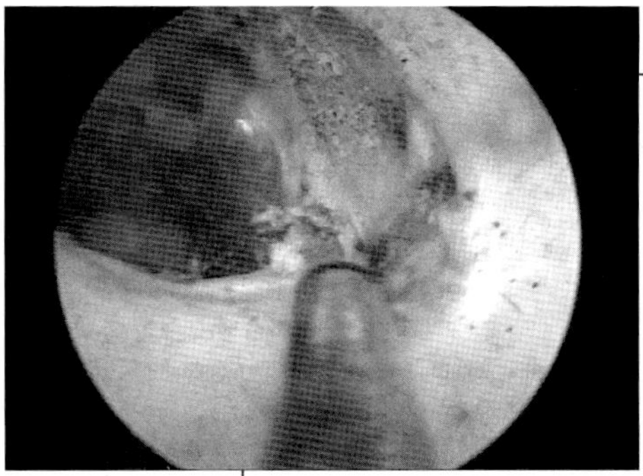

第十八章

铥激光在经尿道手术中的应用

第一节　铥激光概述

铥激光作为一种新型医用激光技术在2004年1月被美国食品药品监督管理局(FDA)批准用于临床,2004年8月获得欧盟认证,2005年获准进入中国市场。铥激光是一种高能脉冲式固体激光,具有操作精细、出血少、应用范围广、效率高、术后恢复快等特点。铥激光的工作递质是在铥(Tm)元素的基础上添加微量元素钇-铝-石榴石(YAG),波长约为2.013μm,所以又称2μm激光。其原理为在常温下,Tm:YAG晶体通过二极管785nm波长的激光抽运,基态的Tm离子吸收785nm波长的抽运光后由基态跃迁到能级,后衰变过程中发射中心波长为2.013μm的激发光,并通过石英玻璃光纤传输,接近水分子的吸收峰值,组织中无处不在的水分子为铥激光提供相互作用递质,水分子被高效吸收,瞬间产生高强度的热效应作用于目标表面。2μm激光切割准确,能量集中,凝固损伤极小。2μm激光在组织中的穿透深度仅为0.3~0.4mm,并产生0.5~1.0mm的凝固层,既可以起到止血作用,又可以为下次切割保留水分。

相比电刀需用甘露醇作为冲洗液,铥激光用生理盐水作冲洗液,有效避免了稀释性低钠血症的发生,且可以在低压连续灌注几乎无血的视野下从容地进行手术操作;相比钬激光的脉冲式组织切割,铥激光的连续波输出可以使创面更光滑,止血和汽化组织性能更卓越。

一、手术器械及相关注意事项

与常规经尿道手术的手术器械类似,我们常用的器械包括:

1. 手术台:附有腿架可能使患者保持截石位的手术台。一般患者臀部应与腿架底部保持同一垂直面,小腿保持外展外旋位。

2. 监视摄像系统:包括显示器、摄像机控制器及可以安装在内窥镜上的摄像头(图18-1和图18-2)。

3. 冷光源:光源亮度直接影响手术视野的清晰度,一般调到30%左右为宜。此外,还应注意避免光源线过度弯曲导致其损坏。

4. 电切镜:包括镜鞘、闭孔器、内窥镜、激光操作架等。其中镜鞘一般常用26F。内窥镜包括12°、30°、70°等不同的度数,一般尿道手术操作时常用12°内窥镜;前列腺、膀胱手术操作时常用30°内窥镜;观察膀胱内情况时常用70°内窥镜。当患者膀胱后唇过高或者存在尿道假道时,我们亦可以用30°内窥镜在直视下导入电切镜。

5. 一次性光纤:规格分为600~800μm,需根据光纤操作孔的粗细选用。

6. 激光装置:不同的手术应用的输出功率不同,选用的工作模式(如汽化、切割、碎石)也不同,应根据手术涉及组织对象而定。当机身中水温过高时,可能出现无法正常出光的现象,需等待压缩机将水温降至21℃左右方可正常运行。

7. 冲洗管路:连接冲洗管路时应注意镜鞘出入水口处的标志,以免出入水管路接反导致不能入水的情况。

8. 冲洗液:一般为生理盐水,甘露醇也可以。

9. Ellik冲洗器及前列腺专用组织粉碎器:均用于术中标本的取出或清除组织碎块。应尽量取出全部组织碎块,以免术后堵塞尿管。前列腺专用组织粉碎器由高速旋转的旋切刀头、内窥镜、操作手柄及负压吸引装置组成,可将剜除的前列腺组织粉碎后吸出,缩短了手术时间。

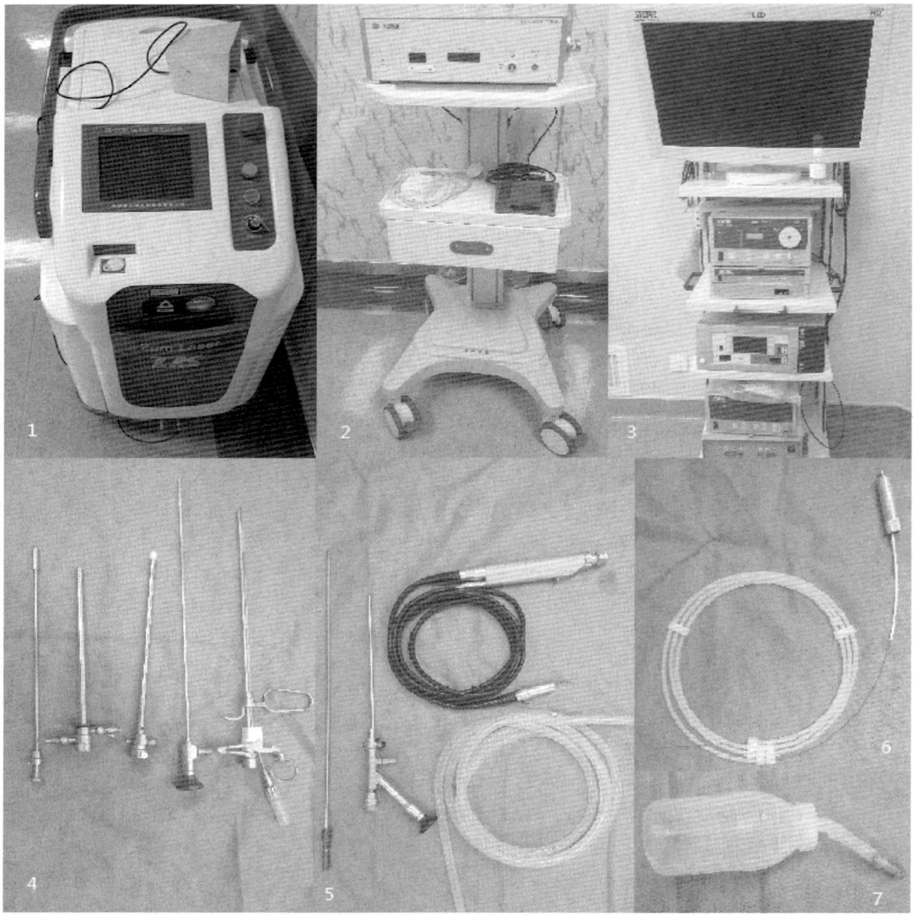

图 18－1 1,激光主机;2,组织粉碎器主机;3,监视摄像系统;4,电切镜,从左至右依次为闭孔器、外鞘、内鞘、内窥镜、激光操作架;5,组织粉碎器,从左至右依次为旋切刀头、内窥镜、粉碎器手柄、负压吸引管;6,一次性激光光纤;7,Ellik 冲洗器。

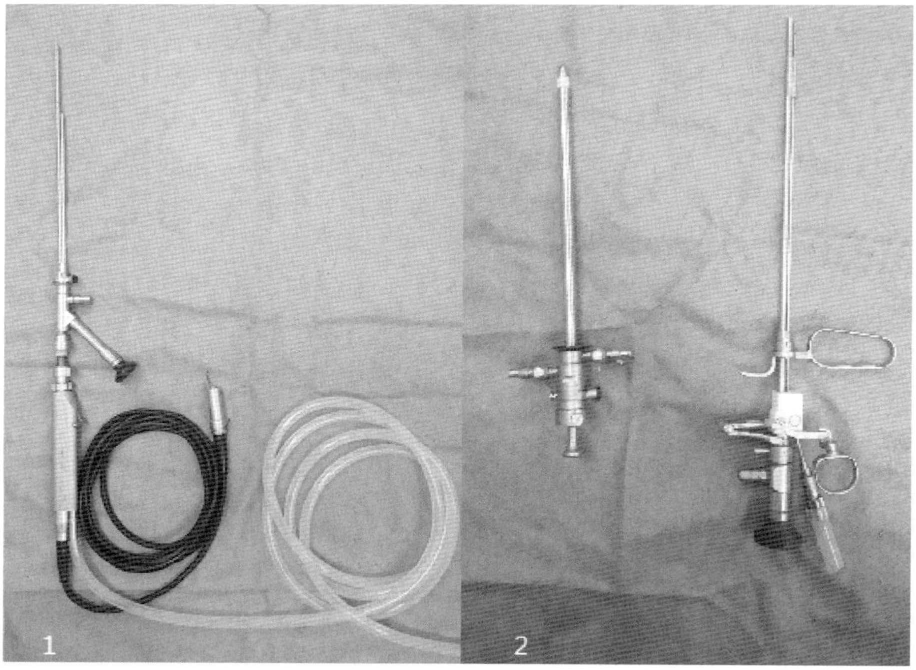

图 18－2 1,组织粉碎器组装完成后;2,电切镜组装完成后。

第二节　经尿道铥激光前列腺剜除术

一、概述

良性前列腺增生是引起中老年男性排尿障碍最常见的一种良性疾病。主要表现为组织学上的前列腺间质和腺体成分的增生，解剖学上的前列腺增大，下尿路症状为主的临床表现以及尿动力学上的膀胱出口梗阻。如果治疗不及时，将严重影响患者的生活质量。长期排尿困难还将导致残余尿量增多、反复膀胱炎、膀胱结石的发生。甚至可能引起上尿路梗阻，从而影响患者的肾脏功能。

经尿道铥激光前列腺剜除术是治疗良性前列腺增生的方法之一，具有创伤小、出血少、恢复快、切除彻底、复发率低的优点。

二、适应证

与开放手术基本相同。尽管前列腺体积较大不是手术的绝对禁忌证，但对于初学者来说建议选择体积小于 60g 的前列腺，应从小体积前列腺开始学习。

三、术前准备

1. 一般情况。包括血、尿、便常规，凝血功能，肝、肾功能，电解质、血糖、血型、尿细菌培养等化验及胸片、心电图、超声心动、肺功能等心肺功能的辅助检查。

2. 专科检查。包括 IPSS 评分、生活质量评分了解患者症状轻重程度；直肠指诊、PSA 水平排除前列腺癌的可能；泌尿系超声不仅能全面了解患者前列腺大小及形态的异常，还能了解下尿路梗阻的严重程度；经直肠超声了解前列腺体积。残余尿、尿流率大致反映患者有无下尿路梗阻。当患者合并中枢神经系统疾病、糖尿病、脊柱疾病等时，应行尿动力学检查，以排除患者逼尿肌无力、膀胱逼尿肌 - 尿道括约肌协同失调等神经源性膀胱或神经源性尿道的可能。

3. 术中备血 2U 悬浮红细胞。

四、麻醉

全麻、硬膜外阻滞或蛛网膜下隙阻滞。

五、手术步骤

1. 常规消毒会阴部，铺无菌巾。

2. 将 26F 镜鞘与闭空器组装并连接出入水管，依次组装 30°观察镜、摄像头、操作架及激光。组装组织粉碎器相关部件。将镜头焦距对准激光的尖端。激光调至汽化模式，功率 50～80W。术者采取坐位进行手术。灌洗方法采用生理盐水持续灌洗。

3. 涂抹利多卡因胶浆于镜鞘，将镜鞘导入尿道球部后可将闭孔器拔除，连接观察镜及激光操作架，在直视下导入后尿道直至膀胱，其间可观察患者尿道有无狭窄及前列腺大小情况。

4. 进入膀胱后，常规观察膀胱内情况，了解患者膀胱内可能存在的其他病变，查看双侧输尿管口的位置。若患者长期排尿困难，膀胱可见多发小梁或膀胱憩室。若患者合并膀胱结石，应先粉碎结石，并用 Ellik 冲洗器将碎石渣尽量完全冲出，否则运用组织粉碎器旋切前列腺组织时结石碎块极有可能损伤旋切器的刀头。将观察镜缓慢向外移动至精阜，注意膀胱颈至精阜的距离。了解精阜、增生前列腺中叶、侧叶与外括约肌的关系（图 18 - 3）。

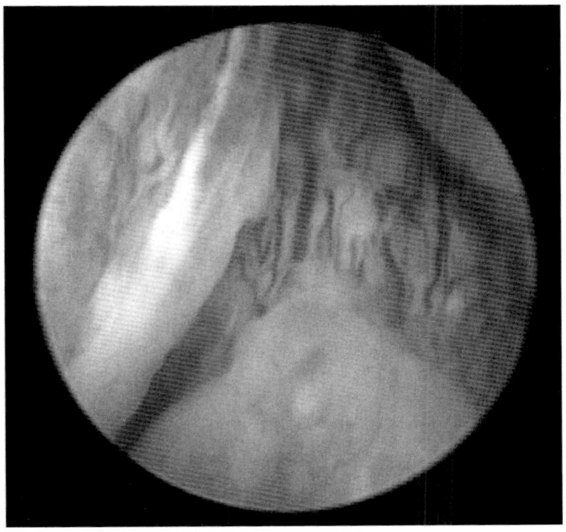

图 18 - 3　精阜及前列腺两侧叶。

5. 精阜是术中关键性的标志，先于 6 点处精阜近端切开尿道黏膜（图 18 - 4），沿精阜两侧分别切开尿道黏膜标记界限，在 6 点处向右侧（或左侧）用镜鞘钝性分离前列腺组织，使之与前列腺包膜分离，由 6 点精阜近端处逆时针（或顺时针）向前上方钝性分离前列腺侧叶直至 1 点（或 11 点）膀胱颈处，穿透覆盖前列腺的膀胱黏膜进入膀胱。将激光从分离出的间隙中退回尿道中，在 1 点（或 11 点）膀胱颈处切开尿道黏膜，与侧叶分离出间隙相通，并沿此间隙顺时针（或逆时针）继续向下扩展游离范围。再次将激光退回尿道中，在 6 点膀胱颈处切开尿道黏膜，汽化前列腺中叶至膀胱颈环形纤维，并向右侧（或左侧）继续游离前列腺组织，再次与上述间隙相连。分离期间应注意沿前列腺侧叶的外形逐渐扩展游离范围，由精阜向膀胱颈游离前列腺两侧叶时亦应呈弧线向前钝性分离。最终将之推入膀胱。相同方法处理对侧前列腺侧叶，激光汽化中叶。分离过程中一旦出现组织出血，应立即激光灼烧止血，防止遗漏出血点，并可保持视野的清晰。由于尿道括约肌呈 Ω 形，故精阜处 12 点应保留尿道黏膜，可有效避免尿失禁的发生。

6. 中叶增生明显的患者，可分别在两侧叶与中叶交界处由膀胱颈部至精阜切开，直至外科包膜。沿外科包膜层先游离中叶，再游离两侧叶。

7. 将剜除的前列腺组织推入膀胱后，可适当修正创面，使之相对平滑。暂时停止灌洗，仔细观察患者创面在无压力的情况下有无出血点，并仔细止血，以保证使用组织粉碎器时视野清晰（图 18－5）。

8. 换用组织粉碎器的操作手柄，将摄像头连接至组织粉碎器的观察镜上，可用一次性集束带系于腔镜保护套上，以防冲洗液污染观察镜导致视野不清。关闭出水口，应用组织粉碎器时应始终保持膀胱充盈状态，吸住前列腺组织后，将旋切器刀头置于膀胱顶部，确认没有膀胱黏膜吸入后方可开始旋切。观察吸引管中有无粉碎的组织块，若无组织块可能为旋切器堵塞。

9. 前列腺组织完全被旋切吸出后，再次换用激光操作镜，观察膀胱各处黏膜有无损伤，创面是否存在出血点。可见膀胱颈处形成圆洞。检查无异常后可退出镜鞘，留置三腔大气囊尿管。术后可行肛门指诊，观察手套有无血染，了解直肠有无损伤（图 18－6）。

六、术后处理

患者术后需保留三腔大气囊尿管，注意事项如

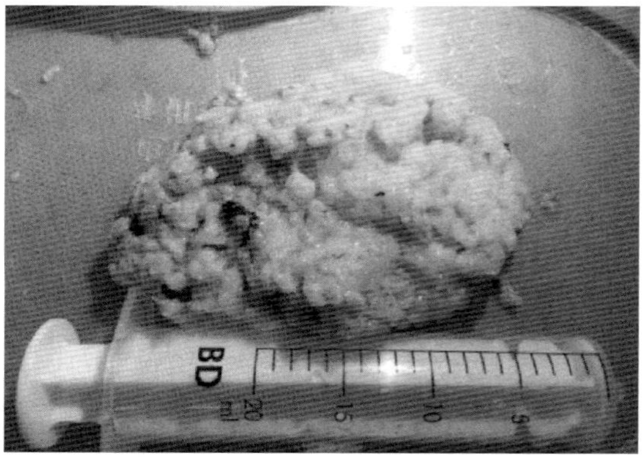

图 18－6 旋切后取出的前列腺组织。

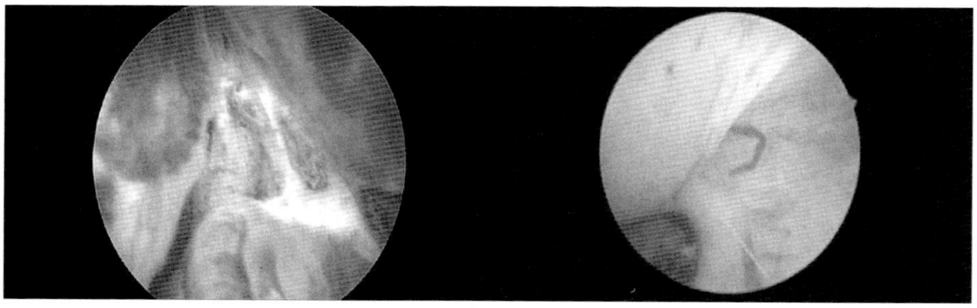

图 18－4 左图：切开精阜近端 6 点；右图：钝性分离前列腺组织。

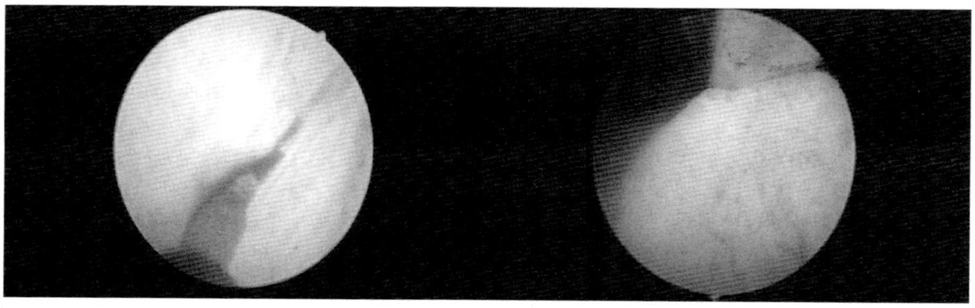

图 18－5 左图：激光烧灼滋养血管；右图：组织粉碎器粉碎前列腺组织。

下:①导尿时:一般选用 20F 或 22F 尿管,太粗可能导致尿道或包皮水肿,太细起不到压迫止血的作用,且血块容易堵塞尿管。一般水囊注入 40 ~ 60mL 生理盐水,注水量视切除前列腺的大小而定。注入水囊之后适度牵拉尿管,并将尿管固定在一侧大腿上,用展开的纱布系于尿管上并适度推向尿道近端,起到水囊压迫止血的作用。可在尿道口与纱布之间放置凡士林纱条,以减少纱布摩擦尿道口黏膜造成的损伤。导入尿管后需将包皮还纳,避免包皮水肿甚至嵌顿。对于切除前列腺较大的患者,术后导入尿管时可能遇到尿管插入前列腺窝而无法进入膀胱的情况,可由助手用示指经患者肛门向上压迫直肠前壁协助尿管导入膀胱。②留置尿管时:应用三腔尿管持续冲洗膀胱,可以冲散血块保证尿管通畅引流,亦可增加膀胱内压力起到止血的作用。术后 24 小时内应解除尿管牵引并适量抽出水囊 20 ~ 40mL,以免长时间压迫伤口导致缺血坏死。膀胱冲洗时应注意尿管中的冲洗颜色,根据颜色深浅调节冲洗速度。当患者尿管中颜色清亮时可停止膀胱冲洗,以饮水来代替膀胱冲洗,但需保证每日尿量约为 2000mL。③拔除尿管及之后:根据患者一般情况、切除前列腺大小、出血量等因素,一般术后 3 ~ 5 天可拔除尿管。拔除尿管时需特别注意将水囊完全排空或带负压的状态下将尿管拔出,以免尿道撕裂。患者拔除尿管后尿失禁可予适量 M 受体阻滞剂药物治疗,一般均可明显好转。

术后抗生素一般应用一、二代头孢类,根据患者术后出血、体温及血象情况,可停用静脉抗生素 3 ~ 5 天改为口服,并继续口服 1 周。若患者术前即存在泌尿系感染,则应根据尿培养结果选择抗生素,静脉输注可延长至 7 天。术后患者能进食后,可适量辅以通便药保证患者大便通畅,以降低患者腹压突然增大导致伤口再次出血的风险,同时可在一定程度上避免患者血栓脱落导致脑栓塞、肺栓塞等致命风险。

患者保留尿管期间可能出现以下问题:①下腹胀:水囊刺激空虚的膀胱或尿管堵塞可导致下腹胀。尿管堵塞可用推杆喂食器抽取适量盐水后连接尿管,向膀胱内注入 50mL 左右盐水后快速回抽,将血块抽出(如注水顺利回抽困难,可适量调整尿管位置或旋转尿管后再回抽,或可能注水太少未使膀胱充盈)。反复此操作一般可将血块冲散后抽出。②漏尿:患者腹压突然增大、膀胱痉挛、尿管堵塞均可导致漏尿。膀胱痉挛可予解痉药或 M 受体阻滞剂。③包皮水肿、嵌顿:可涂抹液状石蜡后尝试还纳,或垫高会阴部、外敷高渗盐水、口服消肿药后尝试还纳。若均失败,可待拔除尿管后自行恢复。如有缺血、坏死迹象,应立即切开狭窄环。

患者顺利出院,应嘱其多饮水,保持大便通畅,1 个月内不久坐、不骑自行车、不泡热水澡、忌辛辣、忌饮酒。

第三节　经尿道铥激光膀胱部分切除术

一、概述

膀胱癌是我国泌尿外科临床上最常见的肿瘤之一,多数为尿路上皮细胞癌。在膀胱侧壁及后壁最多,其次为三角区和顶部,其发生可为多中心。男性发病率高于女性。膀胱癌的病因至今尚未完全明确,可能原因有:长期接触芳香族类物质的工种、吸烟、体内色氨酸代谢异常、膀胱黏膜局部长期遭受刺激、药物、寄生虫病等。患者通常以血尿症状就诊,亦可以尿频、尿急、排尿困难或盆腔疼痛为首发表现。晚期还可出现肾功能不全、腹痛或骨痛等。如果不及时治疗,将导致疾病进展,肿瘤将出现进展、转移并最终威胁生命。

外科手术治疗为治疗膀胱癌的主要方法。具体手术范围和方法应根据肿瘤的分期、恶性程度和病理类型以及肿瘤的大小、部位、有无累及邻近器官等情况综合分析确定。经尿道铥激光膀胱部分切除术可整块切除肿瘤,切缘无残留癌细胞,有助于病理诊断进一步判断肿瘤浸润情况。此外,该手术还具有手术时间短、出血少、无闭孔神经反射等优点。

二、适应证

一般来说非肌层浸润性膀胱肿瘤都适合采用该术式,膀胱内除了紧靠膀胱颈的前壁外,其余部分膀胱镜都可达到。由于该术式可整块切除肿瘤,也可作为诊断性手术,明确肿瘤病理分期及分级,为进一步治疗提供诊断依据。此外,若患者一般情况差或合并严重的基础疾病,可采用该术式姑息性切除肿瘤,以达到减少肿瘤出血的目的。

三、术前准备

1. 一般情况。包括血、尿、便常规,凝血功能,肝、肾功能，电解质、血糖、血型、尿细菌培养等化验及胸片、心电图、超声心动、肺功能等心肺功能的辅助检查。

2. 专科检查。泌尿系超声可大致了解膀胱肿瘤大小、数目、部位等；膀胱镜可直观地了解肿瘤大小、部位、数目、是否有蒂；活检了解肿瘤的分级和浸润的深度，初步判断手术方式；全腹 CT 有助于了解肿瘤大小及是否侵犯邻近器官以及盆腔淋巴结情况；IVP 适用于位于输尿管口附近的膀胱肿瘤，可了解有无上尿路肿瘤和积水；尿脱落细胞学检查常常作为影像学未发现明确肿瘤但临床诊断却高度怀疑的尿路上皮肿瘤；怀疑原位癌或可疑癌变组织可应用荧光膀胱镜进行检查。

3. 术中备血 2U 悬浮红细胞。

四、麻醉

全麻、硬膜外阻滞或蛛网膜下隙阻滞。

五、手术步骤

1. 常规消毒会阴部，铺无菌巾。

2. 将 26F 镜鞘与闭孔器组装并连接出入水管，依次组装 30°观察镜、摄像头、操作架及激光。将镜头焦距对准激光的尖端。激光调至汽化模式，功率为 20 ~ 30W。术者采取坐位进行手术。灌洗方法采用生理盐水持续灌洗。

3. 涂抹利多卡因胶浆于镜鞘，将镜鞘垂直导入尿道直至尿道球部，然后向下压镜鞘并向前推进，直至有轻微突破感。拔出闭孔器有尿液流出，即证明已进入膀胱。若进镜困难，可换 30°观察镜直视下导入膀胱。切忌使用暴力而造成尿道假道形成，甚至穿出尿道损伤周围器官的可能。对于女性患者，应仔细辨认尿道口后再进镜。怀疑合并尿道肿瘤时，应直视下导入膀胱，观察尿道情况。

4. 进入膀胱后，常规观察膀胱内情况，查看双侧输尿管口的位置，了解肿瘤大小、部位、形态、是否多发，以及与膀胱颈和输尿管口之间的关系。切除肿瘤前，应先在距肿瘤基底周边约 1cm 处环形汽化切割膀胱正常黏膜，标定膀胱部分切除的范围，依次切割黏膜下层、肌层直至膀胱外层纤维结缔组织，利用镜鞘沿肌层与外层结缔组织层之间的疏松间隙进行钝性剥离（图 18 – 6），同时利用激光封闭阻断肿瘤的滋养血管。若切除肿瘤前即可明显看出肿瘤的滋养血管，应首先沿其血管走行封闭阻断，保证视野清晰的同时还可避免肿瘤通过血运转移。剥离可与切割交替进行，直至整个肿瘤及其基底部位全层膀胱壁完整切除，最终可以看到创面为灰白色结缔组织。之后还应使用激光灼烧整个创面直至变为焦黄色，以防术后再出血（图 18 – 7）。

5. 膀胱内的灌注液应控制在 150 ~ 200mL，以膀胱黏膜皱襞刚刚展开为佳，因为灌注液越多，距膀胱壁的距离越大，有可能导致激光不易触碰到的情况。而且膀胱壁的厚度也会越薄，切割时容易引起膀胱壁切口撕裂，导致膀胱穿孔。

6. 位于膀胱前壁的肿瘤，可用手按压耻骨上区域，使膀胱前壁与激光的距离缩短，便于切除肿瘤。位于输尿管口的肿瘤，应注意避免损伤输尿管口造成狭窄，如有损伤应置入输尿管支架（图 18 – 8）。多发肿瘤应先切除小的或者不易到达部位的肿瘤，以免视野不清导致遗漏。若瘤体较大，建议从上向下剥离肿瘤，可利用重力帮助暴露视野，巨大肿瘤可先于瘤冠行十字切开，或汽化一部分瘤冠再按照上述方法进行切除。合并前列腺增生的患者，应先切除膀胱肿瘤再行前列腺切除，既可保证视野清晰又可避免肿瘤转移至前列腺创面。

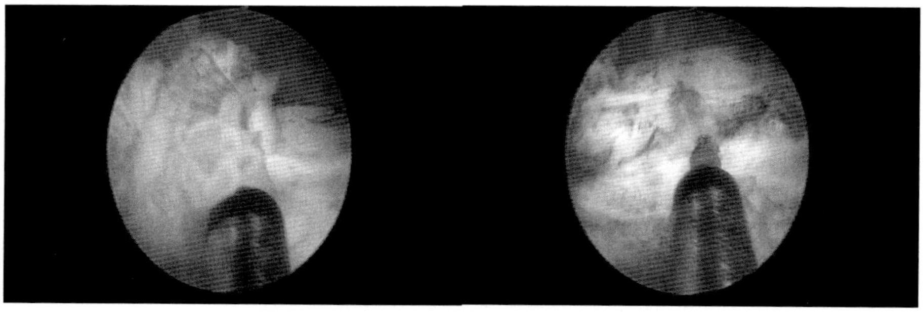

图 18 – 7 左图：钝性剥离膀胱肿物；右图：切除膀胱肿瘤后创面。

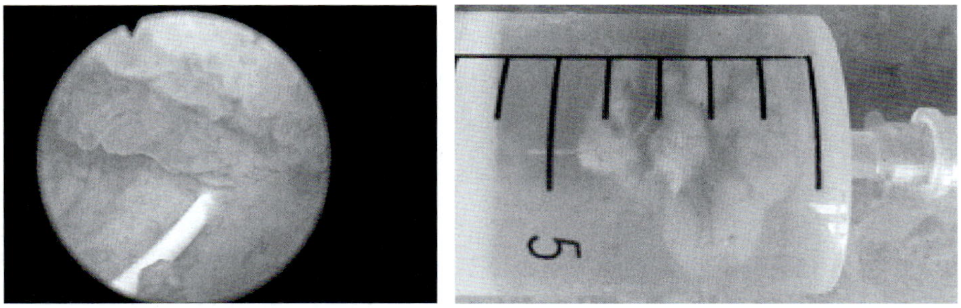

A B

图 18-8 （A）输尿管口附近肿瘤术中置入输尿管支架以保护输尿管口，预防狭窄。（B）完整取出的膀胱肿瘤。

7. 最终瘤体应经镜鞘完整取出，以免尿道转移，可使用 Ellik 冲洗器冲出或电切环勾出。低压灌注观察创面出血情况，无异常后可撤镜。撤镜时应再次观察尿道情况，是否存在尿道肿瘤。留置三腔导尿管。

六、术后处理

患者术后保留三腔导尿管，根据颜色深浅调节冲洗速度。当患者尿管中颜色清亮时可停止膀胱冲洗，以饮水来代替膀胱冲洗。一般术后当天行膀胱灌注化疗，但若术中创面大、切缘深，建议术后 1 周再行膀胱灌注化疗，以防止化疗药腐蚀创面导致膀胱穿孔。一般尿管保留 1 周，充分引流尿液，保证创面正常愈合。

术后抗生素一般应用一、二代头孢类，根据患者术后出血、体温及血象情况，可 3～5 天停用静脉抗生素改为口服，并继续口服 1 周。若患者术中创面大、持续膀胱少量出血，静脉输注抗生素可延长至 7 天。

患者顺利出院，应嘱其多饮水，继续规律膀胱灌注化疗：每周 1 次（维持 4～8 周），之后每月 1 次（维持6～12 个月）。若患者病理报告为高级别浸润性尿路上皮癌，视患者身体情况应建议行 GC 化疗方案（吉西他滨 1.2g，d1、d8，+奥沙利铂 150mg，d2）4～6 次，并建议行根治性全膀胱切除术。

第四节 经尿道铥激光膀胱结石碎石取石术

一、概述

泌尿系结石是泌尿外科的常见病之一。结石形成的因素很多，包括年龄、性别、种族、遗传、环境因素、饮食习惯和职业等。身体的代谢异常、尿路梗阻、感染、异物和药物的使用也是结石形成的常见病因。膀胱结石通常以排尿中断伴疼痛为典型症状，常规泌尿系。超声及 X 线片检查通常可明确诊断。如果不及时治疗，结石可诱发感染及慢性炎症，严重时可造成膀胱恶性肿瘤。

目前大多数膀胱结石可采用经尿道微创手术方式碎石。膀胱结石形成的主要原因为下尿路梗阻，膀胱结石是前列腺增生的绝对手术适应证之一。虽然钬激光在碎石效果方面优于铥激光，但铥激光在治疗膀胱结石的同时，也可以解决由前列腺增生或尿道狭窄引起的梗阻，可连续性操作，无须更换其他设备，有效缩短了手术时间。经尿道铥激光膀胱结石碎石取石术还具有出血少、手术创伤小、术后恢复快等优势。

二、适应证

一般选择直径 <5cm 的膀胱结石，可适用于合并前列腺增生、尿道狭窄的患者，高龄或高危患者及因各种原因而不能进行常规手术的患者亦可采用该术式。

三、术前准备

1. 一般情况。包括血、尿、便常规，凝血功能，肝、肾功能，电解质、血糖、血型、尿细菌培养等化验及胸片、心电图、超声心动、肺功能等心肺功能的辅助检查。
2. 专科检查。泌尿系超声可大致了解膀胱结石大小、数目等，还可同时发现前列腺增生、上尿路有无积水等情况；KUB 能显示大多数结石，了解结石大小及数目。
3. 若合并泌尿系感染，应先控制感染。
4. 术中备血 2U 悬浮红细胞。

四、麻醉

全麻、硬膜外阻滞或蛛网膜下隙阻滞。

五、手术步骤

1. 常规消毒会阴部，铺无菌巾。
2. 激光选用碎石模式，功率 50～80W，脉冲宽度 100～200ms。

3. 导入激光操作器械，观察膀胱内各壁情况，查看双侧输尿管口的位置，了解结石数量、大小、质地、颜色、形状等情况。碎石时应使用镜鞘直接抵住结石，防止灌洗液水流将结石移位。反复碎石直至完全粉碎（图 18－9）。一般深色结石较浅色结石硬度大，对于坚硬结石切割效果弱，应采用钻孔法。片状结石可采用“一”字钻孔将结石裂解，或在结石表面均匀钻孔后再用镜鞘击碎。大于 1cm 的类圆形结石，可采用中央钻孔碎石法，将光纤头置于结石中心持续激发，一旦结石碎裂，最好对准裂面使结石核心粉碎，再逐一粉碎外壳。激光输出功率并非越高越好，大功率输出碎石效果升高并不显著，不但光纤融化率较高，而且易损伤膀胱黏膜，故一般采用 60W 左右的输出功率。碎石完成后用 Ellik 冲洗器将碎石冲出，检查膀胱黏膜有无损伤，确定膀胱无穿孔（图 18－10）。

4. 合并前列腺增生时应先处理膀胱结石，合并尿道狭窄时应先行尿道狭窄切开术。

六、术后处理

患者术后保留普通导尿管即可，留置尿管 1～2 天。若术中损伤膀胱黏膜或行前列腺切除，则可保留三腔尿管并适当延长留置尿管的时间。若术中行尿道狭窄切开，则尿管应至少留置 1 个月。

术后抗生素一般应用一、二代头孢类，根据患者术后体温及血象情况，可 3～5 天停用静脉抗生素改为口服，并继续口服 1 周。若患者术前有泌尿系感染，根据尿培养结果选用抗生素，静脉输注 7 天。

患者顺利出院，应嘱其多饮水，注意膳食结构。

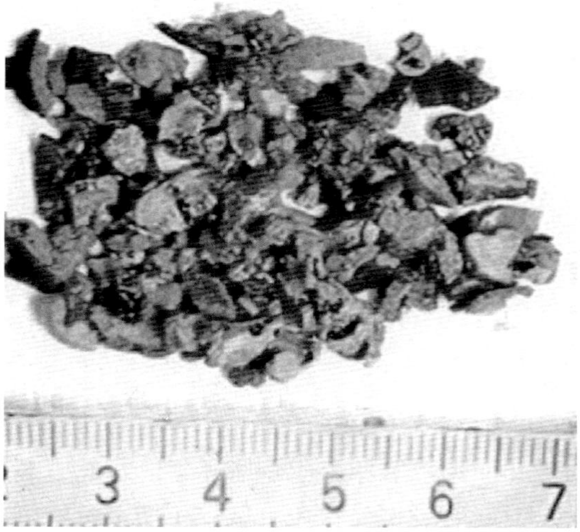

图 18－10 术后取出的碎石。

第五节 经尿道铥激光尿道狭窄切开术

一、概述

男性尿道狭窄是泌尿外科的常见病之一，尿道狭窄是由于尿道发生器质性病变造成尿道管腔的狭小，阻力增加，发生排尿困难。主要由外伤和炎症引起，但近年来随着腔内技术的发展以及经尿道手术的增多，医源性尿道狭窄逐年增加。

经尿道铥激光尿道狭窄切开术具有高效精准、止血效果好、术后不良反应少等优点。

二、适应证

一般选择狭窄段长度 <2.5cm 不伴感染的尿道

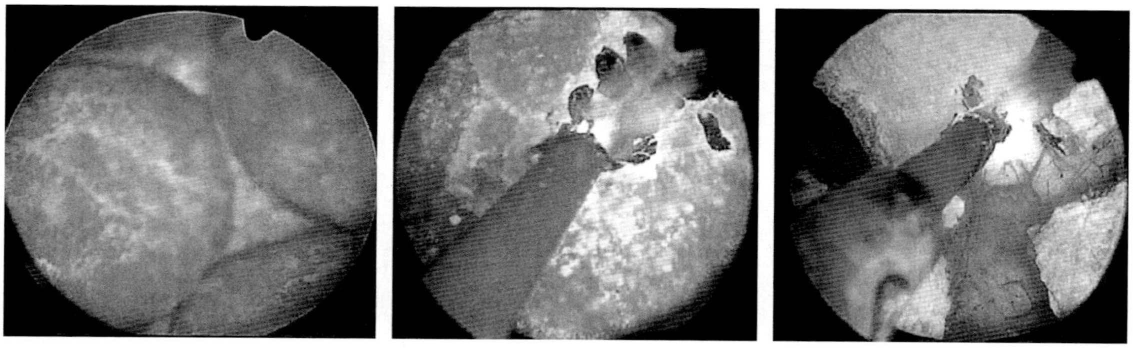

图 18－9 左图：镜下膀胱结石；中图：激光碎石过程；右图：结石裂解。（见彩图）

狭窄以及闭塞段长度 <1cm 的患者。

三、术前准备

1. 一般情况。包括血、尿、便常规，凝血功能，肝、肾功能，电解质、血糖、血型、尿细菌培养等化验及胸片、心电图、超声心动图、肺功能等心肺功能的辅助检查。

2. 专科检查。包括尿流率了解患者排尿梗阻情况；顺行或逆行尿道造影可清晰显示狭窄部位、长度、程度等。

3. 若合并泌尿系感染，应根据尿培养结果选用抗生素，首先控制感染。

四、麻醉

全麻、硬膜外阻滞或蛛网膜下隙阻滞。

五、手术步骤

1. 常规消毒会阴部，铺无菌巾。

2. 激光首选切割模式，功率 10～20W，避免功率过大直接穿出尿道或损伤周围器官。

3. 导入激光操作器械直至狭窄段，仔细观察尿道狭窄的位置、程度及有无假道。手术关键是将瘢痕组织彻底切开。一般瘢痕组织呈灰白色、质硬、血管少，而正常尿道黏膜为淡粉色且易出血。切除瘢痕组织时应做到多处放射状切开，宁浅勿深，避免单一位置过度切割导致周围器官损伤。分别在狭窄处 3、6、9 点进行切割。若为前尿道狭窄，应牵拉阴茎使之保持完全伸直再行手术操作。当存在尿道假道时，可由激光操作孔置入斑马导丝，通过导丝是否能顺利通过来判断假道，然后在导丝引导下进行狭窄段的切割（图 18－11）。

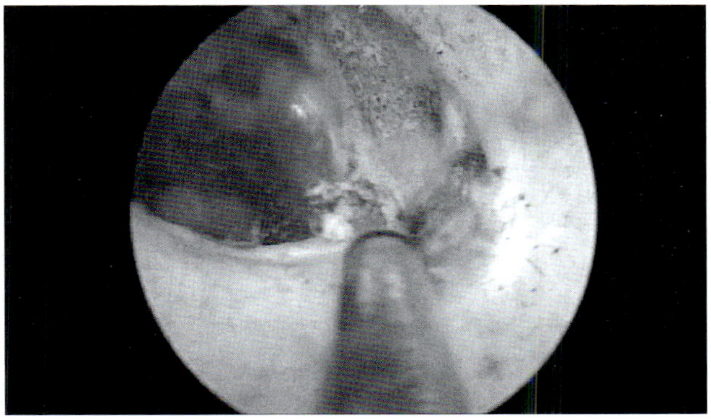

图 18－11 激光切开尿道狭窄段。

4. 尿道闭锁患者，应先行耻骨上膀胱造瘘，术中经膀胱造瘘口置入软膀胱镜，直视下经尿道内口到达闭锁处，在软膀胱镜光源亮点的指引下，使用经尿道激光切开闭锁尿道，注意勿损伤软膀胱镜。

5. 尿道狭窄或闭锁段切开后，应使用激光将操作区域的尿道修平，充分止血。留置 20F 或 22F 尿管。

六、术后处理

患者术后保留尿管，可不行膀胱冲洗。留置 20F 或 22F 尿管可起到持续扩张尿道的作用，应至少留置尿管 1 个月。可口服泼尼松 5mg qd 1 个月，以预防尿道再狭窄。

术后抗生素一般应用一、二代头孢类，静脉输注抗生素 1 周后改为口服，并持续口服一周。

患者顺利出院，应嘱其多饮水，注意体温情况。每个月行尿道扩张 1 次，连续 3 次。

（崔喆 李春旭 李黎明）

19－6)；不仅如此，MoXy 激光光纤还将激光能量限制由 HPS－2090 光纤的 400KJ 提升至 650KJ，有效提高了光纤寿命。大体积前列腺患者仅用一只光纤即可完成手术，降低了患者的住院费用。

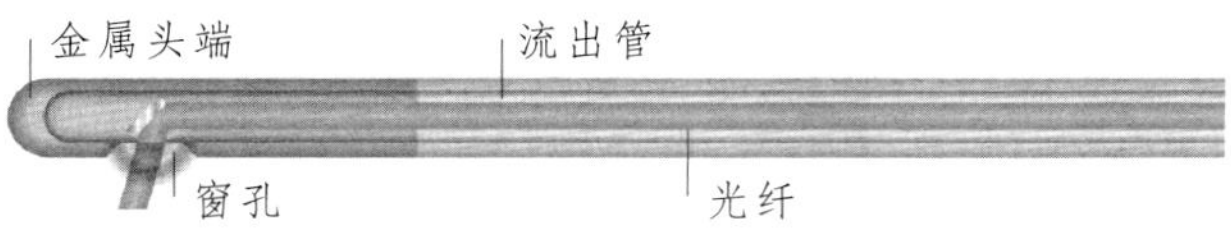

图 19－5　XPS/MoXy 光纤自动液体冷却系统。

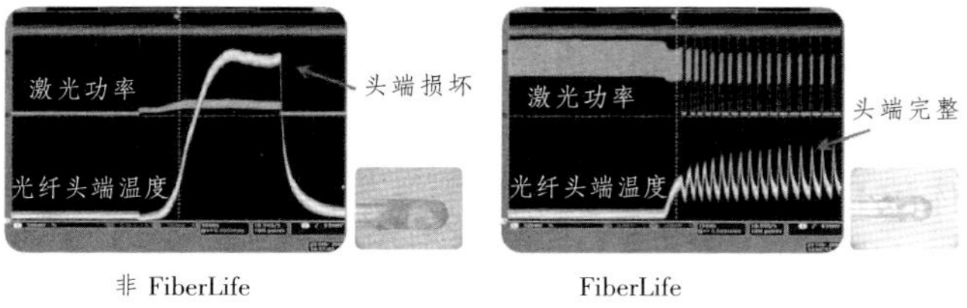

图 19－6　XPS/MoXy 光纤 FiberLife 自动安全探测系统。

不仅如此，180W/XPS 绿激光治疗系统还采用 TruCoag 技术进行出血控制，TruCoag 技术使用脉动光灼烧破裂的血管，相比 120W/HPS 和 80W/PV 绿激光系统，180W/XPS 系统止血更快、更高效。表 19－1 列举了 80W/PV、120W/HPS 及 180W/XPS 绿激光治疗系统的相关信息与特点。

三、绿激光治疗 BPH 的手术适应证

选择性绿激光前列腺汽化术(PVP)与 TURP 的手术适应证类似，对于联合使用 α－受体阻滞剂与 5α 还原酶抑制剂治疗无效的中－重度下尿路梗阻及严重影响生活质量的 BPH 患者可行 PVP 术；对于合并反复尿潴留、反复血尿和膀胱结石等并发症的 BPH 患者也建议行手术治疗。此外，PVP 手术也适用于高龄、接受抗凝治疗、安装心脏起搏器以及其他 TURP 治疗受限的 BPH 患者。

表 19－1　三代绿激光治疗系统特点

规格	PV	HPS	XPS
上市时间	2001	2006	2010
功率	80W	120W	180W
汽化模式	脉冲波	连续波	连续波
光纤直径	600μm	600μm	750μm
凝固模式	否	是	TruCoag
FiberLife	否	否	是
电流	50A	20A	20A
水冷系统	外部供水	内置	内置

1. 高龄患者

随着我国老龄化社会的推进，老年人口数目的增长，需要行手术治疗的 BPH 患者也在逐年增加。高龄患者由于心肺功能下降，常伴有多种基础疾病，且手术耐受性差，对手术安全性要求更高。绿激光治疗系统具有出血少、创伤小的优势，更加适用于高龄患者。Xiao Gu 等评估了 PVP 治疗 164 例 BPH 患者的疗效及安全性，研究发现年龄对 PVP 治疗 BPH 的疗效及安全性没有明显的影响。洪宝发等研究发现，PVP 是治疗高龄、高危 BPH 的一种安全有效的微创手术，手术操作简单、时间短、出血少、术后恢复快。

2. 接受抗凝治疗患者

出血是 BPH 患者接受 TURP 手术常见的并发症，其发生率为 0.4%～7.1%，而接受抗凝治疗的患者行 TURP 手术的出血风险大大增加。绿激光治疗系统具有良好的止血效果，因此 PVP 可以作为接受抗凝治疗的患者的手术治疗方式。Ruszat R 的研究显示：绿激光系统治疗口服抗凝药的 BPH 患者并没有增加围术期出血并发症的发生率。Karatas OF 等对 67 例具有慢性抗凝治疗病史的 BPH 患者的研究也得出了相似的结论。此外，一项纳入 941 例 BPH 患者的多中心研究显示，尽管高龄、高危患者具有更多的合并疾病与更高的抗凝治疗率，但 180W/XPS 绿激光系统仍可以很好地改善患者的下尿路梗阻症状，并且没有明显提高不良事件的发生率。与此同时，Lee DJ 等评估了 384 例正在服用阿司匹林、氯吡格雷或华法林(单药、双药甚至三药联用)的 BPH 患者接受 180W/XPS 绿激光 PVP 手术疗效与安全性。研究指出，180W/XPS PVP 对于接受抗凝治疗的 BPH 患者是一种安全、高效的微创手术治疗方式。

3. 安装心脏起搏器的患者

前列腺增生患者多为老年男性，因伴有心脏疾病而置入心脏起搏器。TURP 手术过程中必然有电流通过人体，高频发射器产生电磁场作用会导致起搏器功能失调，进而引发心律失常甚至心搏骤停。手术操作时电切输出功率越大，电磁场产生的干扰效应越大，心脏起搏器受影响的程度也越高。因此，安装心脏起搏器的患者被认为是 TURP 术的禁忌证。PVP 手术不会产生电磁场，所以适用于安装心脏起搏器的 BPH 患者。

综上所述，选择性绿激光前列腺汽化术创伤小、疗效安全，适用于高龄、高危、接受抗凝治疗患者以及

安装心脏起搏器的 BPH 患者。

四、绿激光治疗前列腺增生患者的手术设备与器械(180W/XPS 系统为例)

1. 激光发射器主机及光纤

选择性绿激光前列腺汽化术的实施首先需要激光发射器主机及相对应的传输光纤(图 19－7)。光纤是绿激光赖以传输的一次性装置,激光发射光束与光纤水平前段呈 70°夹角侧向输出。光纤背侧的蓝色三角形标记与激光光束呈 180°,而腹侧红色圆圈标记则与激光光束方向相一致。在汽化操作时,蓝色三角形需保持在操作视野范围内,否则易造成操作鞘损坏。转动光纤时,看到红色标记时应停止操作,否则易损伤操作镜鞘唇或镜头(图 19－8)。

2. 激光操作镜与外鞘

绿激光操作镜选择带有激光桥(可通过绿激光光纤)和可以持续冲洗的膀胱镜或电切镜(图 19－9),也可以选择物镜端耐热性能更好的绿激光专用激光镜。由于 30°激光镜暴露膀胱颈更加充分,因此较为常用。

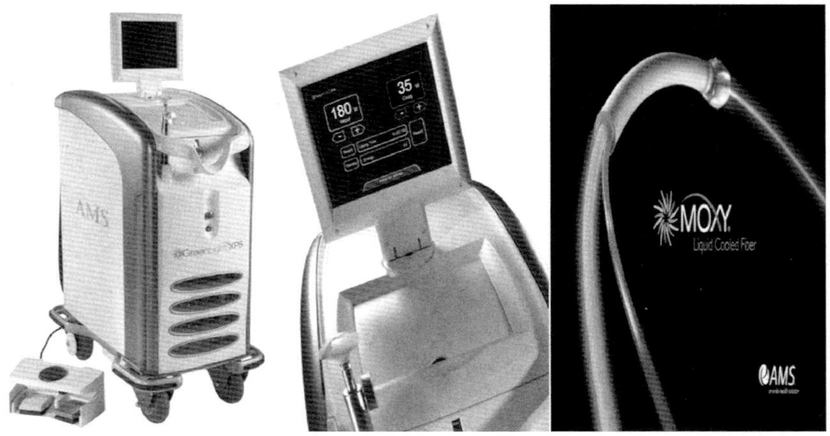

图 19－7　180/XPS 绿激光治疗系统与 XPS/ MoXy 光纤。

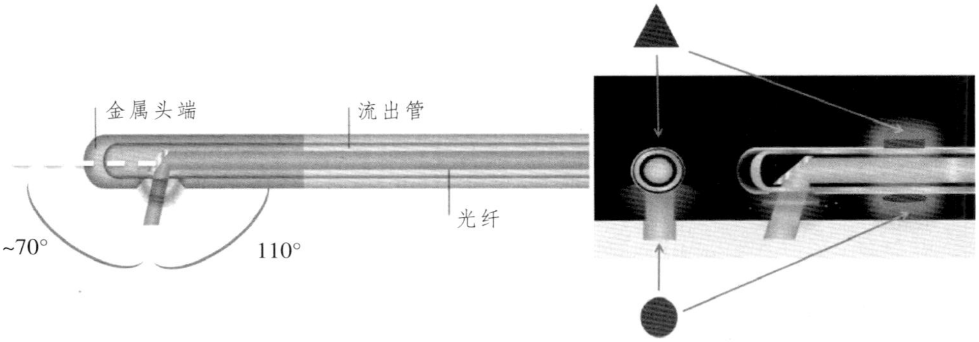

图 19－8　XPS/MoXy 光纤激光传输示意图。

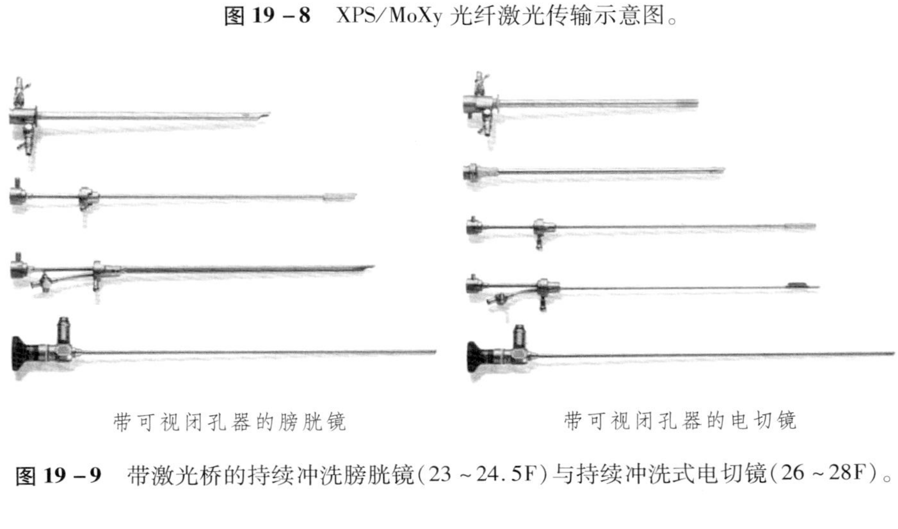

图 19－9　带激光桥的持续冲洗膀胱镜(23～24.5F)与持续冲洗式电切镜(26～28F)。

3. 摄像显示系统、光源与滤光片

摄像显示系统直观化地呈现了手术操作的具体情况，光源是能够提供明亮视野的冷光源系统，摄像显示系统及光源可与前列腺电切系统通用。滤光片能够过滤高强度的激光，从而避免激光直接照射可视摄像头。不同的摄像头搭配不同尺寸的滤光片，推荐使用泌尿外科专用高清摄像头与配套滤光片（图 19－10）或 30°自带绿激光滤光涂层的膀胱镜。

4. 防护装备

由于绿激光能够对人体视网膜产生一定的损伤，因此手术操作时手术室所有人员（包括患者）均需佩戴专用的防护眼镜，并嘱患者闭眼，眼镜的光学密度值为 6 或更大（图 19－11）。应关闭手术室门，并遮蔽窗口，张贴安全标志。此外，还应避免激光暴露在皮肤上造成皮肤灼伤，常备灭火器材，规避失火及触电风险。

5. 生理盐水

不同于 TURP 术，PVP 术采用生理盐水为手术操作媒介，可采用持续灌注泵或悬挂式灌注（要求高内窥镜 1m 以上）的方式进行。不可使用甘氨酸或山梨醇为介质，因糖分受热会致光纤降解。此外，需再备额外的生理盐水灌注系统，以满足 MoXy 光纤自动冷却系统的需求。

6. 其他手术相关设备与耗材

其他手术相关设备与耗材与前列腺电切术一致，如麻醉相关设备、截石位操作床等设备，以及一次性导尿管、尿道润滑剂、灭菌纱布等耗材。

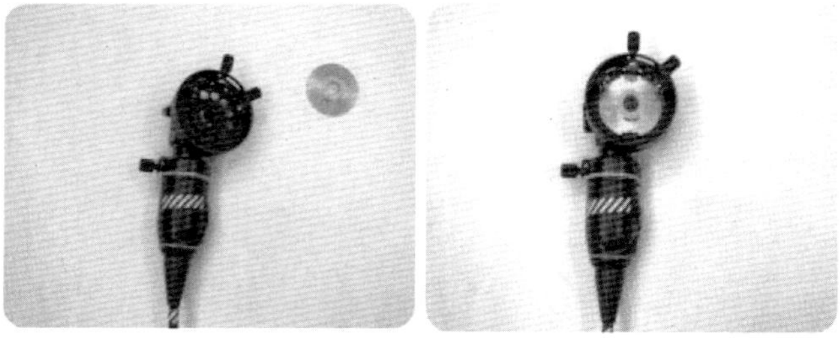

图 19－10 高清摄像头与滤光片。

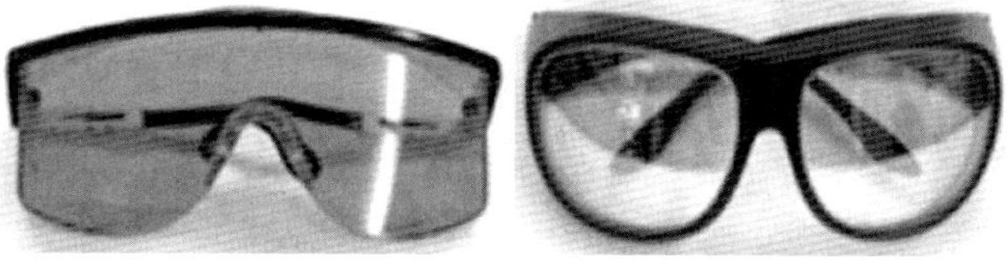

图 19－11 绿激光安全护目镜。

五、选择性绿激光前列腺汽化术术前准备

1. 术前检查

BPH 患者 PVP 术前检查与 TURP 术前检查一致。

（1）推荐项目：血常规、尿常规、生化常规检查、凝血常规 + D 二聚体、病毒筛查（肝炎、梅毒、艾滋病）、心电图、胸部 X 线、血清前列腺特异性抗原（PSA）、IPSS 评分、QoL 评分、外生殖器检查与直肠指检、尿流率检查以及泌尿系统多普勒超声检查。

（2）可选择项目：排尿日记、尿动力学检查、膀胱镜检查、尿道造影（可疑尿道狭窄）及 CT、MRI 检查等。

（3）若出现下列情况，则需行前列腺穿刺活检：①直肠指检发现前列腺结节；②影像学检查发现异常；③PSA > 10ng/mL；④PSA 在 4 ~ 10ng/mL 时，f/t PSA 或 PSAD 异常。

2. 术前准备

（1）高龄、高危患者需认真积极评估心肺功能等全身情况，降低围术期不良事件的发生率。

（2）合并原发性高血压患者，给予积极降压治疗，将血压维持在 140/90mmHg 左右。

（3）合并心脏基础疾病的患者，视情况给予相应药物或安装起搏器等，而新发心肌梗死患者则建议 6 个月后再行手术治疗。

（4）合并慢性支气管炎、慢性阻塞性肺气肿等肺部基础疾病的患者，围术期应给予抗炎、祛痰、雾化吸入治疗。

（5）合并糖尿病的患者，术前应将血糖控制在空腹血糖 6 ~ 8mmol/L，餐后 2 小时血糖在 7 ~ 11mmol/L 范围内。

（6）急性尿潴留合并上尿路积水致肾功能不全的患者，应留置导尿管 1 ~ 3 周，肾功能改善后再行手术治疗。

（7）合并泌尿系感染的患者，需抗生素治疗积极控制感染。

六、选择性绿激光前列腺汽化术手术过程

1. 手术操作要点与核心汽化原则

（1）采用腰麻或全麻方式，取膀胱截石位，常规会阴区皮肤消毒、铺无菌单。

（2）激光操作镜直视下置入尿道，监视器引导下进入膀胱，观察尿道、精阜、前列腺及膀胱颈的解剖关系，了解前列腺各叶增生的程度。

（3）进入膀胱后行膀胱镜检，观察双侧输尿管开

口位置、膀胱内是否有结石和肿瘤以及膀胱黏膜小梁增生情况。

(4)由激光镜鞘操作通道置入光纤，以蓝色标记(背侧)和红色瞄准光斑为指引，使用低功率(80～120W)从近端到远端建立工作通道以便操作镜活动及冲洗液灌洗，获得清晰手术视野。

(5)工作通道建立后，分别从5点和7点位置开始汽化切出从膀胱颈到前列腺尖部的标志沟，汽化切除膀胱颈时需至环状纤维组织出现。5、7点位置汽化时，对出血的控制尤为重要。

(6)调节功率至180W，自中叶的一侧至另一侧逐步汽化，再依次汽化前列腺左侧叶、右侧叶至外科包膜，汽化可通过中央向两边、由上及下或由下及上的方向逐层汽化，采用慢速、稳定"刷油漆"动作汽化，避免对某一区域过度汽化而形成凹陷或引起静脉窦出血。

(7)旋转激光操作镜180°逐层汽化前列腺前叶组织，该区域为前列腺最薄弱部分，需始终保持光纤蓝色箭头位于手术视野内，以免损伤周围组织。

(8)前列腺尖部的汽化需格外精细，以精阜为标记并降低汽化功率，避免损伤尿道括约肌。

(9)手术结束前需再次检查是否有增生的组织再次"涌入"及是否有出血与输尿管开口损伤。

(10)观察前列腺窝汽化创面相对平整、无活动性出血后直视下退出汽化镜，留置导尿管，气囊内注生理盐水30～50mL，低位固定，术后无须冲洗膀胱。

2. 注意事项

(1)匀速稳定"刷漆样"动作汽化，采用"剥洋葱"的方式匀速汽化前列腺组织。

(2)如有出血，则进行凝固止血，或对准出血点周围的前列腺组织进行汽化。

(3)汽化光纤应距组织1～3mm，避免直接接触或距离过远，同一部位汽化时间不超过2s。

(4)处理前列腺尖部及膀胱颈部时将功率调整为60～120W，精细修整前列腺尖部及膀胱颈，避免损伤尿道外括约肌。

(5)通过增加光纤的活动距离来减少操作镜的活动，降低操作镜与组织摩擦出血的风险。

(6)扫射角度以30°为佳，避免角度过大引起激光反射，造成周围组织损伤及出血。

(7)保持正常膀胱灌注对于手术视野清晰程度至关重要，避免细小组织堵塞灌注通道造成术野模糊。

(8)应汽化70%以上的前列腺组织，以保证手术持久的疗效。对于高龄、高危、大体积前列腺患者，不必过分追求彻底切除，根据术中出血量及患者对手术的耐受能力灵活掌握手术时间，最大限度减少术后不良事件的发生。

(9)汽化结束时前列腺窝应相对平整，3～4周后前列腺窝会被移行上皮覆盖。

(10)手术中尽量减少排空膀胱的次数，否则将导致膀胱压力降低引起不必要的出血。手术结束时应将膀胱内残余前列腺组织碎片冲出，避免术后导尿管堵塞。

(11)绿激光高效率汽化时会产生较大气泡，汽化后形成的创面颜色发黄；小的气泡是汽化和凝固组合而成，汽化无气泡时可能导致凝固，以凝固为主要做功形式的创面颜色较白。

3. 经尿道直光束绿激光前列腺分叶剜除术操作步骤

(1)术前准备工作与PVP一致，绿激光操作镜直视下经尿道进入膀胱，其间观察前尿道、精阜、前列腺中叶及两侧叶、膀胱颈与输尿管开口位置关系，评估前列腺增生的程度。

(2)首先进行前列腺中叶的汽化剜除，分别在膀胱颈与精阜间5点与7点的位置完成约5mm纵行汽化带，继而在精阜近端完成一横向汽化带，深达包膜层。

(3)沿着前列腺外科包膜水平汽化切割前列腺中叶，其间借助内窥镜头及光纤平端向前平推前列腺

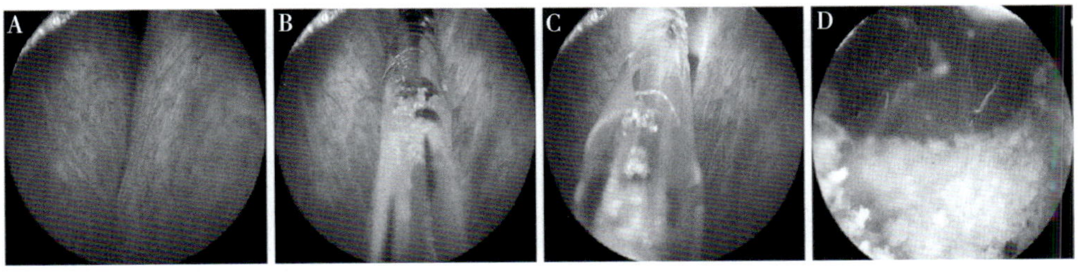

图19－12 选择性绿激光前列腺汽化术。

中叶至膀胱颈部，由此将中叶汽化剜除。

（4）分别于5、7点方向在前列腺外科包膜水平向右、左行汽化切除前列腺的右侧叶与左侧叶。

（5）若前列腺体积在40～80mL，则保留11～1点尿道黏膜；对于前列腺体积>80mL的患者，可分别于9、12、3点位置各完成一条纵行汽化带，依序完成两侧叶的汽化。

（6）沿前列腺外科包膜汽化修整创面并凝固止血，最后将剜除的腺体组织粉碎或切成小块冲出。

注意事项：

（1）前列腺组织汽化剜除时，光纤与前列腺组织距离应保持在0.5～1mm，否则易造成能量分散、组织脱水，从而降低手术效率。

（2）汽化剜除两侧叶时，光束与前列腺组织应保持30°夹角，避免穿透损伤外科包膜。

（3）前列腺体积在40～80mL的患者，保留11～1点前列腺组织，有利于术后排尿功能的恢复。

（4）对于大体积BPH患者，术后适当延长尿管保留时间。

4. 选择性绿激光前列腺汽化术止血操作与出血预防

（1）激光操作镜可选择灌注通道较大的镜鞘，操作镜进镜动作轻柔，避免前列腺黏膜出血。

（2）精细汽化处理易出血部位（如膀胱颈、前列腺尖部），可适当调小汽化功率。

（3）避免同一部位过度汽化或垂直汽化形成凹陷进而导致静脉窦出血。

（4）出血致视野模糊时采用灌注泵或助手加压的方式获得清晰手术视野。

（5）前列腺腺体遮挡出血点操作时，需先将腺体彻底汽化获得清晰视野后再进行止血。

（6）对于静脉窦出血，可采用导尿管牵拉压迫的方式进行止血。

（7）对于动脉性出血可采用3种方式进行止血（表19－2）。

表19－2 动脉性出血的止血操作

方法	功率	距离	操作方式
低功率近距离止血	20～40W	1～2mm	点对点照射
高功率远距离止血	120～180W	1cm	先周围，再中央
压迫止血	20W	镜鞘或光纤压迫	低功率间断照射

七、绿激光治疗前列腺增生症的疗效评估

1. 选择性绿激光前列腺汽化术与经尿道前列腺电切术

依据国际BPH咨询委员会规则，每种新的治疗方法应设置经典合适的对照，TURP一直被认为是治疗BPH的金标准，故国内外学者分析PVP与TURP治疗BPH的疗效差异。李健等于2011年比较了220例BPH患者接受PVP与经尿道前列腺电汽化术（TUVP）的手术治疗效果后指出：两组患者术后IPSS与QoL评分、Qmax及残余尿量（PVR）较术前显著改善，两组间变化无显著统计学差异，PVP组具有术中出血少，拔除尿管时间短的优势。于正刚等评估了PVP＋TUVP与单纯TUVP治疗体积>80mL的重度BPH患者的临床疗效与安全性，结果发现PVP＋TUVP联合组［（63±23）min］手术时间略长于TUVP组［（59±21）min］，但其围术期出血及其他并发症发生率均显著低于TUVP组。术后随访1年，联合组IPSS、QoL评分及Qmax较术前显著改善，两组间无显著性差异。随着180W/XPS绿激光系统应用于临床，其高汽化效率治疗BPH也逐渐受到关注。一项来源于欧洲9个国家与29个临床中心的多中心前瞻性随机对照研究（GOLIATH研究）对比180W/XPS绿激光PVP与TURP的有效性及安全性，研究发现：PVP患者术后6个月IPSS评分及Qmax与TURP组患者相当，而PVP患者留置尿管时间更短，恢复更快，住院时间更短。随访12个月结果显示，PVP治疗BPH的疗效与TURP相当；随访2年再次评估两组患者IPSS评分、Qmax、PVR、PSA以及前列腺体积均无统计学差异，最终得出结论：180W/XPS绿激光PVP是治疗膀胱出口梗阻尤其是BPH安全、高效的手术方式。此外，Goueli R等还比较了137例合并急性尿潴留（AUR）与195例非AUR的BPH患者接受180W/XPS绿激光PVP的治疗效果。研究发现，合并AUR的BPH患者术后撤管率达96%。由此可见，180W/XPS绿激光PVP也是合并AUR的BPH患者安全、高效及长效的治疗选择。

Meskawi M等报道了180W/XPS绿激光PVP治疗体积>100mL的BPH患者的多中心研究经验。该研究治疗438例BPH患者并随访4年，发现180W/XPS绿激光PVP治疗大体积BPH平均手术及激光治疗时间分别为90分钟和55分钟，而总激光能量消耗与单位前列腺体积能量消耗分别为422kJ/mL和3.4kJ/mL。结果显示，180W/XPS绿激光能够持续改

善患者症状，提高患者生活质量。此外，Stone BV 等综述了 PVP 治疗大体积 BPH 患者的相关文献，指出 PVP 治疗大体积（ >100mL）BPH 较小体积 BPH 患者虽然需要更长的手术时间及更高的激光能量（表 19 - 3），但两组间 IPSS、QoL 评分及 Qmax 与 PVR 疗效相似。不仅如此，该研究小组还分析了 70 例前列腺体积 >150mL 的 BPH 患者行 180/XPS 绿激光 PVP 手术的疗效，研究发现 180/XPS 绿激光 PVP 术能够提供持久的主观感觉与客观排尿参数的改善，而且并没有明显不良事件的发生。

此外，Misrai V 等分析 60 例体积 >80mL 的 BPH 分别行 180W/XPS 绿激光前列腺汽化术与绿激光前列腺剜除术的手术疗效。研究发现绿激光前列腺剜除术手术时间更短，两组患者术后 IPSS 评分较术前均有明显改善，而术后 Qmax、前列腺体积以及 PSA 在绿激光前列腺剜除术组改善更为明显。

2. 经尿道前列腺绿激光汽化术与经尿道前列腺钬激光剜除术（HoLEP）

近年来随着激光技术在临床中的应用，钬激光前列腺剜除术已成为治疗 BPH，尤其是大体积 BPH 的常用方法。国内外学者对 PVP 与 HoLEP 疗效的比较也进行了相关报道。一项来自美国的研究显示，对于合并慢性尿潴留的 BPH 患者，PVP 与 HoLEP 术后均可以显著改善排尿症状。另一项来自韩国的研究显示相似的结果，不论 BPH 患者是否合并逼尿肌功能减退，PVP 与 HoLEP 术后均能够在 3 年内显著改善患者下尿路症状，提高尿流率及膀胱排空效能，PVP 与 HoLEP 组间无明显差异。此外，Elshal AM 等随访了 103 例 BPH 患者，发现 180W/XPS 绿激光汽化剜除术治疗 BPH 手术疗效不劣于 HoLEP。由此可见，绿激光技术是一种安全、有效、耐受性好的新技术，是治疗大体积 BPH 患者的可靠方式。

3. 经尿道前列腺绿激光汽化术与铥激光（2μm 激光）

铥激光中心波长在 1908nm，非常接近组织内水的吸收峰值，是一种热损伤低、可以运用“汽化 + 切割”方式治疗 BPH 的新的手术方式。西班牙学者分析铥激光与绿激光治疗 BPH/LUTS 患者，随访 1 年资料显示两种治疗系统疗效及安全性相当。于慕渊等系统地分析了国产绿激光与国产铥激光治疗 BPH 的疗效，研究发现两者均能有效汽化切除 BPH 组织，疗效相似，均为微创治疗 BPH 的理想选择。但是，绿激光对于前列腺去除率更高，而铥激光在控制术中出血方面效果相对较好。

4. 经尿道前列腺绿激光汽化术与半导体激光治疗 BPH

半导体激光又称 Diode 激光，波长有 940nm、980nm 和 1470nm，可同时作用于水和血红蛋白，故有良好的组织消融作用和止血效果。其作用机制为经尿道通过对前列腺组织加热，使组织产生凝固性坏死，逐渐萎缩脱落。一项来自瑞士的纳入 112 例 BPH 患者的研究显示，200W 的 980nm 半导体激光与 120W 的绿激光均能明显改善下尿路梗阻患者的排尿症状，但半导体激光的再手术率更高，这可能与其有很高的凝固坏死程度相关。Wezel F 报道了 980nm、

表 19 - 3 相关文献 180W/XPS 绿激光治疗前列腺增生手术时间与能量消耗

作者	患者数	平均前列腺体积（mL）	手术时间（min）	激光震荡时间（min）	能量传递（kJ）
Bachmann 等（2014，2015）	136	48.6（19.2）	49.6（21.8）	44.5（21.2）	232.5（129.5）
Hueber 等（2015）	387	108（52）	平均 80（IQR62）	平均 45（IQR33）	平均 371.2（IQR261）
Hueber 等（2015）	741	50（22）	平均 45（IQR25）	平均 24（IQR16）	平均 182.6（IQR143）
Altay 等（2015）	68	104（29.7）	65.5（29.6）	44.7（39.2）	398（169）
Emara 和 Barber 等（2014）	131	66.23（ >25%，>80mL）	39.6（10 ~ 105）	25.45（3.26 ~ 73.04）>80mL	238.3（45.1 ~ 750）>80mL
Hueber 等（2013）（使用 180W，>80mL 分割）	156	126.4（59）	81.85（35.1）	45.9（21.3）	414.5（214.8）
West 和 Woo（2015）	38	91.5（17.5）	75（23.25）		533.5（201.75）
West 和 Woo（2015）	22	142.5（48）	109.5（43.25）		782（371.75）

1318nm 和 1470nm 的半导体激光与 120W HPS 绿激光治疗 BPH，研究显示三种半导体激光与 120W HPS 绿激光汽化消融能力相当，而半导体激光的强组织穿透性也具有较好的止血性能。

5. 其他

BPH 患者常合并膀胱结石，苏彦慧等报道采用经尿道绿激光汽化术联合肾镜下超声气压弹道碎石术治疗 BPH 并发膀胱结石创伤小、恢复快、安全高效，是治疗 BPH 并发膀胱结石的理想方法。此外，一项来自阿根廷的研究采用绿激光与钬激光同期治疗 BPH 并发膀胱结石得出相似的结论。Li Z 等报道了 37 例绿激光同期治疗非肌层浸润性膀胱癌合并 BPH 患者的研究显示，PVP 同期 PVBT 能够降低膀胱癌患者总复发率及膀胱颈/前列腺窝复发率，是治疗非肌层浸润性膀胱癌合并 BPH 的安全、有效的手术方式。此外，绿激光系统还可用于肌层浸润性膀胱、腺性膀胱炎、输尿管囊肿等多种泌尿系疾病的治疗。

八、绿激光治疗 BPH 安全性分析

选择性绿激光前列腺汽化术是一种操作简单、创伤小、出血少、时间短、恢复快的微创手术，适用于高龄、高危、接受抗凝治疗及安装心脏起搏器的患者。

但 PVP 围术期也可能出现一些相关并发症，如出血与输血、TUR 综合征、包膜穿透、中转 TURP。早期并发症（ <30 天）：肉眼血尿、输血、急性肾衰竭、脓毒血症、急迫性尿失禁、排尿困难、泌尿道感染。迟发并发症（ >30 天）：膀胱颈挛缩、尿道狭窄、尿失禁、二次治疗、逆向射精等。一项发表于欧洲泌尿外科杂志的研究分享了单中心绿激光治疗经验显示，500 例 PVP 术中出血发生率为 3.6%，中转 TURP 为 5.2%，仅 1 例有包膜穿透，无输血及 TUR 综合征发生。术后 30 天内发生比例最高的为短暂排尿困难（14.8%），其次为肉眼血尿（9.8%）、尿路感染（6.8%）及暂时性尿失禁（2.4%），其余并发症发生比例低于 1%。术后长期并发症中发生率最高的是二次治疗（6.8%），而膀胱颈挛缩与尿道狭窄发生率分别为 3.6% 与 4.4%。由此可见，PVP 治疗 BPH/LUTS 患者严重并发症发生率低，是一种安全、有效的治疗方式。

（1）出血：绿激光因其易被血红蛋白吸收而具有良好的止血性能，多项研究均显示 PVP 术后出血显著低于 TURP 组，并且 PVP 还可以用于接受抗凝治疗的患者。然而，PVP 术后仍有一定比例出血及迟发型出血，这与创面止血不彻底、膀胱痉挛、合并感染及焦痂脱落、剧烈活动或便秘等因素致前列腺创面出血有关。如仅出现轻度出血，告知患者多饮水并指导患者饮食、生活习惯，适当加用抗生素治疗，一般可自行缓解。若出现严重出血，则需给予膀胱持续冲洗、止血药物对症治疗，保守治疗效果不佳时可二次手术治疗。

（2）泌尿生殖系统感染：PVP 为非清洁手术切口手术，术后能出现尿路感染，前列腺凝固坏死组织也可继发前列腺炎及附睾炎。减少术后感染发生的重点在于围术期抗生素合理的应用。对于术前合并尿路感染的患者，术前应根据尿培养及药敏结果予充分抗感染治疗。术后附睾炎患者除接受敏感抗生素治疗外，还应抬高睾丸，辅以物理治疗以加速炎症消退。

（3）尿失禁：PVP 术后尿失禁与尿道外括约肌短暂或永久性损伤、膀胱逼尿肌不稳定性收缩、膀胱顺应性降低、前列腺尖部组织残留等因素相关。为了预防尿失禁的发生，术中要时刻牢记精阜的解剖位置，处理前列腺尖部时建议降低汽化功率并缩短汽化时间，减少因热弥散导致的尿道外括约肌损伤。此外，术前尿动力学检查可以评估膀胱功能，早期发现不稳定性膀胱及低顺应性膀胱，给予相应治疗。对于外括约肌损伤的患者，可以通过盆底肌功能锻炼、理疗促进恢复，严重尿失禁患者则需行抗尿失禁手术治疗。

（4）排尿困难：PVP 术后出现排尿困难的原因有很多，依照原因不同，其预防及处理的方式也不一。①膀胱颈部及尿道黏膜水肿：术中激光操作镜及术后尿管压迫可导致膀胱颈部及尿道黏膜水肿，故术中操作应轻柔，避免操作镜反复置入尿道，术后尿管水囊不宜长时间压迫膀胱颈。若出现排尿困难，可再予留置尿管，并予适当抗感染、消肿治疗。②逼尿肌无力或神经源性膀胱：患者术前即有逼尿肌无力或神经源性膀胱，解除梗阻后由于动力性因素仍不能正常排尿。因此，术前尿动力学检查对于评估患者逼尿肌功能尤为重要。对于合并逼尿肌无力或神经源性膀胱的患者，可行膀胱造瘘术或 PVP 联合膀胱造瘘术。③腺体切除不充分：前列腺腺体，尤其是前列腺尖部切除不充分易导致术后出现排尿困难。因此，对于 BPH，尤其是大体积患者，术中需注意修整膀胱颈及前列腺尖部组织。④尿道狭窄：术中尿道黏膜损伤也可引起术后渐进性排尿困难，可给予尿道扩张治疗，必要时需行尿道狭窄内切开手术。⑤精神性因素：少数患者也可因精神紧张、焦虑、抑郁导致心因性尿潴留，该类患者可予以积极的心理辅导及相应的物理治疗。⑥其他原因。

（5）逆向射精：PVP 因对精阜周围热损伤相对较少，不易损伤前列腺包膜进而刺激前列腺周围性相关神经，因此 PVP 对患者性功能障碍影响较小。逆向射精与膀胱颈部的修整及 BPH 腺体的汽化有关。

九、选择性绿激光前列腺汽化术术后护理与出院指导

1. 术后护理

（1）术后需告知腰麻患者去枕平卧 6 小时，手术当天避免下地及剧烈床旁活动，肛门排气后逐步添加流食避免腹胀。

（2）术后需密切监测患者生命体征，尤其是对于高龄、高危或合并严重基础疾病的患者。

（3）患者围术期应常规行 48 小时抗生素（第二代头孢菌素）治疗预防感染，若患者术前合并泌尿道感染，则需根据尿培养和药敏结果给予相应敏感抗生素治疗。

（4）术后尿管一般保留 2～5 天，需注意保持尿管通畅，避免血凝块及坏死脱落组织堵塞尿管继发出血。术后转天抽取部分水囊液以降低水囊对膀胱刺激，减少膀胱痉挛的发生。若患者膀胱痉挛严重伴出血，需短期予 M 受体阻滞剂。术后需密切监测患者尿液颜色，若出现严重血尿，则行膀胱持续冲洗防止血凝块形成填塞膀胱。

（5）告知患者拔除尿管后仍可能出现短期轻度排尿困难、尿频及肉眼血尿症状，尿液中可能会出现白色絮状物现象，并鼓励患者多饮水以起到自然冲洗膀胱的作用。若患者出现尿失禁，指导患者进行盆底肌肉功能锻炼（提肛运动）。

2. 出院指导

（1）指导患者饮食习惯：告知患者多饮水，饮食宜清淡，以易消化食物为主，增加富含营养及纤维素的食物的摄入。避免辛辣刺激性食物、柑橘类与酸性食物、碳酸饮料、茶及咖啡的摄入，以减少前列腺充血及便秘的发生。鼓励患者戒烟、戒酒，保持大便通畅。

（2）指导患者生活习惯：告知患者出院后注意生活规律，可适当缓慢步行或做轻微运动，保证充足的休息，注意保暖。术后避免剧烈活动及负重，不宜骑自行车或坐硬座椅。不宜快跑、深蹲、久坐或其他增加腹压的活动。术后 2 个月内禁止性生活，告知患者以后性生活可能出现逆向射精、血精等症状。

（3）指导患者排尿习惯：指导患者养成良好的排尿习惯，告知患者勤排尿、不憋尿、避免腹压协助排尿和按压下腹部排尿等习惯。若患者出现尿失禁现象，告知患者行提肛运动（3 组/天，15 次/组）。

（4）指导患者术后随访：应在术后 1 个月进行第一次随访，首次随访主要了解患者身体恢复情况及是否出现相关并发症。术后 3 个月行第二次随访，主要通过 IPSS 评分、尿流率、残余尿测定等对 PVP 手术疗效进行评估。此后每 6 个月进行一次随访，随访内容与第二次随访相同，必要时做尿常规、PSA 检查、直肠指检、尿道造影、盆腔 MRI 等。

虽然绿激光光纤价格相对昂贵，但一项来自加拿大的纳入 164 例 BPH 患者的研究显示，接受 PVP 的患者住院时间更短，并发症发生率更低，因而住院费用更少。此外，MoXy 激光光纤采用了自动冷却光纤技术及 FiberLife 自动安全探测系统，还将激光能量限制由 400kJ 提升至 650kJ，有效提高了光纤寿命。大体积前列腺患者仅用一只光纤即可完成手术，降低了治疗费用。因此，随着绿激光设备的更新及光纤技术的进展，绿激光治疗 BPH 将会有良好的社会效益与经济效益。

绿激光应用于泌尿外科临床治疗 BPH 已有 15 年的历史，国内外研究均显示绿激光是一项能够向 TURP 黄金标准挑战的新技术。随着近年来技术的日臻完善、科技的进步以及新治疗系统不断应用于临床，绿激光将会在老年 BPH 患者治疗中显示更强大的潜力。

第二节　经尿道选择性绿激光治疗膀胱肿瘤

一、膀胱癌的流行病学

膀胱癌是泌尿外科常见的恶性肿瘤之一，在世界范围内，膀胱癌发病率居恶性癌的第 11 位，男性排名第 7 位，女性排名在 10 位之后。美国癌症协会 2017 年癌症统计显示：膀胱癌发病率居男性恶性肿瘤第 4 位，位于前列腺癌、肺癌和结肠癌之后，预估年新发病例 60 490 例；死亡率居第 8 位，预估年死亡病例 12 240例，女性膀胱癌发病率及死亡率则位于 10 位以后。在我国，2015 年中国癌症统计研究报告显示，男性膀胱癌发病率自 2000—2011 年呈逐年上升趋势，而死亡率保持稳定。2015 年我国预估新增膀胱癌患者 80 500 例，其中男性 62 100 例，女性 18 400 例；预估死亡患者 32 900 例，其中男性 25 100 例，女性 7800 例。此外，无论性别及年龄差异，城市地区膀胱癌

发病率均高于农村。统计研究显示：膀胱癌男女性发病率分别为11.41/100 000和3.51/100 000，男性是女性的3.3倍。城市居民膀胱癌发病率（8.55/100 000）是中国农村居民（3.55/100 000）的2.4倍。

膀胱癌的发生是一个受多种因素影响的复杂、多步骤的病理生理变化过程，遗传因素在其中也发挥重要作用，有膀胱癌家族史的患者具有更高的患病率。吸烟是公认的膀胱癌发病的危险因素，研究显示吸烟直接或间接诱发1/3～1/2的膀胱癌患者的发病，而吸烟患者较非吸烟患者膀胱癌发病率增加了2～4倍。除此之外，长期接触化工染料、慢性感染、不良饮食习惯等也是膀胱癌重要的危险因素。

膀胱癌根据浸润深度可分为非肌层浸润性膀胱癌（NMIBC）与肌层浸润性膀胱癌（MIBC）。NMIBC约占初发膀胱肿瘤的70%，经尿道膀胱肿瘤切除术（TURBT）是治疗NMIBC的主要手段。然而，TURBT术后肿瘤残余发生率高且极易出现肿瘤复发。研究显示首次电切术后约1/3的患者具有肿瘤残余。此外，TURBT还存在术后出血、闭口神经反射易导致膀胱穿孔等严重并发症。

近年来随着激光技术的发展，绿激光作为一种高效、安全的手术方法逐渐被用于泌尿外科疾病的治疗。绿激光最早用于前列腺增生症的治疗，因其出血少、安全好的特点，也被用于NMIBC的治疗。还有学者报道同期治疗前列腺增生（BPH）与NMIBC也取得良好的疗效。不仅如此，随着激光技术的进步以及综合治疗手段的优化，绿激光联合放化疗等手段的综合治疗模式治疗拒绝行根治性膀胱切除术的NMIBC患者也在不断地探索中取得了积极的成果。

二、经尿道膀胱肿瘤绿激光汽化术手术适应证

绿激光膀胱肿瘤汽化术（PVBT）与经尿道膀胱肿瘤切除术的手术适应证类似，但因绿激光特有属性的优越性，其手术适应证相对扩大，包括：部分膀胱良性肿瘤（如内翻性乳头状瘤）、Ta与T1期非肌层浸润性膀胱癌、不能耐受或不愿接受膀胱癌根治术的肌层浸润性膀胱癌、肌层浸润性膀胱癌的综合治疗的一部分以及姑息性治疗的手段、部分因体位限制（如强直性脊柱炎）或麻醉限制无法行TURBT术的非肌层浸润性膀胱癌、高龄、高危、安装心脏起搏器以及接受抗凝治疗的非肌层浸润性膀胱癌等。

三、经尿道膀胱肿瘤绿激光汽化术手术方法

绿激光治疗膀胱肿瘤的具体手术方法包括PVBT和直光束绿激光膀胱肿瘤剜除术（FGLEBT）。

1. PVBT

患者一般采用腰麻、硬膜外或者全身麻醉，麻醉满意后取膀胱截石位，手术操作在显示器监视下进行，激光操作镜直视下进入膀胱，首先仔细观察膀胱内肿瘤大小、数目、位置、与输尿管口关系等情况。通过激光镜操作通道置入绿激光光纤，并根据汽化部位及肿瘤位置调整汽化功率，直视下调整光斑位置至汽化部位。在光斑指引下启动绿激光束，对肿瘤及其周围约2cm的膀胱黏膜进行汽化凝固，调整光纤与组织间的距离，保持在0.5～1.0cm范围内。汽化时根据肿瘤位置采用左右或上下扫刷状，汽化深度根据局部照射时间随时调整。采用生理盐水使膀胱中度充盈，汽化至浅肌层，以防止汽化过深出现膀胱穿孔。PVBT过程中需要注意：①对于直径<2cm的带蒂肿瘤，应充分暴露瘤蒂并汽化离断瘤体，再汽化肿瘤基底组织至肌层，最后汽化肿瘤周围的膀胱黏膜，最终使创面呈浅坑样。②对于直径>2cm的带蒂肿瘤，通常不能暴露基底部，可先行肿瘤表面汽化至瘤蒂显露再行汽化切除。③对于无蒂广基底肿瘤，可从肿瘤表面直接汽化瘤体，深达肌层后再行周围黏膜汽化。④输尿管开口附近肿瘤应预先留置输尿管支架管标记，降低术后输尿管口狭窄的发生率。⑤汽化切除结束后需再次检查手术区域及其余膀胱壁情况，确认无出血和肿瘤遗漏（图19－13）。

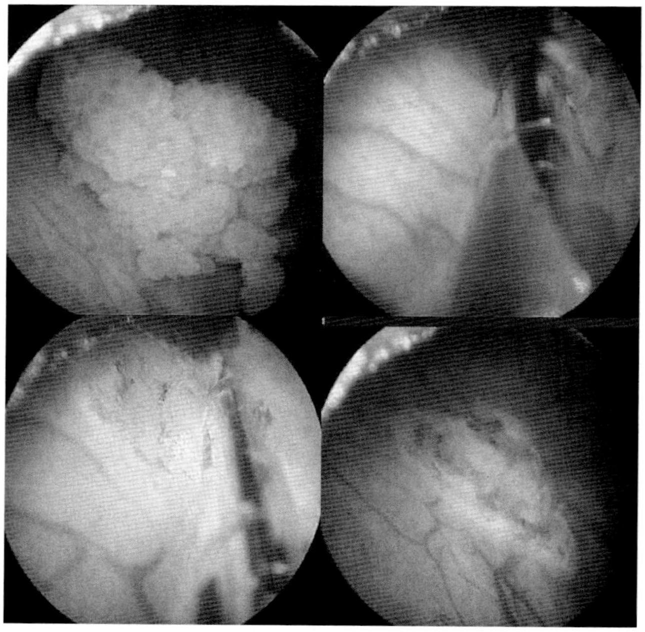

图19－13 经尿道膀胱肿瘤绿激光汽化术。

2. FGLEBT

患者麻醉完成后，取膀胱截石位，监视器直视下置入激光操作镜，生理盐水持续冲洗保持视野清晰。进镜后操作与 PVBT 一致，均需首先观察膀胱内肿瘤的位置、大小、形态、数目，再行汽化剜除肿瘤。剜除时首先在距肿瘤基底部约 2cm 处点状汽化标记剜除范围，若伴有卫星灶可扩大标记范围。自标记点正常黏膜起始，采用直出绿激光汽化切削黏膜至深肌层，沿此层面采取逆推及顺推的手法，边切边推，逐步汇合将膀胱黏膜剥离，同时将瘤体从基底完整剥除。对于剥离困难的肌纤维，可将其汽化切割后再剥离肿瘤。最后，对周围黏膜进行汽化烧灼，并检查创面是否出血及其他膀胱壁是否有肿瘤残留（图 19－14）。FGLEBT 需要明确以下注意事项：①对于多发性膀胱肿瘤，先处理"卫星灶"，再处理"主瘤体"。②对于瘤体较大不易取出者，剥离后将其分割成直径 <2cm 的碎块后再行取出。③需注意肿瘤位置的选择，由于光纤的直光束特性，适用于颈部、侧壁及前壁肿瘤。对于后壁肿瘤，由于光纤与肿瘤长轴平行，手术具有一定难度。④手术开始时需标记好汽化剜除范围，以便于辨认边界并凝固周边血管。⑤术中出血时可适当调整光纤与膀胱壁距离，先汽化凝固周围组织，再对出血点进行处理。⑥剜除的深度一定要达肌层，这样才能有效及精确判断肿瘤浸润深度。

四、经尿道膀胱肿瘤绿激光汽化术治疗非肌层浸润性膀胱的疗效与安全性分析

1. 经尿道膀胱肿瘤绿激光汽化术

随着绿激光越来越多地用于治疗 NMIBC，其疗效及安全性评估也陆续被报道。李健等对比 PVBT 和 TURBT 治疗浅表性膀胱癌的围术期安全及随访 2 年的疗效。两组患者手术时间无明显差异，但 PVBT 组在术中出血、术后保留尿管时间、住院时间以及围术期并发症发生率方面较 TURBT 组具有显著的优势。此外，PVBT 组患者随访 2 年肿瘤复发率显著低于 TURBT 组，差异具有统计学意义。Tao W 等分析了 120W HPS 绿激光汽化术与 TURBT 治疗 NMIBC 患者的临床疗效，也得出类似的结果。一项纳入 536 例 NMIBC 患者分别接受绿激光、等离子及普通电切手术治疗的回顾性研究分析显示，较普通电切及等离子电切术，PVBT 具有安全、创伤小、留置尿管时间短、术后住院时间短、恢复快、复发率低等优势。此外，任正举等对 11 篇 RCT 研究共 921 例膀胱肿瘤患者进行荟萃分析：与较经尿道传统电切和等离子电切相比，PVBT 治疗 NMIBC 可明显减少术后留置尿管时间、住院时间、术中出血量，降低膀胱穿孔、闭孔神经反射发生率及肿瘤复发率。由此可见，PVBT 在围术期安全性及手术疗效方面均优于传统 TURBT。

NMIBC 患者接受绿激光汽化术后复发率显著低

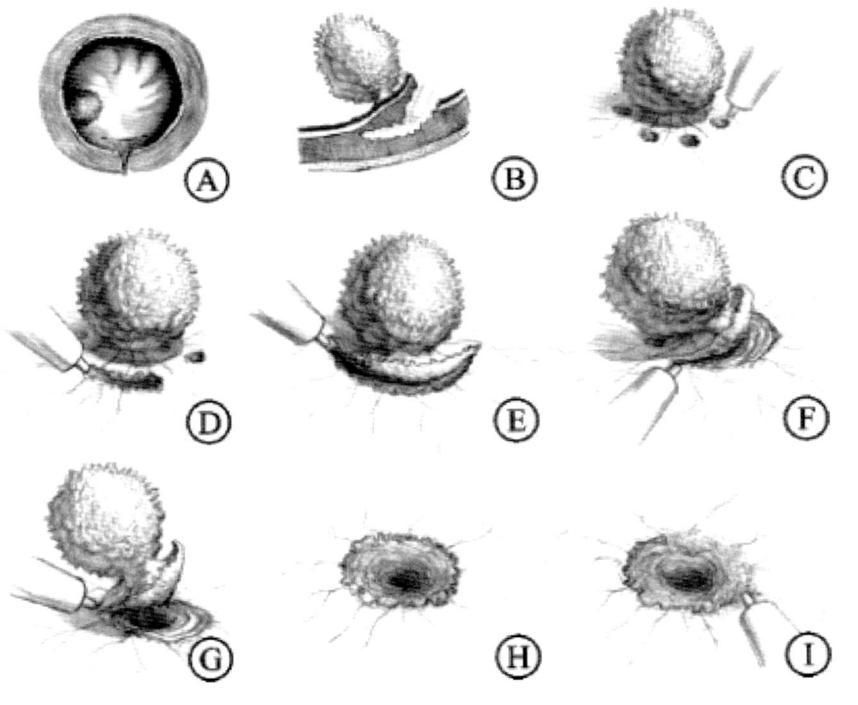

图 19－14　直光束绿激光膀胱肿瘤剜除术。

于传统 TURBT 组，其可能的原因包括：①绿激光完全汽化肿瘤，活性肿瘤细胞脱落种植概率很低。②绿激光光纤的侧出光系统可用于颈部、顶部等电切困难的部位，无手术盲区。③汽化、止血充分，术野清晰。④可对可疑黏膜病变区域进行汽化烧灼治疗。⑤PVBT采用非接触的方式，可减少肿瘤的挤压与播散。⑥可封闭肿瘤基底部及周围的血管和淋巴管，防止肿瘤转移。

2. 直光束绿激光膀胱肿瘤剜除术治疗非肌层浸润性膀胱癌

Dalin He 等报道分析了 45 例接受 FGLEBT 的 NMIBC 患者，发现 FGLEBT 是治疗 NMIBC 患者的一种安全、有效的方法，并且有利于肿瘤分期及预后评估。王站成等纳入 120 例 NMIBC 患者，并随机分为 FGLEBT 组及等离子电切术组，研究显示 FGLEBT 组患者术中出血量、插尿管时间、术后住院时间、膀胱冲洗时间及复发情况均优于等离子电切术组。此外，一项纳入 60 例病理活检证实为 NMIBC 的患者临床研究也显示，FGLEBT 术中出血量、术后膀胱冲洗时间、术后留置尿管时间及术后住院时间明显少于等离子电切组，差异有统计学意义。术后随访 6 个月，FGLEBT 组无肿瘤复发病例。

FGLEBT 治疗 NMIBC 的优势包括：①直光束绿激光汽化功率折射损耗少，汽化效率更高。②术中可直接向肿瘤深部汽化剜除，并取基底层活检，明确肿瘤的分期，有助于后续治疗方案的制订。③可使用 26F 电切镜，循环水冲洗效果好，术野更清晰。

3. 绿激光与 2μm 激光（铥激光）系统治疗非肌层浸润性膀胱癌

绿激光与 2μm 激光同样具有出血少、无电场反应、创伤小及并发症发生率低等特点。一项研究比较了选择性绿激光和 2μm 激光手术系统治疗浅表性膀胱肿瘤的安全性及疗效，结果显示两组在手术安全性、术后尿管留置时间及肿瘤复发率（绿激光组 5 例、2μm 激光组 3 例）方面无明显统计学差异。由此可见，选择性绿激光和 2μm 激光手术系统治疗 NMIBC 均安全、可靠，围术期并发症率及术后肿瘤复发率均相对较低。

五、经尿道膀胱肿瘤绿激光汽化术治疗膀胱肿瘤的特点与优势

绿激光系统治疗膀胱肿瘤具有以下特点与优势：①绿激光可以被组织中的氧合血红蛋白选择性地吸收，具有良好的止血效果。②绿激光组织穿透力弱，可使热能局限在浅表组织中，防止深层组织损伤，不易出现膀胱穿孔。此外，绿激光光束汽化后留下的组织凝固带也限制了能量向深层组织传播。③在红色光斑指示下，通过激光光纤缓慢移动，激光束以非接触喷涂方式作用在肿瘤表面使组织汽化，并逐渐伸展到黏膜下层或肌层，对组织的汽化深浅易控制，可以进行精准操作，获得非常精确的组织解剖层次，手术视野清晰。④绿激光不存在电场反应，不会因闭孔神经反射而导致膀胱穿孔等严重并发症发生。⑤绿激光采用非接触式侧端照射系统，对膀胱顶部、前壁、颈部等电切非常困难的部位的肿瘤也能取得满意的治疗效果，无手术盲区，减少了对肿瘤的挤压，避免肿瘤的播散。⑥绿激光可大面积照射膀胱黏膜可疑病变部位，使黏膜迅速汽化，最大限度地减少肿瘤残余，降低膀胱肿瘤复发率。此外，绿激光采用汽化凝固的方式切除肿瘤组织，减少活性膀胱肿瘤细胞种植转移的风险。⑦绿激光可以对肿瘤外周 2cm 左右的膀胱黏膜进行汽化凝固，封闭肿瘤周围的血管及淋巴管，防止细胞的扩散。⑧绿激光汽化术治疗膀胱肿瘤止血效果好，术中损伤小，留置导尿管时间短，围术期并发症发生率低，住院时间短，患者总体费用低，具有良好的社会效益。⑨绿激光可用于治疗具有心脏起搏器、接受抗凝治疗的高危、高龄及心肺功能较差的患者。⑩绿激光治疗系统可用于具有体位限制（如强直性脊柱炎）或不能耐受椎管或全身麻醉的患者，在局麻下完成膀胱肿瘤的手术治疗（图 19－15）。

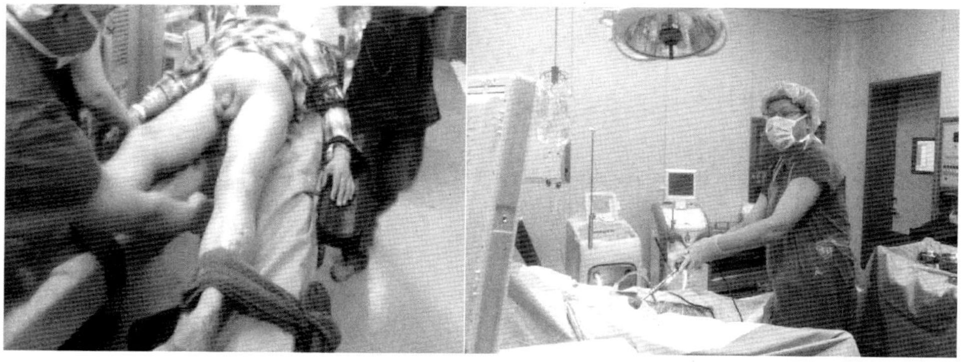

图 19－15 强直性脊柱炎患者行 PVBT 体位。

六、经尿道膀胱肿瘤绿激光汽化术同期治疗前列腺增生与非肌层浸润性膀胱癌

国外文献报道前列腺增生(BPH)合并膀胱肿瘤的发生率为1.9%~6.4%，而国内相关数据更是高达8%。BPH合并膀胱肿瘤的发生机制可能是BPH引起下尿路梗阻使尿中致癌物质与膀胱黏膜接触时间明显延长，易并发膀胱结石、尿路感染及膀胱憩室等相关疾病，从而诱发慢性炎症。长期慢性炎性刺激诱发膀胱黏膜出现癌前病变(如囊性膀胱炎及黏膜白斑等)，进而转变为膀胱肿瘤。BPH合并膀胱肿瘤的同期治疗尚存在争议，有研究认为同期手术可能会导致膀胱癌在前列腺窝及膀胱颈切缘复发率增加，但也有学者持否定态度。

BPH合并NMIBC同期手术可通过绿激光系统完成，即同期行PVP/PVBT。Li Z等分析了62例膀胱肿瘤患者(其中37例行PVP/PVBT，25例单独行PVBT)的手术疗效，发现两组间肿瘤总复发率、膀胱颈/前列腺窝复发率及肿瘤进展发率无统计学差异。此外，PVP/PVBT联合组患者术后IPSS、Qol评分及Qmax较术前显著提高。钟隆飞等对42例BPH合并NMIBC的患者分别行PVP/PVBT与TURP/TURBT，研究发现两组患者3个月后IPSS、QoL评分及Qmax均较术前有显著改善，PVP/PVBT组在术中出血、尿管留置时间及手术并发症方面具有显著优势，而两组患者在下尿路症状改善及肿瘤复发方面无统计学差异。王星等采用同样的方法分组研究了74例经病理活检证实为浅表膀胱癌合并BPH的患者，发现绿激光治疗组不仅在术中出血、术后留置尿管及膀胱冲洗、围术期并发症发生率方面具有显著优势，而且该组膀胱肿瘤复发率也低于电切治疗组。崔洪雨采用荟萃分析的方法纳入了10篇相关临床研究，经统计学处理后发现经尿道同期手术治疗BPH和NMIBC，不仅不会增加前列腺窝/膀胱颈部肿瘤复发的概率和种植风险，而且同期手术组的肿瘤总体复发率较对照组显著降低。由此可见，PVP/PVBT是治疗BPH合并NMIBC安全、可靠的方法。

行PVP/PVBT同期手术时需要注意：①需先行PVBT术，将肿瘤组织完全汽化后并将残留组织碎屑完全冲洗出体外，然后再行PVP，目的是避免肿瘤细胞与前列腺窝及膀胱颈创面接触，最大限度地减少其种植转移的机会。②行PVBT时，将肿瘤周围的血管及淋巴管迅速封闭，减少出血的同时，也可减少肿瘤细胞微转移扩散至前列腺窝和膀胱颈部切缘的机会，最大限度地降低肿瘤复发的可能性。③PVP术前需再次全面检查各部位膀胱壁，避免肿瘤残存、遗漏，导致肿瘤前列腺窝和膀胱颈部切缘复发及转移。④对于多发、高分级膀胱肿瘤患者，不宜行PVP/PVBT。

七、经尿道膀胱肿瘤绿激光汽化术治疗肌层浸润性膀胱癌的探索

肌层浸润性膀胱癌(MIBC)的标准治疗方法是根治性膀胱切除术，然而该手术相关并发症多、风险高、患者生活质量下降明显，因此在临床实践中有相当一部分患者不能耐受或者不愿接受根治性膀胱切除术。近年来，随着内镜、激光技术的不断发展，以及化疗和放疗水平日益提高，内镜下激光联合放化疗的综合治疗策略成为无法接受根治性膀胱切除术患者保留膀胱治疗的重要手段。MGerardi MA等回顾性分析TURBT联合放化疗治疗MIBC患者并指出，TURBT联合铂类放化疗对拒绝行根治性手术的患者来说是一种可耐受的、安全有效的治疗措施。李双辉等采用根治性TURBT加吉西他滨联合顺铂化疗治疗MIBC的研究也显示，根治性TURBT加化疗可作为经过选择的MIBC患者一种有效的治疗方法。

绿激光手术与TURBT治疗效果相当，但其安全性更好，因此，以PVBT为基础的综合治疗也逐渐应用于MINBC患者保留膀胱的治疗中。李昭夷等分析34例拒绝行根治性膀胱切除术的MIBC患者行根治性经尿道膀胱肿瘤绿激光汽化术(RPVBT)联合辅助“GC”方案化疗综合治疗的疗效和安全性。研究发现，34例患者围术期无严重手术并发症，平均随访21个月，9例(26.5%)复发，中位复发时间为11个月。其中2例行根治性膀胱切除术，其余7例再次行RPVBT。3例复发患者死于膀胱癌转移，其余31例存活，由此得出结论：RPVBT联合化疗治疗局部肌层浸润性膀胱癌创伤小、出血少、安全性高，是高危、高龄或不愿意接受根治性膀胱切除术患者的一种治疗选择。张志华等探讨了新辅助化疗(NAC)联合RPVBT治疗MIBC的疗效和安全性，发现MIBC患者新辅助化疗后肿瘤最大径线显著缩小，63.41%的患者肿瘤临床分期降期，26.83%的患者肿瘤数目较术前减少。所有患者均完成RPVBT，无严重并发症发生，术后平均随访21个月，复发率为24.39%。该研究指出，NAC联合RPVBT同样可用于不能耐受或不愿意接受根治性膀胱切除术的患者。此外，一项发表于《中华泌尿外科杂志》的研究采用动脉介入化疗、

适形放疗联合绿激光治疗 MIBC，也得出相似的结论。由此可见，PVBT 为基础的综合治疗是不能或不愿接受膀胱全切的 MINBC 患者一种安全、可靠、有效的治疗选择。

八、经尿道膀胱肿瘤绿激光汽化术围术期并发症

（1）出血：出血是 TURBT 围术期常见并发症，而绿激光由于可与组织中的氧合血红蛋白选择性地吸收而具有良好的止血效果，因此 PVBT 术后出血较 TURBT 术后明显减少。PVBT 术中出血常发生于汽化切除广基膀胱肿瘤时，因其有粗大的动脉血管供血，所以可能遇到较严重的出血。预防出血及止血措施包括：①广基肿瘤汽化应从瘤冠表面逐层汽化，保持汽化创面平整，切忌某一部位长时间汽化导致创面凹凸不平，使得寻找出血点困难。②汽化切除肿瘤时，首先观察肿瘤周围黏膜下是否存在粗大的血管，若存在则应提前行血管封闭，降低汽化肿瘤“凶猛”出血的风险。③出血较多致手术视野模糊时，需加大灌注压力（助手加压）便于寻找出血点。术后若出现明显出血或膀胱存在血块，则应行膀胱灌洗以及持续膀胱冲洗清除膀胱血块，必要时可更换导尿管冲洗，并对症止血。若上述方法止血失败，则需要二次手术止血。

（2）膀胱穿孔与尿外渗：绿激光因其组织穿透力弱，热能局限在浅表组织中，无闭孔神经反射等优势，能防止深层组织损伤，膀胱穿孔较 TURBT 明显减少。但当膀胱过度充盈致使膀胱壁变薄以及治疗憩室内肿瘤时，易发生膀胱穿孔。膀胱穿孔可导致尿外渗，当膀胱穿孔小、外渗量少时，只需留置导尿管，保持引流通畅，避免血块堵塞尿管。若术中未及时发现膀胱穿孔致使膀胱穿孔较大、外渗量较多时，甚至合并腹膜内膀胱穿孔时，往往需要开放手术修补，术后同样需要留置导尿管充分引流膀胱。

（3）尿道狭窄：PVBT 术后尿道狭窄多为膀胱镜镜体滑动致尿道黏膜损伤，从而引起尿道狭窄，因 PVBT 较 TURBT 术中镜体反复滑动次数少，且无电传导效应，因此 PVBT 术后远期尿道狭窄发生率显著低于 TURBT。轻度尿道狭窄患者术后定期行尿道扩张多能治愈，严重尿道狭窄患者则需行膀胱镜下尿道狭窄切开术。

（4）输尿管开口损伤与肾积水：输尿管开口损伤与肾积水是 PVBT 术后严重的并发症，虽然发生率较低，一旦出现往往需要立即处理。输尿管开口损伤多是由瘤体距离输尿管开口较近造成汽化切除时损伤或术者经验不足、操作不慎误伤所致，患者术后可表现为肾区胀痛。双侧输尿管开口损伤伴肾积水患者，术后可出现少尿或无尿，少部分患者可无明显临床症状。预防输尿管开口损伤的措施包括：①汽化切除的瘤体接近输尿管开口时，仔细辨认二者的关系，必要时可先置入输尿管导管再行肿瘤的汽化切除。②汽化切除瘤体时应从近输尿管开口侧保持“安全距离”向对侧依序进行。③手术结束后需再次确认输尿管开口未损伤，若发现输尿管开口喷尿异常，必要时置入 D－J 管保证引流通畅，保护肾功能。

九、经尿道膀胱肿瘤绿激光汽化术术后护理与出院指导

1. 术后护理

（1）一般护理：腰麻术后注意事项与 PVP 一致，需去枕平卧 6 小时，避免下地及剧烈床旁活动，肛门排气后逐步添加流食避免腹胀。术后需密切监测患者生命体征，围术期应常规行 48 小时抗生素治疗预防感染。患者膀胱痉挛严重伴出血，需短期予 M 受体阻滞剂以及膀胱冲洗治疗。

（2）尿管维护：术中无膀胱穿孔时，术后保留尿管 2～5 天，待尿色正常后拔除尿管。若合并膀胱穿孔，则需保留尿管 1～3 周，并保证尿管引流通畅，避免血块阻塞尿管。

（3）术后即刻膀胱灌注化疗：研究显示，术后即刻膀胱灌注治疗能够杀灭术中播散以及创面残留的肿瘤细胞，显著降低非肌层浸润性膀胱癌患者的复发率。因此，所有非肌层浸润性膀胱癌患者，除术中合并膀胱穿孔与术后严重血尿外，均应在术后 24 小时内常规行膀胱灌注化疗。推荐术后尽早灌注化疗，手术室或复苏室内完成效果最佳。常用灌注化疗药物包括吡柔比星（常用剂量为每次 30～50mg）、表柔比星（常用剂量为每次 50～80mg）、多柔比星（常用剂量为每次 30～50mg）、羟喜树碱（常用剂量为每次 10～20mg）、丝裂霉素（常用剂量为每次 20～60mg），吉西他滨也可用于膀胱灌注化疗。

（4）术后维持膀胱灌注化疗：低危非肌层浸润性膀胱癌患者［原发、单发、低级别尿路上皮癌（TaGI）、直径＜3cm，没有 CIS］经即刻灌注化疗后，不推荐行膀胱灌注化疗；中高危非肌层浸润性膀胱癌患者术后需行膀胱灌注化疗或 BCG 膀胱灌注免疫治疗。具体灌注方案：术后 4～8 周，每周 1 次，之后每月 1 次，维持 6～12 个月。

2. 出院指导

（1）随访复查：所有膀胱癌患者 PVBT 术后均应进行随访复查，主要包括：膀胱镜检查、血液学检查、尿液检查、彩色多普勒超声以及 X 线、盆腔 CT 等影像学检查。所有膀胱癌患者 PVBT 术后 3 个月内均应行首次膀胱镜检查。低危患者（原发、单发、TaGI、直径 <3cm，没有 CIS）首次膀胱镜检查 9 个月后行第二次膀胱镜检查，之后每年 1 次直到第 5 年；高危患者［T1 期肿瘤、G3（高级别尿路上皮癌）、CIS、同时满足多发、复发和直径 >3cm 的 TaGIG2］应每 3 个月行膀胱镜检查（术后 1 ~2 年），术后 3 ~4 年每半年 1 次，自第 5 年起，每年 1 次直至终身。中危患者（非低、高危）随访方案介于两者之间，依据患者个体预后因素和一般情况决定。随访过程中一旦出现复发，治疗后的随访方案按上述方案重新开始。

（2）生活习惯指导：嘱患者出院后多饮水、勤排尿、勿憋尿，监测尿色、尿量情况；多食新鲜蔬菜与水果，保持大便通畅，避免便秘；食用营养丰富的食物，不吸烟、不酗酒、增强机体抗肿瘤免疫力；少饮咖啡、少食用人工甜味剂与腌菜，避免接触油漆、杀虫剂等化工产品。

综上所述，绿激光具有良好的止血性能、精确的汽化切割和良好的凝固特性。其侧向发光，能量较易被血红蛋白吸收，穿透性弱，使用安全，在非 NMIBC 与 MIBC 患者的治疗中均发挥着重要作用。随着激光手术的高安全性与低并发症发生率逐渐被泌尿外科医生所接受，也意味着在不久的未来绿激光手术将发展为“门诊化手术”，成为治疗膀胱肿瘤的重要手段。准确把握绿激光的理化特性，巧妙地将激光和各种手术技巧结合起来开展手术，将显著提高患者的生存获益。

第三节　选择性绿激光治疗腺性膀胱炎

腺性膀胱炎是一种由梗阻、感染及化学物质慢性刺激等因素导致的黏膜增生性病变，1887 年首先由 Vonlim-berk 报道。由于膀胱镜检查的普及和病理检查技术的提高，以及医学工作对该疾病的深入了解，腺性膀胱炎的检出率呈不断增加趋势，关于该类病变的报道也越来越多。研究显示，腺性膀胱炎占所有膀胱疾病的 1%，国外曾有尸检报道显示腺性膀胱炎的发病率甚至高达 60%。此外，许多学者认为腺性膀胱炎是一种具有恶变倾向的癌前病变，因此，腺性膀胱炎的治疗是临床工作中不容轻视的重要部分。

一、腺性膀胱炎概述

1. 病因与发病机制

腺性膀胱炎是由移行上皮增生、Brunn 芽、Brunn 巢、囊性膀胱炎，最终进展为腺性膀胱炎的逐渐变化过程。即膀胱黏膜在毒物刺激的作用下发生上皮增生，并首先形成上皮芽（Brunn 芽），伴有上皮芽的移行上皮细胞向下增殖，被挤压于黏膜固有层而形成移行上皮巢（Brunn 巢），上皮巢继续进展，在巢内部形成囊腔，即囊性膀胱炎，最后腔内柱状上皮化生即为腺性膀胱炎。此外，腺性膀胱炎黏膜经肠上皮化生后继发腺癌恶变的理论也已逐渐成为学术界共识。

腺性膀胱炎好发于膀胱颈及三角区，这与其解剖位置的特殊性有关。尿液进入膀胱后首先积聚于膀胱三角区（即尿液蓄积的最低处），而膀胱颈作为尿液排出的门户也会受到尿液中毒素或有害物质的刺激，长期、慢性的刺激则会诱发腺性膀胱炎的发生。

腺性膀胱炎的病因众说纷纭，仍未完全明确，较多观点认为其与尿路感染、结石梗阻、长期接触有毒化学物质及神经源性膀胱等因素有关。

排尿功能异常是诱发腺性膀胱炎的常见病因之一。由于前列腺增生、膀胱颈硬化、尿道狭窄等因素导致的下尿路梗阻，以及神经源性膀胱引起的膀胱功能减退会导致膀胱内尿液残留，甚至出现尿潴留；而经由尿液排出体外的代谢废物与毒素则长期积聚于膀胱内刺激膀胱黏膜，从而促使移行上皮增生并通过 Brunn 巢等阶段最终进展为腺性膀胱炎。其中，老年男性排尿功能异常最常见的原因是良性前列腺增生，而女性最常见的排尿功能异常则多为尿道口畸形或神经源性膀胱。此外，对于长期接触化工染料或饮用污染水质的特殊人群，因毒物经过肾脏过滤后进入膀胱会对膀胱产生毒害刺激，也会加重腺性膀胱炎的发生进程。

尿路感染是腺性膀胱炎另一种常见的病因，尤其是长期慢性细菌性感染，细菌分泌的毒素对膀胱黏膜产生持续有害的刺激，从而诱导腺性膀胱炎的产生。最常见的致病菌为大肠埃希菌，其次为金黄色葡萄球菌。因女性尿道短而直，更易伴发尿路感染，因此临床上腺性膀胱炎患者女性多于男性。此外，排尿功能异常患者更易合并尿路感染，从而进一步加速了腺性

（2）膀胱穿孔：绿激光治疗腺性膀胱炎术中穿孔相对少见，常由膀胱充盈过度、憩室内汽化、术者经验不足等引起。因此，术中需精细操作，避免单点过度汽化与憩室内汽化。

（3）输尿管开口损伤与肾积水：因腺性膀胱炎最常发生于三角区，病变覆盖可能导致输尿管开口显示不清，术后可能导致输尿管开口损伤与肾积水。对于此类患者，术中需仔细寻找输尿管开口，酌情留置输尿管支架，避免输尿管开口损伤。

五、绿激光治疗腺性膀胱炎后护理与出院指导

1. 术后护理

（1）一般护理：麻醉及术后的常规护理，监测患者生命体征、尿色与尿量，术后轻度血尿可加行持续膀胱冲洗，围术期行抗生素治疗预防感染。

（2）尿管维护：术中无膀胱穿孔并发症时，术后保留 2 ~5 天。若合并膀胱穿孔，则需保留尿管 1 ~2 周，并保证尿管引流通畅。

（3）术后灌注：腺性膀胱炎术后是否需要膀胱灌注目前尚无统一的标准，我们推荐对于绿激光手术无法彻底汽化切除、病变范围广泛、复发风险较高、膀胱容量相对较大的患者术后给予膀胱灌注化疗。膀胱灌注治疗所用药物与膀胱癌治疗类似，如抗肿瘤灌注化疗药物（表柔比星、羟喜树碱等）以及增加机体免疫力药物（卡介苗等）。疗程方法推荐：术后前 8 周每周 1 次，之后每月 1 次直至 1 年。

2. 出院指导

（1）随访复查：所有腺性膀胱炎患者术后 3 个月行首次膀胱镜检查 + 随机多点活检，之后每 3 个月复查膀胱镜检查 + 随机活检直至 1 年，以评价治疗效果。

（2）病因预防与治疗：合并尿路感染的患者需预防并积极治疗尿路感染，前列腺增生患者需积极治疗并定期检测尿流率与残余尿量，尿道狭窄患者需定期行尿道扩张术治疗。此外，患者需避免接触化工染料等有害物质，而营养缺乏病与激素分泌紊乱等疾病诱发的腺性膀胱炎同样需要积极治疗原发病。

（3）生活习惯指导：同 PVBT 术后患者。

总之，绿激光治疗腺性膀胱炎具有治愈率高、术后恢复快、出血少、并发症少等优势，是一种安全、有效的微创治疗手段，为腺性膀胱炎的治疗开辟了一条崭新的途径。

第四节　选择性绿激光治疗尿道狭窄

尿道狭窄是泌尿外科的常见疾病之一，其病因、病理复杂多变，治疗方法因人而异。主要原因包括炎症、外伤或医源性损伤导致尿道黏膜与海绵体损伤后瘢痕修复愈合形成，病理学表现多有鳞状上皮化生，组织边缘多为纤维结缔组织与海绵体组织交错混杂，并且血管受压明显。由于尿道及其周围特殊的解剖结构与神经分布，尿道狭窄（特别是后尿道狭窄）的治疗一直是困扰泌尿外科医生的临床难题。尿道狭窄的临床表现包括：排尿困难、尿路感染、严重时出现肾功能损害、男性不育及性功能障碍，严重影响了患者的生活质量。

尿道狭窄的治疗手段包括尿道扩张术、传统开放手术以及腔内手术等。最佳手术方式、最佳手术时机的选择应依据患者具体的病情而定，因此狭窄部位、长度及程度的了解与判断对治疗方式的选择至关重要。此外，症状复发及并发症的防治也是泌尿外科医生关注的重点。对于狭窄段较短的单纯性尿道狭窄患者，尿道扩张术治疗简单并且效果相对较好，但尿道扩张术采用尿道扩张探条盲扩的方式，易导致尿道黏膜损伤、假道形成等并发症。此外，尿道扩张术不适用于尿道闭锁的患者。手术治疗则适用于复杂性尿道狭窄以及尿道闭锁的患者。手术治疗尿道狭窄的关键是狭窄环切开与瘢痕组织充分切除后构建通畅、光滑的尿道，并预防新瘢痕组织的形成。

尿道狭窄的传统开放手术包括尿道瘢痕切除端端吻合术和尿道替代成形术两大类。尿道瘢痕切除端端吻合术是单纯尿道狭窄患者常用的治疗方式，适用于尿道膜部以及较短的尿道球部狭窄（2 ~3cm），需彻底切除狭窄段尿道以及周围的瘢痕组织，保证吻合口尿道黏膜无张力吻合，恢复尿道完整性与连续性。术后尿道通畅率高而复发率低，且术后并发症少。若术后患者排尿情况不佳，需配合定期尿道扩张术治疗。选择合理的手术路径与方式是保证尿道无张力吻合的关键步骤，因手术经验及手术视野等因素影响，围术期可能出现直肠损伤、周围静脉丛损伤与出血，甚至合并压力性尿失禁等严重并发症。尿道替代成形术是在切除狭窄段尿道后，采用替代材料修补以恢复尿道连续性与通畅性。该术式适用于狭窄段较长的尿道狭窄患者。常见的自体替代材料包括口

腔颊黏膜与舌黏膜、膀胱黏膜、包皮内板皮肤、阴囊皮肤及结肠黏膜等，其中颊黏膜、舌黏膜应用相对较为广泛。多项国内外研究显示，采用口腔黏膜尿道替代成形术治疗尿道狭窄成功率超过70%，虽然疗效较为确切，但也存在手术创伤大、操作精细复杂、医生技术水平要求高、术后易出现相关并发症等不利因素。

尿道狭窄的腔内手术治疗包括尿道狭窄冷刀内切开术、经尿道瘢痕狭窄组织电切术以及绿激光、钬激光等激光手术。冷刀内切开术治疗尿道狭窄的优点在于没有热损伤，但因其只能放射状切开瘢痕狭窄环而不能充分切除瘢痕组织，手术效果差，术后复发率相对较高，并且因术中不能止血，易导致手术视野模糊，从而影响手术操作。经尿道狭窄瘢痕组织电切术可以充分切除狭窄部位瘢痕组织，术中可行止血，术野清晰便于手术操作。电切过程中会产生300℃~400℃的高温，导致尿道周围组织不同程度的热损伤，部分组织可能坏死，新产生的纤维瘢痕组织又导致狭窄复发。尿道狭窄电切术切除表面瘢痕坏死组织过多也不利于尿道黏膜的爬行覆盖。此外，尿道狭窄也是经尿道前列腺电切术（TURP）术后常见并发症之一，原因可能包括：电切电流过大致尿道热损伤，操作镜在尿道反复抽拔操作，术后留置尿管型号、时间不当，以及继发感染等。随着双极切割系统的发展，等离子尿道狭窄切开术也逐渐应用于临床，等离子系统止血效果好、手术视野清晰、切割靶组织表现温度低（40℃~70℃）、热穿透能力弱、不易形成新的瘢痕。因此，治疗效果优于经尿道狭窄瘢痕组织电切术，但也存在一定的局限性。

一、绿激光治疗尿道狭窄的优势

随着激光技术的进展，绿激光技术也逐渐应用于尿道狭窄的治疗。如前所述，绿激光具有组织穿透能力弱、热传导效率低、对周围组织的损伤小等特点，是治疗尿道狭窄的良好工具。其治疗优势如下。

1. 绿激光会被组织内的血红蛋白吸收，而不会被水吸收造成能量耗损，绿激光汽化切除瘢痕组织具有尿道水肿轻、尿道周围组织损伤小、术后瘢痕形成少、术后尿道扩张次数少的优势。

2. 绿激光的组织穿透深度仅有0.8mm，并且可以在汽化的组织表面形成1~2mm厚的凝固带，降低了术后尿瘘、直肠瘘等严重并发症的发生率。

3. 绿激光汽化组织表面形成的凝固带还可以避免热能扩散对深部组织的损伤，热传导效率低，周围组织损伤小，可减少术后尿瘘及性功能障碍的发生。

4. 绿激光汽化止血效果好，手术视野清晰，手术操作要求相对较低，易于掌握，术后并发症发生率较低。

5. 绿激光汽化术无电流损伤，对周围尿道黏膜影响小，术后尿道黏膜更易爬行覆盖，可降低术后尿道狭窄的复发率。

6. 采用生理盐水为媒介，冲洗液吸收少，TUR综合征发生率低。

7. 手术时间短、患者痛苦少、恢复快。

二、绿激光治疗尿道狭窄的手术适应证与术前准备

1. 手术适应证

绿激光治疗尿道狭窄适用于经尿道扩张术治疗效果不佳或治疗失败者，不同原因导致的尿道狭窄（如炎症性、创伤性、医源性等）以及不同位置的尿道狭窄均可试行尿道狭窄绿激光汽化术，而对于单一、较短的尿道狭窄手术效果较好。此外，尿道狭窄绿激光汽化术还可用于PVP、PVBT等手术辅助治疗手段。

2. 术前准备

（1）术前检查：术前常规检查，如血常规、尿常规及生物化学检查等；尿流率检查、尿道造影检查。

（2）术前准备：高龄、高危、合并高血压、糖尿病及心脏基础等并发症患者，术前准备与PVP一致。

三、绿激光治疗尿道狭窄的手术过程

1. 采用腰麻、连续硬膜外麻醉或全麻方式，取膀胱截石位，常规会阴区皮肤消毒，铺无菌单。

2. 监视器引导下激光操作镜直视下自尿道外口置入尿道，并寻找尿道瘢痕狭窄处。

3. 对于未完全闭锁尿道狭窄患者，预先保留输尿管导管并稍做扩张、保留。若输尿管导管无法置入，可更换为斑马导丝通过狭窄段。若患者保留膀胱造瘘管，膀胱软镜可由膀胱造瘘口顺行置入膀胱。观察输尿管导管/斑马导丝位于膀胱内，避免误入假道。

4. 观察膀胱颈口、前列腺尖部、精阜位置及膜部尿道的位置，判断尿道狭窄与尿道外括约肌的关系，避免损伤尿道外括约肌导致尿失禁发生。

5. 以预先留置的输尿管导管/斑马导丝为指引，设定绿激光功率为30~50W，汽化功率不宜过大，避免引起不必要的黏膜坏死。汽化切除狭窄段腔内瘢痕组织时，汽化按顺时针或逆时针方向，避免盲目汽化。彻底汽化狭窄尿道瘢痕组织，使腔内有效直径稍

大于正常尿道，形成一条宽敞、光滑的通道。

6. 对于前尿道狭窄，应重点汽化 3～9 点位置，以避免损伤阴茎海绵体，而对于后尿道狭窄则重点汽化 9～3 点位置以避免损伤直肠。

7. 对于假道形成患者，可将假道与正道间组织彻底汽化，消灭假道，恢复尿道的连续性。

8. 对于完全闭锁的尿道狭窄患者，先行耻骨上膀胱造瘘术，由膀胱造瘘口置入软性膀胱镜至尿道狭窄近端，同时将光源调整至亮度最大，而尿道端则依据亮点提示应用冷刀切开闭锁段。待切开一定通道后置入输尿管导管或斑马导丝，在其引导下将瘢痕组织汽化切除。

9. 手术结束，尿道留置 18～20F 双腔尿管。

四、绿激光治疗尿道狭窄手术并发症

1. 出血：围术期出血是尿道狭窄冷刀切开术常见的并发症，因绿激光具有良好的止血性能，出血发生率低，术后出血多是因正常尿道汽化过多或阴茎勃起所致。出血采用导尿管牵引、压迫多可奏效。

2. 尿瘘/直肠瘘：尿瘘的发生多由瘢痕组织汽化切除过程中发生尿道穿孔所致，尿道穿孔导致尿外渗、阴茎/阴囊水肿。若术中损伤直肠，可出现尿道直肠瘘，需行结肠造瘘术治疗。

3. 尿道热/菌血症：对于术前合并尿路感染的患者，术中汽化切开狭窄后，细菌可通过开放的血管床进入血液循环导致严重的菌血症。因此，围术期需要应用抗生素，防止尿道热与菌血症的发生。

4. 真性尿失禁：常与尿道外括约肌损伤有关，因此术中对近膜部狭窄汽化时需注意解剖关系，精准操作，少用或不用凝固以防止热损伤。对于发生真性尿失禁的患者，轻度患者可行盆底肌功能训练，重度患者则需要行尿道悬吊术。

五、绿激光治疗尿道狭窄术后护理与出院指导

1. 术后护理

（1）麻醉、术后生命体征监护及抗生素使用与 PVP 术后护理一致。

（2）术后需留置导尿管，根据狭窄段长度、程度以及出血情况等决定导尿管留置时间。对于单一、较短尿道狭窄患者，术后可留置 2～5 天，而狭窄段较长的患者可适当延长导尿管留置时间。尿道上皮局灶修复一般需要 3 周，生长一圈需要 6～8 周。但是，长期留置导尿管有可能继发感染，导致新的瘢痕形成，再发生狭窄，因此一般可留置导尿管 2～4 周。

2. 出院指导

（1）饮食习惯与生活习惯：清淡饮食，避免辛辣刺激性食物，避免剧烈活动，注意保暖，注意监测排尿通畅程度与尿线变化。

（2）定期尿道扩张术：拔除尿管 2 周后开始行尿道扩张术，扩张时间与间隔时间视患者狭窄程度与排尿情况而定，一般需要扩张 1～3 个月，1～2 周/次。

（3）术后随访：拔除尿管后 3、6、12 个月进行随访，测定患者最大尿流率与膀胱残余尿量。

总之，绿激光治疗尿道狭窄或闭锁是一种简单、安全、有效的方法，结合尿道扩张术可以提高疗效，具有损伤小、恢复快、住院时间短、术后复发率低、排尿改善明显、术后并发症少的优点，可作为尿道瘢痕狭窄的首选治疗方法之一。

（李健　罗飞）

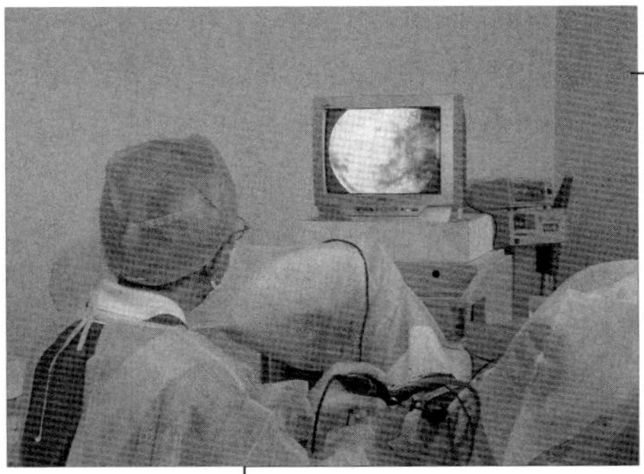

第二十章

二极管激光在经尿道手术中的应用

半导体激光为非接触式激光，通过半导体产生激光射线，其波长取决于所使用的半导体。20世纪90年代廉价半导体的出现，使得1064nm的Nd:YAG激光被广泛应用。此种激光的特点是穿透性强，导致组织凝固坏死，引起脱腐与严重储尿症状。与Dd:YAG相比，二极管激光的主要优点是发生器更小且耗能少。二极管激光有多种，目前前列腺手术使用波长有940、980、1318、1470nm。

1470nm半导体激光是一种新型半导体非接触式激光，在泌尿外科领域中主要用于治疗良性前列腺增生症和浅表性膀胱肿瘤。1470nm半导体激光位于光谱的近红外区，是一种安全的不可见光。激光的波长决定了它被水和血红蛋白吸收的程度，1470nm激光能够被水和血红蛋白同时吸收，吸收比例为7:3，为水和血红蛋白最佳的联合吸收率，因而其具备了良好的组织消融和止血能力。

激光主要能量集中在表层，在组织热作用深度为1.0~2.0mm，因此，在切割过程中热量被集中在很小的组织内。当光纤和组织靠近时，才会出现组织汽化效果；当光纤与组织距离拉远时，激光发出的能量被灌注液吸收，避免了手术中出现无意组织损伤的风险。组织内水和血红蛋白的双重吸收使汽化切割创面平整，通过头端的摆动可控制切除范围及切割深度，从而增加了操作稳定性及切割精确性。同时在切割表面形成约0.6mm的碳化层，确保术中几乎不会出血，且术后组织水肿、焦痂脱落明显减轻，尿路感染及再次出血发生率低，术后胶原纤维增生程度轻，瘢痕引起尿道狭窄发生率也较低。总之，1470nm激光具有更佳的组织汽化率，能达到高效的组织汽化和良好的止血效果的完美结合。

一、手术技术

常用二极管激光前列腺汽化术（DiVAP）和二极管激光前列腺剜除术（DiLEP）。

二、目前临床应用情况

曹会彦等研究了46例BPH患者进行1470nm激光经尿道前列腺切除术的疗效性及安全性，术后患者的IPSS、QOL、Qmax、PVR明显改善，且未出现尿失禁及ED症状，其安全性高，并发症少，值得推广。

刘萃龙等研究了87例BPH患者进行1470nm半导体激光的有效性和安全性，随访3个月，患者的RUV明显减少，Qmax明显提高，未出现尿失禁、尿道狭窄及ED并发症。但是，尚缺乏足够的循证医学证据，需要长期、大样本的随访结果。

刘志峰等评估了156例BPH患者进行1470nm半导体激光汽化术治疗BPH的安全性和疗效。随访3个月，患者术前和术后IPSS、QOL、Qmax、PVR差异均有统计学意义。该技术的汽化效率高、并发症少、近期效果可靠、学习曲线短，也适用于体积较大的前列腺手术。

三、笔者使用情况

笔者所在医院的泌尿外科于2014年引进"奇致"1470nm激光设备，输出功率为150W，应用直径800μm直射光纤输出能量。截至目前，应用1470nm激光已完成经尿道前列腺激光汽化手术224例，其中BPH 206例、前列腺癌18例。

四、手术方法

在前列腺激光汽化手术中，笔者采取汽化和剜除相结合，充分发挥1470nm汽化和止血的功效。

先于膀胱颈部5点和7点位置汽化出两条标志沟至精阜前联合处，深度要求平行于膀胱三角区，然后逆行或顺行切除中叶。对于侧叶，可自12点处自上而下，边剜除边汽化，或分瓣汽化。对于较大孤立腺体可采用“蜂窝式”汽化切除，将光纤插入孤立增生腺体，最大限度地使光纤与腺体组织接触，使其快速汽化，以提高手术效率，缩短手术时间。对于创面修整处理，笔者采用“钟摆式”汽化使创面平整，特别是对于5点与7点位置之间的中叶残存周围腺体，从直出光纤的方向平行于创面进行“钟摆式”扫射，这样做既安全又平整。对于前列腺尖部采用“雕刻法”汽化修整，最大汽化功率为150W，充分发挥其强大的汽化功效，使尖部圆滑，不留组织碎片，从而保证了流出道的通畅。

五、注意事项

处理膀胱颈部时要注意做到“前平而阔”，5点至7点处膀胱颈部应开阔，切除深度与膀胱三角区齐平。对于侧叶的剜除，建议自上而下，因为腺体重力作用，视野非常清晰，可分段剜除汽化，结合“蜂窝式”汽化方式，直接将组织汽化，避免组织粉碎的过程，可以有效提高手术效率。对于尖部的处理，应做到“后圆而畅”，以最大功率将尖部的增生腺体精细化汽化切除，不残留组织碎片，保证其圆畅。对于剜除手术中包膜处的止血采用非接触式止血，功率50W左右最为理想；采取“蜂窝式”汽化，功率为150W，使组织最大限度地吸收激光能量，提高汽化效率，几乎无出血。对于前列腺癌患者，为达到自行排尿目的，可充分发挥1470nm激光强大的汽化功能，以汽化为主，做到“前平而阔，后圆而畅”。

六、手术效果

200余例前列腺汽化手术术后冲洗液清亮，次日停止膀胱冲洗，无一例输血或出现迟发性出血。对于高龄、存在并发症患者或晚期前列腺癌尿潴留患者，1470nm激光汽化手术安全有效，并发症少。对于学习曲线，由于1470nm激光止血和汽化效果好，笔者体会较TURP学习曲线短。笔者总结了130例高龄高危前列腺增生患者，手术时间为(69 ± 25) min，术后次日停止膀胱冲洗，留置尿管(41 ± 18)小时；随访1个月和3个月，术后IPSS评分、QOL、Qmax均有明显改善。

七、总结

每种激光都有它的特点，1470nm激光同时具有非常好的汽化和止血功能，基于以上的特点，我们既可以用来直接汽化切除，也可用来剜除。“蜂窝式”汽化充分发挥了1470nm激光的汽化功能，使能量最大限度地被组织吸收。因为有很好的止血效果，故采用边剜除边汽化的手术方式，提高了手术的效率。与其他激光相比，二极管激光似乎稍晚一些，但近几年发展很快。DiVAP、DiLEP近期效果满意，具有失血少、安全性高、术后留置导尿管时间短、恢复快等优点，正在向日间手术、门诊手术发展。Lerner等统计了近几年DiLEP的观察效果(表20－1)。

橡皮擦激光(eraser laser)为波长1318nm的二极管激光，曾用于肺转移癌切除，近年来有人用于前列腺剜除。效果见表20－2。

表20－1　DiLEP的近期疗效观察

DiLEP(980nm)	随访	IPSS	Qmax(mL/s)	PVR(mL)
Buisan等	3个月	23.3 ± 4.1→	7.14 ± 2.6→	不详
(2011)17例		7.1 ± 1.1	21.4 ± 3.6	
Yang等	12个月	12.3 ± 0.6→	6.5 ± 0.4→	103.0 ± 17.0→
(2013)74例		5.0 ± 1.5	16 ± 1.5	30.0 ± 10.0
Xu等	12个月	23.5 ± 4.9→	7.9 ± 2.2→	52.6 ± 49.5→
(2013)40例		4.9 ± 1.2	23.5 ± 3.3	1.3 ± 3.1
Yang等	7个月	22.0 ± 2.0→	7.8 ± 0.8→	122.2 ± 57.8→
(2013)65例		7.3 ± 3.1	17.1 ± 2.4	22.1 ± 13.9

表 20－2　ELEP(橡皮擦激光前列腺剜除术)的近期疗效

ELEP(1318nm)	随诊	IPSS	Qmax(mL/s)	PVR(mL)
Lusuardi 等	6 个月	26.9 ±5.3→	6.8 ±2.4→	176.5 ±75.4→
(2011)30 例		4.2 ±1.1	21.6 ±1.9	35.3 ±8.7
Hruby 等	6 个月	25.9 ±5.4→	6.9 ±2.3→	170.5 ±75.2→
(2013)43 例	6 个月	4.3 ±1.1	21.5 ±1.7	34.3 ±8.5

随着激光技术的不断进展,各种激光在实际工作中所起的作用可能会发生改变。

(田振涛　何锦华)

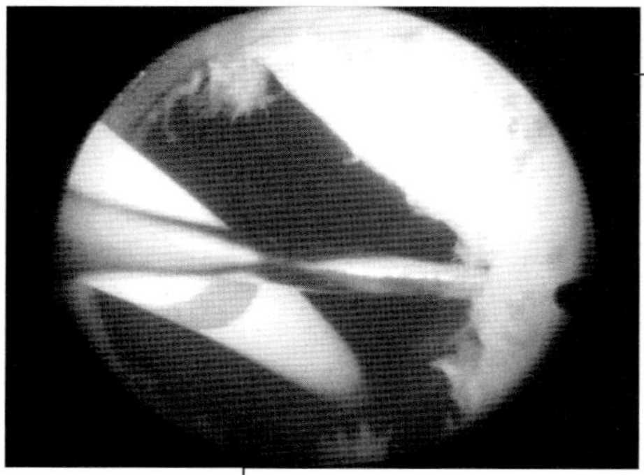

第二十一章

经尿道切除膀胱肿瘤

第一节　基本概念

近年来，我们对膀胱肿瘤的治疗已经由以开放手术为主要方法转变为经尿道手术占据主要位置。过去一些教科书中介绍的切开膀胱做电凝或局部肿瘤切除的方法已成为历史。由于大家逐渐熟悉 TUR 的方法，膀胱部分切除与膀胱全切除手术的数量也大为减少。

在泌尿外科领域中，膀胱肿瘤是一大课题。病因、诊断方法、治疗方法等方面的研究范围很广。从经尿道手术这一问题来看，有必要逐步加深认识，提高技术水平，使其能发挥更大的作用。

在未采用经尿道膀胱肿瘤电切术（TURBT）手术前，一些浅表膀胱肿瘤多次复发，需要多次进行开腹手术，患者十分痛苦。由于采用了多种预防肿瘤复发的措施，膀胱肿瘤的复发率显著降低，但仍然存在反复复发的患者。尽管再次 TUR 较开放手术简单得多，仍需要进一步研究来解决。

TURBT 手术技术难度不一。对于三角区带蒂的小肿瘤，几秒钟就可以完成手术。有些病变较广泛、复杂的病例，手术可能要分几次才能完成。Reuter 曾报道 1 例患者手术 4 次，切除肿瘤重 455g，其后因复发再次切除，随访 15 年未再复发。我们也有少数病例手术是分两次或三次完成的，最终治疗效果满意。这里介绍 1983 年的一个病例。

许某，男，61 岁，曾因右肾盂肿瘤接受右肾、输尿管及邻近输尿管口的膀胱部分切除术。其后三次膀胱肿瘤复发，均采用膀胱部分切除治疗，并采取选择性髂内动脉插管化疗。住院时膀胱镜检查很难看到正常膀胱黏膜，膀胱腔内均为肿瘤组织，其形态特点是肿瘤绒毛细长。已确定行膀胱全切术，并切除左下腹皮肤乳头，准备尿流改道。后经研究试用 TURBT。手术分两次完成，一次约 2 小时。术后曾用非专用于灌注的卡介苗进行灌注。患者被治愈，恢复劳动。随访 5 年无复发。

现在我们的诊断技术水平已经不同于 30 年前。对于各种类型膀胱肿瘤的生物学特性也有更深入的认识。术前已经能够对膀胱肿瘤的病理分期做出较可靠的判断。试图用经尿道手术的方法治愈已侵及深肌层、有淋巴转移的病例是徒劳的，但侵及膀胱颈或前列腺段尿道的病例是经尿道手术的指征，而不是禁忌证。这些病例采用经尿道手术是有治愈希望的。

1967 年，Barnes 报道 505 例膀胱肿瘤，其中 410 例仅用内镜手术治疗，其 5 年生存率为 53%。1982 年，Cifuentes Delatte 报道 1744 例膀胱肿瘤，各种手术共2600次，其中内镜手术占 82%，说明绝大多数患者适用此法处理。如果以开放手术为主，说明可能还没有充分理解和掌握经尿道切除的技术。在行膀胱部分切除或膀胱全切手术时，术后应认真检查手术标本，确认肿瘤浸润的深度与范围，并考虑经尿道切除的可能性，这样有可能会加深理解，有利于技术水平的提高。

膀胱肿瘤可以发生在不同的部位。就经尿道手术的技术而言，每一个部位存在着不同的技术难题。手术中发生一次意外损伤会使术者长时间失去信心，对经尿道手术产生恐惧心理，影响工作进展。

以上说明经尿道手术在膀胱肿瘤的治疗中占有十分重要的位置。为了使这种方法充分地发挥作用，希望本章内容在这方面能有所帮助。

第二节　有关膀胱肿瘤病理学的一些问题

膀胱肿瘤能否用 TUR 的方法治愈，主要看病理解剖学改变的情况。由于膀胱有数毫米厚的肌层，才可以经内镜切除肿瘤，包括周围一些健康组织。

通过组织学检查可了解肿瘤侵犯的深度，评估内镜手术后治愈的可能性。经尿道手术的标本不是整块而是一些小碎块，因此病理诊断难度较大。术者应对切除的碎块标本进行分装，并标明取材部位。只有碎块标本深面没有肿瘤组织，才能表明肿瘤已被完全切除。

对于尚未广泛侵及膀胱壁的肿瘤，判断其侵犯深度常较容易。未穿透固有膜者最易确定；刚侵及浅肌层者亦能做出肯定的判断，因为在标本深层可以看到一层没有肿瘤的正常肌肉组织。

若广泛侵及肌层，则判断较困难。使用经尿道手术标本，实际上不可能区分 T2 与 T3a 期肿瘤（即 Jewett 分期的 B2 与 C 期）。

应用临床或物理学方法（B 超、CT、MRI 等）检查，较易对已有膀胱周围浸润的病例做出判断。根据组织学检查的结果，判断经尿道切除肿瘤的方法是否有治愈希望。但有丰富经验的内镜手术医生在手术时常可做出初步判断，因为肿瘤是否已切净可在内镜下直接观察。当然，这种判断是粗略的，是否有肿瘤浸润只有在可疑部位取活检才能证实。近代内镜影像清晰并略有放大，所以内镜手术中的直观诊断要比开放手术更准确。TUR 手术后，经过病理学检查有可能需要再次手术，切得更深一些；或者需要采用更彻底的手术方法，如部分膀胱切除或全膀胱切除。因此，经尿道切除膀胱肿瘤也具有切除活检的意义。

如果从肿瘤表面和基底部能得到足够的组织，确定肿瘤恶性程度的分级或肿瘤类型并不困难。绝大多数膀胱肿瘤为移行细胞癌，真正的膀胱乳头瘤较为罕见。移行细胞癌的恶性程度与膀胱壁的侵犯深度有关。如图 21－1 所示，恶性程度高的患者侵犯多较深，恶性程度低者多较浅。根据 Mauermayer（1978）的报道，绝大多数 I 级肿瘤未穿过固有层（91%）；而 95% 的Ⅲ级肿瘤属于 T2～T4 期。

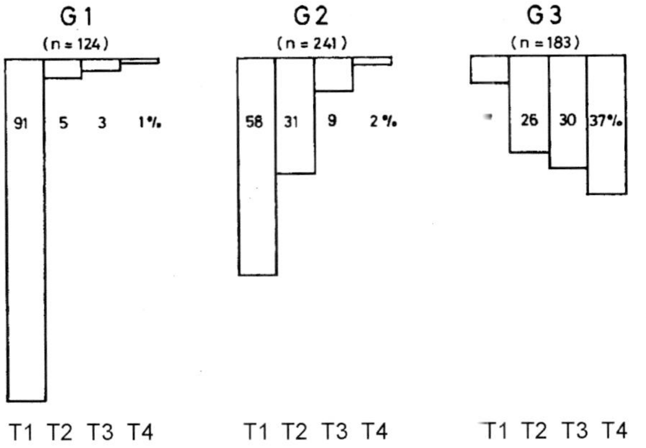

图 21－1　膀胱癌的恶性程度与浸润深度说明分化好的膀胱乳头状癌侵犯多不深。

长期临床经验证实，分化较好的乳头状肿瘤主要是向膀胱腔内生长；广基的分化不好的肿瘤则常有浸润性生长的趋势。

此外，还有一些与病理学有关的问题应当注意。

一、肿瘤在膀胱内的位置

从治疗的角度看，膀胱肿瘤可以分为两组：一组是位于经腹部手术易到达的靠近膀胱顶部的肿瘤；另一组是位于膀胱与周围组织比较固定的部位，即靠近三角区的肿瘤。两组的界限见图 21－2。

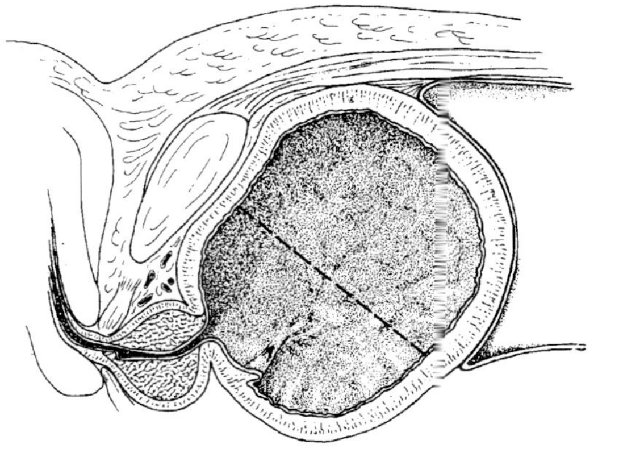

图 21－2　膀胱的游离区与固定区。虚线上部分有腹膜或膀胱周围脂肪覆盖，虚线下部分则与周围组织紧密相连，必要时可适当深切肌层。

肿瘤在膀胱内的部位，对经尿道手术不像对开放手术那么重要。所谓膀胱的游离区与固定区，主要是指经腹部手术时到达膀胱顶部较容易，到达较固定的膀胱基底部则较困难。至少有 2/3 的肿瘤发生在靠近膀胱基底的部位（图 21－3）。肿瘤在膀胱内的部位对治疗方法的选择有一定影响。穹隆部Ⅱ～Ⅲ级肿瘤最好采用较广泛的膀胱部分切除术，甚至在健康

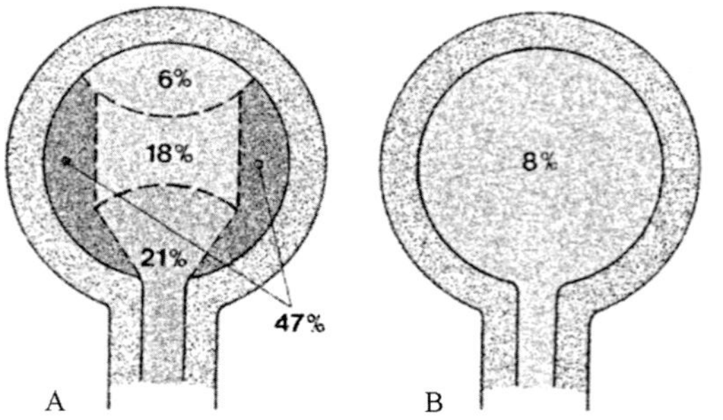

图 21－3 膀胱肿瘤分布的部位。(A)背侧。(B)腹侧。

条件较差的患者也是如此。同样的肿瘤，如在三角区附近，手术危险性增加，应多考虑 TUR，因为这种方法应用方便，必要时还可以再次切除，或采用有节制的膀胱穿破。

二、肿瘤的形态

这里讨论两个问题：表面结构及生长方向。

1. 表面结构

有经验的泌尿科医生根据肿瘤的外观，就能对肿瘤的恶性程度做出初步的判断。最突出的特点是肿瘤的绒毛表现不同。如绒毛细长，注入灌洗液时随水流漂荡，常为分化较好的癌(图 21－4)；绒毛短且有部分融合，外观像杨梅果，表明恶性程度较高(图 21－5)；肿瘤边界不清，表面有坏死组织，周围有水肿，说明肿瘤浸润已较深。

2. 生长方向(图 21－6)

乳头状肿瘤的生长方向主要是向膀胱腔内生长，早期常不侵犯膀胱壁的深层。实体肿瘤的生长方式可称为“冰山式”。瘤体主要位于壁内，表面看来可能很小。生长方向不仅是向深部，也向周围扩展，这种情况可能不易看出。可有一些楔形的瘤组织，从实

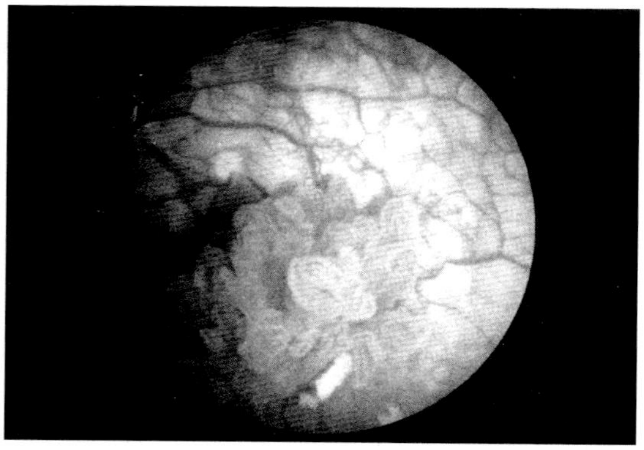

图 21－4 肿瘤绒毛细长多为分化较好的癌。(见彩图)

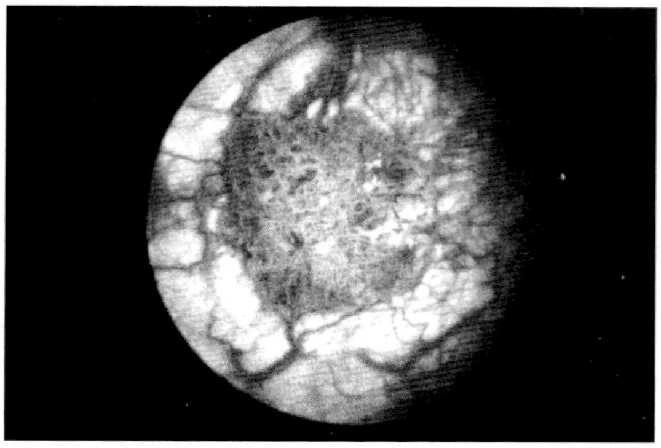

图 21－5 绒毛短且有部分融合表明恶性程度较高。(见彩图)

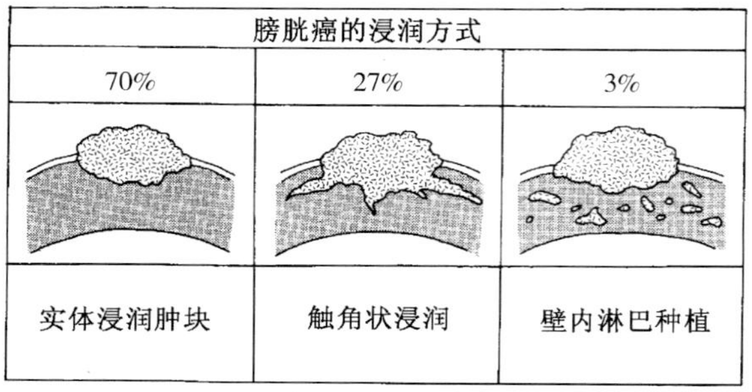

图 21－6 膀胱癌的浸润方式。70% 为实体浸润肿块，27% 可向膀胱肌纤维间扩展，8% 早期即有淋巴转移。

体瘤的主体穿向膀胱壁深层。如果一层一层地切，最后可能会发现这些楔形瘤组织已穿入膀胱周围脂肪组织。这种现象均发生在高度恶性的肿瘤，早期即可有淋巴转移，治疗效果差。

三、肿瘤的大小

也要注意两方面：膀胱腔内肿瘤的大小及肿瘤基底部的直径。

1. 膀胱腔内肿瘤的大小

乳头状肿瘤主要是向膀胱内生长，有时可以相当大，几乎充满膀胱腔。经尿道切除时技术上可能有一定难度，需要一定经验。有人报道一次可切除 100～200g 肿瘤组织。可能仅有一块很小的地方能看到正常黏膜，切除即可由此处开始。不少医生经常用开放手术来处理这种肿瘤，行部分膀胱切除或全膀胱切除，实际上基底部并不大，并未侵及肌层，或仅侵及浅肌层，经尿道切除完全可能。实体肿瘤在膀胱内的部分常较小。

2. 肿瘤基底部的直径

有时顶部瘤组织掩盖基底部，膀胱镜检查时常难确定其大小。在顶部肿瘤被切除后，才能看得比

较清楚。

实体瘤基底部的大小与浸润深度有关。

有些乳头状肿瘤是由一大片黏膜长出来的，在这种情况下，基底部一词则无意义。

四、单发和多发

单发性乳头状肿瘤切除较容易，多发性乳头状肿瘤切除较困难。有时膀胱腔内仅少数部位可以看到正常黏膜，技术操作最为困难。但这些患者多无膀胱壁深层浸润，经尿道切除仍有可能治疗。

五、复发时间

尿路上皮增生的特征变化很大。在复发性膀胱肿瘤中，有些6～8周即复发一次，有些可以多年不复发。另一种情况是经常复发肿瘤，突然不再复发；或者多年未复发，突然又开始复发。它们的生物学特性为什么会有这种差别，现在还不清楚。但是有一点可以肯定，我们仅切除了肿瘤而并未消除病因。实际上病因目前还不清楚，因此膀胱肿瘤术后坚持定期复查很重要。与复发的情况类似，恶性程度的改变也难以预测。原本分化较好的肿瘤复发后可能分化不佳。复发时间与恶性程度之间并无一定关系，如复发肿瘤的恶性程度增加，浸润更深，则应考虑更彻底的治疗方法。

第三节　术前检查与患者的选择

对于少数失去治愈机会的晚期患者，TUR 可以作为一种姑息治疗方法，用于缓解膀胱出口梗阻。按照 Whitmore 的意见，O、A 与 B1 期的病变属浅表肿瘤。如肿瘤侵犯深度不超过浅肌层（B1 期），肿瘤有被彻底治愈的希望。侵及膀胱深肌层（B2 或 C 期）的肿瘤应采用开放手术治疗。因此，确定某一病例是否适经尿道手术，关键在于临床分期。

30 年前用于膀胱肿瘤的诊断方法包括 IVU、膀胱造影、膀胱镜检查、麻醉下的双合诊等。近年来有了 B 超、CT、MRI 等检查方法，患者无痛苦，可靠性高，有助于对膀胱肿瘤侵犯深度进行判断。很多患者仅靠 B 超和膀胱镜检查即可确定治疗方案，有些患者可能需要行 CT 或其他检查。

随着 B 超和 CT 的应用，IVU、膀胱造影等放射学诊断方法的应用次数逐渐减少，但膀胱镜检查的重要性并未减弱。B 超可能看不到一些早期的小肿瘤，有时 B 超发现一处肿瘤，膀胱镜检查发现可能不止一处。内镜下肿瘤的形态对确定治疗方法、估计肿瘤的恶性程度、浸润深度以及预后均有参考价值。

经尿道手术具有对患者生理干扰小的突出优点。肿瘤体积大、范围广都不是经尿道手术的禁忌证。现代尿道膀胱镜影像清晰、视角宽，应常规使用，而不是盲目插入内镜，仅检查膀胱。在检查疑似膀胱肿瘤及膀胱肿瘤术后复查时，尿道检查必不可少。采用这种方法检查时会发现一些膀胱肿瘤侵及尿道。也有些患者初诊时尿道内无肿瘤，但以后复发在尿道，说明忽视尿道检查可能会漏掉一些患者，造成不良后果。

上皮肿瘤（移行细胞癌）侵及膀胱颈和侵及前列腺段尿道是经尿道切除的指征，而不是禁忌证，说明不一定要做膀胱前列腺全切除。个别病例行膀胱全切未包括前列腺，其后在前列腺段尿道内复发，仍然常有尿道溢血。

对于肿瘤侵及前列腺段尿道的患者，侵犯的深度多表浅，可采用 TUR 治疗。我们所见到的一些病例肿瘤常不超越精阜以下。

第四节　手术方法

一、准备工作

所用灌洗液一般和 TURP 相同。手术较为简单时，可以用蒸馏水。对于病变复杂、手术时间长的患者，还要注意灌洗液吸收的问题。经尿道切除膀胱肿瘤，灌洗液的用量常较 TURP 少得多。每一次 TUR 手术都应有足量的灌洗液，因为复杂的手术时间较长，要避免出现手术尚未结束而灌洗液用尽的情况。

器械台上应准备的器械包括：15.5F 尿道膀胱镜；30°（或 25°）内镜；70°（或 90°）内镜；24F 无喙切除镜鞘，包括闭孔器（或 26F 连续灌洗镜鞘）；切割环与滚球形电极；一套尿道探子；膀胱镜专用活检钳；Ellik 排空器与水盆；Foley 导尿管。

手术开始前，还要再次检查全部器械。切割环装上操作支架后，应注意它和内镜末端的关系。缩回镜鞘时一般是刚进入镜鞘，这样既不会烧毁内镜与镜鞘，也便于将要切的组织完全切下来，而不会有一些连着切不断。若切割环长期使用，为清除黏附的焦痂,有时可导致变形,轻者可予以纠正,重者则应废弃。

二、麻醉与体位

基本上与 TURP 相同。手术台升降、前后倾斜应灵活好用,便于各个部位的操作。

三、手术方法

由于膀胱肿瘤的形态各异,手术方法各不相同。手术难度也不一样,有些病例难度小,有些病例则可能很复杂。同一病例有些部位相对安全,手术可以很快完成;有些部位容易穿破,需要精雕细琢。这一方面不同于 TURP。要把肿瘤完全切干净,又不把膀胱切穿,有些部位的操作不能少切,也不能多切。

在处理一些较复杂的病变时,笔者在 1987 年曾提出逐层逐段切除的手术方法,20 年后我们仍然需要遵循这一原则。先处理易切除的部位,后切除操作较困难、技术难度大的部位。对于病变广泛、视野不清、定向困难的肿瘤,应从膀胱颈开始切,一块一块地清除。

手术开始前首先进行膀胱镜检查。注意观察肿瘤的大小、部位、外观形态、是否多发,以及肿瘤与膀胱颈和输尿道口的关系。此项检查是确定手术方案的最重要依据。

最基本的切除方法是从肿瘤顶部开始,一层一层地切到底部,最后处理基底部(图 21 -7)。一般会有少量出血,可在肿瘤完全清除后处理。

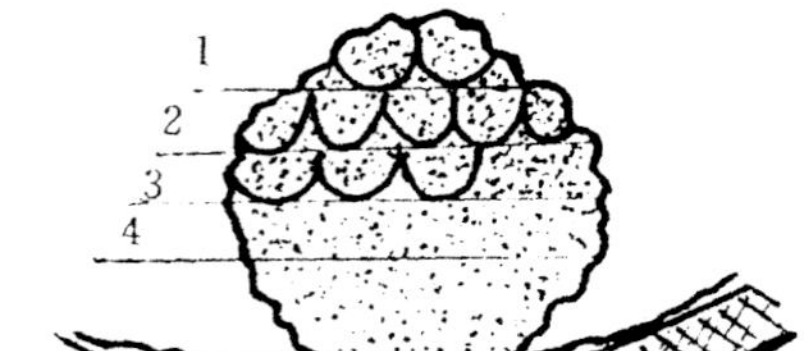

图 21 -7 从肿瘤顶部逐层切至底部。

肿瘤的断面像粗砂纸,与健康膀胱壁较平滑的外观很容易区分。肿瘤是否已切干净,可依据内镜下的外观而非冰冻切片确定。

将切割环越过肿瘤最高处,启动切割电流,拉回切割环,向手术者的方向做切割(图 21 -8)。不要用倒切的方法,那样会将膀胱切穿。切割一两下后,注意电流的强度是否合适。适当调节电流的强度,以能满足切割与电凝为准,不要太强。

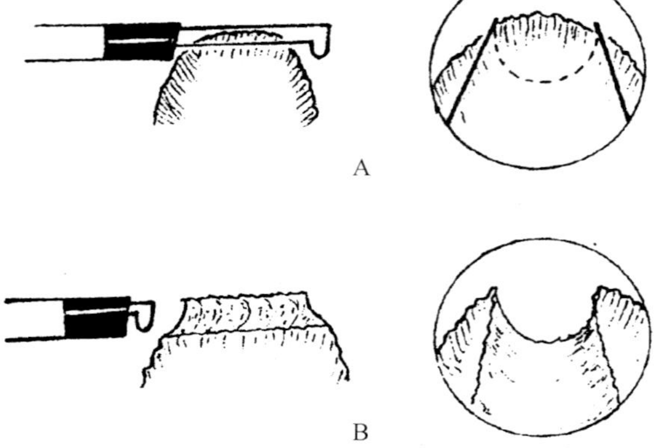

图 21 -8 将切割环越过肿瘤最高处,向手术者的方向做切割。

手术中需要不停地注入灌洗液,保持视野清晰。应用普通切除镜需要按时排出灌洗液。注意不要使膀胱过度充盈,否则膀胱壁变薄,容易发生穿孔。

手术范围应包括肿瘤周围 0.5 ~1cm 的正常黏膜,深度应到达肌层。必要时可将肌层切除一部分,这一部分最深层的标本单独保留并做病理分析,以确定肿瘤侵及肌层的情况。

首先切除肿瘤突入膀胱内的部分,使肿瘤基底部与邻近的正常黏膜相平。然后从某处开始切至肌层,将肿瘤切净,这样做可避免早期即将膀胱穿破。先切去内突部分,再切底部,如在某处穿破肌层,手术已结束或接近结束。如肌层穿破发生在膀胱的腹膜外部分,残留的肿瘤组织可继续切除,但要特别小心,膀胱内水压应尽量低一些,以减少外渗。有经验的术者必要时会有意识地切至膀胱周围脂肪组织。

在行 TURP 时,我们经常考虑先切断供应某叶的血运,而后再切除已失去血运的组织。但在行 TURBT 时可不必过分关心阻断血运的问题,而且过早切断蒂部,大块肿瘤组织脱入膀胱,会造成排出困难。如瘤体大、术中渗血多,可试用两种减少出血的方法:一是减慢切割环的运行速度,这样创面的凝固效果加深,渗血即减少;另一种方法是用电凝电流切除肿瘤组织,也能使创面出血减少。后一种方法会有较多肿瘤组织粘在切割环上,可适当加大电凝电流的强度。不一定每次切割环都要很干净,由电凝改为切割电流,切割环黏附的组织即可脱落。

对于体积小的肿瘤,可在完全切除肿瘤后再进行止血,基底部的血管即清楚可见。较大的肿瘤如采用垂直切割的方法，最好在每次切到膀胱黏膜平面时进行止血。在切除前列腺时，止血越好，视野越清楚；切除膀胱肿瘤时也是如此。

在松软的肿瘤组织内，要凝固一条动脉几乎是不可能的，因为肿瘤组织容易移动，出血点看不清，切割环不容易对准出血处。在肿瘤基底部，组织较稳定，止血较容易。此处喷血的血管可以看得很清楚，可用切割环对准出血点进行凝固。也就是说，每切除一段肿瘤组织就要在基底进行止血，在前列腺窝内进行止血的方法同样适用。寻找出血点时要注意调节灌洗液的流速与内镜末端的位置，先凝固较大的血管，然后减慢灌洗液流速，处理小的出血点（图 21－9）。凝固小静脉时一般不用灌洗。

在手术即将结束时，可用切割环将创面周围黏膜与肌肉之间都轻轻电凝一下，其后可在正常黏膜与切除区之间看到一条白线。对于一些不易看到的黏膜下小静脉，用此法即可使之闭合（图 21－10）。闭合膀胱肌纤维深处的动脉有一定难度，有时需插入锥形的凝固电极进行凝固。

在切除前列腺时，有时会发生静脉窦出血。在切除膀胱肿瘤时，除非肌层切除过深，一般不发生这种情况。如损伤了膀胱周围的大静脉，则很难凝固。在因意外肌肉收缩而造成的裂缝中，运用切割环止血很困难。无法解决时，可将原穿孔扩大，以控制深部的静脉出血。一般来说，切除膀胱肿瘤时止血并不难，但应注意，在切除膀胱内广泛的乳头瘤病灶时，应切一处后立即彻底止血，然后再切另一处，这就是我们所说的逐层逐段切除法的基本概念。

切除突入膀胱内的大型肿瘤对术者的技术水平要求较高，因此必须由经验丰富的术者操作。术前检查时，若膀胱内视野不清，观察和判断存在一定困难，很难确定能否经内镜切除，只有在充分充盈膀胱后，才能看到少许正常黏膜。有些病例在尿道内口即可发现周围全是肿瘤组织，在这种情况下，手术的基本原则有以下几点。

1. 每次从一处开始，具体部位无关紧要。手术开始后，先挖出一块允许切割环活动的地方。

2. 从开始的部位继续切，一直切到肿瘤的基底部。

3. 肿瘤绒毛排列的情况在肿瘤顶部与底部常有不同，有经验的术者能够根据肿瘤绒毛排列的情况，判断是否已接近肿瘤的基底部，如已近基底部应当切得薄一些。

4. 在清理肿瘤底部时，要切得薄一些，并随时进行止血。

5. 第一个部位的肿瘤组织被清除干净后，就可以开始清除其他部位的肿瘤组织。

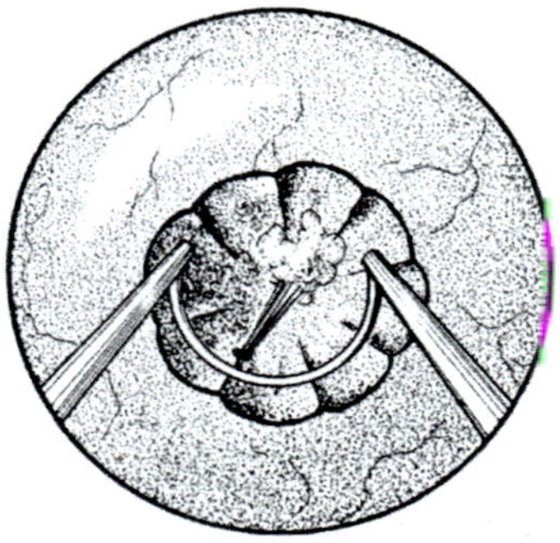

图 21－9　经尿道切除膀胱肿瘤时的止血方法。调节灌洗液流速，看清出血点，用切割环电凝。

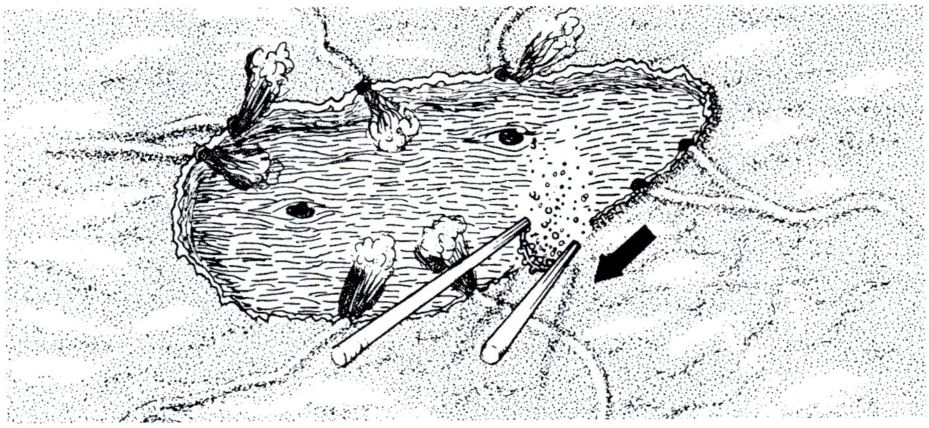

图 21－10　最后创面边缘的止血方法。

6. 如肿瘤侵及尿道口的一部分或全部,则应首先予以清除,因此此处定向容易。从肿瘤顶部向底部切,一段一段地显露尿道内口,完成一段后再开始切另一段。

7. 膀胱腹侧的肿瘤碎块坠落在膀胱底部,像是另一个小肿瘤,需经常清除。大块瘤组织的清除比大块脱落的前列腺组织容易一些。可用 Toomey 注洗器,这种器械吸力大,使用方便。Ellik 排空器吸力较小。

8. 可准备两个操作支架,装有不同类型的切割环或凝固电极,这样在更换时可以节省时间。

9. 手术过程中应及时止血,使回流的灌洗液仅呈浅粉色。

10. 必要时可考虑分次手术。

上述基本原则并不能代替实际操作经验,但在很多情况下具有很大的参考价值。

四、几个特殊部位肿瘤的切除

1. 膀胱顶部肿瘤的切除

一般部位的肿瘤是在切割环退回镜鞘时进行切割,而膀胱顶部的肿瘤最好向侧方移动进行切割。现在有些厂家提供一种切割环,它向末端而不是侧方突出,可以像镰刀割草一样向侧方移动进行切割。也可以将一般切割环取直用,使切割环向远端突出,两种方式均很方便。

切割环从镜鞘伸出来进行切割时,不要用长喙镜鞘,镜鞘末端应为斜形。初学者不宜使用这种切割环。

切割时,切割环可左右或上下移动,但要注意膀胱顶部的轮廓,动作应与膀胱壁的轮廓一致。器械在尿道内可稍做内外移动(图 21－11),熟练操作需要经过一段时间的练习。

切除膀胱顶部肿瘤突入膀胱腔内或切除顶部片状肿瘤时,更能显示此法的优越性。手术显得简单易行,并且也能节省更多时间。

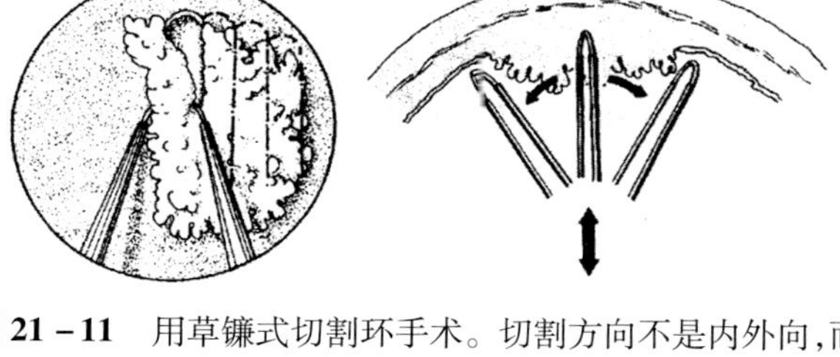

图 21－11 用草镰式切割环手术。切割方向不是内外向,而是靠器械的左右或上下摆动,注意动作要适合膀胱的弧度。

这一部位的膀胱壁有腹膜覆盖,膀胱穿破即进入腹腔。特别是在一些老年女性患者中,其膀胱壁很薄,要特别谨慎。

当然,也可以使用普通切割环来完成此项工作,但要一小块一小块小心地切。

2. 膀胱侧壁肿瘤的切除

从手术技术上看,切除该部位的肿瘤并不存在困难,问题在于有时可出现强烈的内收肌收缩,有造成膀胱穿孔的危险。特别是在侧壁、后壁及与顶部交界处,不仅操作不方便,还容易发生闭孔神经刺激。操作时要特别小心,以免将膀胱穿破。

闭孔神经阻滞能避免内收肌收缩,但效果并不一定完全可靠,操作时仍要小心。注意切割环外伸不要太多,每次切的组织不要太大,电流强度应尽量小一些。膀胱充水不宜过多,这样膀胱壁距闭孔神经能远一些,发生内收肌收缩的概率减小,膀胱壁也能厚一些。应用斜喙镜鞘,每次少切、快切,均能顺利完成手术。

3. 邻近男性尿道内口处肿瘤的切除(图 21－12)

如前所述,这一部位的肿瘤有时需要切除一部分前列腺,目的是便于切除肿瘤,但应尽量少切一些,特别是在年轻患者中,以免发生逆行射精。尿道内口附近的浸润癌则应尽量切得彻底一些。

对于尿道内口周围任何部位的肿瘤,都可能需行前列腺部分切除,特别是在侧叶和前方。有时需要切除膀胱颈后唇的隆起或前列腺中叶,以便于以

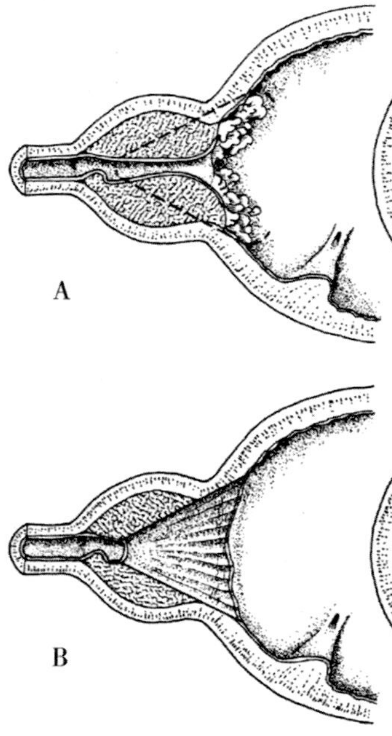

图 21－12 切除男性尿道内口周围的肿瘤。(A)术前。(B)术后。

后行膀胱镜检查。对于早期前列腺增生的老年患者，可以将膀胱肿瘤与前列腺腺瘤一并切除，以免以后再次手术。

4. 女性尿道内口处肿瘤的切除

此处的肿瘤应尽量切得浅一些，过深则有尿失禁的危险。将肿瘤切除而不损伤括约肌，这在乳头瘤或早期的乳头状癌手术中是可以做到的，如有浸润则较困难。应权衡尿失禁与肿瘤切除不彻底的危险，必要时考虑行膀胱切除术。经阴道可触及浸润的患者，采用经尿道切除一般均无法治愈。

5. 膀胱前壁肿瘤的切除

切除膀胱前壁肿瘤，技术上存在一些问题（图21－13）。

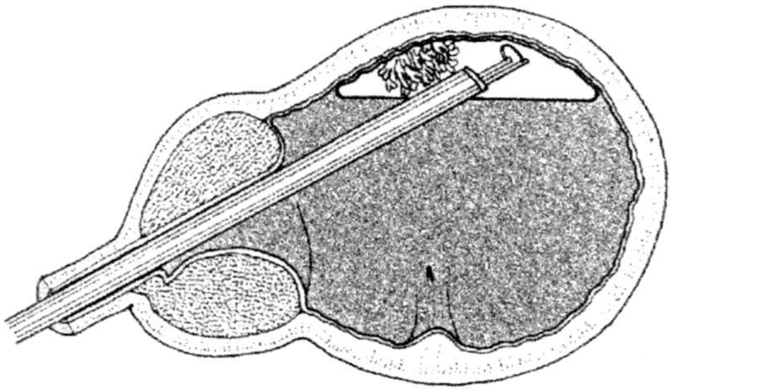

图21－13 切除膀胱前壁肿瘤。采用有中枢开关的镜鞘，在直视下清除气泡。

这一部位的肿瘤虽然不太多，但是术者操作起来十分不便。有些曾经做过开放手术的患者，在前壁原切口处复发。病变很简单，处理上却存在一定难度，有时膀胱内还会积存气泡。选用哪一种镜鞘一般来说差别不大，但在这一部位选用连续灌洗镜或有中枢灌洗开关装置的镜鞘具有一定的优点，操作会更加方便，可在直视下将气泡排出。

术者经常需要用左手从耻骨上推压，使肿瘤便于切除。这项工作也可以由助手来完成，但经常要由术者找准位置和确定推压力的大小，助手才能与术者配合得更好（图21－14）。如果不用手术监视器，调节手术台高低与前后倾斜度很重要（图21－15）。

6. 输尿管口处肿瘤的切除

术前B超或排泄性尿路造影如发现一侧输尿管扩张、肾积水或一侧肾脏无功能，表明肿瘤已侵及输尿管口。肿瘤在输尿管口附近，还可造成尿路梗阻。尿路造影常可以看到充盈缺损。

切除输尿管口周围的非浸润性肿瘤时，可以不损伤输尿管口。如输尿管口不可见，应注意观察对侧输

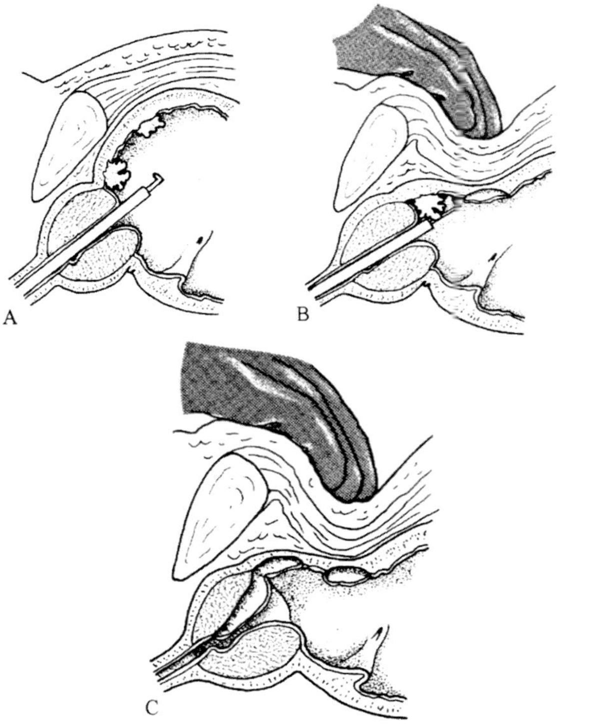

图21－14 切除膀胱前壁的肿瘤。（A）术前。（B）靠前壁最高处的肿瘤已切除，用腹部推压协助切除靠近内口的肿瘤，完全切除需切除一部分前列腺。（C）肿瘤完全切除后。

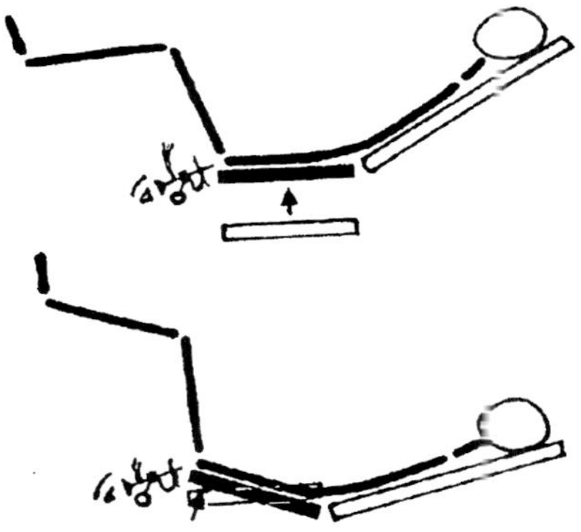

图21－15 调节手术台高低与前后倾斜度以便于手术。

尿管口的位置，两侧的位置一般是对称的。

肿瘤切除不净的危险要比以后输尿管发生反流或狭窄更危险。如发生狭窄或反流，还可以给予治疗，而这个部位的肿瘤和其他部位的肿瘤一样，应当彻底切除。

在输尿管与膀胱肌层之间有一层 Waldeyer 鞘膜，它经常略突出于切面，如膀胱被切穿，可以清楚看到输尿管位于膀胱周围脂肪组织内。

1982 年，Kisbenedek 等报道经尿道切除膀胱肿

发肿瘤，如肿瘤较大，都可以用这种方法收集标本。围绕尿道内口周围的肿瘤，应采用另一种方法，最好是分段留取标本，这样才能了解切除是否彻底（图 21－19）。

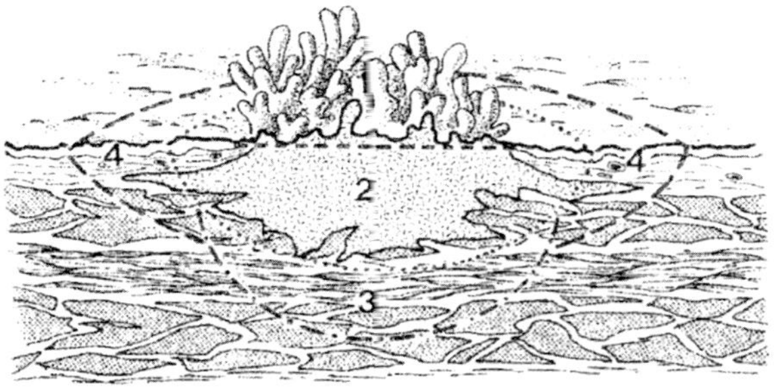

图 21－18 留取病理标本的部位。1，肿瘤浅部。2，切至外观正常的肌层。3，再切一薄层以保安全，并有助于肿瘤分期。4，周围环形切除，以确定黏膜下有无浸润。

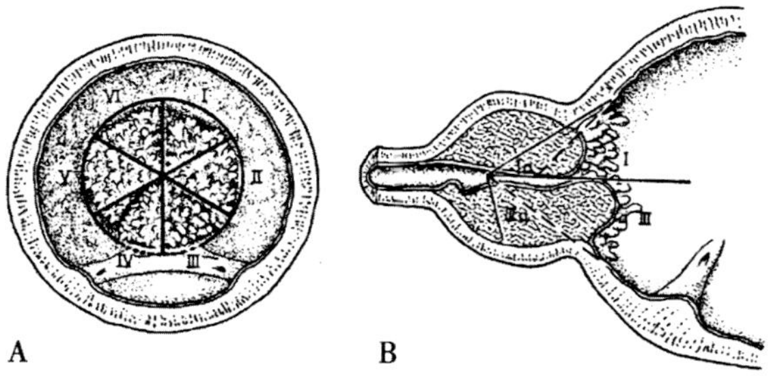

图 21－19 男性膀胱颈周围肿瘤留取病理标本的方法。（A）分段送检（Ⅰ～Ⅵ），第二层可以深切。（B）深层同样送检。

要准确记录标本取材的部位，可绘图或用事先印好的图表标明取材部位。每次留取标本时，应将膀胱内碎块完全清除，以免与下次标本相混淆。病理检查后与内镜判断对照，可以提高术者内镜诊断的水平。

3. 原位癌与其他早期尿路上皮癌的活检方法

对于疑似原位癌的患者，用活检钳取标本即可，应多取几处。用现代内镜仔细观察，在可疑部位钳取，钳取的标本应够大。活检钳的设计应对标本无挤压作用，仅在边缘处有切割力量。黏膜缘小的出血点可予电凝。

第五节　再次 TURBT

1976 年，Koloscy 报道了第一位泌尿科医生清除了全部病变组织后，第二位医生从肿瘤基底部与边缘处取活检，发现 36% 的患者有残存肿瘤。这种情况并未被人们重视。15 年后（1991 年），Klan 在一组 PT1 期膀胱肿瘤患者中观察常规再次行 TURBT 的必要性。2 周后，43% 的患者有残存肿瘤，2% 进展为 PT2。另外，有两篇报道证实了这一结果：Vogeli 等（1991）报道第一次切除为 PT1 期的患者再次行 TURBT 后有 53% 残留肿瘤，PTa 期为 27%；Kohrmawn 等（1994）报道的结果与之相似，PT1 与 PTa 期肿瘤有 27% 残存肿瘤。2000 年与 2001 年还有 3 篇报道结果与之相似。

关于浅表膀胱癌是否有必要再次行 TURBT，目前还存在争议，但是所有报道的结果均表明 PT2 期残存肿瘤的概率为 20%～30%，PT1 期残存肿瘤的概率为 33%～62%。未见有对此结果提出质疑的报道。欧洲癌症研究与治疗组织（EORTC）综合分析 7 篇报道，表明 3 个月时膀胱镜检查肿瘤的复发率差别很大。63 个单位的 2410 例患者中，多发肿瘤的复发率为 41.9%～51.3%，单发肿瘤为 13.7%～20%。作者们认为 TURBT 的质量肯定会影响手术效果，据报道 46% 残存肿瘤的位置在原位，35% 在瘢痕上其他位置。Grimm 等（2003）在再次 TURBT 后平均观察患者 61 个月，63% 无复发，仅 3% 有进展。从肿瘤复发与进展来看，再次 TURBT 效果较好。

对于第一次切除为 PT1 期的肿瘤，要保留膀胱再次 TURBT 十分必要。所有报道均表明，第二次 TUR 时 0%～10% 的肿瘤分期有变化。3 个月时复发是肿瘤进展的重要因素。早期复发大约有半数是残存的肿瘤，再次行 TURBT 而不行膀胱切除，患者的膀胱可以保留。1999 年欧洲泌尿外科学会的指南包括 PT1 期肿瘤再次行 TURBT，AUA 膀胱癌临床指南则无此内容。Grimm 等（2003）发现，40% 的残存肿瘤病变仅靠膀胱镜很难发现。单发 PTa 期肿瘤不需再次行 TURBT；TaG2～3 期多发肿瘤要证实再次 TURBT 的优点还需要长期观察。再次 TURBT 不能治愈 CIS，但可以发现同时存在的 CIS，应采取膀胱内治疗。

众所周知，TURBT 可用于切除不完全与分期低的患者。20%～40% 的肿瘤在原位复发，并有可能侵及肌层。术前认为无肌层浸润行膀胱切除的患者，发现 25%～40% 有肌层浸润。半数肌层浸润者肿瘤已扩展至膀胱外或有淋巴转移，说明确定病理分期的准确性主要与 TUR 切除是否完全有关。

泌尿科医生都希望在第一次 TUR 时能将肿瘤完全切除，但有些因素影响完全切除，包括肿瘤多发与疾病的范围；术者的技术水平与能否坚持认真完成手术；提供标本的质量与病理分析的细致等。

1999 年，Herr 等报道 150 例局部膀胱肿瘤在初次 TUR 后 2～6 周再次 TUR 的结果（表 21－1）。

第二次 TUR 时发现有残存肿瘤的患者占 76%。96 例浅表肿瘤（Ta、Tis、T2 期者）中仅 25% 无肿瘤残留；31% 残留非浸润性肿瘤；15% 残留黏膜下浸润；29% 分期升为浸润肌层。第一次手术标本中无肌层者，49% 的 T1 期肿瘤最初切除不彻底（临床分期低）。所送检标本中有肌层者仅占 14%。54 例累及肌层的患者，再次 TUR 后 22% 无残留肿瘤。

Maruniak 等（2002）提出准确的病理分期需要有好的膀胱镜取材。他们发现泌尿科医生送检的标本中有 51% 看不到肌层。其中很多是低级乳头状肿瘤，认为无肌层尚可，但有 26% 为浸润性肿瘤，标本也无肌层。确定肿瘤分期与最终治疗恰当地完成 TUR 手术很重要。病理学家只能用他得到的标本进行评估。

表 21－2 是近年来 T1 期膀胱肿瘤再次 TUR 的一些报道。15%～53% 的病例有残存浸润性 T1 肿瘤，另外 4%～29% 病例的分期升为累及肌层。这些资料说明不仅使再评期的 TUR 改善了分期，并能使 T1 期肿瘤的局部控制得到改进。

一项针对 124 例患者的长期随访发现，再次 TUR 残存肿瘤占 33%，Ta 期为 27%，T1 期为 53%。有 81% 的残存肿瘤位于原切除部分。5 年后再次 TUR 者中 63% 膀胱无病变，仅做一次 TUR 者为 40%。再次 TUR 患者仅 2 例进展为肌肉浸润性肿瘤。Herr（2005）报道再次 TUR 对 BCG 的早期反应有改善。在 250 例非肌肉浸润性肿瘤的 BCG 治疗患者中，96 例为一次 TUR，154 例为再次 TUR。在 347 例高危浅表膀胱肿瘤患者（高级 Ta 与 T1 期伴有 BCG 开始治疗前 2～6 周做原位癌者）中，在接受 6 周膀胱内 BCG 治疗前，132 例接受一次 TUR，215 例再次行 TUR。治疗后 6 个月与 12 个月膀胱镜复查，随访 3 年评估疾病进展情况。接受一次 TUR 者第一次膀胱镜复查结果发现，75 例（57%）有残存肿瘤或肿瘤复发，45 例（34%）以后有进展；再次行 TUR 者（215 例）

表 21－1 第一次与第二次经尿道切除膀胱肿瘤分期

第一次 TUR 的分期	再次 TUR 分期的例数（%）					
	患者数	T0	Ta/Tis	T1	T2	T3～T4
Tis	20	6(30)	8(40)	4(20)	2(10)	
Ta	18	5(28)	7(39)	5(28)	1(5)	
T1	58	13(22)	15(26)	14(24)	16(28)	
有肌层	35	9(26)	11(31)	10(29)	5(14)	
无肌层	23	4(17)	4(17)	4(17)	11(49)	
T2	54	12(22)	7(13)	3(6)	30(55)	2(4)
总计	150			114(76)		

表 21－2 T1 期肿瘤第二次 TUR 后的分期变化

作者	二次 TUR 后的分期（%）					
	年份	病例数	T0	Ta/Tis	T1	T2
Klan 等	1991	46		15	26	2
Herr 等	1999	58	22	26	24	28
Schwaibold 等	2000	60		17	24	5
Brauers 等	2001	42	35	17	24	24
Ozen 等	2001	28		18	53	29
Schips 等	2002	76	67	11	15	8
Rigoud 等	2002	52		16	17	4
Grimm 等	2003	19		37	43	19

中有 62 例(29%)有残存肿瘤或肿瘤复发,16 例(7%)有进展($P=0.001$)。这说明高危浅表膀胱肿瘤再次行 TUR 能改善 BCG 治疗的早期反应率,减少肿瘤复发,延缓早期肿瘤进展。

目前认为,对于肿瘤切除不完全、标本内无肌层、高级别肿瘤和 T1 期肿瘤,建议术后 2～6 周再次行 TUR,可降低术后复发率。

第六节　经尿道整块切除膀胱肿瘤

1997 年,Kawada 提出使用单极电刀 J 形电极整块切除膀胱肿瘤。此后经尿道用激光整块切除膀胱肿瘤或膀胱部分切除的报道较多,但也有电切整块切除的报道。Saito 等(2001)报道经尿道整块切除膀胱肿瘤 35 例。对于膀胱颈处的肿瘤,像前列腺手术一样使用钬激光。膀胱壁的肿瘤用刀形电极电切。先在肿瘤周围大约 10mm 处环切,直到浅肌层。然后在肿瘤下平切,将肿瘤整块切除,并用电切环将标本取出。这样能准确判断肿瘤的浸润深度。35 例手术均无重大并发症。

印度的 Upadhyay 等(2012)报道经尿道整块切除膀胱肿瘤 21 例,并与传统电切(25 例)比较。整块切除止血好,视野清晰。20 例(94.4%)手术标本均有逼尿肌,而传统电切仅 15 例标本有逼尿肌。传统电切环与内镜呈 90°角,他们把它掰直一些,使之呈 45°角,认为这样便于操作。手术时先围绕肿瘤基底部 1cm 电凝做出标志,电凝进入肿瘤的血管。从黏膜深切至逼尿肌,在逼尿肌深层逆切。所见血管予电凝。用切割环与切除镜喙部将肿瘤推起,深入其基底部,直至肿瘤全部被切除。较大肿瘤需切成两块或三块,以便于取出。标本能看到逼尿肌、固有膜与黏膜层,说明手术止血效果良好。与 TURBT 相比,切割的深度易于控制。2 年后(Sureka 等,2014)报道初步疗效结果,排除病变侵及逼尿肌或标本中无逼尿肌者。最后整块切除 21 例,传统电切 24 例。整块切除与传统切除的复发率分别为 28.6% 与 62.5%;进展率为 19% 与 33.3%。整块切除者中有 1 例原位复发,传统电切复发 6 例。

宋伟宁等(2014)报道经尿道针状电极膀胱部分切除术 8 例。方法是沿肿瘤周围环形全层切开膀胱壁,在肌层与结缔组织之间剥离整块切除肿瘤。几乎无出血。病理标本显示:T1 期 5 枚,T2a 期 5 枚,T2b 期 2 枚,说明此法安全有效。

Kramer 等(2015)报道德国、俄国、意大利、奥地利、捷克等 6 家教学医院行膀胱肿瘤整块切除 221 例。所用方法有单极电切、双极电切、钬激光或铥激光。其中电切(单极或双极)156 例,激光(钬或铥)65 例。肿瘤最大 5cm,平均 2.1cm。97.3% 的标本有逼尿肌。术中转 TURBT 者,电切 26.3%,激光1.5%。两组手术时间(25min)、术后灌洗时间(1 天)、带尿管时间(1 天)、住院时间(3 天)相似。随访 1 年,复发 33 例(22.3%),63.6% 复发不在原处。所用手术方法基本相似:在肿瘤周围 5～10mm 做环形切开,而后从肿瘤下面钝性分离,要包括逼尿肌。钬激光输出设置为 1.0～2.0J,15～30Hz,总能量为 20～40W。铥激光用 550μm 光纤 5～15W。术后行膀胱灌洗。12 小时内膀胱灌注丝裂霉素 40mg,后续灌注由术者确定。术中转 TURBT 者,电切 41 例(26.3%),激光 1 例(1.5%)。手术标本中,65 例激光手术标本均有逼尿肌(100%),电切为 150 例(96.2%)。随访 12 个月,复发率为 22%,两组无统计学差异。大多数复发(64%)不在原处。这说明电切与激光均可用于膀胱肿瘤的整块切除。

闫伟等(2016)报道经尿道双击等离子针状电极整块切除肿瘤 42 例。共切除肿瘤 65 枚,手术均顺利完成。2 例术中发生轻度闭孔神经反射。其认为此法安全可靠。术后病理可准确判断肿瘤浸润深度。

钟观宝(2016)等报道用全麻联合肌松剂经尿道膀胱部分切除治疗非肌层浸润性膀胱肿瘤 73 例。随访 1 年无复发。他们使用双极等离子电切镜,在距肿瘤 1cm 处环形切开黏膜、黏膜下层、肌层,直至可见膀胱外脂肪组织,然后用镜鞘尖端沿肌层与结体组织之间进行钝性分离。若遇到不能分离的纤维带,可用电切分离,直至肿瘤及其基底部位全层膀胱壁被完整剥离,保留膀胱浆膜层。如肿瘤较大,则采用分次柱条状切割,将肿瘤体积缩小到 2cm 以下,再按上述方法完整剥离肿瘤及相应膀胱壁全层。手术均顺利,平均手术时间为 56min。1 例有闭孔神经反射。病理诊断显示 Ta 期 38 例,T1 期 35 例。

厦门大学附属医院的张开源(2017)报道用传统的单极电切装置,整块切除膀胱肿瘤 40 例,并与 50 例传统 TURBT 进行比较。随访 18 个月,检查整块切除患者的手术标本发现 100% 有逼尿肌,而传统 TURBT 的患者中仅 70% 有逼尿肌。对于较大的肿瘤(>4cm),他们先用电切去除顶部,然后再整块切除柄与基底部,这样能完整保留肿瘤基底部的结构。他们统计两组闭孔神经反射的发生率相似。位于膀胱顶部的肿瘤做整块切除技术上有困难，因此不主张整块切除。随访时间较短，两组均无 Clavien-Dindo Ⅲ的并发症。其认为此法安全有效。

传统的 TURBT 病理科医生得到的标本是一堆小碎块，很难分辨出取自何处。准确的病理分期有困难。膀胱肿瘤整块切除的标本包括瘤体、基底部黏膜、黏膜下层与逼尿肌，层次分明，便于病理科医生确定病变的病理分期。目前，传统单极电切、双击等离子电切、钬激光、铥激光、绿激光均可用于整块切除。膀胱前壁和后壁操作困难，若肿瘤太大，标本取出会有困难。此外，肿瘤体积不超过 3～4cm 者均可行整块切除。多数作者不建议对超过 3cm 的肿瘤行整块切除。有作者主张在单极电切时加用水刀（Hybridnife），把生理盐水注入黏膜下间隙与膀胱深层组织，以增加膀胱壁的厚度，防止膀胱穿孔。有时标本块太大，可用切割环将标本夹在切割环与镜鞘之间，连镜鞘一并取出。

膀胱肿瘤经尿道手术的重要并发症是闭孔神经反射及膀胱穿孔。激光手术无闭孔神经反射，传统 TURBT 为 6%～25%；激光手术的膀胱穿孔发生率小于 1%，传统电切为 0%～9%。复发是否在原位是说明手术质量的一个重要方面。Kramer（2015）报道为 21%；Hurle（2015）报道为 30%；Gao（2008）报道为 4%；Migliari（2015）报道无原位复发。膀胱肿瘤经尿道整块切除有助于准确的病理分期，避免肿瘤残留患者再次手术。激光手术无闭孔神经反射，是否能降低肿瘤复发率仍需继续观察。

第七节 浸润性膀胱癌的根治性 TURBT

浸润肌层的膀胱癌患者治疗的金标准是根治性膀胱切除。由于手术技术的进步，患者的生活质量较之前已有改善，有些病例可以保持性功能，但并发症发生率仍较高。患者如能保留膀胱仅做一次或多次 TURBT，则并发症发生率较低，生活质量较膀胱切除者要好。因此，对于浸润肌层的膀胱癌，有一些保留膀胱的治疗方法。TURBT 是膀胱癌诊断和分期的基本方法，但由于膀胱癌的生长方式不同，仅用 TURBT 治疗浸润性膀胱癌尚有争议。TUR 有时难以完全清除肿瘤。一些回顾性分析表明，TURBT 在一些低度浸润患者中是可行的。据报道，其 5 年生存率为 31%～53%。

一、理论基础

2004 年，Lee 等报道对 T2 期膀胱肿瘤患者行膀胱切除，10%～15% 患者的手术标本中没有肿瘤，说明最初 TUR 已经完全清除了浸润性癌。没有残存肿瘤表明对有些病例应用膀胱切除实为过度治疗，肿瘤在诊断时已被完全控制。对于远处有微小转移的患者，膀胱切除对生存影响很小或无影响。这些患者中有一些最初可用 TURBT 治疗。PO 的发生是在一些经选择的浸润性膀胱癌患者中应用根治性 TURBT 的主要理论基础。但是，膀胱切除标本中无残存肿瘤并不一定表示患者已被治愈，这些患者的 5 年病因特异性生存率为 80%。

另一方面，在一些用放化疗保留膀胱以及先行放化疗后行膀胱切除或根治性放疗的患者中，单变量或多变量分析可以发现彻底 TURBT 是一个很好的预后因素。这说明浸润性膀胱癌患者行完全 TURBT 可能具有治疗作用。

二、回顾性分析

瑞典 Holmang 的一项回顾性分析报道（1997）显示，对于临床 T2～T3 期膀胱癌，膀胱切除优于 TURBT 和放疗，5 年肿瘤相关死亡率评估分别为 56.6%、75% 和 81.8%。报道中不适合膀胱切除的患者采用 TURBT 或放疗，因此这些方法的生存率并不是完全可比的。另一项回顾性分析报道了 114 例浸润性膀胱癌患者，TURBT 的 5 年总生存率优于膀胱切除或放疗或术前放疗加膀胱切除（1988）。这两项分析都是回顾性的，在病例选择方面可能有偏见。

回顾 1951—1993 年仅使用 TURBT 治疗的浸润性膀胱癌患者，结果见表 21－3。有些患者在浸润性复发后接受挽救性膀胱切除。

5 年生存率为 31%～58.8%，特别是临床 B1（CT2a）期的患者尤其明显。但是，其生存率低于膀胱切除治

表 21－3 回顾分析仅用 TURB 治疗的患者 5 年疾病特异性生存率（%）

作者	病例数	总生存	B1（CT1a）	B2（CT2b）
Flocks 等	126	47	54	43
Milner 等	190	53	57	23
Barnes 等	114	40		
O' Flynn 等	123	52	59	20
Barnes 等	75	31		
Henry 等	43	52	63	38
Kondas 等	27	48.8	54.6	20
合计	698	45.8	58.8	31

疗的患者,P2a 与 P2b 期分别为 56% ~ 68% 与 59% ~ 81%。从生存率来看,膀胱切除优于 TURBT。这些结果表明,一些浸润性膀胱癌患仅应用 TURBT 可以治愈。然而,临床上尚未明确如何识别哪些患者行 TURBT 可使肿瘤达到局部控制。因此,前瞻性分析很重要。

三、前瞻性分析

有两篇应用 TURBT 治疗浸润性膀胱癌的前瞻性分析,基本要求都是完全切除局限于肌层的浸润性膀胱癌(T1a - b)。但临床分期有时不准确,不能用于纳入条件。Herr(1987)的纳入条件是原发肿瘤完全切除后 2 ~ 3 周再次 TURBT 无浸润性肿瘤。Solsona 等(1998)的方法是对大的乳头状肿瘤或小的混合型或广基肿瘤系统进行分段切除:第一步先切除肿瘤向外生长的部分,当所见的向内生长的部分完全切除后,在外观正常的瘤床肌层做 5 处或更多的活检,如行 TURBT 时肿瘤已侵及膀胱,则周围脂肪层也要做活检。如果活检结果均为阴性,TURBT 可认为已达根治,患者可按计划进行随访。虽然 Herr 与 Solsona 等使用的纳入条件并不完全相同,但初步的结果可做对比,疾病进展率分别为 33.3% 与 27.7%,病因特异性生存率为 82.2% 与 80.5%,膀胱保留率为 67% 与 75%(表 21 - 4)。

更重要的是,随访超过 10 年的患者结果仍可对比,与最初评估相比稍有变化(表 21 - 5)。

表 21 - 4 仅用 TURBT 治疗患者的前瞻性分析

	Herr(1987)等	Solsona(1998)等
病例数	45	133
无复发(%)	9(20)	61(45.8)
复发:cT1A(%)	21(46.6)	35(26.2)
进展(%)	15(33.3)	37(27.7)
cT≥2M0	13(28.8)	30(22.4)
cT0M1	2(4.4)	7(5.3)
肿瘤特异性生存率(%)	37(82.2)	107(80.5)
保留膀胱(%)	30(67)	100(75.2)
中位随访	5.1(3 ~ 7 年)	83(11 ~ 183 个月)

表 21 - 5 仅做 TURB 10 年后前瞻性分析的结果

	Herr(2001)等	Solsona(2004)等
病例数	99	133
进展 T≥2(%)	34(34)	40(30)
肿瘤特异性生存率(%)	75(76)	106(79.7)
保留膀胱(%)	57(57)	96(72.1)
膀胱切除(%)	34(34)	11(8.9)

Herr(2001)等比较了相同条件但拒绝行 TURB 的根治性膀胱切除患者。99 例行 TURB 患者的 10 年肿瘤特异性生存率为 76%(57% 保存了膀胱)。而 52 例即刻行膀胱切除患者的生存率为 71%(P = 0.3)。Herr 报道的 99 例应用 TURB 治疗的患者中,73 例再次 TURBT 为 T0 期者中有 82% 生存,26 例残留 T1 期肿瘤者中有 57% 生存。膀胱切除时为 P0 者与 TURB 前瞻性分析相比,生存率无显著差异(表 21 - 6)。

表 21 - 6 膀胱切除时为 P0 期患者仅行 TURBT(前瞻性分析)生存率的对比

根治性膀胱切除	病例数	5 年肿瘤特异性生存率(%)
Mathur(1981)	3	2(67)
Brendler(1990)	13	12(92.3)
Pagano(1991)	25	17(67)
Thrasher(1994)	66	50(75)
Stein(2001)	39	36(92)
合计	146	117(80)
根治性 TURB	**病例数**	**10 年肿瘤特异性生存率(%)**
Herr(2001)	99	75(76)
Solsona(1998)	133	106(79.7)
合计		181(78.1)

Solsona 等(1998)报道的 133 例患者中 92 例随访超过 15 年,79 例死亡,其中 21 例死于肿瘤,58 例死于并发症。肿瘤特异性生存率为 77.2%,进展率为 31.5%,膀胱保存率为 70.6%(表 21 - 7)。这一数据表明浸润性膀胱癌患者经严格选择后可仅用 TURBT 治疗。10 年后虽然也有进展与复发,但是对肿瘤特异性生存率的不良影响极小。

表 21 - 7 前瞻性分析:15 年后的结果(n = 92)

总生存率	13(14.1%)
肿瘤特异性生存	71(77.2%)
失访	9(9.7%)
复发	29(31.5%)
进展	29(31.5%)
膀胱保存	65(70.6%)
有膀胱生存者	12(13%)

浸润性膀胱癌要保留膀胱，患者的选择很重要。病变完全切除、肌层活检阴性的患者，可按计划进行随访。瘤床肌层活检阳性一般需行根治性膀胱切除。所有保留膀胱的治疗方法都应进行长期随访，因为这些患者终身都会有疾病进展的危险。有报道指出复发与进展可发生在5年与10年后。复发与进展最常见于3年内，以后显著减少。长期随访发现有些死亡与肿瘤无关。

据报道，进展多发生在3年内，占67%，3～5年为17.5%，5～10年为12.5%，10～15年为2.5%。因此，患者应每3个月进行一次内镜检查，以后每6个月一次，持续5年，之后每年一次至10年。在3个月及6个月行内镜检查时，建议对原发肿瘤部位的瘢痕行TURBT，以及常规尿细胞检查、随机活检、双合诊，这样有助于发现残存肿瘤。如果这些检查均为阴性，3年内每6个月还应当行胸部X线检查，以评估是否有局部与邻近部位的转移。

TURBT肿瘤分期低于肿瘤大于3cm的实体瘤，高于肿瘤小于3cm的乳头状肿瘤。原发肿瘤为乳头状肿瘤者，根治性TURBT后观察肿瘤大小与预后关系不大。对于肿瘤大于3cm的实体肿瘤，选择根治性TURBT时应十分谨慎。

总之，对于浸润性膀胱癌肿瘤切除后瘤床肌层活检呈阴性的患者，或最初手术镜下所见病变已完全清除且再次TURBT无残存肿瘤的患者，乳头状肿瘤无论大小，如原发肿瘤为广基无蒂者且小于3cm，均是TURBT作为单一治疗方法的最佳指征。

三、结语

对于无肌层浸润的膀胱肿瘤，TURBT具有诊断与治疗两种意义。再次TUR能改善肿瘤分期的准确性，提高对浅表膀胱肿瘤的控制效果。对所有T1期多发高级Ta肿瘤以及最初TUR未能完全清除肿瘤的患者，均建议再次行TUR。但TaG1肿瘤不需要。对于一些肌层浸润不严重的患者，如证实已完全切除，根治性TUR可能使肿瘤治愈。

虽然TURBT是大多数泌尿科医生常用的一种手术，但做好并不容易，甚至可能达不到预期的目标。治疗效果常取决于肿瘤的生物学特性。完全的TUR可确定肿瘤的特性与范围，是大多数膀胱肿瘤最重要的诊断、分期及治疗方法。对于非浸润性与局限于膀胱的浸润性肿瘤的后续治疗，TUR能提供高质量的手术标本用于准确的病理学评估。

第八节　膀胱肿瘤的激光手术

激光除用于前列腺手术外，还可用于膀胱肿瘤的治疗。1990年前使用Nd:YAG激光行膀胱肿瘤凝固手术，但由于穿透过深有损伤肠管的可能，以后则不再使用。Johnson（1994）、Fraundorfer（1997）、孙颖浩（2003）均有使用钬激光行经尿道切除膀胱肿瘤的报道。目前广泛应用的主要是钬激光、铥激光与绿激光。

一、钬激光

孙颖浩等（2003）报道钬激光治疗浅表膀胱肿瘤30例。他们将光纤对准肿瘤及其周围2cm左右进行汽化、切割，直至膀胱壁可见清晰肌纤维。术毕行创面基底及创缘活检。病理检查均未见肿瘤残余。认为钬激光是治疗浅表膀胱肿瘤的一种理想手术方法。

邹明瑾等（2010）报道钬激光治疗非肌层浸润膀胱肿瘤212例，其中钬激光切除101例，传统电切111例。激光切除手术是将光纤沿肿瘤周围1cm做扇形切割，深至肌层，推进式切割，肿瘤逐渐向上方掀起，可清晰分辨肿瘤组织和正常组织，从而完整切除肿瘤与周围部分膀胱黏膜。钬激光组无闭孔神经反射，电切组有7例（6.3%），伴有膀胱穿孔3例（2.7%）。平均随访34个月，两组无复发生存率无差异。激光组的术中并发症发生率及术后恢复时间均优于电切组。

Song等（2010）比较了传统单极电切、等离子与激光手术的疗效。173例患者中，电切51例，等离子治疗58例，钬激光治疗64例。所用不同厂家的手术内镜均为27F。激光手术设置为1.5J、20Hz、30W。光纤距组织2～3mm，围绕肿瘤10mm做环形切开，直至看到肌层。在肿瘤下方平切，将肿瘤切除。三组手术时间无明显差异。等离子与钬激光组术中并发症少，术后带尿管时间与住院时间短，无闭孔神经反射。单极电切组有闭孔神经反射8例，膀胱穿孔4例。随访2年复发率无差异。

姜帅等（2016）报道钬激光与双极等离子经尿道切除膀胱肿瘤的对照观察，共120例患者，每组各60例。所用激光为国产，最大输出功率为75W。激光手术在距肿瘤边缘1cm处楔形切除膀胱肿瘤及其基底部膀胱壁组织至深肌层。等离子手术自肿瘤表面起分块切除肿瘤组织至深肌层。两组手术均顺利，无中转开放手术者。手术时间方面，钬激光组22.6min，等离子组33.3min。激光组无闭孔神经反射和膀胱穿孔，等离子组闭孔神经反射26例(43.3%)、膀胱穿孔6例(10%)。术后病理分级、肿瘤危险度分级，两组差异无统计学意义。术后留置导尿管时间、住院时间、复发例数差异均无统计学意义。

张旭辉等(2016)报道经尿道激光膀胱肿瘤整块切除72例。服抗凝药者停药7天后，使用钬激光或Vela激光手术。距肿瘤基底1cm处开始做扇形切割，借助水流将已切开的肿瘤组织向上冲起，逐步向肌层扩大切除范围及深度，直至看到清晰的深肌层纤维，从而整块切除肿瘤。对于较大的肿瘤，可用镜鞘将肿瘤向一侧推移。肿瘤切除后，常规于基底部以活检钳取2~3块标本送活检。术中基本无出血。膀胱穿孔1例。平均随访13个月，复发率为11.1%，无原位复发病例。激光切除出血少，无闭孔神经反射，瘤体标本完整，病理分期准确。

周晓峰等(2016)报道采用不同的经尿道手术方法保留膀胱，治疗老年肌层浸润性膀胱癌的疗效分析。2005—2015年共136例患者采用等离子电切或激光切除综合治疗，其中等离子90例，激光46例。等离子手术切除范围包括整个肿瘤及基底周围2cm正常膀胱黏膜组织，在肿瘤部位膀胱壁根治性全层切除，靠近脂肪层改用电灼处理。难以满足上述要求的患者行姑息性切除。激光手术使用钬激光、铥激光或二极管激光。在肿瘤周围2cm的膀胱正常组织开始切，直至见到膀胱后壁的脂肪，然后由切开侧沿着脂肪层向对侧用镜鞘边推边剜，逐渐剜除整个肿瘤。肿瘤过大者可边剜除边汽化。肿瘤基底要看到脂肪。等离子组生存率为73.3%，中位生存65个月。激光组生存率为73.9%，中位生存70个月。这说明可根据病情适当选择保留膀胱的综合治疗方法。

二、铥激光

铥激光对组织的穿透深度为0.3~0.4mm，可产生0.5~1mm的凝固层。离开光纤前端2mm以外的组织不会受到任何损伤，所以它的切割、止血性能好，操作安全性高。

杨勇等(2008)报道2μm激光分层汽化切割治疗膀胱肿瘤56例。逐层切除标本分别送病理检查。平均手术时间8.8min，平均随访14.5个月。复发3例。无原位复发。对膀胱壁全层进行精细的分层汽化切除，不仅可有效地治疗浅表性膀胱肿瘤，也适用于治疗部分浸润性肿瘤。此后(2009)他们又报道用2μm激光经尿道行膀胱部分切除术18例。方法是沿肿瘤周围全层切开膀胱壁，在肌层与外层结缔组织之间剥离整块膀胱壁，完整切除膀胱肿瘤及其基底部膀胱全肌层，标本送病理检查，手术时间为5~12min，几乎不出血，无闭孔神经反射，1例术后出现尿外渗，给予置管引流。随访3~6个月，无原位复发。2012年，他们报道用铥激光经尿道部分膀胱切除治疗嗜络细胞瘤3例，效果满意。

Moto等(2014)报道铥激光整块切除<T2期膀胱癌55例。肿瘤>3cm者要从中间切开。30~90天内做二次复查。所有病理标本中均可看到逼尿肌。报道Ta低级31例；T1高级18例；T2高级6例。1例T1G3复查有局部浸润逼尿肌，行根治性膀胱切除。平均随访20个月，复发率为14.5%。无原位复发。

栾祖乾等(2014)报道用2μm激光行膀胱部分切除65例。手术是从肿瘤周围1cm左右环形汽化切割，依次切割黏膜下层、肌层，直至膀胱外层纤维结缔组织，利用镜鞘沿肌层与外层结缔组织之间的疏松间隙进行钝性剥离，可以看到焦黄色的肌肉与灰白色的结缔组织的分界，直至整个肿瘤及其基底部完整切除。术后留置导尿管7天。随访3~15个月，2例复发，均为异位复发。效果等同于开放性部分膀胱切除术。

Migliari等(2015)报道铥激光整块剜除治疗非浸润性膀胱肿瘤58例，与以前61例TURBT进行对比。作者使用一种双波长铥激光，将1940nm铥激光和1470nm二极管激光装在一起。剜除用30W 50Hz铥激光，凝固用1470nm二极管激光。先在肿瘤周围5mm处做出标志，而后向膀胱壁深层切，直至外膜。激光切开与切除镜末端钝性剥离相结合。在肿瘤外围切除较浅，在肿瘤基底中心部位深至外膜，整块剜除肿瘤。有时用粗切割环夹住已切除的肿瘤，连同镜鞘一并取出。有时需将肿瘤标本纵向切成两半取出。90天内取活检并做二次切除。平均手术时间25min。激光组无并发症。电切组2例输血，1例需内镜止血。二次切除、活检激光组无肿瘤存在。电切组7例，3例Ta升为T1，1例T1升为T2。铥激光视野清晰，使整块切除成为可能。

张飞等(2017)报道用铥激光行膀胱肿瘤整块切除加术中灌注104例。手术时间为15~60min。无膀胱穿孔。随访6~35.5个月，复发13例(12.5%)。术中即刻膀胱灌注吡柔比星50mg，保留30min。认为这是一种较理想的手术方式。

三、绿激光

绿激光用于膀胱肿瘤手术的进展很快，适用于汽化、整块切除、膀胱部分切除等，应根据病变的具体情况选用。金重睿等（2007）报道使用绿激光汽化表浅膀胱肿瘤72例。平均手术时间为25min。1例憩室内肿瘤手术发生膀胱穿孔。平均随访15个月，复发5例，均在汽化外部位。该操作简单，疗效确切。李健等（2010）报道绿激光汽化与经尿道电切的对比，共70例患者。两组手术时间无差异，绿激光组的失血量与复发率低于电切组，说明激光安全性高、恢复快、复发率低。贾永中等（2009）报道绿激光与2μm激光治疗浅表膀胱肿瘤的对比，每组各42例。绿激光非接触式对肿瘤进行汽化切除；2μm汽化切割。术后无闭孔神经反射与膀胱穿孔。手术时间及术后各项观察差异均无统计学意义，说明两种方法均安全有效。

梁伯冉等（2013）报道经尿道用国产绿激光（80～120W）行部分膀胱切除24例。首先在肿瘤周围0.5～1cm环形汽化切割正常膀胱黏膜、黏膜下层、肌层，直至膀胱外纤维结缔组织，可以看到焦黄色的肌肉层与灰白色结缔组织层的分界。利用切割镜的尖端沿肌层与结缔组织之间的疏松间隙进行钝性剥离。若遇到不能分离的纤维带，可用激光进行汽化切割，直至肿瘤及其基底全部被游离。这样可获得完整的肿瘤及全肌层标本。完成后于瘤床基底部取活检。手术时间为10～23min。1例术后出现尿外渗，留置引流管后好转。随访12个月，复发1例，无原位复发。结果可与开放手术相媲美。

贺大林等（2014）报道绿激光整块剜除治疗非浸润性膀胱癌的初步经验。他们在2013年3月至6月使用绿激光整块剜除手术治疗45例患者，选用北京瑞尔通公司生产的前射光纤。切开用激光能量参数设置为0.6J×50Hz（30W）。先在肿瘤周围1cm凝固做出标志。切开前，肿瘤周围明显血管均予以阻断。然后按标志扇形切开膀胱壁，直达肌层，用冲洗水流抬起切开的肿瘤周围，显露肿瘤下部，切除肿瘤及周围组织。使用Ellik排空器取出标本。手术顺利，手术时间为12～38min，术中、术后无并发症。他们认为肿瘤过大不适用此法。术后病理检测准确性大大提高。手术安全，学习曲线短。

李昭夷等（2015）报道根治性绿激光汽化联合化疗治疗浸润性膀胱癌的临床观察。34例患者MRI临床分期为T2a～T2b。术中汽化切除肿瘤至膀胱外脂肪层。术后全身化疗并行膀胱灌注治疗。手术顺利。术中、术后无严重并发症。随访12～36个月，9例复发，2例行根治性膀胱切除，7例再次汽化。3例死于转移，其余31例存活。作者认为此法创伤小、安全性高，具有一定疗效。

Chen等（2016）报道绿激光整块切除与TURBT的对比。共158例患者，其中83例激光，75例TURBT。激光组平均手术时间为21.46min，TURBT为27.47min。激光组血色素下降0.87g/mL；TURBT 1.00g/mL。激光组无闭孔神经反射；TUR组9例，膀胱穿孔2例。激光组1例尿道狭窄；TUR组3例。随访36个月，两组无复发生存率无显著差异。

第九节　手术并发症

从理论上讲，经尿道切除膀胱肿瘤可以发生多种与手术有关的并发症，在技术熟练后大多可以避免。这里仅讨论出血与膀胱穿孔两个主要问题。

一、出血

经尿道切除膀胱肿瘤的出血可以发生在术中，也可以发生在术后。TURP需输血的例数一般较开放手术低得多，但最近看到国内有报道仍超过20%，有经验的术者应低于10%。经尿道切除膀胱肿瘤需输血者极少。术前一般不用备血，但术中、术后发生大出血并非绝对没有。个别较复杂的病变或术中有意外损伤时，可能发生难以控制的出血，因此要始终注意这一问题。

如病变广泛，手术时间长，失血可能会多一些，但经尿道切除膀胱肿瘤术中，灌洗液的颜色多较TURP浅得多。要坚持逐层逐段切除的手术原则，必须在一处处理满意后再切另一处，这样能减少手术失血。术中因止血困难需开腹者几乎不存在。

和TURP一样，经尿道切除膀胱肿瘤术后同样可能发生继发性大出血。这种情况较TURP术后少见。我院曾有1例病例术后1个月内4次重回手术室经尿道清除血块，再次电凝止血。出血原因可能与某一部位切除过深、术后开始排尿、膀胱扩张及收缩有关。输血1000mL左右。其后随访多年肿瘤无复发。

继发性大出血的处理方法与第11章第四节介绍的方法完全相同。膀胱内常有大量血块积存，应清除血块后再予以电凝。

二、膀胱穿孔

膀胱穿孔是经尿道切除膀胱肿瘤手术的最重要并发症，发生率为0.5%～5%。意外穿孔和有意识的人为穿孔不同。膀胱有些部位不宜深切，如为彻底治愈肿瘤而切割过深，可造成穿孔。每一位术者均应有处理膀胱穿孔的准备。穿孔如能及时发现和治疗，一般可顺利恢复，仅住院时间稍微延长一些。

膀胱穿孔可以分为腹腔内穿孔与腹膜外穿孔两种类型。Collado 等报道 2821 例患者行 TURBT 手术，145 例（5.1%）发生并发症，36 例（1.3%）穿孔，其中 30 例（83%）为腹膜外，6 例（17%）为腹腔内。保守治疗 32 例，开放手术 4 例。

膀胱顶部肿瘤如切得太深，可发生腹腔内穿孔。穿孔一般容易发现：视野中突然看不到组织，切除镜毫无阻力地进入腹腔，可以看到肠管。此时应立即停止各种操作，取出切除镜，通知手术室和麻醉师，准备开腹。迅速完成手术准备工作后，立即开始腹部手术。推开肠管，找到穿孔，即可缝合。穿孔小可不用耻骨上膀胱引流，穿孔大可行耻骨上膀胱引流。处理及时不会造成严重后果。

腹膜外穿孔常由闭孔神经支配的内收肌强烈收缩所致。少数情况是因为术者缺乏经验，视野不清，定向不明，对镜下情况判断有误，穿破膀胱也未觉察，这种情况应尽量避免。

多数腹膜外穿孔不需要特殊处理，保证术后尿管引流通畅即可。但要注意穿孔处的具体情况，仔细观察穿孔处，区别大的游离穿孔和有脂肪组织牢固黏附覆盖的穿孔。有大的游离穿孔时，灌洗液通过穿孔可以外溢，在排出时仅能回来一部分。必要时应立即膀胱造影，按情况做进一步处理。大量造影剂外溢说明穿孔大，需手术缝合穿孔。穿孔小仅有少量造影剂外溢，可保守治疗，给予抗生素，留置导尿管引流。

第十节　术后处理与随访复查

经尿道切除膀胱肿瘤术后一般不做密闭冲洗。引流尿管在术后一两天取出。有膀胱穿孔的患者膀胱引流的时间应延长，一般不超过 1 周。

作为预防肿瘤复发的措施，现在应用较多的是 BCG 灌注。手术 10 天后即可开始。每周 1 次，每次 60～120mg；6 次后改为每月 1 次，持续 1 年。有些患者可能出现严重反应（如高热、尿痛、尿血），必要时也可改用丝裂霉素、顺铂、塞替哌或其他药物灌注。

无论采用哪种预防方法，定期复查必不可少。多年来我们采用的方法是 B 超加膀胱镜检查，每 3 个月一次，持续 2 年。如 2 年未复发，则可改为每 6 个月复查一次。这样能早期发现一些复发的病例，在门诊即可及时处理。

如有有经验的病理科医生配合工作，可用尿脱落细胞检查与 B 超检查作为常规复查方法，必要时再查膀胱镜。采用吖啶橙荧光法检查尿细胞对于诊断尿路上皮肿瘤有很高的可靠性，同时配合 B 超检查，漏诊的可能性不大。

（翟兴龙）

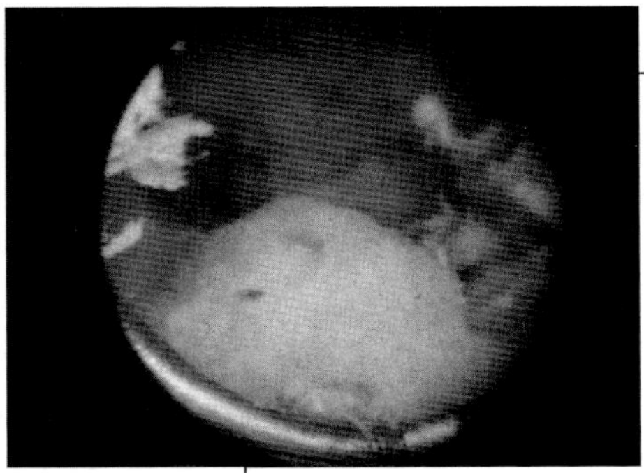

第二十二章

经尿道切除前列腺癌

经尿道前列腺电切术(TURP)是解除前列腺部尿道梗阻的主要方法。目的是打开前列腺部尿道的通道,广泛应用于良性前列腺增生的患者。经过数十年的大量临床实践,TURP已被公认为是治疗良性前列腺增生(BPH)的金标准。Mebust等(1989)统计美国13家医院的3885例TURP,其中良性疾病占77.5%,前列腺癌占22%,约10%为临床癌,其余为偶发癌。作为里程碑,此文在2002年重发两次,说明TURP对泌尿科医生的重要性,也说明在前列腺癌的各种治疗方法中TURP的地位。有时只有它才能解决问题。

前列腺癌治疗方案的选择主要根据患者年龄、一般状况、肿瘤分期及分级具体而定。随着我国早期前列腺癌检出率的增加、新药研制以及对前列腺癌认识的提高,治疗也由睾丸切除、应用雌激素治疗发展到目前对早期前列腺癌施行待机处理、开放性或腹腔镜下前列腺癌根治术、外照射、近距离治疗、冷冻消融等,对晚期前列腺癌施行药物全雄激素阻断,以及根治术前、术后新辅助治疗和辅助治疗,对激素抵抗性前列腺癌施行化疗及中药治疗等。但是,前列腺癌发病隐匿,患者就诊时多已为晚期 ,无法行根治性手术。对于无法行前列腺癌根治术的晚期前列腺癌患者以及拒绝接受膀胱造瘘或长期留置尿管者,TURP是一种可选择的能改善排尿症状的治疗方法,可解除或缓解前列腺癌所致尿道梗阻。TURP具有创伤小、出血少、恢复快、安全性高的优点,可短期提高患者的生活质量。术后采取姑息性治疗,患者、家属与术者均满意,特别是在一些老年患者中,可减轻痛苦、提高生活质量、延长寿命。

张某,64岁,晚期前列腺癌伴骨转移。直肠指诊硬如石,Ⅱ度大。左半骨盆正常骨结构在X线片与CT上完全不可见。尿潴留,已留置导尿管1个多月。患者只能右侧卧或仰卧,不能左侧卧。治疗方法是TURP加去势手术。手术标本重18g。病理报告显示低分化腺癌。术后患者迅速好转,排尿正常,活动正常。X线片可以看到左半骨盆大部分正常结构,直肠指诊前列腺正常,7个月后恢复工作。4年后腰痛,检查发现第四腰椎骨转移。因其他原因未能继续治疗,数月后死亡,死前排尿通畅。

综上,TURP在前列腺癌的治疗中虽属于姑息治疗的范畴,但它的作用不可低估,应受到重视。

第一节　偶发前列腺癌(T1)

部分前列腺癌患者就诊时表现为前列腺增生的症状,如肛指检查前列腺表面光滑,未触及结节,电子计算机断层扫描(CT)或磁共振成像(MRI)均显示单纯前列腺增生,前列腺特异性抗原(PSA)未发现前列腺癌的证据,初步诊断为前列腺增生。此类患者首先需要解决排尿问题,目前经尿道前列腺电切几乎是解决后尿道梗阻的主要手段之一。经尿道前列腺电切术后病理报告可能为前列腺癌。此类前列腺癌称为偶发前列腺癌。Schmidt报道大约20%的局限性前列腺癌是通过对BPH进行TURP治疗而回顾性诊断的。

对于偶发前列腺癌的发生率,文献报道差别较大(范围3.5%~21.0%),主要原因是不同地区、不同种族患者的前列腺癌发生率存在差异,也与病理学取材方法、检查详细程度及病理医生对偶发前列腺癌的多种病理类型和多种形态结构的认识与了解等有关。

目前常用的影像学检查,如经腹壁途径的B超、CT等也难以发现A期前列腺癌。

部分前列腺癌属于隐匿型，70%的前列腺癌发生于外周带，20%发生于移行带，10%发生于中央带。临床上很难发现。

对偶发前列腺癌的治疗方法仍有争议，一般认为偶发前列腺癌多数起源于移行带，即发生前列腺增生的部位，经尿道前列腺切除（TURP）、前列腺剜除均可切除增生的前列腺组织，也切除了癌灶。因此，除了低分化和大体积腺癌即T1b期或A2期癌有复发或转移外，一般预后良好，发展为临床癌或转移的机会不多。另外，近一半患者发现前列腺癌后，可能会死于其他原因，而非前列腺癌，因此多数学者主张A1期前列腺癌无须特殊治疗，等待观察、密切随访，发现复发或转移时再做相应的处理。

Philip J等报道对PSA升高、超声引导下穿刺为阴性的病例采用TURP方法取得前列腺组织并进行病理检查，可获得阳性结果，尤其对前列腺前叶来源的肿瘤诊断率较高。

Merrill RM等报道美国1973—1986年间前列腺癌的诊断依赖于对增生前列腺疾病进行TURP取得的标本，比例高达20%～50%。以后因PSA的广泛检查、经直肠超声、穿刺活检等手段的应用，经TURP发现前列腺癌的比例较以往略有下降。

经尿道电切手术对偶发前列腺癌的作用主要是取得了病理诊断。

第二节 晚期前列腺癌

虽然对前列腺癌的普遍重视和经直肠超声（TRUS）、肛指检查（DRE）及前列腺穿刺活检的广泛应用，特别是PSA检测手段的不断进步，使早期前列腺癌的检出率有了一定程度的提高，但是由于临床上大部分前列腺癌患者就诊时已属于晚期，治疗上采取以内分泌治疗和放射治疗为主的综合治疗方法，包括药物和手术去势、全激素阻断治疗、局部照射和核素内照射等，可以抑制肿瘤细胞生长，治疗后临床症状有一定改善。

晚期前列腺癌患者几乎都有可能发生尿路梗阻症状，可选择TURP进行前列腺部梗阻尿道的切除。理论上，TURP能短期有效地缓解尿路梗阻症状，并能预防晚期前列腺癌因尿道梗阻而出现的上尿路积水等并发症。TURP治疗晚期前列腺癌的目的是减轻肿瘤引起的下尿路梗阻，以及减少包括激素依赖性细胞和非激素依赖性细胞在内的前列腺癌细胞的数量，部分解除前列腺癌组织和癌周增生组织对尿道的压迫，改善排尿质量。若与内分泌疗法或者放疗联合应用则疗效更佳，单纯TURP不会阻止前列腺癌的进展。

由于肿瘤侵犯周围组织甚至穿透包膜，晚期前列腺癌手术过程中试图把包膜内的瘤组织切除干净往往是不可能的，只会延长手术时间，增加手术的危险性及并发症，只要从膀胱颈到前列腺尖部切出一个宽敞的通道即可。在保证手术安全、减少术后并发症的基础上，最大限度地切除肿瘤组织，减少前列腺癌细胞的数量，提高术后联合内分泌治疗的疗效。

TURP适应证如下：

（1）晚期前列腺癌引起膀胱出口梗阻（BOO），包括前列腺癌患者接受冷冻消融（CSAP）治疗后或近距离治疗后出现的BOO。

（2）晚期前列腺癌对内分泌治疗无效者。

（3）晚期前列腺癌对放疗无明显效果者。

（4）患者不接受膀胱造瘘或长期留置尿管。

TURP禁忌证如下：

（1）全身情况较差。

（2）对手术后长期效果期望值较高者。

（3）患者能接受当时下尿路的排尿症状。

（4）晚期前列腺癌侵犯输尿管开口，造成输尿管开口梗阻，导致上尿路积水，甚至肾功能不全。

第三节 前列腺癌的内镜表现

一些早期前列腺癌内镜下没有明显异常。早期常表现为黏膜水肿，可能在某侧叶与精阜之间，或在膀胱颈部位（图22－1）。BPH无论是侧叶、中叶或三叶，常表现为表面光滑、规则、对称；而前列腺段尿道形态不规则是前列腺癌的特点。精阜可能看不清，有时病变可向外延伸至外括约肌。有时前列腺肿瘤从膀胱底部长出来，类似原发于膀胱的肿瘤（图22－2）。有人认为前列腺癌患者前列腺段尿道的形态很少完全正常，实际上不一定总是这样，因为癌症的起始部位多在外周区。

当肿瘤已造成尿路梗阻时，前列腺部尿道的形态多不正常。赘生瘤组织可侵及某一侧叶（图22－3）。

如肿瘤位于膀胱颈处，有时区分膀胱肿瘤或前列腺肿瘤存在困难，这种情况下 PSA 检查可能会有很大帮助。在有梗阻时，前列腺部尿道变得僵硬，内镜的活动会受到限制，在有些病例中膀胱好像被肿瘤夹住一样。我们开展的前列腺癌 TURP 多为晚期伴有膀胱出口梗阻者。很多病例内镜下可见肿瘤组织表面已坏死（图 22－4）。

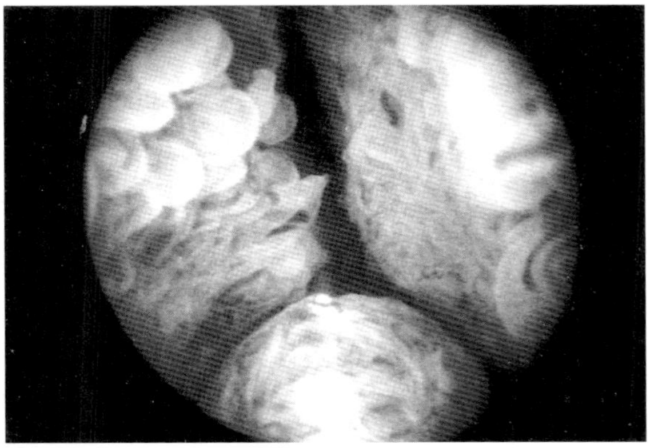

图 22－1　前列腺癌内镜见右侧叶有较严重的泡状水肿。（见彩图）

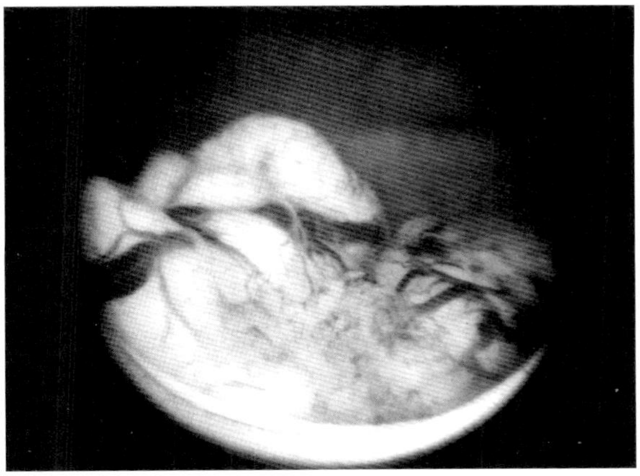

图 22－2　前列腺癌病变靠近三角区，表面尚光滑。（见彩图）

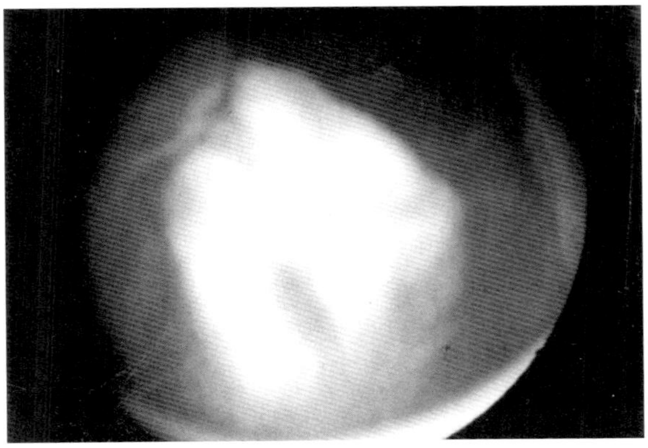

图 22－3　前列腺癌表现为右叶背有局部隆起。（见彩图）

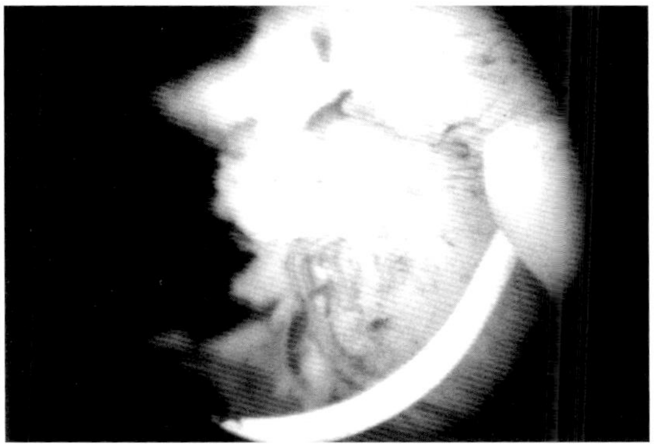

图 22－4　前列腺癌肿瘤表面组织已坏死。（见彩图）

第四节　切除方法

对于有一定 TURP 经验的医生来说，处理前列腺癌并不困难。技术难度与局部病变的情况有关。如肿瘤侵犯导致精阜标志不清，则确定手术终点可能有困难。有些肿瘤的起始部位于精阜处，甚至已侵及膜部尿道，手术后可能出现尿失禁，但其并不是手术损伤，而是肿瘤浸润的结果。术前有梗阻但不表现出失禁，梗阻解除后即发生失禁。术前及术后发生尿失禁的可能性都应当向家属与患者交代清楚。

在邻近精阜处切除时要特别小心。如精阜标志不清，操作更要谨慎。在切除靠近前列腺包膜的肿瘤时，肿瘤与包膜的界限常不像 BPH 那样清楚。手术的目的是挖出足够多的组织，使之形成一个宽敞的通道便于排尿。前列腺癌行 TURP 时，在挖出相当一部分组织后，周围组织常不内缩，这一点和 BPH 不同，切出的通道也有不回缩的趋势。前列腺癌术中出血明显少于 BPH，这一点和超声所见的情况不同（图 22－5）。

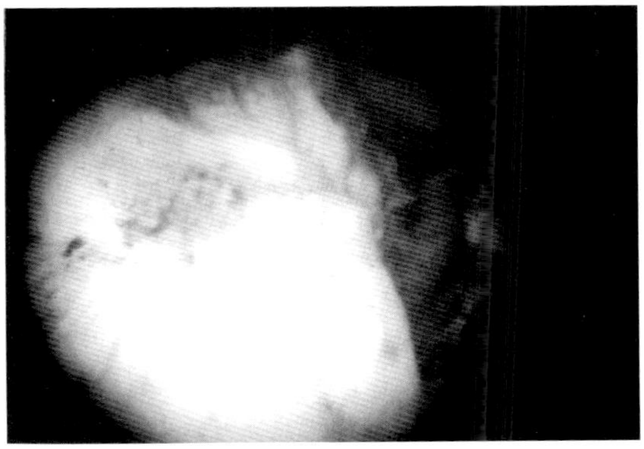

图 22－5　癌组织与增生组织的显著区别是出血很少，这一点和超声检查的结果正好相反。（见彩图）

前列腺肿瘤的电切方法和目的与BPH有所不同。

1. BPH需要尽可能多地去除增生的腺体组织，而电切前列腺肿瘤是一种姑息性手术，切除的程度以整个尿路达到通畅为原则，不要求把包膜内的前列腺组织都予以切除。

2. 晚期前列腺癌的病理组织质地疏松，血管含量较少，肿瘤组织侵犯前列腺包膜后，腺体与包膜之间的界限不清，过多切除很容易造成包膜穿孔，引起电切综合征。因此，在晚期前列腺癌患者电切过程中，需要注意其是否有血糖升高、胸闷、淡漠、心跳减慢、血压下降等并发症。

3. 肿瘤组织的切除以薄层切除为宜，边切边止血，定时放空膀胱。冲洗液压力不应过大，一方面可以防止电切综合征的发生，另一方面可以避免脱落的细胞大量进入血循环。

4. 因为前列腺尖部肿瘤可能侵犯外括约肌，造成该部位解剖结构异常，过多地切除可能会损伤括约肌，造成尿失禁。

注意事项：

1. 尽可能联合内分泌或放疗等方法治疗。

2. TURP治疗晚期前列腺癌属于一种姑息性治疗。

3. 晚期前列腺癌经尿道前列腺手术是一种创伤性手术，部分患者在接受经尿道手术后出现了尿道狭窄、继发性出血、尿路感染、短暂性尿失禁等情况，有些甚至需要进一步治疗。同时，创伤性手术带来的远期并发症可能会困扰部分患者，选择时宜谨慎。

康健等研究发现，与单纯内分泌治疗相比，经尿道前列腺切除加内分泌治疗晚期前列腺癌及膀胱出口梗阻能够快速降低国际前列腺症状评分（IPSS）、提高尿流率。这种效果在术后1～3个月时最为明显。单纯内分泌治疗在去除雄激素对肿瘤细胞的刺激后，整个前列腺萎缩，造成的梗阻也随之缓解，但排尿改善的时间相对较晚。在治疗3个月后，两组患者各项指标差异均无统计学意义。同时发现两组患者在治疗18个月左右时，国际前列腺症状评分、PSA逐渐上升，最大尿流率逐渐下降，疾病相关死亡人数和疾病进展人数增加，这与肿瘤细胞对去势治疗的敏感性降低和向激素非依赖或难治性前列腺癌转化有关。关于前列腺电切能否造成癌细胞的扩散和疾病进展，Kuban DA报道对409例前列腺癌病例进行了为期7年的治疗，其中169例进行放疗并随访4年，100例行TURP，与未行TURP者比较，骨转移发生率分别为28%和22%。根据肿瘤的分级和分期统计，未能证明TURP增加肿瘤的转移和扩散。前列腺癌的疾病进展、肿瘤相关死亡率增加、前列腺癌的转移和扩散与肿瘤的分化和进展有关。

（李月明　翟兴龙）

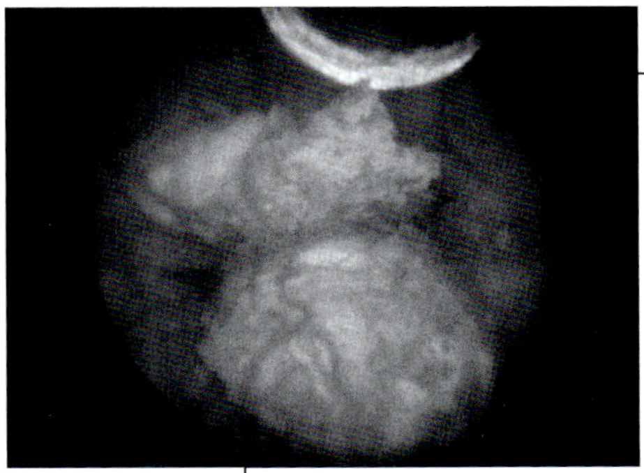

第二十三章

膀胱碎石术

一、概念

膀胱结石是泌尿系结石的一种，主要与感染、膀胱出口梗阻(BOO)、神经源性膀胱、异物以及膀胱扩大手术相关。在一些发展中国家，营养不良也是引起儿童膀胱结石发生的原因之一。在西方国家，膀胱结石约占泌尿系结石的5%，膀胱结石患者约占泌尿外科住院患者的1.5%。治疗膀胱结石的手术方法主要包括膀胱切开取石术和经尿道膀胱碎石术。近年来，随着技术的进步，膀胱切开取石术已逐渐被经尿道膀胱碎石术所取代。目前大多数膀胱结石可以应用各种经尿道膀胱碎石术进行治疗，而膀胱切开取石术仅用于治疗膀胱多发结石或较大结石和前列腺增生较为明显的膀胱结石患者。经尿道膀胱碎石术的发展是非常迅速的，在不长的时间内出现了多种有效的碎石方法，包括机械碎石、液电碎石、超声碎石、激光碎石、气压弹道碎石、体外振波碎石等。各种碎石方法都已经广泛用于膀胱结石的治疗中，并积累了丰富的经验。张凤林等(1996)在11年时间内治疗了3000例膀胱结石病例，采用膀胱切开取石术者仅68例(2.2%)，其余全部采用膀胱碎石治疗：液电碎石2685例(89.5%)；气压弹道碎石299例(6.7%)；液电加气压弹道碎石23例(0.8%)；机械碎石8例(7.2%)。在他们的资料中，膀胱结石合并前列腺增生等下尿路疾病者共1375例(46%)。每种碎石方法都有各自的特点，本章将对已经应用于临床的各种碎石方法进行简要的介绍。

二、适应证

机械碎石适用于直径小于2cm的膀胱结石或尿道结石，其他经尿道膀胱结石碎石术适用于直径小于4cm的膀胱结石或尿道结石。合并良性前列腺增生症的患者可以考虑同时行前列腺增生的经尿道手术治疗。

三、禁忌证

1. 重要脏器功能衰竭者。
2. 患有凝血机制障碍性疾病。
3. 膀胱结石合并膀胱多发憩室或挛缩膀胱合并结石者。
4. 膀胱结石合并泌尿系急性感染者。
5. 尿道狭窄合并膀胱结石为相对禁忌，如能行尿道扩张或内切开置入膀胱镜，也可行膀胱碎石。
6. 结石与尿路粘连紧密，因局部黏膜炎性增生、水肿、充血导致镜下视野不清者。

四、术前检查与手术方法的选择

手术方法的选择要考虑多方面的因素：医院的设备条件、泌尿科医生的技术、患者的健康状况，以及结石和前列腺的大小等。也就是说，要全面综合考虑，而不是仅注意结石，其中结石和前列腺的大小很重要。大多数患者可以采取膀胱碎石加TURP一次手术处理。决定采用开放手术的条件是结石过大或前列腺过大。如结石最小直径超过2cm，采用机械碎石很困难。结石直径超过4cm，液电或气压弹道碎石会耗费较长时间，如同时行TURP则时间更长，不如行开放手术处理。

术前通过超声和X线片检查(图23－1和图23－2)可以准确了解结石大小与数目。多数患者还需要考虑前列腺增生症的治疗，所以术前检查应当全面，和BPH术前检查基本相同。

五、机械碎石

1. 器械的选择

机械碎石的器械有多种，如能与膀胱镜鞘或切除镜鞘配合使用的碎石钳，或者单独的碎石器。与膀胱

液电碎石的并发症发生率较高，并发症主要包括血尿、膀胱壁损伤和尿路感染。Bulow 等人采用液电碎石治疗 304 例膀胱结石患者，5 例发生膀胱穿孔（1.6%），其中 1 例行手术膀胱修补；4 例膀胱出血形成血块，其中 1 例行开放手术去除血块及碎石，3 例膀胱镜下清除血块。

总体来说，液电碎石治疗膀胱结石是比较安全的。在治疗过程中需注意以下几点：①置入的电极尖端应距内镜透视窗至少 0.5 ~ 1.0cm，与结石表面距离必须在 1mm 左右方可放电，绝对不能在与黏膜直接接触时放电，否则会造成尿路损伤、出血、穿孔或损毁透视窗等严重后果。②要始终保持视野清晰，必须看清结石后方可放电碎石，结石粉末或出血影响视野时须及时更换灌洗液。③操作过程中会产生电场，因此灌洗液需用无菌蒸馏水或 1/10 ~ 1/6 生理盐水；液电碎石操作中产生的电场还会影响心脏起搏器的工作，故不适用于安装心脏起搏器患者的治疗。④一般先采用低电压碎石，根据碎石情况调整碎石电压，轰击方式一般遵循由间断到连续的操作原则。但对较大且坚硬的结石，可先用连续脉冲轰击，破裂后改为单脉冲轰击。⑤电极使用次数过多会老化，碎石效果明显减弱，为保证电极放电效果和安全，衰老的电极最好停止使用。⑥患者存在尿路感染时，术前应使用抗生素控制感染后方可行碎石治疗，术后也要加强抗感染治疗。

六、超声碎石

超声碎石是利用超声转换器将电能转变为声波，然后将声波沿着金属探条（即超声电极）传导至远端探头（即碎石头），使碎石头产生高频震动。当震动的碎石头接触到结石时，其高频震动的能量可将结石震裂、击碎甚至研磨成粉末状颗粒。与其他膀胱碎石方法相比，超声碎石的特点是简单和安全，不会出现与电或震波有关的危险。动物实验使用超声波探头对家兔膀胱壁进行碎石操作，当频率为 20kHz，振幅为 20μm 以上时，需连续 4 ~ 5 分钟才会导致膀胱穿孔，而临床上常用超声波探头的振幅小于 20μm，因此超声碎石有较高的安全性。文献报道超声碎石的结石清除率达 88%，治疗大于 3cm 的一水草酸钙结石和磷酸钙结石时，手术时间可能较长，尿酸结石不易被超声粉碎。

超声碎石系统由超声发生器、换能装置、内镜器械和负压排空装置组成（图 23 – 8）。超声发生器用高频发生器产生 27kHz 的电磁振荡，同时有一根导线将发生器与换能装置相连接。内镜器械包括一个金属镜鞘和 Lutzeyer 操作支架，与器械纵轴平行有一超声碎石头，超声换能器的振荡使之启动。排空装置器械中间的小孔可排出被粉碎的结石碎片，超声碎石头末端接负压泵，能反复抽吸进入膀胱的灌注液，一方面可吸出碎石片使视野清晰，另一方面可使超声转换器降温。

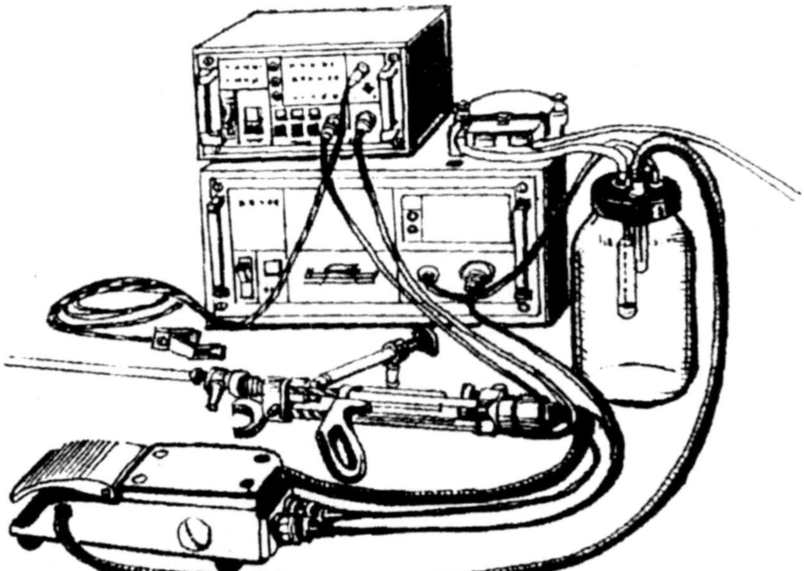

图 23 – 8 超声碎石设备。

超声碎石的麻醉方式与液电碎石相同，麻醉后患者取膀胱截石位，经操作通道将超声碎石头插入膀胱，用碎石头接触结石，并将结石压向膀胱壁，碎石头与结石面之间不能有间隙。碎石可由结石中间或边缘开始，逐渐使之破碎，应尽可能将碎石屑吸净。检查无残留结石，膀胱黏膜无损伤即可结束（图 23 －9）。

超声碎石的主要并发症是出血。碎石过程中应防止在超声碎石头和结石之间夹住增生黏膜，这样不仅会减少碎石能量，也易造成出血。在碎石操作中，要防止持续向一个方向冲击，易造成结石侧面被粉碎而留下大的薄片状碎石。操作期间应保持连续灌洗，使超声探头充分冷却，可以有效防止热损伤，并可保持视野清晰。

七、气压弹道碎石

气压弹道式碎石是 20 世纪 90 年代初由瑞士 EMS 公司开发的一种新型体内碎石系统。其基本原理是利用压缩气体产生的能量推动手柄内的子弹体，在弹道内将能量传递到探杆，探杆尖端与结石反复撞击，由于结石质硬，不易变形，当能量超过结石张力时，可导致结石解体，从而达到碎石效果。与超声波碎石机、液电碎石机和激光碎石机不同，它分解结石的能量是机械能，所以不会产生热损伤。Razvi 等人发现，对于体积较大或特别坚硬的结石，气压弹道碎石比液电碎石或超声碎石效率更高。Hofbaer 等人对比了超声碎石、液电碎石与气压弹道碎石，发现气压弹道碎石的效率与液电碎石相当，是超声碎石的 50 倍，但其安全性明显高于液电碎石。

气压弹道碎石的麻醉和手术体位与液电碎石相同。麻醉满意后，取膀胱截石位，经尿道置入膀胱镜，观察膀胱形态、黏膜及输尿管开口等，了解膀胱结石大小、数目、形态。利用冲洗液充盈膀胱至 200 ~ 250mL，但不宜使膀胱过度充盈，否则结石易活动而影响碎石效果，从而造成膀胱损伤。自工作鞘插入碎石杆，将结石压向膀胱壁，在直视下使用连续脉冲将结石击碎。碎石功率应在 250 ~ 300kPa，将结石击碎至 5mm 以下，并用 Ellik 灌洗器将结石完全冲出（图 23 －10）。

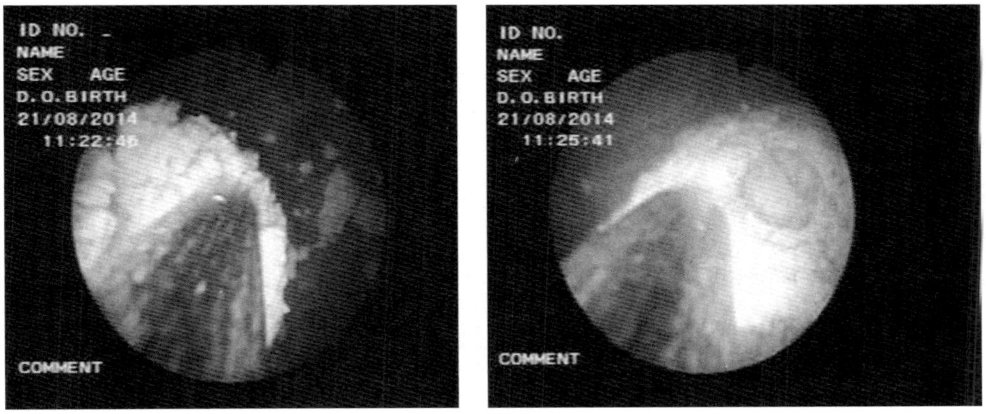

图 23 －9　超声碎石。

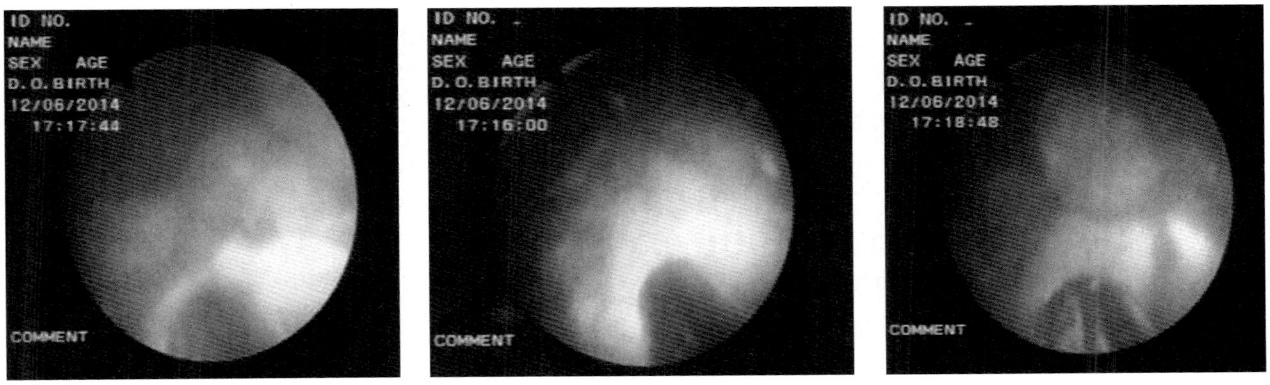

图 23 －10　气压弹道碎石。

因为膀胱结石常伴有黏膜水肿，因此出血是气压弹道碎石常见的并发症；膀胱穿孔是气压弹道碎石的另一并发症。如为腹膜外穿孔，只需膀胱内保留导尿管保持尿液引流通畅即可；如穿孔至腹腔，则须行开放手术治疗。碎石过程中应避免碎石杆伸出内视镜2cm以上，以免造成穿孔。术后应使用抗生素，保持尿管通畅，以防治感染。

气压弹道碎石应注意以下事项：①碎石时膀胱保持200～250mL的充盈状态，但不宜过度充盈，以免结石活动，且膀胱过度充盈造成膀胱壁薄，易造成穿孔，而膀胱空虚时视野不清，结石难以寻找。②要始终保持视野清晰，必须看清结石后方可进行碎石，结石粉末或出血影响视野时必须及时更换灌洗液。

八、激光碎石

Mulvarnet 和 Back 于1968年首次报道了激光碎石，但由于激光的热效应可损伤周围组织而限制了其在临床的应用。随着技术的进步，直到20世纪80年代激光碎石才真正应用于临床。激光碎石与液电碎石一样，碎石作用依赖于等离子体和冲击波的产生，但与液电碎石不同的是，激光碎石由光分解作用形成。高能量、高密度的激光照射结石后，结石表面会迅速形成等离子体，继而产生冲击波和微喷射破碎结石。激光碎石器主要由主机和光纤组成，具有安全高效、轻巧可弯曲的特点。目前常用的激光有染料－脉冲激光、双拼双脉冲激光、钬激光等。其中钬激光是临床上应用最多的，也是最具代表性的激光碎石器（图23－11）。

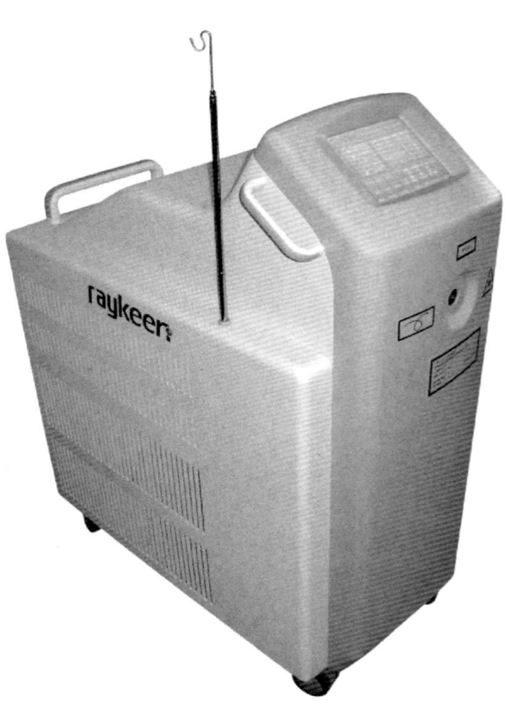

图23－11 钬激光。

钬激光的激发介质是稀有金属钬及一个钇铝石榴石（YAG）晶体，利用氪闪烁光源激活镶在钇－铝－石榴石晶体上的稀有元素钬而产生的脉冲式近红外线激光。它是一种固体激光，波长2100nm，以脉冲方式发射。每个脉冲能量为0.2～2J，脉宽250μs，峰值功率为4.5～6.0kW，每秒重复率为2～22Hz，平均功率为10～32W，以氦氖激光作瞄准光。钬激光应用于碎石的作用机制是其产生的能量可使光纤末端与结石之间水汽化，形成微小的空泡，并将能量传至结石，使结石粉碎成粉末状。碎石过程中其产生的能量大量被水吸收，减少了对周围组织的热损伤。同时钬激光对人体组织的穿透深度很浅，仅为0.4mm，因此碎石时可以做到对周围组织损伤最小，安全性极高。

钬激光碎石采用与前述碎石方法相同的麻醉方式与体位。其碎石效率与功率有关，功率越大，碎石效率越高。对于小体积的结石，可用小功率进行碎石；而对于较大的结石，最好选用大功率碎石，以缩短碎石时间。钬激光的碎石速度与脉冲能量相关，因此，碎石时相同功率下设置的脉冲能量越大，越有利于快速粉碎结石。碎石时一般先将激光设定于0.5J及5Hz，依碎石效果随时调节参数，对于较硬的结石应设定较高的能量，但频率增加易引起结石移动，同时应持续冲洗以冷却结石及组织。对于较小的结石或大的结石碎片，用光纤头作用于结石表面已有的裂隙，使碎片变小，小碎片任其自行排出，大碎片钳夹取出。对于较大的结石，宜选用中央钻孔碎石法，从结石中心钻孔，使结石核心粉碎，再逐一击碎外壳，碎石至结石大小能通过膀胱镜鞘被冲出（图23－12）。

虽然钬激光的光热效应作用距离＜1mm，即使激光直接作用于膀胱黏膜，组织的热损伤也仅局限于很小的范围。但是，钬激光同时也具有软组织切割作用，当光纤直接接触膀胱壁时可能造成膀胱穿孔。因此，术中只有镜下看到光纤维触及结石表面，才能发射激光。为了预防黏膜损伤，光纤与尿路上皮至少保持0.5mm的距离。如果术中发生膀胱穿孔，应立即结束手术；如为腹膜外穿孔，只需膀胱内保留导尿管保持尿液引流通畅即可；如穿孔至腹腔，则须行开放手术治疗。另外，钬激光发射过程中有可能损伤内镜，因此术前应检查光纤有无漏光以免激光损伤内镜。

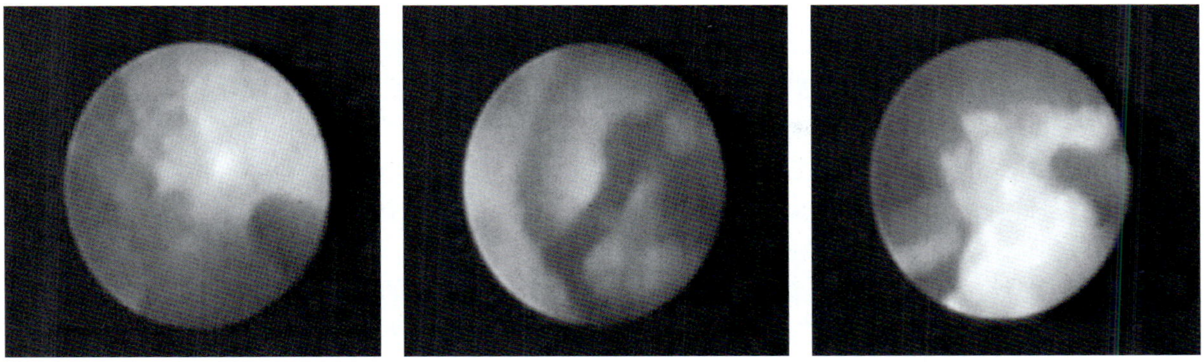

图 23-12　钬激光碎石。

除了用于碎石外，钬激光还可以用于其他疾病的治疗，如前列腺增生、尿道狭窄、尿路上皮肿瘤和尖锐湿疣等。由于膀胱结石多继发于前列腺增生症，而钬激光能同时对这两种疾病进行治疗，因此相较于其他碎石设备，钬激光是一种更好的选择。刘荷臣、朱学华等报道应用钬激光碎石术联合钬激光前列腺剜除术同期治疗前列腺增生合并膀胱结石，均取得了较好的效果。

九、联合碎石清石系统

各种碎石方法都有各自的特点及优缺点，联合碎石清石系统的出现弥补了各种碎石方法的不足。联合碎石清石系统是在一台机器上集合了不同的碎石系统及负压吸引清石系统。在碎石的过程中可以根据结石情况采用不同碎石方式，同时应用负压吸引系统将碎石吸出，而无须升高水压冲出碎石，从而减少了反复钳取碎石、缩短了手术时间、防止碎石块堆积以及结石残留等并发症发生。同时，碎石过程中可以保持腔内负压状态，避免毒素及致热原吸收，降低了发热、菌血症、脓毒血症的发生率，提高了手术的安全性。

现阶段较为成熟的联合碎石清石系统包括瑞士 EMS 碎石清石系统（图 23-13）和 Cyberwand 双导管超声碎石系统。EMS 碎石清石系统集合了气压弹道碎石系统、超声碎石系统和负压吸引系统，通过脚踏开关进行切换。其三种工作方式是单纯气压弹道碎石、单纯超声碎石、气压弹道联合超声碎石清石。Kingo 等人应用这一系统对 27 例膀胱结石患者进行了治疗，其中 2 例患者同时行 TURP 术，结果显示清石率为 96%，平均手术时间为 60 分钟（范围 20～144 分钟），所有结石在 1 天内排出。目前 EMS 碎石清石系统已开发至第五代，其碎石效率和安全性均有了显著的提高。Cyberwand 双导管超声碎石系统利用单一超声能源转化为高频超声（2100Hz）内导管与低频冲击（1000Hz）外导管相结合的超强动能，通过单一手柄连接中空双导管碎石杆将结石碎裂，并可在碎石同时直接将结石排出体外。

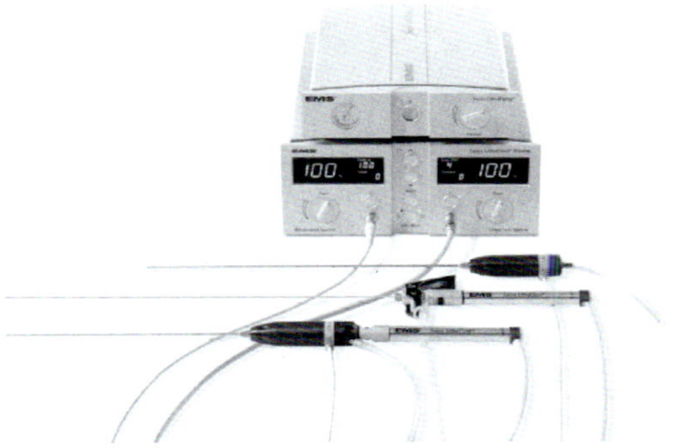

图 23-13　EMS 超声波气压弹道碎石系统。

目前国内有钬激光碎石联合负压吸引系统正在开发与使用，与 EMS 碎石清石系统类似，在击碎结石的同时，负压吸引系统将碎石清除，但其碎石效率需进一步临床验证。

十一、前列腺增生继发膀胱结石的治疗

膀胱出口梗阻是引起膀胱结石的主要原因，文献报道 45%～79% 的膀胱结石患者存在膀胱出口梗阻。在男性患者中，引起膀胱出口梗阻的主要原因是前列腺增生。欧洲泌尿外科指南将膀胱结石看作前列腺增生的并发症之一，强烈建议存在膀胱结石的 BPH 患者行手术治疗。上述各种经尿道膀胱结石碎石术均可同期进行前列腺增生的经尿道手术治疗，包括单极或双极经尿道前列腺电切术（TURP）、等离子经尿道前列腺剜除术（PKEP）、前列腺汽化术（TVP）和钬激光前列腺剜除术（HoLEP）等。具体手术方式的选择应该根据医院的设备条件、泌尿科医生的技术

条件、患者的健康状况以及结石和前列腺的大小等综合考虑。

邹建华等人采用前列腺双极等离子电切联合气压弹道或超声碎石术治疗86例BPH合并膀胱结石患者,膀胱结石均一次性清除,术后患者恢复良好,仅7例患者因逼尿肌功能衰退出现排尿不畅,经治疗后排尿恢复。盛旭俊等人比较了大力碎石钳、气压弹道碎石和钬激光碎石联合前列腺电汽化术(TVP)治疗前列腺增生合并膀胱结石,发现经尿道钬激光碎石治疗BPH合并膀胱结石更为安全、高效。柴克强等人报道了应用等离子电切镜联合输尿管镜下钬激光碎石与前列腺等离子切除术治疗良性前列腺增生合并膀胱结石,结果显示膀胱结石清石率达100%,患者膀胱出口梗阻的症状明显改善。Wu等人了应用24F膀胱镜同时行钬激光碎石和TURP取得了较好的效果,他们发现这种方法比分别用22F膀胱镜行钬激光碎石术和24F膀胱镜行前列腺切除更为安全,血尿和尿道狭窄的发生率明显降低。

值得注意的是,多篇文献报道较大膀胱结石行膀胱切开取石术更为安全、有效,可缩短手术时间,减少术后膀胱结石残留和术中、术后并发症的发生。

(史启铎 谢林国)

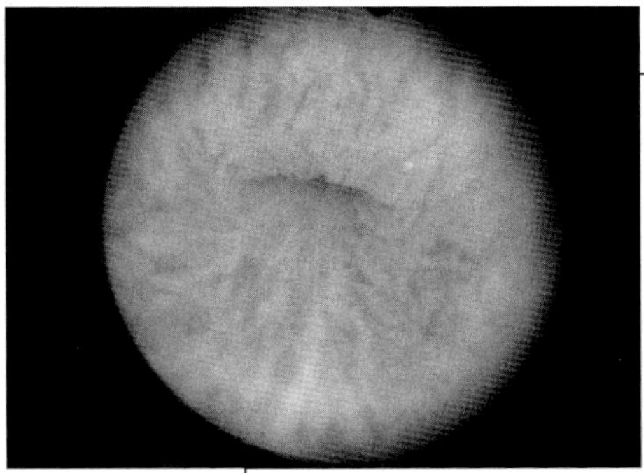

第二十四章 尿道狭窄的经尿道手术

第一节 直视下的尿道内切开术

一、概念

无论在泌尿外科的发展史上，还是在泌尿外科的临床工作中，尿道狭窄的处理都十分重要。19世纪中期，一些尿道内的手术操作在盲目下进行。尿道扩张作为尿道狭窄的一种保守疗法很早已经开始。

尿道切开术的应用标志着真正尿道手术的开始，因为严格来说尿道扩张不能算是一种手术。1854年，Maissoneuve介绍了他的尿道刀。1872年，Otis介绍了另一种尿道刀，其口径可以调节。这两种器械目前仍在使用，仅有一些小的改进。

1937年，Fischer报道在直视下切开短距离的尿道狭窄，他使用一个钢丝钩作为电切工具。以后Ravasini(1957)和Elsasser等(1970)也曾有类似报道。由于电切后的复发率高，又发明了直视下冷切的方法。德国一些作者多次报道这种方法，特别是Sachse(1964年，1972年，1978年)对器械设计、手术操作的改进和标准化都做了很大努力，以后就有了以他名字命名的尿道刀。现在很多国家也有一些类似的器械。

尿道扩张作为尿道狭窄的一种治疗方法仍然在使用，但它所处的地位和30年前相比有了很大变化。现在各种各样的开放手术在很大程度上已经被内镜手术所取代。这种改变来源于医疗技术水平的不断提高，最重要的直接原因是内镜制造技术的进步。白炽灯泡照明被冷光源纤维导光技术所取代，使得尿道镜的设计与制造发生了巨大变化。新的尿道镜使用方便，在诊断与治疗中的作用大为提高。和尿路结石的治疗一样，近年来尿道狭窄的治疗同样发生了很大变化。唐孝达等(1990)报道在对100例损伤性后尿道狭窄患者的治疗中，1984年前以会师法尿道扩张为主(70.3%)，1984年以后经内镜冷切或冷切加电切术为主要治疗方法(79.7%)。这实际上说明我国泌尿外科学界近年来在尿道狭窄治疗方面的变化。

采用尿道内切开的方法治疗尿道狭窄或闭锁，在我国已经积累了丰富的经验。李虹等(1998)和张泓等(1998)的报道为评价内镜手术在尿道狭窄治疗中的作用提供了一个更清楚的概念。

华西医科大学附属第一医院李虹等报道，从1980年以来采用尿道内切开及瘢痕切除治疗各类尿道狭窄280例。其中216例(77%)一次手术治愈；56例(20%)数月后出现排尿困难，需再次腔内手术处理或定期尿道扩张；完全失败仅8例(3%)。

山西医科大学第一医院张泓等报道，对53例尿道狭窄或闭锁行尿道内切开手术治疗。手术一次成功49例，二次成功2例，三次成功2例，即完全成功。他们的病例包括尿道闭锁5例，尿道会师术后19例，尿道吻合术后14例；狭窄长度平均为2.1cm，最长为6cm。

以上情况说明，尿道内切开术在尿道狭窄的治疗中已经占有十分重要的位置，必须给予充分的重视。

二、术前检查

术前检查的目的是了解尿道狭窄的部位、程度和长度。还要注意病变侵及的深度，是仅侵及尿道壁的浅层，还是已侵及尿道海绵体全层，甚至侵及尿道周围或形成瘘管(此瘘管可通向皮肤或直肠)。尿流率检查简单易行，常有助于做出初步判断。目前的尿道镜检查基本上无痛苦，用硬镜或软镜均可，能确定尿道狭窄的部位、尿道狭窄处的口径以及与尿道外口的距离。

尿道造影是了解尿道狭窄长度的重要依据。但在狭窄严重的患者中，逆行注入造影剂后狭窄上方尿道的充盈常欠佳。必要时可先向膀胱内注入造影剂，在排尿时造影，与逆行注入造影剂配合能获得较准确的情况。尿道狭窄严重的患者在逆行注入造影剂时，还要注意造影剂外渗与静脉逆流的问题。所用造影剂应当可静脉注射，注入时不宜用力过大。B 超检查有助于了解狭窄段尿道壁受侵犯的情况。

在有膀胱造瘘的患者中，从耻骨上造瘘口插入 20F 尿道探子，再从尿道插入一尿道探子。在后尿道狭窄或闭锁的患者，有助于了解狭窄或闭锁段的长短。由助手协助，术者将左手示指插入肛门，了解尿道两端移位的情况。

触诊局部有大块硬结，说明尿道周围瘢痕与纤维化严重，治疗难度增加。

三、手术适应证

尿道狭窄的治疗方法有多种，应根据患者的具体情况确定。最简单的方法是尿道扩张。尿道扩张失败即为尿道内切开的指征。也有少数较复杂的病例仍然要采用开放手术。

目前美国大多数尿道狭窄的治疗使用内镜行尿道切开或尿道扩张(90.7%)，尿道成形术仅占 9.3%(Buckley JC,2016)。

在做经尿道手术前，尿道的口径不够大，是尿道内切开的指征。在这种情况下，也有人行会阴部尿道切开。

绝大多数尿道狭窄的患者可用尿道内切开治疗。无论是创伤性、医源性、炎症性，或以前曾采用过开放手术的病例均可。特别是后尿道狭窄，曾行开放手术失败，再次开放手术有困难者，同样可以采用尿道内切开手术处理。一些狭窄段短的病例可在门诊尿道黏膜麻醉下手术，瘢痕多、狭窄段长者则需住院治疗。

对于尿道闭锁或不止一处狭窄的患者，采用尿道内切开时技术难度较大，但这些病例多数是可以通过内镜手术治愈的。尿道内切开仍应作为首选的方法。即使手术失败，也不会影响以后再行其他手术。

手术前的尿路感染应当重视，应在适当治疗后手术。如果在有感染的情况下手术，任何新的创面都可以成为细菌入侵的途径。有些患者多次手术，致病菌对多种抗生素产生抗药性。这种病例术后革兰阴性细菌的败血症会造成内毒素休克。国内已有感染性休克致死的报告(谢平,1997)。因此，术前做细菌培养与抗生素敏感试验十分必要。

四、手术器械

直视尿道刀和切除镜的差别不大，尿道刀镜鞘为 20F，带有闭孔器和操作支架，支架上带有插入冷刀的孔道。一般用 0°内镜(图 2-5)。

Sachse 尿道刀的刀片尖部钝，后面上方有刀刃，可向前上方做切开。有一孔道可插入输尿管导管。刀片还有其他不同形状的。经 Dettmar 改进的光学尿道刀刀刃不在 12 点位置，所以对狭窄处与刀片都能看得很清楚。这种器械刀片上有一套环，可以插入导管，以引导刀片。Reuter(1980)利用连续灌洗原理，设计出一种同时能灌洗的尿道刀，但未能推广。

处理儿科病例时，应选用 10F 的器械。处理 TUR 手术前发现尿道不够宽的病例，应用 Otis 尿道刀较方便(图 24-1)。具体操作可参阅第六章。

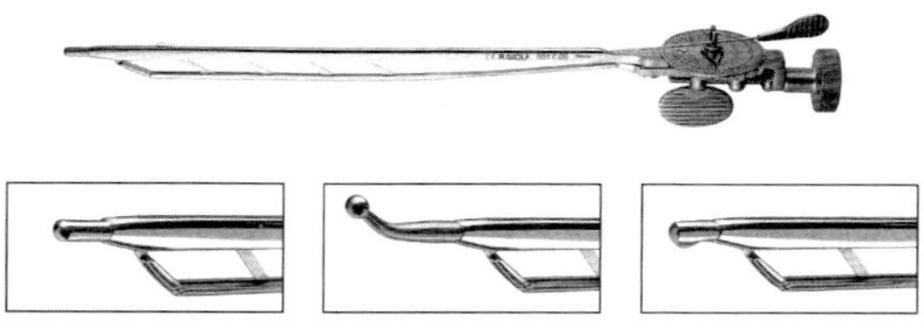

图 24-1 Otis 尿道刀。

五、术前准备

手术前一天应根据细菌学检查结果开始给予抗生素。患者取截石位，低位腰麻或硬膜外麻醉。较简单的病例可采用局部麻醉，尿道内可灌注表面麻醉剂。按照常规经尿道手术准备覆无菌单。

六、手术方法

将带闭孔器的镜鞘插入尿道口，越过舟状窝。取出闭孔器，换上带有冷刀与内镜的操作支架。如外口处有狭窄，不能插入尿道刀，则需要先行尿道口切开。在直视下前进，将尿道刀靠近狭窄处(图 24-2)。在狭窄较严重患者未用冷刀行切开前，常规先插入一条 5F 输尿管导管作为标志，以免术中迷失方向。有时前方视野内仅看到一些不规则的凹陷，很难辨别哪里是狭窄的尿道腔。在这种情况下，可向凹陷内试插，前方有阻力说明方向不对，无阻力可以继续插，导管尾端有尿液不停地滴出，证明已进入膀胱腔，然后可沿此导管切开(图 24-3)。

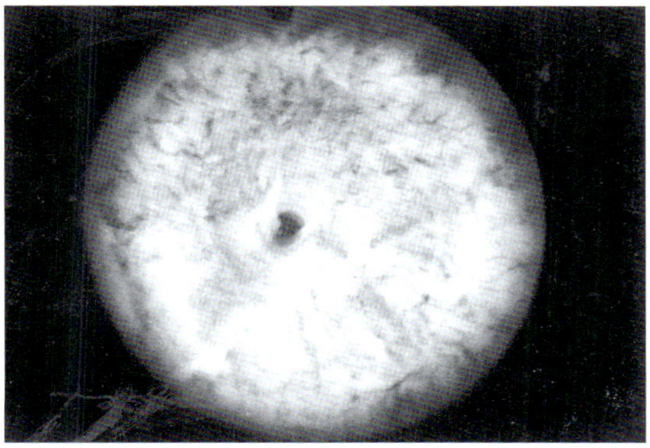

图 24-2　尿道球部近膜部处狭窄。(见彩图)

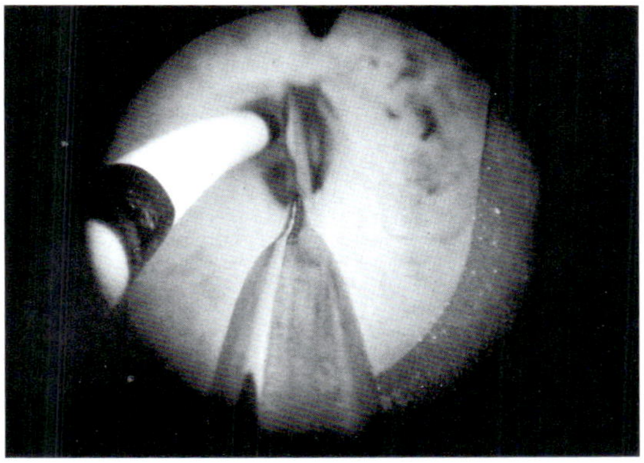

图 24-3　插入输尿管导管作为标志准备切开。(见彩图)

大多数泌尿科医生主张在 12 点处切开(图 24-4),这样可以避免损伤海绵体。也可以在其他位置切开,如 3 点、6 点或 9 点。狭窄孔如不在正中,可在内突严重的部位切开,术后效果会更好一些。切口要一毫米一毫米地向膀胱方向推进。小刀片可向前刺切,也可以在越过狭窄环向外拉回刀片时切开。在内镜下能够看到硬韧发白的纤维化瘢痕,在小刀片下也能感觉出它与正常组织的差别。纤维瘢痕被切透,尿管腔随即张开。切开可不限于一两处(图 24-5)。

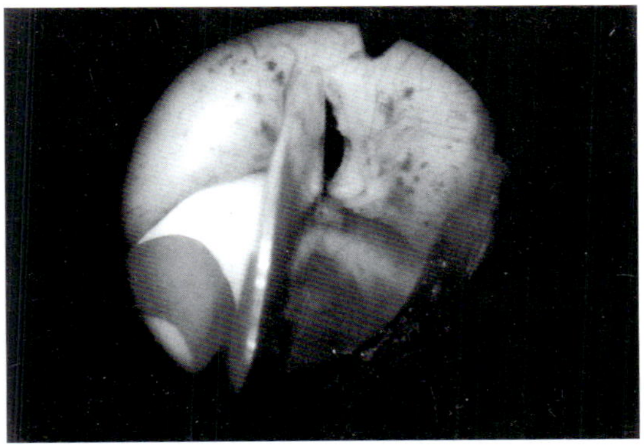

图 24-4　在 12 点处切开。(见彩图)

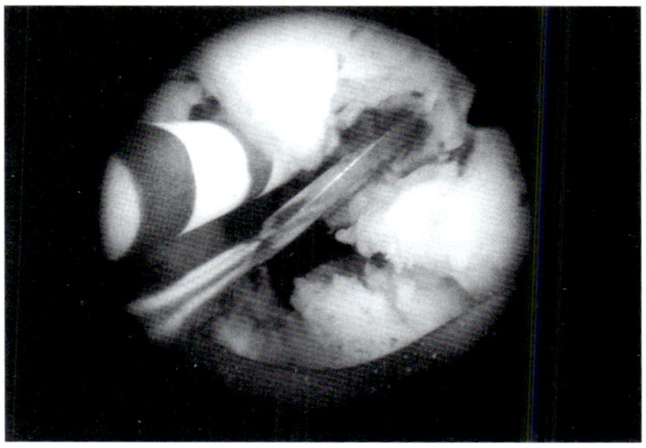

图 24-5　在 2、4 点处切开。(见彩图)

注意在内突严重的部位切开有利于恢复。根据局部情况,有时需更换切除镜,将不规则内突隆起的瘢痕组织切除,使狭窄段尿道腔表面光滑完整。其目的是要使狭窄处的尿道腔达到 24～26F,使 20F 的尿道外鞘能很容易地通过狭窄处。

瘢痕处的一些小出血点可以不做处理,较大的出血点有时需要电凝。要用等张的灌洗液,同样需要注意灌洗液外渗与吸收的问题。

七、若干技术难题的处理

1. 术中出血

这里讨论的主题不是失血量的问题,而是出血对术中观察的影响。尿道狭窄段短常不存在创面出血影响视野清晰的问题,狭窄被切开后灌洗液即可进入膀胱,有些出血也不会影响观察与操作。但是狭窄段长或有不止一处狭窄,手术中灌洗液不能进入膀胱且有出血时,常致视野不清,继续操作困难。有人把这种情况看作是尿道内切开的禁忌,有时只好中止手术。我们的方法是先插入一条 8F 硅胶导尿管到狭窄处(也可以用 8F 输尿管导管),然后再插入尿道刀,尽管流量不像连续灌洗镜那么大,但常可使视野转清,手术得以继续进行。

2. 内括约肌已失去功能的膜部尿道狭窄

TURP 手术后或前列腺切除术后的膜部尿道狭窄,采用尿道内切开处理时要注意术后尿失禁的危险。这种情况和骨盆骨折所致后尿道狭窄不同,后者无论行开放手术或内镜手术,即使术中外括约肌功能被损坏,也不至于发生尿失禁,因为患者尚有可靠的内括约肌功能。前列腺切除术后膜部尿管狭窄,在行尿道内切开时要特别当心,避免损伤外括约肌。切开的口径以能容纳尿道镜为宜。我们有少数此类病例,术后恢复满意,无尿失禁。

个别行 BPH 的患者,采用高温射频治疗前列腺梗阻未除，出现膜部尿道狭窄。对此类患者仅处理狭窄，仍有前列腺梗阻，两者同时处理时要注意失禁的可能。不能因为怕失禁就行膀胱造瘘，我们有个别病例的术后效果是令人满意的。

3. 尿道完全闭锁

这种情况的处理有以下方法可供选用。

（1）术者持尿道刀，在直视下推进至闭锁段下方，做好刺切的准备。助手持软膀胱镜，从膀胱造瘘口插入至闭锁段上方，用强光透照。术者依光亮指引做刺切，切穿闭锁段。术中也可以左手示指插入肛门，了解两镜对位的情况、方向与间距。

（2）术者将尿道刀插至尿道闭锁段下方。一助手通过耻骨上造瘘孔将20F尿道探子插至尿道闭锁段的上方。术者将手伸入肛门，明确两端之间的距离与方向，方向有偏移可做适当调整。在确定两者在同一轴线时，助手活动耻骨上的尿道探子，术者向着活动最明显的部位刺切。切透的表现是小的出血立即被灌洗液冲入膀胱，视野清楚。肛门内的手指有助于定位，也有助于避免直肠损伤。

（3）采用经耻骨上尿道会师法通过闭锁段尿道。将耻骨上造瘘口略做扩大，术者左手示指经造瘘口插入闭锁段尿道上方，另一手持金属尿道探子经尿道外口插至尿道闭锁段下方，晃动尿道探子，使伸入闭锁段上方的手指有感觉，并引导探子将闭锁段穿透，然后即可更换尿道刀或切除镜做进一步的修整工作。

八、术后处理与随访

手术结束后退出内镜，将18～22F硅胶Foley导尿管插入膀胱。尽管内镜和24F尿道探子通过顺利，尿管插入仍有可能会遇到麻烦。插入困难时尿管内可放导丝，以增加尿管的硬度，并可使尿管有与尿道探子相似的弯曲，但在插入时不应施用暴力，以免形成假道。

尿道内支架导管有止血作用，可使一些小的出血点停止出血，这也是防止尿道狭窄的一项重要措施。此导管保留时间的长短主要根据局部病理改变确定。Sachse认为狭窄不超过5mm者可不放导尿管，术后灌注可的松胶冻，每天3次，共14天。

狭窄超过5mm者，一般应保留硅胶导尿管1～3周。狭窄段长或完全闭锁者可能需要保留更长时间，一般不超过6周。

无论在保留导尿管期间或拔除导尿管后，多饮水都是必要的。尿液多有自洁作用，可以减少尿路感染的发生。拔管后尿流的冲洗，有利于尿道创面的愈合。在尿道创面基本稳定后，排尿时短时间控制住尿道外口，让尿道内压力增加，可有尿道扩张的作用。

定期随访，观察、监测手术效果十分重要。患者症状的可靠性差，尿流率是简单可靠的监测方法，必要时做尿道镜检查。应告知患者尿流无力、尿线细是尿道狭窄复发的征兆，以便及早发现并治疗。有些病例应当进行一段时间的定期尿道扩张。病情稳定，尿道扩张的时间间隔可以逐渐延长，1周、2周、1个月、2个月，最后停止扩张。

美国尿道狭窄指南（2017）建议不适于行尿道成形的患者，在直视下尿道内切开（DVIU）后，采用自主导尿暂时维持尿道通畅。导尿间隔时间可每天一次至每周一次，这样能使复发率显著降低。自家导尿超过4个月者比少于3个月者尿道狭窄复发率更低（Reston J，2014）。Pal DK（2017）报道DVIU术后处理与之相似。他们术后保留导尿管5天，拔除导尿管7天后要教会患者每天插入18F导尿管一次，持续1个月；改隔日一次持续3个月；其后1周一次至6个月；以后每月一次，至少要维持1年。术后1个月初次复查，以后每3个月一次。检查尿流率，用18F尿管测量尿道口径。国内多采用定期尿道扩张的方法。术后短期排尿通畅不能被认为手术一定成功。

九、手术并发症

如能注意小心操作、使用等张灌洗液、在有化脓性尿道炎时不行尿道内切开等问题，并发症一般很少见。出血一般在插入支架管后多能止住，有时需要配合阴茎外压迫。如出现阴茎或阴囊水肿，一般一两天即可消退，勃起功能不会受影响。在处理较复杂的后尿道狭窄或闭锁时，要警惕穿入直肠的危险，在这方面直肠内的手指有很大作用。切除背侧瘢痕组织时要谨慎。

第二节　尿道扩张

尿道扩张是多年来用于治疗尿道狭窄的有效方法。经恰当选择的患者，近期与中期疗效与尿道内切开相同。很多患者经尿道扩张治愈，但也有一些患者需要改用其他方法。在接诊尿道狭窄的患者时，有假道形成者并非罕见。何建光等（2017）报道尿道狭窄21例，有9例存在既往尿道扩张形成的假道，均为尿道扩张器使用不当所致。这说明尿道扩张的问题应当受到重视。

当前所用尿道扩张的方法有三种:用金属尿道探子、球囊导管和筋膜扩张器行尿道扩张。

一、用金属尿道探子行尿道扩张

尿道探子的粗细是按标准(F)确定的。直径(mm)数乘以3即为其号数,如直径8mm为24F,直径4mm为12F。一般厂家提供的产品为8~24F,在手柄处有标号。目前常用电切镜多为26F。如插入困难需要先行尿道扩张,最好依次使用24F、26F、28F的探子。超过4F的大号探子需要另外订购。

在立位,男性尿道为S形。导尿时患者仰卧,术者左手提起阴茎,此时阴茎少一弯曲,后尿道基本上与地面平行。如患者前列腺增生,中叶明显前突,尿道探子或内镜越过中叶时需十分谨慎。曾有尿道探子、膀胱镜、电切镜进入直肠或三角区后的案例。内镜可在直视下插入,而尿道扩张是盲目插入。术者要有尿道弯曲的概念,使尿道探子的弯度适应尿道的生理弯曲。

术者可以戴手套,在尿道探子进入膜部时,左手可在会阴部辅助。滑润剂用液体石蜡,一般不用尿道黏膜表面麻醉凝胶。在门诊操作时,术者可站在患者左侧或右侧。经尿道手术时,术者在患者两腿之间,左手提起阴茎,露出尿道口,右手持尿道探子,此时探杆与地面平行。尖端进入尿道后,向内推进,逐渐使探杆抬起。必要时可用左手在会阴部辅助,使尿道探子进入膜部、前列腺段尿道。此时探杆为水平位。探子通过狭窄时如感到困难,可以放弃尿道扩张,不应使用暴力。为扩张尿道,可使探杆在尿道内停留几分钟。退出尿道探子时与放入时顺序相反。

初次尿道扩张要选择稍粗一些的尿道探子,如20F或18F。不能通过时可更换16F。14F以下者很少用,外口狭窄可以用。应当有改变治疗方法的准备,如改用尿道内切开或尿道成形术。扩张间隔时间与停止尿道扩张时间对治疗成功很重要。最初可能每周一次,稳定后逐渐延长,2周、1个月、2个月、3个月或半年。有些报道随访时间不够长,成功率不可靠。

二、用球囊导管行尿道扩张

Gelman等(2011)在11年前与Cook Urological公司合作生产了尿道球囊扩张导管。该导管80cm长,5F,球囊长4cm,直径为10mm(约30F)。尿道扩张术前需行尿道镜检查及逆行、顺行膀胱尿道造影。此法可用2%利多卡因凝胶在门诊操作,也可腰麻后在手术室进行。先用膀胱镜看到狭窄段的远端,插入导丝,而后在直视下沿导丝插入球囊导管,使球囊位于狭窄处。在直视下用LeVeen注射器缓慢用水充盈球囊至1013.25kPa,保持5~10分钟。然后排空,取出球囊。再次观察狭窄处及其近侧端尿道,认为狭窄段超过1~2cm者并不适合行球囊扩张,但必要时也可以进行。此时应根据狭窄的长度改变球囊位置再次扩张。作者11年内处理30例,曾用于球部、膜部及膀胱颈,无与技术有关的并发症。所谓治愈应当是不需要后续治疗就能保持尿道通畅。作者认为尿道扩张应用过多,有些可用尿道成形术治愈的患者还在进行尿道扩张,而且直视下球囊扩张治愈率超过其他扩张方法。对一些不适合行尿道成形术的患者,间断尿道扩张可能是最佳选择。在这种情况下,与盲目扩张、丝状探子相比,直视球囊扩张是安全、易行、耐受的方法。

Vyas JB等(2013)在8年内采用球囊扩张治疗短段尿道狭窄(<1.5cm)120例。所用球囊导管是由Cook Urological公司生产的6F、8cm套囊,用181psi(1psi≈6.89kPa)的压力可扩至24F。有专用压力注射装置。在手术台上行尿道造影,明确狭窄部位与长度。插入0.038英寸亲水导丝,在直视下扩张,狭窄影像消失表明扩张充分,维持5分钟。用膀胱镜观察扩张情况,插入16F Foley导尿管。120例中球部95例、阴茎部19例、膜部6例。3例术后有轻度血尿。1、3、6个月随访,69.2%无症状。

Chhabra等(2016)报道144例尿道狭窄用球囊扩张的治疗结果,所用器械同为Cook Urological公司产品。对比用自家校准者73例(定期自行插入导尿管)与不做自家校准者39例。总成功率为84.4%。手术失败3例。随访期间21例需辅助治疗。术后即刻、6个月、1年最大尿流率分别为24.2mL/s、16.5mL/s、14.4mL/s与21.2mL/s、14.5mL/s、10.8mL/s。1年时即有明显统计学差异。行自家校准者需再处理者少(12.3%对20.5%)。局部狭窄、球部狭窄效果好,医源性狭窄、全部前尿道狭窄效果差。认为此法安全易行,也适用于再狭窄的患者。

周毅等(2016)报道输尿管镜下扩张导管联合球囊扩张处理尿道狭窄45例。经输尿管镜置入斑马导丝,沿导丝置入输尿管扩张导管,从8F开始至16F。再沿导丝置入输尿管镜,观察狭窄段长度及与外口的距离。然后退镜,沿导丝置入24F球囊扩张导管达狭窄段,再次用输尿管镜观察并调整球囊位置。固定球囊导管,加压扩张后使用金属尿道扩张器扩张尿道。

术后留置 18～22F 导尿管，8 周后拔除。复查 Qmax 为 13.3～29.9mL/s。随访 6～24 个月均良好，说明此法简单、安全、成功率高，并可重复操作。

张翼等（2017）报道输尿管镜球囊扩张 30 例。先置入斑马导丝穿过狭窄处，24F 扩张导管沿导丝进入狭窄处，在输尿管镜直视下扩张尿道狭窄段。术后留置 20F 三枪硅胶导尿管，4～6 周拔除。手术顺利，无严重并发症。3 个月后复查，排尿通畅。最大尿流率为 15.4～22.6mL/s。随访 6～12 个月均排尿通畅。这说明此法操作简单、成功率高。本研究例数较少，最佳适应证需进一步研究。

Shi－Cheng Yu 等（2016）报道高压球囊扩张 31 例与直视下尿道内切开 25 例的对比，观察术后 1 年、3 年狭窄复发率等指标，认为球囊扩张手术时间、术后并发症发生率优于直视下尿道内切开。远期复发率无统计学差异。球囊扩张 1 年复发率明显低于直视下尿道内切开。

《坎贝尔泌尿外科学》第 10 版和第 11 版有关于尿道扩张的描述："我们相信目前最安全的尿道扩张方法是使用尿道球囊扩张导管。此法可配用丝状探子或导丝。在内镜下使导丝通过狭窄处，套囊导管沿导丝插入。"由此可见，球囊扩张的应用会日益增多。

三、用筋膜扩张器行尿道扩张

筋膜扩张器常用于经皮肾手术，由细至粗渐增，用于尿道扩张的报道效果满意。

尹光明等（2010）报道用筋膜扩张器治疗尿道狭窄 18 例。经输尿管镜插入斑马导丝，沿导丝逐号置入筋膜扩张器扩张尿道狭窄段。扩至 18F 后再用 20F 以上金属扩张器扩张。术后保留导尿管 1 周至 1 个月。18 例均一次成功。16 例定期扩张尿道治愈。2 例转开放手术。认为此法是一个较好的选择。

李超等（2012）报道用输尿管镜、筋膜扩张器治疗尿道狭窄 33 例。使用 6～22F 扩张器进行扩张。术后保留导尿管 1～4 周。手术成功 32 例，1 例行开放手术。随访 3～12 个月，治愈及有效 30 例，无效 3 例。认为此法安全有效，值得推广。

石国忠等（2015）报道输尿管镜筋膜扩张器尿道扩张治疗尿道狭窄 31 例（1 例尿道闭锁）。手术均一次成功。4 例狭窄长、瘢痕予以电切进行修复。30 例拔管后排尿症状较前明显改善。1 例长期稳定在最大尿流率 12～14mL/s。认为此法安全、效果好，值得推广。

最近，何建光等（2017）报道用此法治疗 21 例。方法是先用输尿管镜插入斑马导丝通过狭窄处，而后用筋膜扩张器自 4F 扩张至 20F。术后保留相应口径硅胶导尿管 1～3 周，以后定期行尿道扩张。随访 2～16 个月，15 例排尿通畅。另 6 例瘢痕严重，5 例用冷刀切开、瘢痕电切除。1 例行尿道成形术后治愈。

第三节　激光治疗尿道狭窄

目前经尿道手术最常用的激光是钬激光、铥激光、绿激光与二极管激光。对组织的作用有汽化、切开、切除与凝固。这些性能在各种激光之间有差别。由于凝固层后，患者有较长时间的下尿路症状，钕激光现已不再使用。钬激光为脉冲波，铥激光为连续波，二者性能有相似之处。在激光治疗尿道狭窄之前，如有必要，术者在行 DVIU 时也可使用电切切除瘢痕组织。用激光行尿道内切开，切除瘢痕组织似乎更方便。近年来有不少关于激光治疗尿道狭窄的报道，有一些新的认识。

孙宏斌等（2004）报道用钬激光尿道内切开治疗后尿道狭窄和闭锁 32 例。狭窄长度 1.5～4.6cm，完全闭锁 8 例，6 例有假道。使用 5° 24F 内镜，在直视下插入 4F 输尿管导管通过狭窄处进入膀胱，循其引导，用钬激光（1.5J，10Hz）于狭窄段 12 点、3 点、9 点放射状切开，使内镜进入膀胱。再回撤至狭窄处，切除多余瘢痕组织，使尿道内管腔光滑，注意不损伤外括约肌。用此法处理 23 例。9 例狭窄段长或尿道闭锁者，先采用尿道会师术，待贯通后再用激光行放射状切开，切除瘢痕。术后留置 18F 或 20F 气囊导尿管 3～5 周。32 例均一次手术成功。拔管后均需定期尿道扩张。发现尿流变细应及时处理。随访 27 例，1 年满意 23 例，2 年满意 18 例。满意者为尿线粗，尿道造影后尿道光滑；不满意表现为尿线细，排尿费力，尿道造影后尿道毛糙。不满意者给予定期尿道扩张，能改善症状无须再次手术。

王安方等（2006）报道用绿激光治疗尿道狭窄 32 例。26 例排尿通畅，6 例须定期尿道扩张，3 例改其他治疗。认为此法安全有效恢复快。外伤所致狭窄治疗效果差。

刘齐贵等（2014）报道 2001—2011 年用钬激光处理长短尿道狭窄（2.6～4.5cm）190 例。悬垂部 14 例，球部 142 例，膜部 34 例。已行膀胱造瘘 60 例，127 例曾接受过尿道切开或尿道成形术。手术方法是先用冷刀切开建立通道，再用激光清除瘢痕。狭窄处做多处切开：悬垂部尿道逆时针方向切开 3 点、9 点、6 点；膜部按顺钟向切开 12 点、3 点、9 点。术后保留18～24F 双腔或三腔导尿管 4～6 周。常规尿道扩张 4～8 周。门诊随访 3 个月与 6 个月。6 个月不行尿道扩张尿流正常或接近正常为治疗成功。190 例手术结束时 26F 镜均可顺利通过狭窄段进入膀胱。190 例手术均成功（100%）。术中无并发症，术后 23 例（12.1%）有可控阴囊水肿。随访 6～36 个月无复发。

齐飞波等（2016）报道用 2μm 激光治疗尿道狭窄与闭锁 22 例，闭锁 5 例。手术用 Wolf 20F 12°镜，较长狭窄者先留置导丝。闭锁者用软膀胱镜经膀胱造瘘口进入后尿道，引导激光切开闭锁处。前尿道选择在 5 点、7 点切开，后尿道选择在 10 点、12 点、2 点切开。切开后用尿道探子逐号扩张，然后用等离子电切镜修平。留置 16～20F 导尿管。术后 1～2 周拔除导尿管。狭窄严重及闭锁者定期扩张尿道，每周 1～2 次。随访 3～36 个月，超过 12 个月者 15 例。效果满意，认为此法可在基层推广应用。

唐正严等（2016）报道用输尿管镜钬激光治疗尿道狭窄与闭锁 26 例。用 8F 输尿管镜插入导丝。钬激光输出功率为 15～24W。在 3 点、9 点切开。瘢痕较多者扩大管腔后用 24.5F 电切镜切除瘢痕。完全闭锁者经膀胱造瘘插入 8F 尿道探子顶起瘢痕组织，在直视下用钬激光切开。手术均成功，近期效果满意。随访 3～13 个月，7 例排尿不畅，6 例定期扩张缓解，1 例二次手术。认为术后留置导尿管不宜超过 3 周。

张河元等（2016）报道用输尿管镜钬激光治疗尿道狭窄合并尿道结石 120 例。对照组用电切镜冷刀治疗；治疗组用输尿管镜钬激光治疗。所用功率为 10W，碎石用 15W，各 60 例。对照组的治疗有效率为 83.3%，治疗组为 96.7%。有明显差异。

第四节　尿道成形术

这不属于经尿道手术的范畴，但应了解近 20 年来尿道成形术方面的一些重大进展。应用舌黏膜、颊黏膜行尿道成形术处理经尿道术后复发和难以处理的长段尿道狭窄取得了良好的效果。这是近年来泌尿外科有突出进展的一个领域。上海交通大学附属第六人民医院徐月敏教授所领导的团队在这方面做出了杰出的贡献。经尿道手术相对较微创，有些在门诊即可处理。尿道狭窄应根据不同情况采用恰当的处理方法。

（翟兴龙）

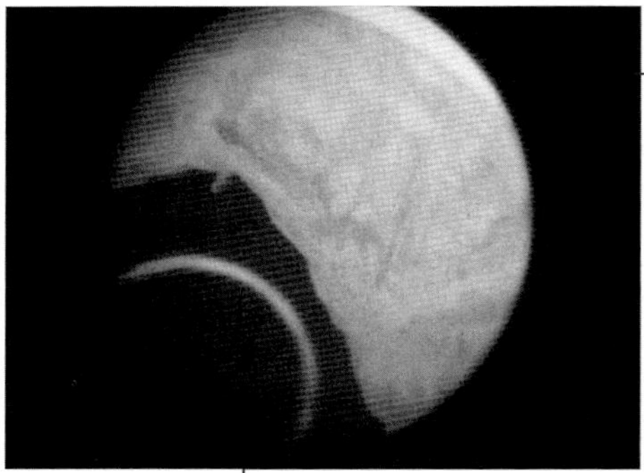

第二十五章

女性膀胱出口梗阻

女性膀胱出口梗阻（FBOO）是指在有足够强度与持续时间的逼尿肌收缩下产生一个弱的尿流，是一组由不同原因、不同发病机制引起的膀胱出口梗阻综合征。以往认为是少见病，近年来随着临床研究的不断深入和各种诊疗技术的推广，FBOO 的确诊率不断提高。Blaivas 等（2004）报道在泌尿外科就诊的女性患者中 FBOO 可占 6.5%~9.6%。在有下尿路症状的女性患者中可占 19.4%~25.5%，并且确诊率不断提高，相关报道不断增多。

FBOO 的诊断要比男性复杂得多。它不像男性 BOO（BPH）那么常见，没有定型可用的诺模图。因排尿动力学不同，适用于男性的诺模图不可用于女性。逼尿肌压略高，尿流率略低，在男性中可能无意义，同样的情况在女性中可能表明有 BOO。因此临床医生在遇到以下情况时应考虑 BOO 的可能：有 LUTS、尿不能完全排空、持续尿路感染（UTI）、有抗失禁手术史、膀胱脱垂或其他情况。

为设定女性梗阻病例压力与流率的界定值，Chassagne 等（1998）在一组有梗阻的女性（抗失禁术后、继发于膀胱膨出或其他病因）与对照组进行对比。用 ROC 曲线分析，他们发现预测梗阻的最佳敏感性与特异性如下：Qmax 为 15mL/s 或更低，PdetQmax 为 $20cmH_2O$（$1cmH_2O = 0.1kPa$）或更高（敏感性 74.3%，特异性 91.1%）。2000 年，Lemark 等对此做出改进，Qmax 设定为 11mL/s 或更低，PdetQmax 设定为 $21cmH_2O$ 或更高。为选择女性 BOO 的最佳值，Defreitas（2004）用无症状的女性做对照，发现预测梗阻的最高敏感性与特异性为 Qmax 12mL/s 或更低，PdetQmax $25cmH_2O$ 或更高。此种观察也存在一些问题，梗阻都是临床预定，仅包括有解剖学梗阻的患者。女性功能性梗阻（如原发性膀胱颈梗阻或功能失调排尿），在做截点分析时未包括在内。这些患者未做检查很难确定。

1999 年，Nitti 等发现尿动力学加透视影像学检查有助于 FBOO 的诊断。如发现有逼尿肌持续收缩，放射学表现膀胱颈与远侧尿道间梗阻，则可确定为梗阻。除诊断 BOO 外，它还可以确定梗阻的位置。在梗阻与非梗阻的女性中，影像尿动力学方法的 Qmax 与 PdetQmax 界定值可有显著差别。在梗阻与非梗阻的患者间可有相当重叠。这说明压力与尿流率的绝对值并不精确，有必要配合其他一些参数（如放射学或临床的梗阻表现）做出诊断。

为诊断 FBOO，Blaivas 等（2004）提出一种诺模图。他们发现，同一患者不带导尿管，尿流可明显增加，因此诺模图选用无创尿流率。他们发现，在梗阻与非梗阻的患者中 PdetQmax 与 Pdetmax 无统计学差异，因此选择 Pdetmax 作为压力的参数。用聚类分析以区分低度与中度梗阻，绘制出诺模图。此诺模图将患者分为四类：无、轻、中与重度梗阻。Alkikwala 等（2006）对诊断 FBOO 的三种方法进行比较，发现影像－尿动力学检查法与截点标准高度一致。他们还发现，与其他两种方法相比，Blaivas－Groutz 诺模图有可能过度诊断梗阻。

Groutz 等（2000）回顾了 587 例有排尿症状女性的尿动力学检测结果。在最大尿流时逼尿肌压超过 $20cmH_2O$，最大尿流率低于 12mL/s 时定为梗阻。符合此标准的患者仅 38 例（6.5%），其中 8%（3 例）为原发性膀胱颈梗阻，26%（10 例）以前接受过抗失禁手术后发生梗阻，24% 为重度生殖器官脱垂，13% 为尿道狭窄，5% 为逼尿肌括约肌共济失调，3% 为尿道憩室、16% 原因不明。这说明膀胱出口梗阻在女性中较少见。

FBOO 不能用 ICS 的诺模图或 BOOI（BOO 指数）确定，因为这会严重低估 BOO。这是因为正常情况下女性排尿的压力要比男性低得多。因此，女性膀胱出口梗阻不像男性反应那么明显。女性 BOO 不像男性前列腺梗阻那样常见，所以很难制订出一个一致的标准。高压低流的概念相同，但数值有差别。

第一节　女性尿道与膀胱颈的解剖

膀胱是一个贮存尿液的肌肉性囊，其大小、形状以及与周围组织的关系，与膀胱内尿量的多少有关。膀胱空虚时有上下两个面、底部和尖部，有筋膜与盆腔侧壁相连。膀胱顶部靠脐尿管或脐中韧带与脐部相连。

膀胱壁有多层。内层为上皮，由移行上皮组成。上皮层下为黏膜下层，再下面是肌肉层，一般把肌肉层分为三部分。外面是浆膜层。

膀胱里面分为两个区：三角区与底部。三角区的尖部是膀胱颈，两侧的输尿管口是侧方的界限。输尿管口间嵴横贯两输尿口之间，成为三角区和膀胱其他部分的分界。膀胱空虚时，由于逼尿肌的收缩，三角区以外的膀胱壁有很深的皱褶。膀胱膨胀时，这些皱褶即消失，膀胱黏膜光滑。

在女性膀胱颈部位进行解剖学与组织学观察，并未发现任何特殊的解剖结构，在内括约肌部位没有一个完整的环形肌纤维。逼尿肌的内纵层和三角区的浅层纤维一起越过尿道内门，形成尿道的内纵层。逼尿肌中环层的纤维在腹侧聚合，并向背颀侧扩展开，一部分与深层三角相融合，一部分与之黏附。逼尿肌外纵层的纤维到尿道膀胱交界处后，其纤维下降，绕过近侧尿道。这些纤维几乎是横过尿道，构成尿道外层，一般称为尿道的环层，实际上并不完全是环形的。在女性中，这些纤维几乎绕尿道全长，其为环形，是仅有的具有括约肌作用的平滑肌纤维。

女性尿道穿过泌尿生殖膈，泌尿生殖膈是盆底横纹肌的一部分，与尿道有直接关系，形成由横纹肌构成的外括约肌。盆底其他部分与尿道无直接关系，但从功能上对尿路动力学有很大意义。

了解女性尿道的解剖知识，对于了解排尿的生理学以及处理女性膀胱颈的一些手术都很重要。膀胱出口并没有一个明确的环形平滑肌，但整个女性尿道的内在肌肉具有括约肌的作用，对排尿控制能力很重要。此外，在尿道穿过泌尿生殖膈处，有横纹肌的括约肌直接围绕尿道。因此，整个盆底都和括约肌机制有关，不单是构成外括约肌，还有一些其他因素，间接影响排尿控制能力。

女性尿道长约 4cm，和男性尿道一样，一般也分三段。女性尿道最靠近侧的部分为盆腔尿道，由尿道内口至尿道进入三角韧带处；第二部分（膜部尿道）穿过三角韧带，是最短的一段，和男性一样，这一部分有外括约肌围绕，即泌尿生殖膈；女性尿道的远侧部分埋在阴道前壁内，即为阴道部尿道。

Tanagho 发现女性膀胱颈与尿道有丰富的肌肉组织。他的研究表明，女性的排尿控制能力是由尿道近侧 4/5 的平滑肌在起作用。此处的平滑肌有两层：内纵层及发育良好的外环层。对女性尿道与膀胱进行仔细解剖，并未发现有明显的括约肌环。但女性全部尿道的内在肌肉均可起括约肌的作用。

在女性膀胱颈手术时，除考虑解剖学因素外，还要注意参考尿路动力学、膀胱测压、括约肌肌电图、尿道压力曲线、尿流率等的检查结果。

第二节　FBOO 的临床表现与诊断

女性患者因下尿路症状（LUTS）就诊时，也存在 BOO。LUTS 在男性前列腺的问题中占多数，在女性 UTI 中居首位。经超声与尿常规检查，大多数患者能得到恰当的诊治。BOO 患者如对一般治疗无效，会拖延较长时间，最后转至设备较完善的泌尿科行有针对性的检查才能明确诊断。

在接诊患者时，对患者的症状要做充分分析。梗阻症状与膀胱刺激症状的含义是不同的。梗阻症状包括排尿困难、尿不尽感、尿线无力或滴沥。膀胱刺激症状包括尿频、尿急、夜尿次数增多、尿量少、急迫性尿失禁等。Lemack 等（2000）报道，在 BOO 患者中，以膀胱过度活动和逼尿肌不稳定症状为主要表现者占 36%；在依据尿动力学诊断的 BOO 患者中，如果只考虑主诉，将有 77% 会被误诊。杨勇等（1999）报道女性排尿困难患者 44 例，经影像尿动力学检查，下尿路梗阻仅 16 例（36%）。必要时，行尿动力学检查可发现一些被忽略的 BOO，使之得到恰当的诊断与治疗。尿潴留、充溢性尿失禁、肾积水、肾功能不全均为晚期临床表现。诊断主要依靠客观检查，症状的参考价值低。

诊断应当明确三个问题：有无梗阻、梗阻部位以及梗阻的性质。确定有无梗阻可行 B 超检查、残尿测定、尿常规与尿流率检查。超声检查简便无

开展此项工作初期，考虑与切开深度不够有关。切开膀胱颈处的环形纤维至脂肪层，术后应无残存环形纤维，否则复发率高。作者认为切除不够可再切，但切除过度会使尿失禁治疗更加复杂。

第四节　女性膀胱颈手术并发症

FBOO手术最常见的并发症包括再梗阻、术后出血、压力性尿失禁及膀胱阴道瘘。术中采取必要的措施预防并发症十分重要。一般手术开始前内镜下能看到膀胱出口处较紧缩，呈环形（见图25－2），有些患者后唇升高明显。膀胱颈切开要求使之充分敞开。有时需切除一些邻近组织，但一般不会多，可能几小块组织，很少会超过1g。手术成功需要把膀胱颈部的环形纤维完全切断，甚至见到脂肪，这样才能缓解出口梗阻。切除时一定不要损伤阴道前壁。长度要求够长，但不损伤外括约肌。有人认为不应超过1cm，或限于尿道近侧1/3。因此，术前应评估尿道的长度、外括约肌的位置。有人认为可以点状电凝做出标识，术中时刻警惕，勿损伤外括约肌。完美的手术发生再次梗阻的可能性小。Blaivas的经验是梗阻未能缓解者可再次纠正，但过度手术出现失禁治疗就会很麻烦。出现并发症可给予相应的处理，更重要的是预防并发症的发生。

（赵耀瑞　朱国辉）

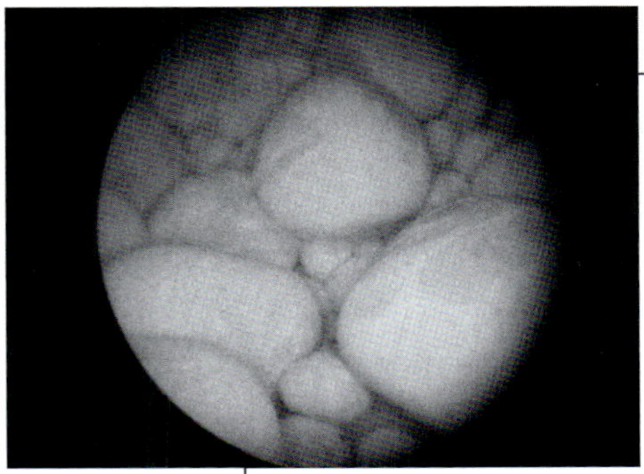

第二十六章

经尿道柱状水囊前列腺扩开术

不切除前列腺而采用经尿道扩张前列腺段尿道的方法来解决前列腺增生所致下尿路梗阻已有几十年的历史。1956 年，Diesting 等使用一种金属扩张器将尿道扩张至 6cm(180F)，90% 的患者症状得到缓解。当时被美国 FDA 批准销售的扩张导管有三种：只扩张前列腺段尿道；既扩张前列腺段，又扩张膀胱颈。在 1990 年前后，经尿道采用前列腺球囊扩张已成为常用的方法。1991 年，有人报道 115 例，71% 的患者手术成功。使用 90F 球囊在 4 个大气压下扩张 1 分钟。也有复发尿道梗阻、出血或其他并发症。以后即少用。

目前 TURP 被公认为前列腺切除手术的金标准。但它也存在一些不足之处：①对患者的健康状况有一定要求。②仍有相当量的失血，需输血者为 2%～3%。③技术难度大，技术越不熟练，并发症越多。④设备昂贵。球囊扩张技术操作较简单。有合格的扩张管则不需要昂贵的设备。对患者的健康条件要求低，可在基层医院应用。球囊扩张并未完全终止，仍在不断改进与完善。

姜汉胜等(1998)报道 7 年内使用气囊扩张术治疗前列腺增生 250 例，依据前列腺大小选择不同型号的导尿管，扩张前列腺段尿道，并常规包括膜部尿道。效果良好。术后有一过性尿失禁 26 例，均于 30 天内恢复。3 年有效率为 85%。

周毅等(2005)报道高压水囊扩张术治疗 BPH 40 例。38 例顺利排尿，2 例无效，成功率为 95%，3 例一过性尿失禁。随访 1 年满意 26 例(74.2%)，2 年满意 20 例(57.1%)。

黄维国、郭应禄等(J Endourol，2015)对经尿道柱状水囊扩开术有较全面的报道，包括简要的历史回顾、动物实验室观察，以及 5 年内对 113 例患者的临床观察。动物实验用北京大学动物中心提供的齿龄超过 8 岁的大龄犬 10 条。5 条做实验室观察，5 条做对照。麻醉后开腹，暴露膀胱与前列腺，同心电极放在前列腺尖部，观察肌电图与膀胱压的变化。柱状水囊导尿管以 0.3Pa 的压力扩张膜部尿道 5 分钟。压力减至 0.1Pa，膜部尿道的水囊推入后尿道 24 小时，压力完全消除后保持 1 周。在处死动物前行膀胱镜检查、漏尿点压测定、肌电图。处死后检查精阜上 1cm 前列腺段尿道的直径，同时用 HE 染色检查胶质含量。狗前列腺包膜扩张后，前列腺段尿道直径增大，但仍能保持正常漏尿点压与 EMG。与对照组相似，无明显差异。扩张后前列腺段尿道胶质明显减少，影响前列腺组织收缩性。周围组织进入扩张后的缺损处，使之不能回缩。

经改进后的柱状水囊有内囊和外囊。外囊扩张膀胱颈与前列腺段尿道，内囊扩张膜部尿道，均用 0.3Pa的压力。根据患者前列腺大小的不同，选择不同长度的水囊(表 26－1)。

表 26－1 新导管选管标准

前列腺重量	选管标准
<30g	38B
30～50g	39B
50～80g	40B
80～110g	41B
110～150g	42B
>150g	42C

多采取椎管内麻醉，手术步骤总结如下。

(1)术前膀胱镜检查：用 24～26F 探子扩张尿道后膀胱(电切)镜经尿道插入检查。

(2)插入导管：导管外涂水性润滑剂后插入膀胱(见有尿液从管口溢出证实已插入膀胱)。

(3)定位导管：术者左手扶持导管，右手示指行直肠指检，在前列腺尖部触及水囊尾端的定位突后，将导管向外拉 1.0～1.5cm(大部分会感觉到定位突跨过外括约肌时的落空感)，暂固定导管不动。

(4)内囊注水：助手连接压力泵到内囊冲压接头，然后向内囊注入 5～10mL 生理盐水，使压力达到

0.15Pa（这时术者应该在前列腺尖部触及初始囊型，如触摸不到则需向内或向外调整导管，直至前列腺尖部可触及膨胀水囊），此时术者应该轻轻向外牵拉扩裂导管（目的是让内囊尽量靠近外括约肌，注意不要用力过大，防止把内囊拉到尿道球部），助手继续向内囊注入生理盐水至压力持续维持在0.3Pa，关闭内囊充水压接头。

（5）外囊注水：助手把压力泵接入外导管，而且一定要保证前列腺尖部一直能触及囊尾隆起，当外囊压力稳定在0.3Pa后，停止注水，维持压力5分钟（期间压力下降需补压到0.3Pa）。

（6）双囊放水：将内外囊水全部放掉，拔出扩裂导管。

（7）术后电切镜检查：初学者术后可插入电切镜观察扩开后腺体情况。扩开效果明显，可直接到第8步；若扩开效果不明显，可重复步骤2～6；如出血明显，患者可用电切镜电凝止血（图26－1）。

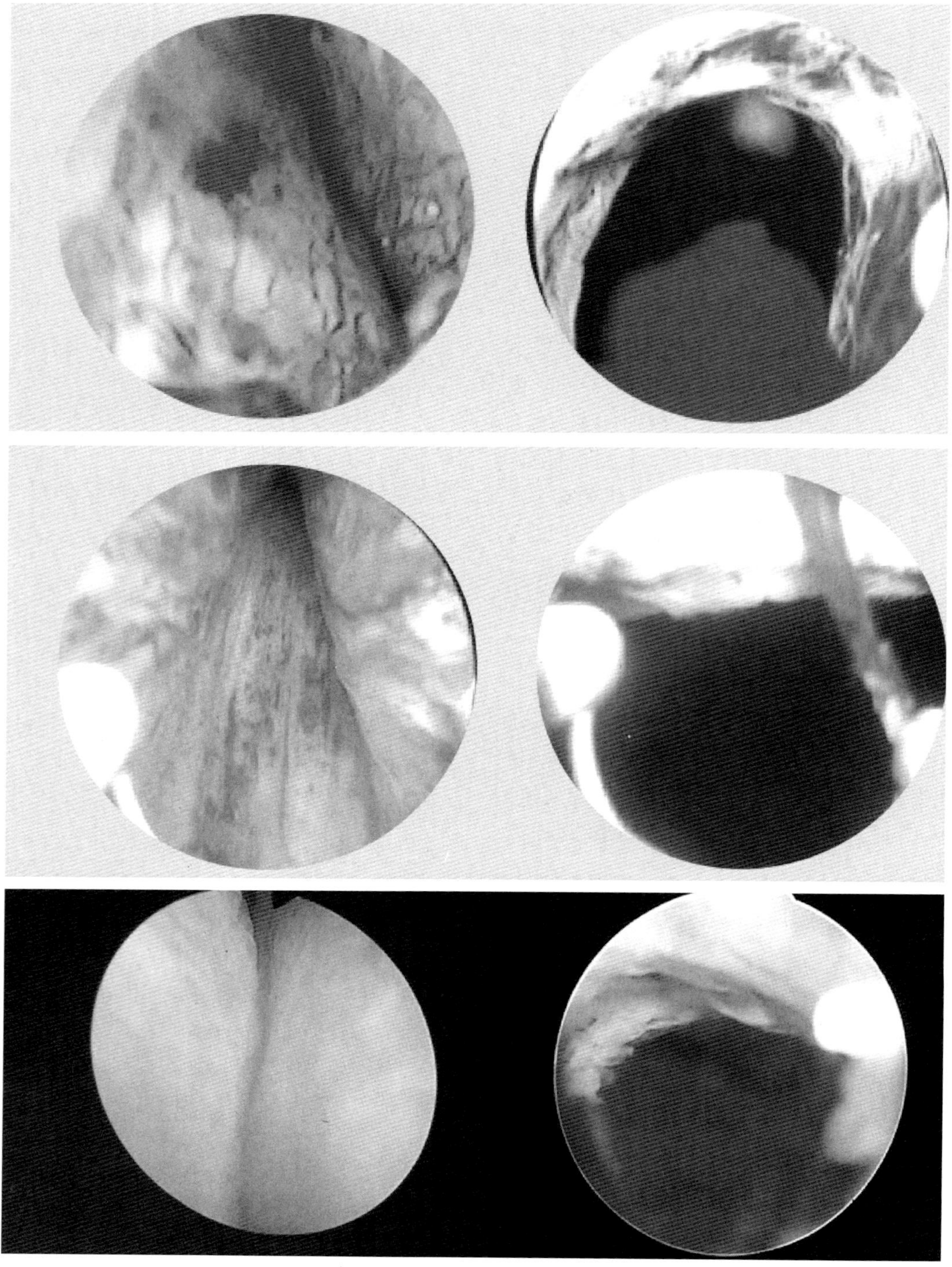

图26－1 术前、术后腔镜图像，扩裂后可见脂肪露出。

(8)置入尿管：插入 20F 或 22F 普通三腔气囊导尿管，持续膀胱冲洗。在尿道外口系扎纱布条，结扎于尿管上(术后 6 小时解除)。根据情况术后 5 ~ 10 天可拔除导尿管。

一个唯一

目前是唯一具有自主知识产权且保留原器官的一种治疗前列腺增生的方法，可保留前列腺的生殖功能、性功能、内分泌功能和排尿功能。

二大突破

(1)突破了通过解除前列腺腺体解除梗阻的手术方式。

(2)突破了在前列腺被膜内治疗良性前列腺增生症的传统模式。

四大优势

(1)安全有效：用优尼康通柱状水囊前列腺扩裂导管对包膜进行钝性扩开，只损失部分尿道黏膜，术后恢复快，近远期疗效不亚于其他外科干预手段。

(2)操作便捷：手术过程只需 15 分钟。水囊扩张包膜和腺体，从 12 点处钝性撕裂，基本是无血操作；易掌握，学习曲线短(5 ~10 例手术后即可独立操作)。

(3)创伤极微：扩开前列腺包膜，对器官的损伤比较小，不损伤其他组织。

(4)性价比优：用柱状水囊前列腺扩裂导管进行前列腺扩开手术，治疗 BPH 的近远期疗效显著，可通过一次治疗长效解决前列腺增生引起的尿路梗阻症状。避免了长期服药带来的经济负担和身体副作用，以及传统治疗方法对前列腺器官的损伤和功能的影响。不需要投入高昂设备，且可以提高患者晚年生活质量，减轻护理负担和成本，为国家节约大量医疗经费，利国利民。

(刘乃胜)

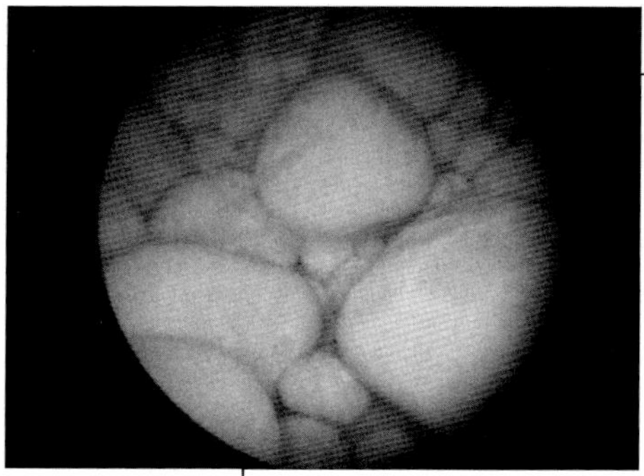

第二十七章

输尿管镜检查与手术

第一节 输尿管镜的昨天与今天

1.输尿管硬镜的发展

在输尿管镜(URS)技术的发展史上,第一个进行输尿管镜检查的泌尿科医生是 Young。他在1912 年为一名两个月大的婴儿进行了膀胱镜检查,由于后尿道瓣膜所致输尿管严重扩张,他用一个9.5F小儿膀胱镜进入输尿管到达肾盂与肾盏。在输尿管硬镜常规应用前,由于纤维导光技术的进步就有了软输尿管镜(fURS)。1964 年,Marshll 之后,Takagi、Bush 等均有报道。由于早期的输尿管镜作用有限,未能得到推广。

1977 年,Goodman 和 Lyon 报道了输尿管硬镜。他们认为输尿管硬镜进入输尿管是可行的。Goodman 用一个 11F 小儿膀胱镜观察 3 例成年人的末段输尿管,其中 1 例输尿管肿瘤予以电灼,这是首例输尿管镜用于治疗肿瘤。Lyon 等报道 5 例成年人用 Jewett 探子扩张输尿管,用 11F 小儿膀胱镜行输尿管镜检查,这些早期的报道均为女性患者。1979 年,Lyon 等报道用一个 13F 标准长度的膀胱镜行输尿管镜检查,用特制的输尿管扩张器与软探子末端连接行输尿管扩张,把输尿管扩张到 16F,插入 13F 膀胱镜。这些进展进一步说明输尿管镜检查的安全性。

1960 年,Harold Hopkins 发明了杆状透镜技术用于内镜的制造,即可研制出更细的硬输尿管镜。最早由 Wolf 公司推出的输尿管镜参照了小儿膀胱镜,工作长度 23cm,在男女患者中均可用于观察输尿管末端,有 13F、14.5F 和 16F 三种规格。16F 可用于插入输尿管导管和套石篮。1980 年,Perez-Castro 等和 Storz 公司合作研制出更长的输尿管镜(长 39cm),可达肾盂,很快其他一些厂家也生产出长的硬输尿管镜产品。透镜有 0°、5°、12°与 70°可任选,镜鞘 9~16F,长25~54cm,工作通道一般是 4F(图 27-1)。

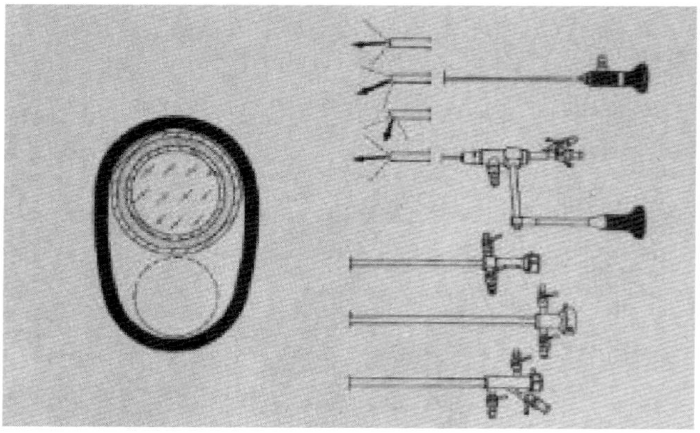

图 27-1 早期硬输尿管镜,内镜可更换使用。

输尿管镜的重要作用是处理结石,如遇较大结石则需碎石处理,之后有了超声碎石。早期的超声碎石探针为中空,可粉碎输尿管与肾结石。最早探针较粗,为 8F,输尿管镜无法通过,需用套石篮套住结石,取出内镜,再插入探针非直视下碎石,以后改进成旁视目镜,既便于插入探针,在直视下碎石,也便于插入较大的器件。较细的输尿管镜便于插入输尿管,1989 年,Hoffman 报道用杆状透镜技术制成外径8.5F、工作通道为 3.5F 的硬镜。

1980 年末开始使用脉冲染料激光碎石。激光能量可用光纤传输,工作通道不需太大,更细一些的输尿管镜得以发展。采用纤维导光成像能制成更细的输尿管镜,而且末端可弯曲。Dretler 等于 1989 年首先报道应用这种输尿管镜,末端直径为 7.2F,插入输尿管经常不需要扩张管口,有两个 2.1F 的通道。之后出现外径 6.9F、工作通道为 2.3F 与 3.4F 的输尿管镜,即以后常用的半硬输尿管镜。

2. 输尿管软镜的发展

随着纤维导管、纤维成像技术的进步，输尿管软镜得以发展。1964 年，Takagi 等报道在开放手术中使用一个直径 2.7mm 的 fURS，通过切开的输尿管观察肾盂和肾乳头形态并拍照记录，此镜也是末端不能偏转，无法灌洗。1971 年，他使用 Olympus 直径 2mm、末端有 2.5cm 可弯曲的软镜进入肾盂与大的肾盏，此时仍无灌洗装置。

输尿管镜通过输尿管壁内段常有困难。1974 年，Takayasu 等先通过膀胱镜插入输尿管导管，用 Teflon 导向管借助膀胱镜末端的转向装置使转向管插入输尿管 10cm，取出输尿管导管更换 fURS，应用此法在 19 例患者中插入 fURS 均取得成功，但仍无灌洗装置，依靠利尿改善视野。

1980 年，硬镜的操作性能超过软镜，大多数输尿管结石可用硬镜行腔内碎石，但硬镜也有不足之处。软镜仍不断改进，增加了末端偏转功能，有了更小的工作通道（1mm 或更小），这样软镜即可完成更多的诊疗工作。1989 年，Kavossi 等报道 68 例患者进行 76 次输尿管镜手术，他们用了四种不同的型号，直径为 9.8～12.3F，96% 的患者可到达病变部位，84% 的患者诊治取得成功。Bagley 等报道了 290 次手术，成功率为 95.5%。

fURS 仍在不断改进，目前 Olympus 的新产品纤维输尿管软镜－P6（URF－P6），先端部外径为 4.9F，插入部外径为 7.95F，器械通道为 3.6F（图 27－2）。

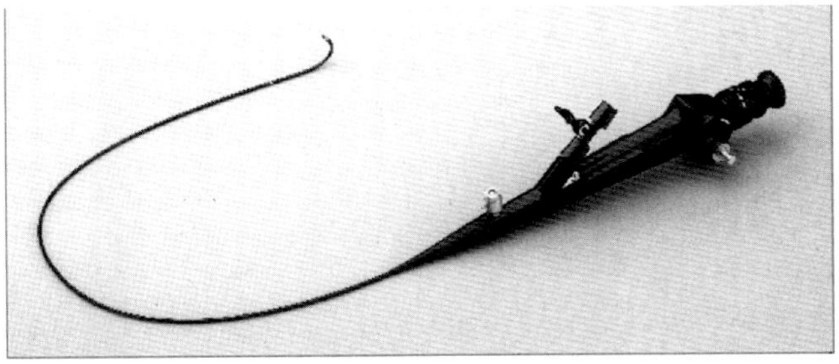

图 27－2　Olympus 输尿管软镜新产品 URF－P6。

3. 输尿管软镜

输尿管软镜（fURS）一般包括照明、成像、工作通道和转向装置，以下分别加以说明。1854 年，John Tyndall 首先发现光线的内反射原理，光线穿过透明介质（如玻璃），在介质与外围之间产生内反射。用玻璃纤维导光的专利申请是在 1927 年提出的，目前的纤维导光设计都是基于这一原理。用熔化的玻璃可以制成很细的易弯曲的玻璃纤维，光线可以从一端传至另一端，如果每一条光导纤维的两端都安放在固定位置，最后这些细小光点合在一起即可传导影像。1957 年，物理学家 Lawrence Curtiss 与 Basil Hirschowitz 合作使用覆层方法，这种技术是在每一条玻璃纤维外面包上一层玻璃，这一层与中间核心的玻璃折射系数不同，两层之间产生了更强的内反射，使光的损失减少，它比未做覆层的光纤更耐用，此覆层不导光，使影像呈网状，纤维导光技术经此改进就能产生更清晰的影像，使新的 fURS 外径更细、工作通道更大、影像更清晰。改变末端光学设计的光轴可变更 fURS 的视角。在影像光束末端加一楔形透镜即可改变视角，视角改变可达 10°，有助于看到从工作通道插入的工作器件。硬镜用杆状透镜，软镜没有像硬镜那样好的景深。为改善这一状况，软镜增加了一个聚焦装置，实际影像是来自目镜处的聚焦透镜。此影像与术者眼睛的距离可调节，以便获得清晰的影像和好的景深，依目标与内镜末端的距离可放大 30～50 倍。

由于 URS 技术不断进步，冲击波碎石术（SWL）的应用逐渐减少。目前的统计数字说明 URS 的应用急剧增加，增加的幅度超过 SWL（Ries Santos，2018）。最新的进展还有机器人操作 fURS 以及一次性的 URS 等（Scotland K，2019）。

第二节　输尿管镜检查与应用

一、指征

1. 尿路结石

处理尿路结石是输尿管镜最常见的应用指征。输尿管硬镜长期以来是治疗输尿管远端结石的首选方法，髂血管以上的结石最好应用 SWL，输尿管中段与上段结石输尿管硬镜效果较差。由于输尿管镜与所用器械的改进以及钬激光的应用，尤其是软输尿管镜的广泛应用，显著改善了髂血管以上结石的治疗效果。

虽然 SWL 仍然是肾结石及输尿管结石很有价值的一种治疗方法，但在有些情况下存在一定限制。SWL 失败的常见原因有结石可透过 X 线或难以看到结石、结石远端有梗阻、下盏结石碎石不易排出、输尿管“石街”碎石失败等。此外，严重肥胖、超重的患者，超出很多震波碎石机的焦点，均可选用输尿管镜处理。

大于 2cm 的肾结石首选经皮肾镜碎石，但在身体条件差有并发症的患者中，经皮肾镜风险大，输尿管软镜可作为替代方案。有学者用输尿管软镜处理大于 2cm 的肾结石，报道清石率为 91% 和 93%（Grasso 等，1997；Breda 等，2008）。2013 年，欧洲泌尿外科结石病诊疗指南提出，根据术者手术的熟练程度，输尿管软镜治疗肾结石大小限制可以适当放宽至 3cm 左右。

2. 上尿路移行细胞癌

上尿路移行细胞癌的标准治疗方法是肾输尿管全长切除。由于输尿管软镜器械与手术技术的进步，对经选择的一些患者越来越多应用内镜治疗，移行细胞癌内镜治疗的原则也逐渐由膀胱扩展到上尿路。输尿管镜的应用已扩展到上尿路移行细胞癌的诊断、治疗及随诊等，成为输尿管镜检查的一项重要指征。大多数选用输尿管镜治疗的患者肾输尿管切除风险太大：孤立肾、肾功能不全、双侧上尿路移行细胞癌或有严重内科并发症等。输尿管镜在低级别小肿瘤中的应用也逐渐增多，数据显示这些患者选用内镜治疗是一种合理的选择，并不影响患者的生存率（Cutrss 等，2012）。较大肿瘤一次手术清除常有困难，有人用经皮肾镜与电切镜切除大的肿瘤（Irwin 等，2010）。输尿管镜可避免经皮肾手术通道与腹膜后肿瘤种植发生，虽然这种可能性不大，但也有报道。

3. 肾盂输尿管连接部梗阻与输尿管狭窄

此类患者越来越多地选用腹腔镜输尿管肾盂成形术，有些患者也可选用肾盂内切开术。用输尿管镜做此手术的优点是可在直视下控制切开的深度与长度，避免经皮肾手术通道的建立，可在门诊完成治疗。

两种情况不宜选用输尿管镜肾盂切开：同时合并有肾结石者及血管横过肾盂输尿管连接部者。前者宜选用经皮肾镜通道，可在肾盂内切开同时清除结石，后者肾盂内切开的成功率降低，可选用腹腔镜肾盂输尿管成形术治疗。

4. 其他指征

诊断性输尿管软镜检查可用于尿细胞检查持续阳性、有充盈缺损、血尿或局限于单一肾盏的尿路感染患者。由于输尿管镜的小型化、输尿管软镜的安全性显著提高，在诊断方面，我们不仅仅是依靠 IVU，输尿管镜用于诊断安全易行。

输尿管镜也可用于取异物，包括线头、向近侧移位的输尿管支架、球囊导管与折断的器械。良性原发性血尿可用输尿管镜诊断和治疗。这种情况被定义为单侧明显血尿，放射学检查未能明确病因，患者已做 IVU、超声或血管造影检查，输尿管软镜经常可明确诊断并给予恰当的治疗。良性原发性血尿患者最常见的是小的血管瘤，可用激光烧灼，也常见小的静脉破裂、乳头瘤、血管曲张或结石。

二、设备

1. 半硬输尿管镜

成功地进行输尿管镜检查需要有好的输尿管镜。尽管在一些手术室仍使用较粗的杆状透镜硬输尿管镜，但较小直径的纤维输尿管镜创伤较小，需要输尿管扩张的次数少，而且同样有效。半硬性输尿管镜由于在其结构中加入了光纤，直径较小。导光束由很多导光纤维构成，每一条光纤外面都包有一层折光系数不同的玻璃，以改善内反射，使光纤不易损坏。如光纤任意排布可起到导光照明作用；制作时，每一条光纤在两端所处位置相同即可传导图像。输尿管镜设计与制造技术不断改进，无论是硬镜或软镜都能设计为外径小、影像清晰、插入器械用的通道大。另一项技术改进是将照明光束分为两部分，工作通道在中间，这样手术区视野更清晰。目前半硬输尿管镜末端直径为 7F 或更小，工作通道大于 3F，半硬输尿管镜有一个大的或两个小的工作通道，两个通道的优点是一个用于灌洗，另一个插入器械。在一个通道中，套石篮不能套出结石时，可在另一通道插入碎石器械进行碎石，如仅有一个通道就没有那么方便。目镜一般与输尿管镜呈一直线，这样便于插入内镜（图 27－3）。偏置目镜的设计能为直的工作通道留出空间，便于插入一些硬器械，如活检钳、气压弹道碎石探针（图 27－4）。钬激光用于输尿管镜碎石术的有效性和使用率的提高，减少了使用偏目镜进行输尿管镜检查的必要性。

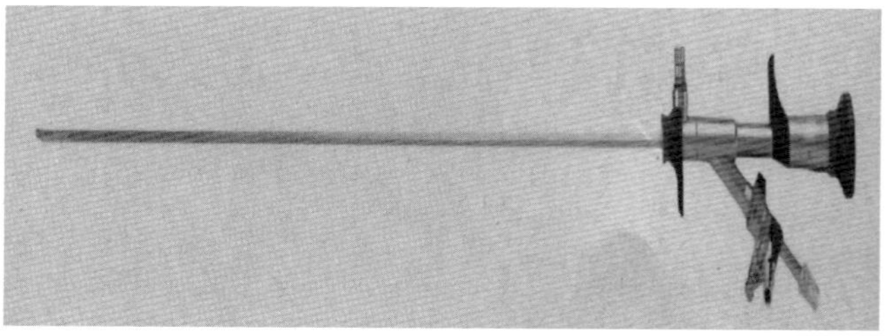

图 27－3 Olympus 直型目镜硬输尿管镜，视野方向 7°，6.4/7.8F，330mm、430mm，器械通道 4.2F。

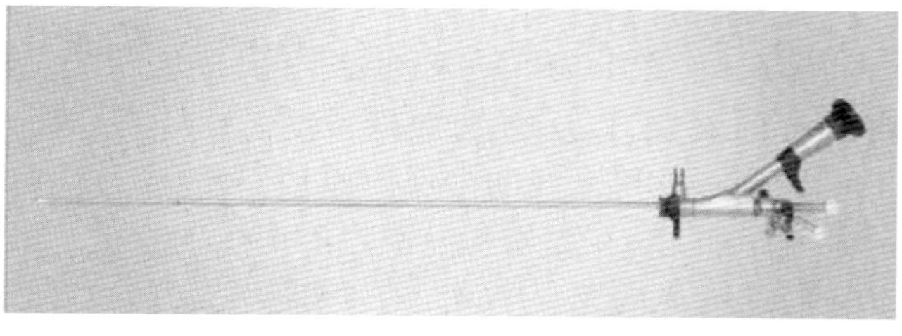

图 27－4 Olympus 偏置目镜硬输尿管镜，视野方向 7°，6.4/7.8F，330mm、430mm，器械通道 6.4F。

较大的输尿管电切镜(11.5F)可用于输尿管远端较大肿瘤的切除。有时也用这种输尿管电切镜行肾盂内切开。在这种情况下,术前输尿管支架置入是必要的,以允许更大直径的输尿管切除镜通过,尤其是到达肾盂输尿管连接部。目前常用半硬输尿管镜的规格见表 27 - 1。

表 27 - 1 半硬输尿管镜(信息数据由厂商提供)

型号	目镜	直径(F)	工作长度(cm)	通道数	通道尺寸(F)	视野(°)	视角(°)	高温高压消毒
Olympus(White Plains, NY)								
MR - 6A	直镜	6.9/8.2/10.2	33	2	2.3;3.4	61	5	允许
MR - 6AL	直镜	6.9/8.2/10.2	43	2	2.3;3.4	61	5	允许
MRO - 733A	成角偏移	7.7/9.2/10.8	33	1	5.4	65	5	允许
MRO - 742A	成角偏移	7.7/9.2/10.8	42	1	5.4	65	5	允许
WA29040A WA29041A	有角度	6.4/7.8/12	43(WA29040A) 33(WA29041A)	1	4.2	90	7	允许
WA29042A	有角度	8.6/9.8/13.5	43	1	6.4	95.1	7	允许
WA29048A WA29049A	直镜	6.4/7.8/12	43(WA29048A) 33(WA29049A)	1	4.2	90	7	允许
WA02943A	有角度	7.5	43	2	2.5;3.6	90	7	允许
WA02944A	直镜	7.5	43	2	2.5;3.6	90	7	允许
WA02946A	直镜	7.5	33	2	2.5;3.6	90	7	允许
Karl Storz Endoscopy(Culver City, CA)								
27001KA/LA	有角度	7/8/12	34(KA)/43(LA)	1	5		6	允许
27002KA/LA	有角度	8/9.5/12	34(KA)/43(LA)	1	6		6	允许
27003KA/LA	有角度	9/9.5/12	34(KA)/43(LA)	2	3.8;5		6	允许
27000KA/LA	有角度	6/7/9.9	34(KA)/43(LA)	1	4.8		6	允许
27010KA/LA	直镜	7/8.4/9.9	34(KA)/43(LA)	2	2.4;3.4		6	允许
Richard Wolf Medical Instruments(Vernon Hills, IL)								
8701.517 8701.518	直镜	4.5/4.6	33(517) 43(518)	2	2.5;3	75	5	允许
8701.533 8701.534	有角度	4.5/4.6	31(533) 43(534)	2	2.5;3	75	5	允许
8702.517 8702.518	直镜	6/7.5	33(517) 43(518)	1	4.2×4.6(椭圆)	75	5	允许
8702.523 8702.524	有偏移	6/7.5	31.5(523)	1	4.2×4.6(椭圆)	75	5	允许
8702.533 8702.534	有角度	6/7.5	31.5(533)	1	4.2×4.6(椭圆)	75	5	允许
8703.517 8703.518	直镜	8/9.8	33(517) 43(518)	1	5.2×6.2(椭圆)	75	12	允许
8704.523 8704.524	有偏移	8.5/11.5	31.5(523) 43(524)	1	6.0	75	12	允许
8708.517 8708.518	直镜	6.5/8.5	33(517)	2	2.55;4.2	75	5	允许
8708.533 8708.534	有角度	6.5/8.5	31.5(517) 43(518)	2	2.55;4.2	75	5	允许

2. 纤维输尿管软镜

输尿管软镜的基本组成部分包括光学系统、转向装置与工作通道。非数字化的光学系统包括纤维导光照明与成像,纤维成像的原理与前述半硬镜相似。转向装置是每个软镜必不可少的一部分,它能使软镜在肾集合系统内灵活运用。转向装置由沿输尿管镜长度方向延伸的控制线组成,控制线通过镜身全长,穿过一些可动的金属环,到内镜末端固定,近侧连接至手控杠杆,上下移动杠杆,牵拉通过金属环的控制线,使内镜末端转向,内镜末端依杠杆的移动上下转动。目前使用的软镜均可在同一平面上下转动。多次反复使用此转向装置可有磨损,导致输尿管镜需要维修。新的软镜在不断改进,更加耐用。目前大多数输尿管软镜可转向 180°或更多。在不同的患者中,转向的幅度应能达到肾下盏。1987 年,Bagley 对一组 30 例患者的输尿管漏斗角进行了观察测定和记录(输尿管主轴线与肾下盏漏斗之间的角度),结果显示平均为 140°,最大 175°。输尿管镜转向 180°,在大多数患者中应能看到下盏,但输尿管镜末端进入下盏内操作仍有一定困难。

输尿管软镜灵活转动的部分仅限于末端,其长度可能不足以到达下极肾盏。大多数输尿管软镜还有一段可以弯曲的部分,在可灵活转动部分的近侧。第二段被动转向部分,在有些病例中可以解决进入下盏困难的问题。运用这一部分能使内镜末端伸出更多,在大多数情况下到达下盏已不成问题。有明显肾积水的患者常不能到达下盏,因为被动转向被限制。

为解决输尿管软镜进入下盏困难的问题,输尿管软镜转向方面有两项新的改进。Olympus 公司推出了能灵活运用第二部分转向的产品,除了初级转向是向下 185°,向上 175°,第二个控制杆能灵活转动 160°并可锁定。初级与二级转向装置联合即可达到转向 234°,这样可解决仅有初级转向不能达到下盏的困难。锁定二级转向,在下盏内运用一级转向很简单(图 27－5)。

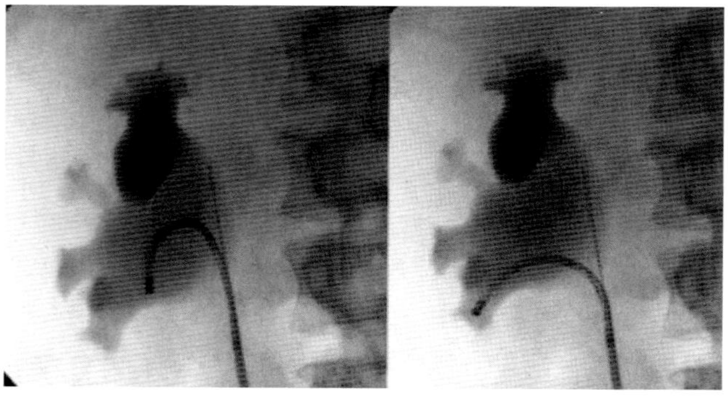

图 27－5 左图示一级转向不能进入下盏。右图示锁定二级转向成功进入下盏。

Storz 生产的软输尿管镜 FLEX－X 增大了转向幅度,初级转向可超过 300°。接近下极肾盏后,输尿管软镜的转向段转向下盏漏斗部时能伸长一些,这一改进便于使用时到达下盏。

目前所用输尿管软镜工作通道为 3.6F,可用 3F 的器械,并能维持有效灌洗。使用器械时要用高压灌洗,以代偿管道的减小。高压灌洗可用高压灌洗袋、灌流泵、手握注水装置等。Wolf 公司的新产品有 Cobra(眼镜蛇)双通道输尿管软镜,改进了输尿管镜的灌洗。它有两个 3.3F 的通道,可用一通道灌洗,另一通道插入器械,也可以用两个通道插入器械(一个激光,一个套石篮),但这样的应用较少(图 27－6)。

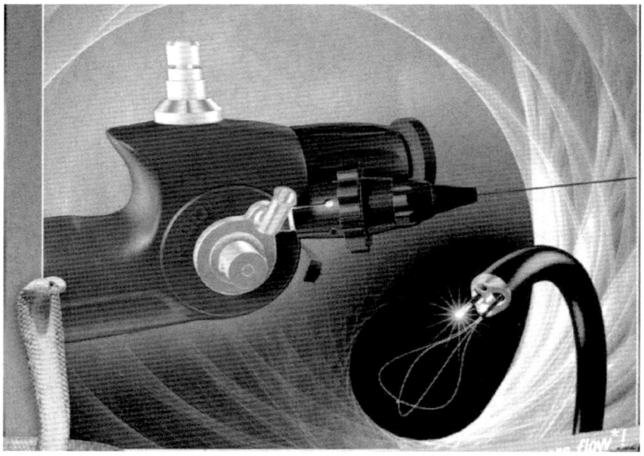

图 27－6 Cobra(眼镜蛇)双通道输尿管软镜。

3. 数字输尿管镜

三家主要的内镜制造商现在都有数字输尿管软镜产品。和数字软膀胱镜一样,这种输尿管镜将数码相机和光源结合为一体,不需要单独的摄像头。其末端装有一个数码相机芯片(CCD)或辅助氧化金属半导体(CMOS),由于不需要另外的摄像头,因而不易损坏,可延长使用寿命(图 27－7)。

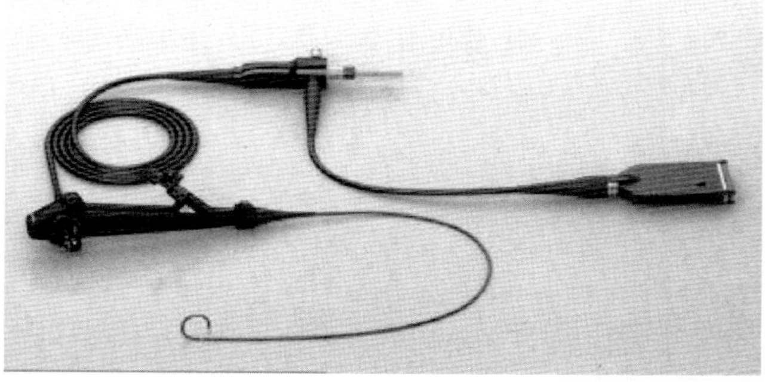

图 27－7 数字输尿管镜 Olympus URF－V2 电子镜,末端外径 8.5F,镜身外径 8.4F,长 670mm,管道内径 3.6F,弯曲角度向上 275°,向下 275°。

当前的数字输尿管软镜直径较大,实际操作时须用输尿管插入鞘,可发生一些相关的并发症(Bach 等,2012)。Somani 等(2013)报道了数字输尿管软镜与纤维输尿管软镜的治疗效果,其清石率相同,数字组手术时间明显缩短,可能与数字输尿管软镜清晰度更好有关。数字输尿管镜还会进一步改进,使之更小、更清晰、更耐用。目前常用的输尿管软镜规格见表 27-2 。

4. 导丝

导丝在腔内泌尿手术中很重要,很多情况都会用到导丝,包括经皮或输尿管入路、伸直输尿管、作为输尿管扩张或经皮通道的导向、辅助放置支架。各种导丝在直径、硬度、尖端设计、材质与涂层方面各不相同。应该按具体情况、患者的解剖与上尿路的情况选择合适的导丝。

最常用的是不锈钢丝芯外有涂层的导丝。镍钛合金(Nitinol)可用作导丝内芯,使导丝略硬一些不易扭结。很多新的导丝内芯用镍钛合金外包聚氨酯,此类导丝适合在输尿管镜插入时使用,因聚氨酯较光滑对输尿管镜摩擦较少,内芯较硬便于输尿管镜插入。由于镍钛合金的记忆特性可使末端略有弯曲。当外层聚氨酯涂上一层亲水聚合物,此导丝即具有超滑特性。这种超滑导丝可用于嵌顿输尿管结石、弯曲的输尿管与输尿管狭窄。但有亲水涂层的导丝固定并非十分可靠,易滑脱。此导丝可用于初期插入,然后通过输尿管末端开口更换标准安全导丝。一种新导丝的末端为亲水材料,主体则为标准的聚四氟乙烯,这样在插入困难时既便于插入,又比较安全。泌尿科所用导丝的直径在 0.018～0.038 英寸,最常用的是 0.038英寸;长度在 80～260cm,腔内泌尿手术常用 145cm,这些导丝的尖部 1～3cm 是柔软的。有些导丝末端 15cm 是可弯曲的,现已少用。有些导丝内芯可以向外拉,即增加末端弯曲部分的长度。各种导丝的硬度与尖部设计可有不同。较硬的导丝可用于拉直弯曲的输尿管或移开增大的前列腺叶。

选择合适的导丝对腔内手术的成败很重要。尽管导丝设计与制造方面已有许多进展,但在大多数情况下,一条直径 0.038 英寸、尖部可弯曲、有 Teflon 包层不锈钢丝的直导丝仍然是最佳选择。

5. 扩张器件

由于有了新的小直径的输尿管镜,目前很少再需要行输尿管扩张。Hudson 等(2005)认为是否行输尿管扩张与所用输尿管镜的粗细有关。如需输尿管扩张,可采用保留支架管的方法,也可使用扩张导管或球囊进行扩张。输尿管扩张导管都是有聚氨酯亲水涂层的导管,尖部为 6F,主干为 12F,通过导丝扩张输尿管。输尿管球囊扩张器也要经导丝插入,最细处 3～8F,扩张直径为 12～30F。常规输尿管镜检查很少需扩张超过 15F。根据设计与球囊所用材料不同,球囊最大能承受 8～20atm(1atm = 101.325kPa)。尖端设计的输尿管球囊可用于扩张邻近嵌顿结石处输尿管。输尿管镜球囊扩张器直径为 3F,可扩张至 12F,可直接经输尿管镜插入,在直视下扩张,如扩张狭窄的漏斗部或肾盏憩室颈部。此种球囊打开后不能从输尿管镜取出,要与输尿管镜同时撤出。

6. 腔内碎石设备

腔内碎石有几种不同的方法,液电碎石曾在全世

表 27-2　输尿管软镜(信息由厂商提供)

特性	URF-V	URF-V2	URF-P5	URF-P6	FLEX-XC	FLEX-X	VIPER	COBRA
数字或光纤	数字	数字	光纤	光纤	数字	光纤	光纤	光纤
尖端直径(F)	8.5	8.5	5.3	4.9	8.5	7.5	6.0	6.0
镜体直径(F)	9.9	8.4	8.4	7.9	8.5	8.4	8.8	9.9
工作长度(cm)	67	67	70	67	67.5	70	68	68
通道直径(F)	3.6	3.6	3.6	3.6	3.6	3.6	3.6	3.3(×2)
上弯角度(°)	180	275	180	275	270	270	270	270
下弯角度(°)	275	275	275	275	270	270	270	270
视角(°)	0	0	0	0	0	0	0	0
视野(°)	90	80	90	90	90	85	85	85
景深(mm)	2～50	1.5～50	2～50	2～50	焦距≈15	2～40	2～40	2～40
放大(×)	数字变焦	数字变焦	52	52	数字变焦	50	50	50
插入部旋转功能	具备	具备	不具备	不具备	不具备	不具备	不具备	不具备
特点							数字化模型	双通道数字化模型

第三节　输尿管镜操作技术

一、准备工作

检查前尿路造影可用IVU、螺旋CT扫描，这样能明确病变解剖改变与需处理的病变情况，尿路感染术前予抗感染处理，梗阻所致感染予引流。常用一线抗感染药是喹诺酮类，术前常规应用，如有药敏结果可参照选用。麻醉应根据患者情况由麻醉师确定，可采用椎管内麻醉或者喉罩全麻。腔内泌尿手术应在设备完善的手术室进行，术者要有应对任何意外的准备。手术器械的准备应包括各种导丝：Teflon包层的不锈钢导丝、有角度的亲水导丝、有镍钛合金芯的超硬导丝。扩张器件包括扩张导管、高压球囊导管与无尖端球囊导管，这些为标准配置。成角的导管可以转动，便于通过嵌顿的结石、狭窄与弯曲的输尿管。术者应熟悉内镜性能和工作通道大小，选用恰当的器械。Olympus纤维导光输尿管硬镜的通道是4.2F，应使用比它小一些的器械。应有备用的半硬和软输尿管镜，可在必要时使用。

二、插入输尿管

患者取截石位。如用长硬输尿管镜，应抬高对侧下肢，以便插入输尿管镜。有了输尿软管镜后，大多数硬镜仅限髂血管以下应用，可用短一些的内镜，无下肢的干扰。术中先全面观察膀胱，然后插入安全导丝。一般仅用0.038英寸的末端柔软外包Teflon的导丝即可。安全导丝在使用硬镜时十分重要，对硬镜插入和置入支架均有帮助。必要时可放入输尿管支架。通过嵌顿结石时应注意，有可能会穿破输尿管。有时需要用带有亲水涂层的成角的导丝。如导丝不能安全越过结石，可用输尿管硬镜在直视下插入导丝。导丝越过结石后，可更换一条更安全的标准0.038英寸Teflon包层的导丝。结石以上如疑有感染，可插入末端有开口的导管，吸出肾盂尿液。肾盂积水可减压或灌洗，必要时可放入支架，撤出输尿管镜直至感染被控制。输尿管镜检查前要排空膀胱，便于术中灌洗，避免输尿管软镜在膀胱内扭曲。

三、半硬输尿管镜技术

输尿管镜可适应输尿管的弯曲，便于进入肾盂内操作。半硬输尿管镜的应用常限于髂血管以下输尿管检查及治疗。硬输尿管镜借助监视器在直视下经尿道插入膀胱，沿导丝找到输尿管口，用输尿管镜末端抬起导丝，水冲开管口插入。必要时可以经输尿管镜再插入一条导丝。转动输尿管镜，使之位于两导丝之间，导丝使输尿管扩张，内镜即可插入。输尿管镜穿过壁段后，另一条导丝可以撤出。在髂血管以上输尿管弯曲时也可用此法解决。

如壁内段太紧插入困难，可用输尿管球囊扩张导管扩张输尿管口，一般4mm直径的球囊即可。如结石下方有狭窄，视野不清影响碎石，可用无尖端球囊扩张器扩张。球囊导管可经导丝置于结石下方扩张狭窄段，输尿管镜即可安全插入看清结石。如结石嵌顿，可用输尿管镜末端轻轻向近侧推动结石，离开输尿管受损区以改善视野清晰度，安全碎石。如有困难可用钬激光钻空法，清除结石中心部，结石外壳保护输尿管壁。以后再处理外壳较容易。粉碎至无大于2mm的碎块，可用螺旋形套篮清除，放入支架，一般保留3～7天。

四、输尿管软镜技术

经导丝插入一条10F的双腔导管，这样可对输尿管口略做扩张，然后放入第二条工作导丝。输尿管软镜经一条拉紧的导丝插入至要处理的病变处，用双腔导管扩张输尿管口，一般足以使输尿管软镜插入，输尿管软镜的通道并非在中心，应使输尿管镜末端略偏置一些。如软镜末端未能进入输尿管口，应在导丝上转动90°～180°，以调整内镜末端与输尿管口的关系。如仍有困难，可用扩张导丝或球囊扩张器扩张。大多数报道需扩张的病例为8%～25%。有了更细的软镜后这一数字显然会更低。在无明显输尿管狭窄与梗阻的情况下，如输尿管软镜插入仍有困难，采用包有聚氨酯的镍钛合金导丝可能有帮助。此导丝硬滑，有助于输尿管镜插入。进行输尿管软镜碎石时多应用输尿管鞘，常规需要术前留置双J管2～4周，被动扩张输尿管，手术成功率高，在有经验的内镜中心可以行一期不预置双J管的手术操作。

输尿管软镜的基本操作技巧包括转向、扭转、前进与后退。标线是软镜转向的平面，要适于在这一平面转向有时需要转动镜体，新手常不能熟练运用这一动作。输尿管镜术中灌洗应当用加压灌洗袋、灌注泵或手持注射器。应用生理盐水以免发生TUR综合征。

若用钬激光要在软镜伸直时插入激光光纤，以免损伤工作通道。光纤插过内镜末端，内镜即可应用转向。钬激光常用的光纤有 365μm 和 200μm。对转向要求高的手术可选用 200μm 的光纤，用粗光纤会影响转向。碎石时，光纤末端必须要触及结石，因钬激光能量在水中 3mm 吸收，有可能损伤输尿管镜、导丝与输尿管壁。在未看到光纤触及结石时不启动激光，可避免此类损伤。此外，如未看到激光指示光表明光纤已损坏，此时启动激光可损坏输尿管镜。

病变妥善处理后一般即可放入支架并保留 3～7 天。术后疼痛可考虑应用环氧酶－2 抑制剂或 α 阻滞剂处理。

由于输尿管镜设计与制造技术的不断进步，用输尿管镜来处理一些复杂的肾内结石、输尿管梗阻与上尿路肿瘤等都在不断进展。很多情况下，在门诊用软镜即可处理。很多传统的泌尿科手术方法已有重大改变。

（解海杰　刘春雨）

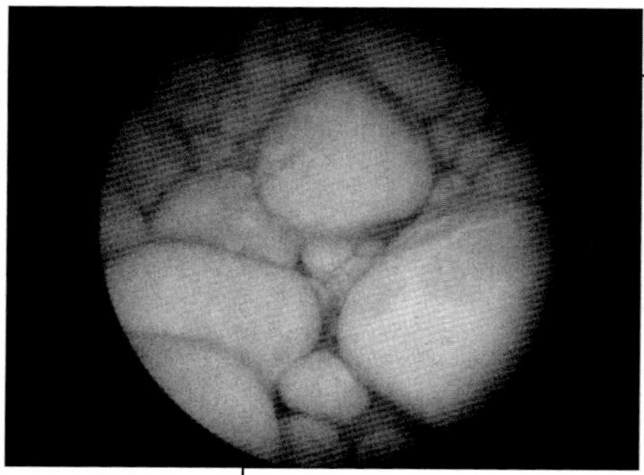

第二十八章

其他经尿道微创手术方法

前列腺切除术作为治疗前列腺增生症的一种重要手段已经应用了百余年。在欧美一些国家，开放手术实际上已被 TURP 所取代，后者也已经广泛应用了几十年。与开放手术相比，TURP 有很多优点。最突出的优点是手术基本上没有痛苦，几乎没有直接手术死亡者，疗效佳。但它也有不尽如人意之处，主要缺点包括：①技术难度大；②仍有相当量的失血；③可出现一些意外损伤或水中毒等并发症。

为探索新的治疗方法，近年来出现了多种对患者无损伤或损伤很小的治疗方法。这些方法在国外已有报道，但应用的时间较短，远期疗效观察与随诊的资料较少。下面分别予以介绍。

第一节　经尿道前列腺切开术

经尿道前列腺切开术（TUIP）似乎不能算作一种新技术。Cuthrie 在 1834 年、Bottini 在 1887 年分别用过这种方法。1973 年，Orandi 首先报道大组病例并引起大家重视，主要用于一些不适合行 TURP 或开放手术的病例。其后 TUIP 逐渐被大家所接受，作为 TURP 的一种变通方法用于前列腺较小、有手术指征但估计可切除重量 < 30g 的患者。TUIP 术后效果几乎与 TURP 相同，手术操作要简单得多，对患者机体的干扰小，并发症少。

膀胱颈切开术（BNI）的目的是膀胱颈共济失调的纠正，手术时要切断内括约肌，也包括前列腺切开的内容。如膀胱颈共济失调合并有前列腺增生症，在行 TURP 后宜加行 BNI，此时仅为 BNI，已不含有 TUIP 的内容。

从定义上看，TUIP 的指征主要是 BPH，手术不一定包括内括约肌切开。实际上，TUIP 经常带有 BNI 的成分；BNI 也经常带有 TUIP 的成分，两者很难绝对分开。这一方面可参看第九章第一节、第二节。下面根据近年来有关报道，对 TUIP 的手术指征、手术方法、治疗效果及并发症等分别加以说明。

一、手术指征

和 TURP 一样，TUIP 的主要指征是膀胱出口梗阻的一些症状，特别是尿潴留、肾积水伴氮质血症、反复尿路感染和充溢性尿失禁等均可行 TUIP。但对于反复尿血的患者，仍然应行 TURP 而非 TUIP。

TUIP 的目的是解除膀胱出口梗阻，术前必须明确膀胱出口梗阻的诊断。这些患者前列腺的大小可能有很大差别，内镜下的表现也不同，从无明显前列腺增生表现，到两侧叶在中线处对合，形成明显的梗阻表现等。有时仅靠内镜所见或前列腺的大小很难肯定或否定膀胱出口梗阻的诊断。有些患者前列腺不大，麻醉后内镜下看不出膀胱颈有梗阻表现。在这种情况下，尿动力学检查是必不可少的重要检查，也是决定手术的重要依据。

Orandi（1987）把适合行 TUIP 患者的内镜表现分为 4 类：①内镜下膀胱出口呈“O”形，无前列腺增生表现；②内镜表现呈“A”形，两侧是轻度增生的侧叶，下方是稍隆起的膀胱颈后唇，如行 TURP 可能会切除 10～20g 组织；③内镜下呈“∧”形，两侧为增生的侧叶，后方有增生的中叶，已看不到膀胱腔，如行 TURP 会切除 20～30g 组织；④侧叶增生更重，在中线处对合，内镜下呈平行的“| |”形，如行 TURP 切除组织会超过 30g。

多数作者认为，前列腺切除重量不超过 30g 需要行 TURP 者都可以行 TUIP。Mebust 等（1989）报道，在 3885 例 BPH 行 TURP 的患者中，80% 的患者切除前列腺的重量不超过 30g。这说明大约 3/4 的患者可行 TUIP 处理。

与 TURP 相比，TUIP 手术时间短，技术操作简单,失血少。在健康条件差、有并发症的患者,可首选TUIP。术后阳痿与逆行射精的发病率低,所以较年轻的患者也可考虑行TUIP。

二、手术方法

切开可以是单侧或双侧。未见有单侧切开与双侧切开的对比资料。不同术者所选用的切开位置也不同。单侧切开的位置有12点、2点、6点、7点、8点、10点等处;双侧切开在4点与8点,3点与9点,5点与7点处。单侧最常用的部位是在6点处;双侧是在5点与7点处。切开时应使膀胱在较充盈的状态下进行。切开从膀胱颈内侧开始,直到精阜处。切开的深度应穿透前列腺组织,直到包膜。在近膀胱颈处常有一些前列腺,组织需要切开,才能使切口张开。在较大的前列腺,需要切开膀胱颈与前列腺包膜,要注意静脉窦出血与外渗的问题。对于前列腺小,特别是较年轻的患者,可不行膀胱颈切开,前列腺切开也可以浅一些,以减少逆行射精的可能。深切时要注意避免直肠损伤。在膀胱颈处切的深度较易确定,但在切入前列腺内时,切的深度有时难以确定。有人用切割环来完成这项工作,这样切出来的沟槽宽一些,便于识别组织,切开后两侧的腺瘤组织即张开。

切开完成后,膀胱出口处的内镜所见应有很大变化,原来紧缩的出口豁然敞开,切口张开,黏膜向两侧回缩。此时将刀形电极更换为切割环,将外露的前列腺组织做切取活检。术前检查前列腺不大、PSA正常,并不能排除前列腺癌。有些患者术前针吸活检未发现癌,TUIP后内镜下切除活检明确癌症诊断。因此,切除的前列腺组织应常规进行活检。在前列腺增生严重的患者,邻近伤口内的前列腺组织可适当多切一些,使之形成一个宽敞的沟,这样对缓解膀胱出口梗阻能有更好的效果,可减少以后再次粘连的可能。

TUIP最常用的工具是刀形电极或钩形电极,以及一般切除镜和高频发生器。术中所用电流强度多较电切要小一些。Wolf公司生产的钩形电极很细,如使用较强的切割电流,电极很快就耗尽,所以应将电流强度调低,或用电凝电流切开。用普通针头那么细的电极同样能完成切割工作,出血也会少一些。

也可以用激光行TUIP。自由光束、有蓝宝石刀头的接触式Nd:YAG激光、KTP激光、钬激光(Ho:YAG)都可以用。从理论上讲,用激光会减少手术野失血,但TUIP一般操作较简单,出血经常不是问题。如手术室有方便的激光器设备,则不需要专门购置激光器。术后留置三腔22F Foley导尿管引流与灌洗膀胱。

三、治疗效果

1973年,Orandi发表了第一篇报道介绍40例患者,随访5~32个月,其中39例泌尿系症状有改善,1例失败。

1985年,Orandi报道总结15年来646例TUIP的经验。其中79%的患者症状缓解;11%有改善,不需要再治疗;其余10%效果差,其中约半数患者需二次手术。38例患者手术前后进行了最大尿流率检查,84%的患者尿流率有改善。对115例患者进行性功能调查,15例有改善,44例无变化,25例减退。

沈德炘等(1988)曾报道20例TUIP病例,效果满意。Sirls等(1993)报道53例TUIP的结果,平均随访53个月(12~96个月)。按Madsen症状评分进行观察,泌尿系症状有相当改善;术前症状为12.5分,术后降为6.5分;梗阻症状术前为8分,术后降至4.6分;刺激症状从4.8分降至2.5分;平均尿流率与最大尿流率也有改善(5.1mL/s升至8mL/s,10.3mL/s升至15.3mL/s)。总的情况为:82%的患者手术远期效果有进步,满意率为67%;11%的患者有逆行射精。

Christensen等(1990)报道93例患者随机分组进行TUIP或TURP的结果。与TURP相比,TUIP者失血量、手术时间、留置导尿管时间均明显减少。每组各有9例患者随访3~4年,两组患者尿流率均有改善(TUIP组为9.7~10.9mL/s;TURP者为7.8~14.6mL/s)。但因例数较少,两组无统计学差异。随访3~4年属于优或良者,TUIP组占75%,TURP组占60%。TUIP组有5例、TURP组有6例需再次手术。TUIP组逆行射精者为13%,TURP组为37%。

Dorflinger等(1992)对60例进行TUIP或TURP的患者随机分组并观察12个月。TUIP组的手术时间、失血量、需输血的例数等均较少。在12个月随诊期间治疗失败者,TUIP组有8例,TURP组有4例,TURP组有1例尿道狭窄。与基线相比,两种方法手术后症状和尿流率均有改善。症状改善无明显差别。TURP的尿流率明显优于TUIP。逆行射精TUIP术后1例,TURP术后12例。

Soonawalla等(1992)报道220例前列腺低于30g的患者随机分组行TUIP或TURP。TURP组的手术时间与输血例数明显多于TUIP组。术后1年对手术效果满意者,TUIP组为95.5%,TURP组为90%。

与基线相比，两组最大尿流率均有明显增加（TUIP组7.9mL/s升至19.5mL/s；TURP组8mL/s升至20.7mL/s）。术前性功能正常者术后无变化。TUIP组中67%的患者正常射精，TURP组为64%。失访者较多，术后1年两组能得到随访的患者仅约60%。

Jahnson等（1998）报道对前列腺较小和中等大小需手术的BPH患者随机分组，TUIP组43例，TURP组42例。术后第3、6、12、24、60个月时进行随访，并在术后24个月和60个月时行膀胱镜检查。结果显示，TURP组最大尿流率明显高于TUIP组。术后24个月，约半数患者进行膀胱镜检查，TUIP组中大多数有侧叶间粘连、切开处闭合或前列腺叶梗阻；TURP组无此现象。随访期间，由于症状持续或复发，或最大尿流率小于10mL/s，TUIP组有10例再次进行经尿道手术，TURP组有3例。这说明在前列腺较小或中等大小的BPH治疗中，TURP的效果较TUIP可靠。

四、并发症

TUIP的手术并发症种类和TURP基本相同，主要区别在于发生率的高低。各地每一种并发症发生率的报道差异很大。对一些并发症的处理方法参见第十一章。总的来看，TUIP并发症的发生率较TURP低。由于切开处闭合致梗阻症状复发者常需再次经尿道手术，一般多发生在12个月以后，所以随访的时间相对要长，至少应当2年。

五、结语

目前膀胱出口梗阻的治疗方法已有多种。对于应当手术治疗的前列腺增生症患者，估计可切除重量不超过30g时，TUIP可看作是一种可靠的可供选择的替代TURP手术的方法。TUIP的治疗效果几乎与TURP相同，并发症较TURP少，对性功能与正常射精影响少，手术时间短，失血少。作为一种损伤小的治疗方法，TUIP的效果已较肯定。

用激光行TUIP也许会有更多的优点，现在仍在研究中。今后有必要将TUIP与其他一些对患者损伤小的方法（如针刺消融、热疗、激光切除等）进行对比观察。

第二节　前列腺增生症的经尿道针刺消融治疗

一、引言

近年来，在前列腺增生症治疗方面有一个很大的课题是热疗。微波热疗的动物试验从1980年开始，很快被用于临床。1990年前已有经直肠进行微波治疗的报道，1990年后开始采用经尿道的途径。所用温度多为43℃。当时在国际上形成一个热潮，在某种程度上有可能取代一部分手术，使需要手术的患者数量会有所下降。

以后发现2450MHz的微波组织穿透能力较弱，因此改用915MHz，很快就有频率很低的射频热疗出现。近年来，医学界进行了大量的基础研究与临床观察，形成了比较一致的看法：在局部温度低于50℃时，正常组织受热后发生的变化大多数是可逆的，实际上属于理疗范畴；当温度超过60℃时，正常组织开始出现不可逆的变化，组织开始有变性、凝固与坏死；如采用70℃以上的温度则称为热消融（thermal ablation）；超过100℃时，细胞内外的水开始沸腾，组织细胞被彻底破坏；如局部温度达200℃～400℃，局部组织则开始有汽化与碳化。

目前用于致热的能源有微波、射频、激光、超声等。每一种能源不仅有温度的差别，而且有多种不同的使用方法。1989年，钱松溪等经尿道用2450MHz的微波治疗前列腺增生症，在内镜直视下置入输出天线，微波输出强度为50～100W。照射时间为60～90秒，可使邻近前列腺组织凝固、坏死与碳化。1年后他们又改进为微波照射加电切，这种方法局部温度达200℃以上，尿道黏膜首先被破坏，和非接触式激光的效果类似。

经尿道针刺消融（TUNA）是多种热疗方法之一。它采用低的射频电流作为能源，将针形电极插入增生的前列腺组织内，使增生腺瘤的中心部位发生凝固、坏死与萎缩，以解除前列腺段尿道的梗阻。这种方法可采用尿道黏膜麻醉，在门诊即可进行治疗。保持尿道黏膜不受热损害，有可取之处。

二、基本原理与设备

TUNA采用一种频率很低的（490kHz）射频（RF）波，相比微波（300～3000MHz）对组织的穿透能力更深，温度分布更均匀。邻近针形电极的前列腺组织内，温度可达100℃左右。3～5分钟内即可使组织凝固、坏死。

国外TUNA设备首先由Vidamed公司推出，是一套完整的专用装置，有专用内镜，天线电极长度可以任意调节（图28－1），射频发生器可调节并显示各项参数（图28－2）。

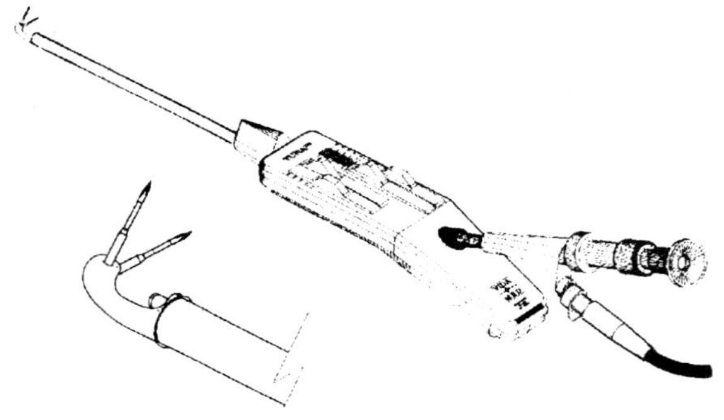

图 28－1　TUNA 专用装置。

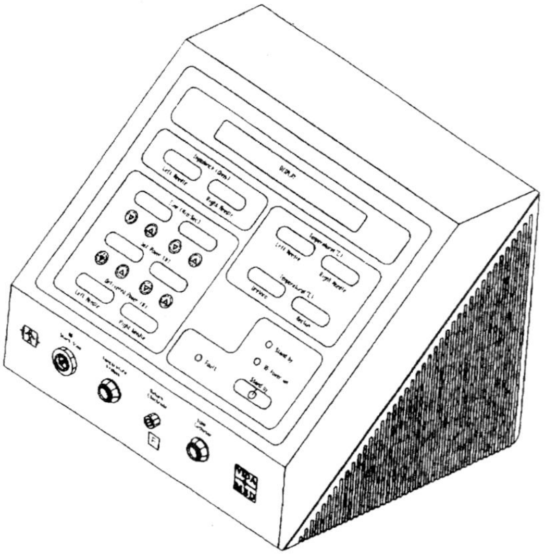

图 28－2　TUNA 用 RF 发生器。

1992 年，Calkins 在心脏科曾用 RF 热消除副的房室束。在临床应用前列腺针刺消融前，曾进行动物试验与体外观察。Goldwasser 等（1993）用 11 条犬做试验，他们采用特制的内镜装置与针形天线，经膀胱颈插入犬的前列腺，结果表明针形天线周围组织坏死。典型者病变为圆锥形，直径 1cm，病变大小与所用能量有关，对膀胱底部与直肠前壁无损害。Ramon 等（1993）对 8 例行耻骨上前列腺切除的腺瘤标本进行体外实验观察，发现功率大小与时间长短不同，在腺瘤内可产生不同程度的热损害。重要的因素是局部温度的高低，超过 45℃可对局部组织产生病变，认为最理想的条件是 5～7.5W，3 分钟。

国产 TUNA 设备由北京为尔福公司王洪奎研究员研制成功，1995 年开始进行动物试验，很快用于临床。基本原理、性能与国外产品相同。不需要专用内镜，针形电极配合普通尿道膀胱镜即可使用。价格要比国外低得多。

三、术前准备与操作方法

术前准备与 TURP 相同。一般患者术前肌内注射地西泮 10mg。采用 2% Lidocaine 润滑止痛胶 20mL，10 分钟后开始操作。先行尿道膀胱镜检查，了解前列腺部病理改变的情况，确定穿刺点的位置与数目。经操作镜插入电极针，深度为 1.5～2cm。按起始温度 55℃～60℃、最高温度为 100℃进行消融治疗。每针治疗时间为 5～10 分钟，达到 100℃时持续 3～4 分钟。依侧叶大小不同，两侧叶穿刺点为 2～6 点，中叶穿刺为 2～3 点。治疗过程中尿道温度应保持在 45℃以下。每例治疗约需 1 小时，治疗后放入 20F Foley 导尿管引流膀胱。

四、治疗效果

1994 年，Schulman 等报道 80 例病例，其中部分患者在 TUNA 后 1 个月内进行开放手术。肉眼观察手术标本，3 分钟与 5 分钟治疗所产生的坏死区平均为 12mm×7mm 和 17mm×10mm，与未治疗区有清楚界限。显微镜观察坏死区可达 30mm×15mm。所有患者都有短时间的轻度血尿与尿痛。20% 的患者有尿潴留，持续 1～21 天。尿道狭窄者 1 例。睾丸附睾炎占 3%。性功能均正常，无逆行射精者。22 例得到随访：随访 3 个月者 14 例，MFR 从（10±4）mL/s 升至（15.3±2.3）mL/s；随访 6 个月者 8 例，尿流率增至（16±2.6）mL/s。症状评分从 22.3 分降至 6.6 分。在 6 个月时生活质量从 4.4 分降至 1.8 分。

邵强等（1996）报道 70 例病例。手术时间平均 50 分钟，术中患者只有轻度不适，均能忍受。术后留置导尿管 7～14 天。5 例患者需再次引流，1 周后排尿恢复。1 例患者在术后 1 个月时仍不能自行排尿，改其他方法治疗。平均住院 10.5 天。68 例治疗后有轻度血尿，2 例出现继发性出血。膀胱镜检查发现穿刺点出血，电凝后治愈。治疗后第 7、14、30 天经直肠彩色多普勒超声波检查，发现前列腺内有多个圆形、直径1.5cm的无血流区，B 超显示高回声区，直径1.5cm，系坏死吸收后的空洞缺损。治疗后 6 个月检查，发现空洞缺损明显缩小，前列腺横径较治疗前明显缩小，前列腺体积亦较治疗前明显缩小。治疗后国际症状评分、最大尿流率、残余尿量均有明显改善。

王少华等（1996）报道 36 例患者术后留置气囊导尿管 1 周左右，拔管后 29 例能自行排尿。有 7 例不能排尿，其中 4 例改开放手术，2 例继续留置导尿管，对症处理后好转，另1例留置导尿管1个月，恢复自行排尿。29例治疗后10天MFR及AFR均较术前增加，28例1个月后MFR及AFR较治疗前改善明显。术前5例尿潴留治疗后2例能自行排尿，3例不能排尿而改行手术。22例随访3个月以上，各项参数均有明显改善。20例3个月后经TRUS复查发现前列腺重量明显减轻，治疗前平均重(56.62±3.48)g，治疗后为(35.32±2.22)g($P<0.01$)。手术切除的前列腺标本可明显见到1.2～1.5cm的组织消融区。2例治疗后近期发生继发性出血，对症处理后好转。无其他并发症。

王少华等(1997)报道31例患者1.5年以上的远期疗效。MFR、AFR、I-PSS、QOL、前列腺体积等主观及客观指标均有显著改善。满意者22例，占70.97%；有一定改善者4例，占12.9%；无效者5例，占16.13%。前列腺Ⅰ～Ⅱ度者治疗后症状及尿流率明显改善，前列腺体积平均缩小50%。前列腺Ⅲ度者治疗后症状及尿流率均无改善，前列腺缩小程度不明显。

五、结语

TUNA基本上不损伤尿道黏膜，这是一个突出的特点。在直视下定位准确，所产生的坏死区局限于腺瘤内。采用尿道黏膜麻醉，患者耐受好，损伤小，并发症少，疗效满意，适用于Ⅰ～Ⅱ度前列腺增生的患者和高危患者。无效者为16%～20%。Schulman等(1994)认为前列腺体积超过50g效果差，超过100g不宜使用此法。

第三节　经尿道前列腺电汽化术

一、引言

近几年兴起的对患者损伤很小、干扰很小的治疗前列腺增生症的方法有多种。热疗、激光、聚焦超声等都是用热能破坏前列腺组织，但它们所用温度的高低、施用方法、生效所需时间则有很大差别。一般都有专用设备，将所需要的热能送达前列腺。但是，对于特殊设备，医生要专门学习一段时间，而且要耗费相当数额的设备费。由此，人们从采用激光对前列腺进行凝固与汽化的实践中领悟到，有必要重新考虑应用高频电刀，因为这种设备一般手术室都有，而且很多人都有一定的使用经验。实践证明，要取代TURP，新的方法应当具备以下优点：并发症少，费用低，简单易行，可在门诊操作，手术后立即产生一个与TUR相似的组织缺损，远期疗效好，不需要长时间留置导尿管，不像是直视下的前列腺激光手术那样需要等待坏死组织脱落与水肿的消退等。

电汽化手术是用高密度的电流破坏组织，妇科医生用它治疗子宫内膜移位症已经有好几年。

在各种新技术中，至少有三种方法较有希望：①经尿道激光前列腺汽化术；②经尿道前列腺针刺消融术；③经尿道前列腺电汽化术(TUEVP)。每一种方法都有它的优点与缺点：激光的光纤与激光器价格昂贵，汽化一定量的组织需要较长时间；TUNA的主要优点是可局部黏膜麻醉下进行，但较大的前列腺效果差。这一节讨论前列腺的电汽化手术。

1930年，物理学家Bovie和脑外科专家Cushing合作研制成功第一台电刀装置，用来控制脑垂体切除时发生的难以控制的、经常可造成患者死亡的出血。在20世纪70年代初期，固态高频发生器问世，这种现代电刀为绝缘输出，有多种波形，十分安全。

高频电刀用于治疗前列腺增生症和其他泌尿外科疾病，与膀胱镜、光学、切除镜等的发展相并行。所用各种设备不断改进与完善。现代切除镜的前身是Stern在1926年设计的，当时称之为热切器(resectotherm)。高频发生器经Collings、Sappler等改进后能输出混合波形的电流。

二、电汽化的物理学基础

切开组织和电凝所用的电流属射频范畴，>100kHz。频率过低会刺激肌肉与神经(触电)；频率过高(如4MHz)可产生明显的反应现象，如电容(在绝缘体内贮存电)与电感(干扰其他电器的电磁场，如起搏器)。大多数高频发生器的工作频率为0.4～1MHz，能发出交流电纯正弦波，或减幅或调制的电流。大多数现代固态发生器是将一种60Hz对角交流电转变为射频电流。固态发生器采用波形组合网络，在输出期驱动一个功率放大器，用晶体管调节波形与电压。此类机器在手术中可根据需要发出不同波形的电流，产生不同的最终效果(切割、干燥、电灼与凝固)。按传统习惯，不间断的正弦波交流电流为切割电流，间断的脉冲电流为凝固电流，二者结合为混合电流(图28-3至图28-5)。

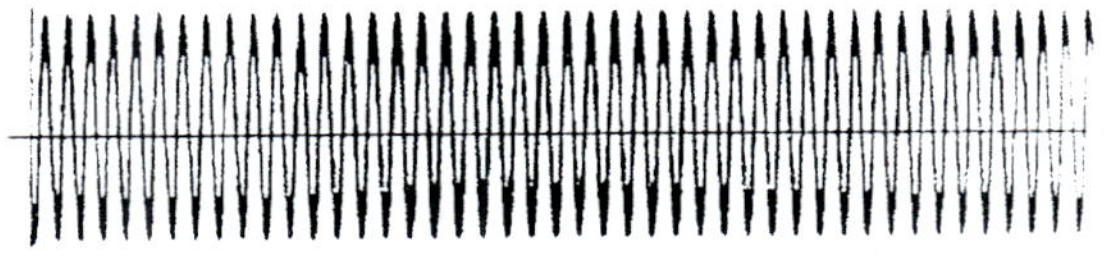

图 28-3　纯正弦波的切割电流。

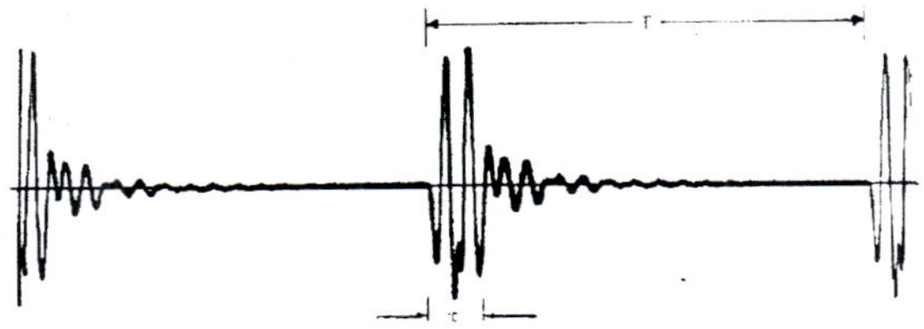

图 28-4　凝固电流。

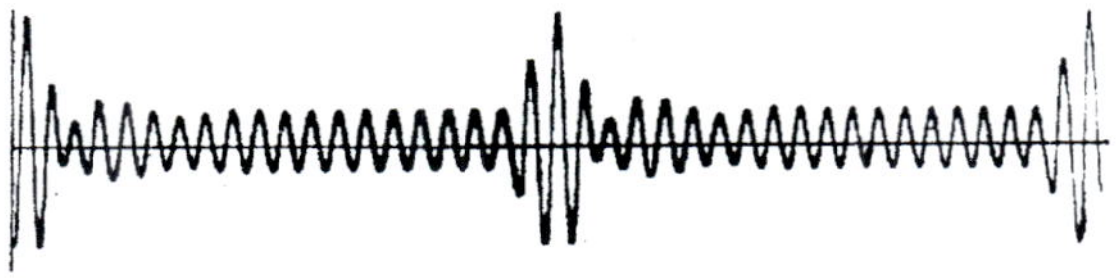

图 28-5　混合电流。

大多数仪器的输出用功率（W）表示，电压与电流差别相当大。一定时间内做的功用焦耳表示（1J = 1W·s）。在用高频电流手术中，组织对电有阻力，大小在 1300 ~ 3000Ω。血的电阻最小，脂肪与骨骼的电阻最大。较干燥的组织电阻较大，因为含盐与血较少。如电极大小、形状和组织暴露时间相同，电压与电流之比是对组织有不同效果的重要因素。这种情况可用以下公式表示：W = V × I。其中 W 为功率，V 为电压，I = V/R，R 为电阻。这样，W = V × V/R = V2/R。

电压增加的驱动力使电流更易从电极到组织发出电弧：当更高的电压使更多的能量进入组织，就会使组织受到更严重的热损伤。

三、对组织的作用

高频电流对组织的作用受组织的因素和与高频电流有关的一些因素的影响。后者包括频率、波形、电压、功率、峰顶因子、施用方法（接触式或非接触式）、接触面积（电流密度）、接触时间、电极形状或有无弧光等。与组织有关的因素包括组织的阻抗（与组织成分有关）、血管的多少、机械压力的大小、蒸汽滞留（加速汽化现象）与表面降温等。电能转变为热能是组织变化的主要原因。但还有一些其他情况与这些变化有关，包括热在间质与细胞内产生的蒸汽的动能、中间介质发生的火花与电离造成的声压波以及来自强电场的膜电孔。膜电孔在细胞膜的双脂层形成液性微小孔，可使细胞破裂。感应电与电容有时也可以造成组织改变，如电流频率 > 30kHz，细胞离子的极性变更很快，即不发生去极化现象。反之，电容具有频率很高的特点，由于高电磁场使邻近导体产生电荷，电容可使内镜镜鞘带电，这样电荷就会通过一个与患者或术者的很小接触区释放，造成意外烧伤。

交流电变为热能时，不同温度在活体组织可产生不同的变化。在 43℃ ~45℃ 组织收缩；超过 50℃ 酶的活性降低；50℃ ~60℃ 蛋白质凝固；90℃ ~100℃ 会使组织变干燥；> 100℃ 组织内水沸腾与蒸发；在 150℃ 组织碳化；超过 300℃ 则会有汽化；> 500℃ 组织就会燃烧。干燥、凝固、蒸发与汽化对电汽化都很重要。干燥使细胞脱水，而无蛋白变性。凝固使蛋白质相粘连，形成均匀一致的胶冻状结构。凝固时血管与淋巴管栓塞闭合。干燥与凝固的组织对电与热的传导差，会使热聚集在组织表面，最后组织被烧焦与碳化。电灼（黑色凝固）一词用于反复高频电弧，迅速使温度升至 200℃ 左右，造成浅表凝固与碳化。

四、汽化

汽化时水变为蒸汽，温度从 37℃ 升到 100℃ 需要 2.5kJ/g。排出蒸汽的动能，在组织内形成显微镜下的爆炸，更促使细胞膜破裂。所以热能与蒸汽能都有作用，在热力学上称为热函。

五、影响组织效应的因素

1. 与高频发生器和电极有关的因素

A. 单极与双极电路

在单极电路，电流由接触电极通过患者身体，最后由接地电极板导出。这样患者身体的一部分也是电路的一部分。电流在有效电极处对组织造成影响。经尿道手术与电汽化手术均使用此种电路。双极电路使用微型绝缘电路，两个距离很近的交流电电极交替为有效电极和接地电极。单极电路与双极电路相比，后者更精巧，危险小，但双极电路太弱，不能用于前列腺手术，主要用于凝固较精细的组织，如脑外科。

B. 频率与波形

不同波形的电流对组织的作用也有差别，纯正弦波电流切割与汽化效果好，经调制的阻尼的波形凝固作用较好。混合波形比纯正弦波交流电峰值电压高，但还有一些其他因素影响不同波形对组织的作用。

C. 高频发生器

不同发生器的输出特性会有差别，峰值电压与负载周期也不同。前列腺汽化用300W效果最好，在组织阻抗高时也能均匀地输出。功率输出与阻抗成正比。有些机器可根据组织阻抗的不同，自动调节电压与电流，维持所要求的功率输出。有些机器无此性能，在组织阻抗增加时，功率输出的设定值会下降。此外，峰值电压和凝固体积密切相关。功率增加不仅是汽化更强，还会有不成比例的凝固组织量。

D. 峰顶因子

交流电是一种正弦波，整个电流周期的最高电压并不是一致的，平均电压可用峰顶因子代表，即最高电压与平均平方电压根的比。峰顶因子的变化与电压的变化对组织有同样作用。

E. 电流密度

电路的热效应与通过电流的组织横断面积（即电流密度）成反比，所以增加电流或减小接触面都能增加热效应。这种关系进一步说明，为什么汽化电极的形状与大小相同而组织效应会有很大差别。

F. 弧光

当带有高密度电流的电极与靶组织被介质（气体、蒸气或液体）分开时，分子被激发与离解，中间的介质被离子化。这些离子因强电场和介质中不带电分子的冲撞而加速。如电场够强（高电流密度），离子就会靠离子雪崩倍增使介质继续电离。离子数达到临界密度时，电极与组织间的当量阻抗降低。电流开始流动，被激发的离子化的原子形成等离子雾，在离子降至低能状态时发出亮光。在电极间，电场降至维持等离子雾的最低要求以下，等离子区迅速衰退，弧光熄灭；电场再超过临界电流密度，弧光即可重现。正弦波的正半周或负半周均可发生弧光。在负半周，阳离子移向电极，阴电荷被排斥。弧光的空间与时间都很局限，由很短的高电流密度放电所组成，能使靶组织产生高温，细胞内与细胞外水分蒸发与汽化。由于弧光可精确、迅速地放出能量，并可由发出点迅速消散，所以对组织的电汽化十分有用。

G. 电极的形状

如前所述，电极的形状对接触区、电流密度与电极沟内蒸汽的存留都有重要意义。各厂家生产的汽化电极大同小异。呈圆桶形，表面有沟，沟之间的接触面大，同时可有凝固作用；中间隆起处接触面积小，有高能电流聚集，发出火花，使组织汽化。蒸汽积存在沟内，可加深汽化与凝固的深度。经尿道前列腺电汽化手术（TUEVP）同时有汽化与凝固作用，当时即可形成一块组织缺损，周围被凝固的组织内血管与淋巴管已封闭，所以没有出血或液体吸收。

H. 接触时间

电极以0.5～0.33mm/s的速度横过组织时汽化与凝固的效果最好，接触时间越长，组织的变化越大。但若接触时间过长，周围就会有明显干燥与凝固，组织的电阻抗就会有改变，由于穿透力降低，焦化与碳化增加。

I. 表面制冷

电汽化手术时所用灌洗液应为不含离子的灌洗液，有助于冲去碎碴，使电极与组织表面降温。

2. 组织的因素

A. 组织的成分与阻抗

各种组织的成分与液体含量不同，阻抗差别也相当大。导电性能高的组织水含量高，电流阻力小。有些组织阻力高，如骨骼、脂肪与已较干燥的组织，电流通过就受阻。如手术开始时所用功率较低，可使前列腺凝固与干燥，如要使已干燥的组织汽化，常会造成表面焦化，在手术后期可行，但在手术开始时效果不佳。已凝固组织的阻抗增加，以后汽化即降低，最后难以达到满意的效果。所以最初时应使用较高的电压，看到包膜纤维、腺瘤充分汽化后再降低切割电流的功率，可增加凝固作用，止血效果更好。

B. 降温作用

如对血管组织加热>10秒，有些热能被传至血管与淋巴管，将影响热在周围组织的积存。因此，一些在离体组织进行的试验，所产生的病变比在体内试验要大。

六、用人体与牛组织的汽化与凝固试验

试验表明有些因素可影响组织汽化所产生的病变。Fournier等（1994）曾用汽化电极所产生的病变与用Nd:YAG激光纤维接触组织、球形止血电极、标准切割环进行对比，并用两种不同的高频发生器在各种不同条件下进行观察。标本来自人体与牛。前列腺组织来自有明显前列腺增生的患者与有膀胱移行细胞癌进行开放手术的患者。牛组织取新鲜牛肝切成片，固定在一个有接地电极的盘子里。然后使用各种电极与激光进行试验。

所用高频发生器为Valleylab公司生产的Force 40和Force 2。Force 40用90～135V与50～60Hz。

用纯切割电流，此机输出为 500kHz，最大功率为300W；最大 P－P 电压为 3300V，在 100W 时峰顶因子为 2.1，调整负荷 300Ω。Force 2 输出电流与功率相似。但 P－P 电压为 2500V，使用同样功率与调整负荷时，峰顶因子为 1.4。使用 200W、250W 与 300W 的纯切割电流进行组织汽化。

使所用电极与组织密切接触，平稳移动汽化电极与球形电极，移动 10mm 用 5 秒、10 秒、20 秒与 30 秒，两种机型用同等的输出功率。电切一般用甘氨酸作为灌洗液，输出功率为 175W。

激光用 Ultraline 石英反射光纤接 100W Nd:YAG 激光。光纤距组织 1mm 或与组织接触，光纤移动速度为 0.33mm/s，长距为 10mm。

凹坑体积用椭圆体体积公式计算：体积 =（宽）^{2} × 深 ×0.52。凝固体积的计算是病变体积减去凹坑体积。

电汽化手术形成一个凹坑样病变，有明显组织缺损，底部碳化，周围凝固的组织变白。汽化与凝固的范围和所用方法、功率、移动速度、组织的种类、高频发生器的类型，以及汽化电极使用时间的长短等均相关。

显微镜下，凹坑底部有碳化，周围为凝固组织，间质水肿引起小泡，细胞核肿胀，在被凝固与健康的细胞之间细胞质的颗粒增多。广泛的、染色重的、均匀的细胞质凝固，血管内血栓形成与血管凝固。

实验室观察的结果可以总结为以下几点：①300W 输出的汽化病变显著，凹坑周围有一圈凝固组织。此病变较 200W 或 250W 显著。②电极在组织上移动的速度越慢，汽化与凝固的体积越大。10mm 病变用 20～30 秒效果最大，但每秒移动速度如≤0.33mm，则病变底部碳化严重，影响深部组织的进一步汽化。③新型固态发生器 Force 40 所产生汽化与凝固的体积大，与 Force 2 相比汽化体积增加 35%，凝固增加 66%。④新汽化电极较用过的旧电极汽化体积能增加 50%，凝固增加 36%。⑤汽化电极比老的球形电极汽化体积增加 105%，凝固增加 43%；比电切环凝固增加 711%。⑥汽化电极的汽化体积和高功率密度激光（60W 移动速度 0.33mm/s）所产生的病变相似。⑦汽化电极比高功率或低功率激光凝固的体积要小。

TUEVP 要求高频发生器有大功率的输出。十几年来，一些厂家的产品都在不断改进。我在 1980 年使用的是 ERBOTOM T400c，完全手动，无功率显示，现已废弃。目前的产品 ICC 300 或 ICC 350 均较好用（图 28－6）。

我用过北京贝林公司生产的汽化专用高频发生器（DGD－300c－1Q），性能满意，价格要低得多（图 28－7）。

20 世纪 80 年代，Olympus 公司生产了高频电刀是 UES 2，以后为 UES 10。目前的产品是 ESG－400（图 28－8）。国内很多医院都在使用，单极与双极等离子均可用。其生产的等离子纽扣电极行前列腺汽化术较以前的汽化电极好用。谢立平教授曾报道使用此纽扣电极行前列腺剜除手术，结果十分令人满意。

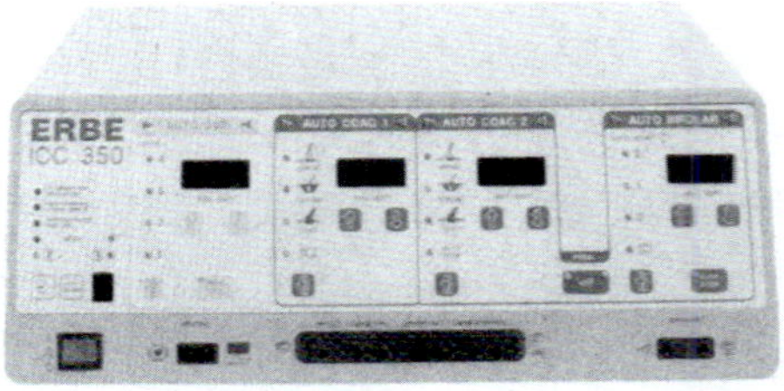

图 28－6　ERTOM ICC 350 高频发生器。

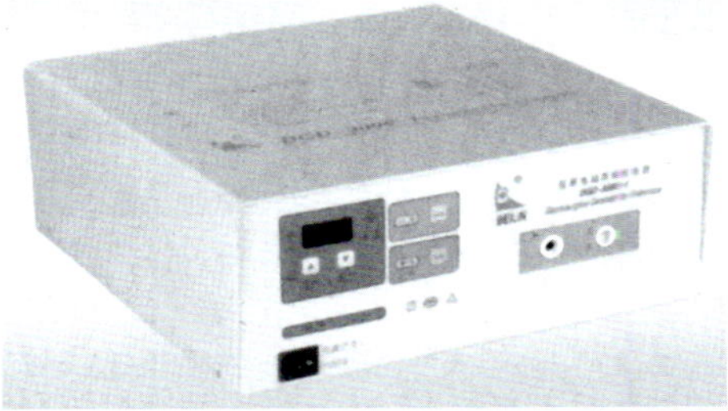

图 28－7　DGD－300c－1Q 汽化专用高频发生器。

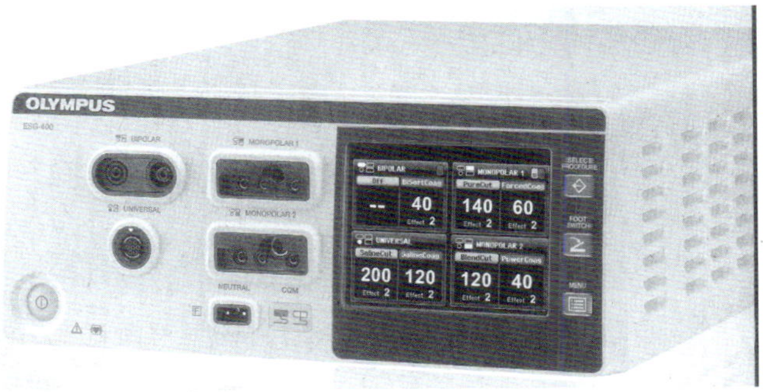

图 28－8　Olympus ESG－400 汽化专用高频发生器。

七、经尿道前列腺电汽化术（TUEVP）

先行膀胱镜检查，确定有无膀胱病变（如结石或肿瘤），了解输尿管口的位置、前列腺的大小、有无中叶增生、前列腺段尿道的长度与宽度，以及前列腺尖部是否超过精阜。然后插入装有汽化电极的连续灌洗切除镜。灌洗液用甘氨酸或水。高频发生器纯切割电流输出设定为 300W。汽化电极放入膀胱 1cm，注意避开输尿管口。从6点处开始汽化，将5点与7点之间的膀胱颈部组织全部汽化。如有中叶，则从近侧开始至前列腺窝逐层予以完全汽化。要随时注意避免损伤输尿管口。汽化时用电极轻压，平稳移动电极，从膀胱颈至前列腺窝，形成一条与汽化电极同宽(3mm)的3～4mm深的沟。反复操作，使沟槽继续加深。在5点与7点之间反复汽化，直至显露环形膀胱颈部纤维。然后汽化两侧叶组织。先做左侧或右侧均可。左侧从5点至1点之间，右侧从7点至11点之间，反复操作使两侧叶完全汽化。每一部位汽化的先后可按个人习惯有所不同，不像TURP要求那样严格(图28－9至图28－12)。

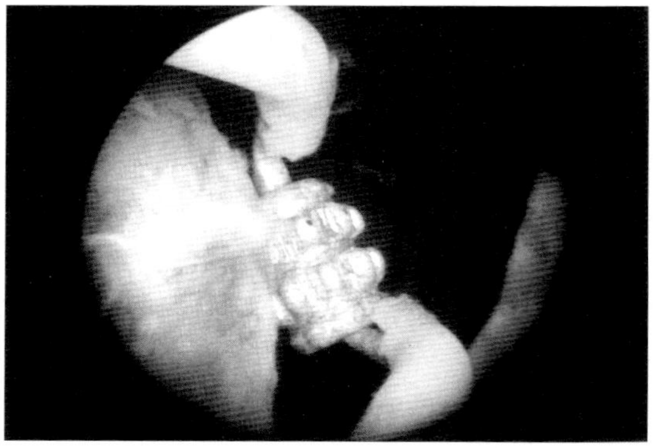

图28－9 准备汽化右侧叶(见彩图)。

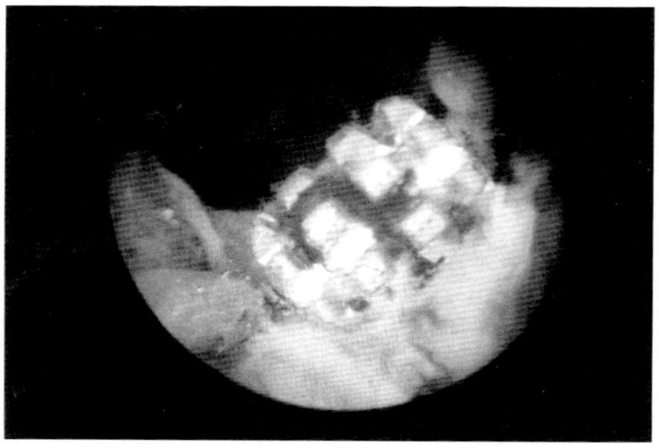

图28－10 开始汽化左侧叶背侧部(见彩图)。

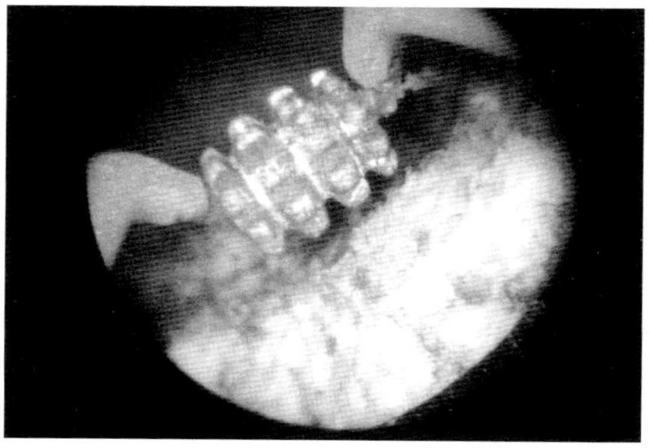

图28－11 继续汽化5点处(见彩图)。

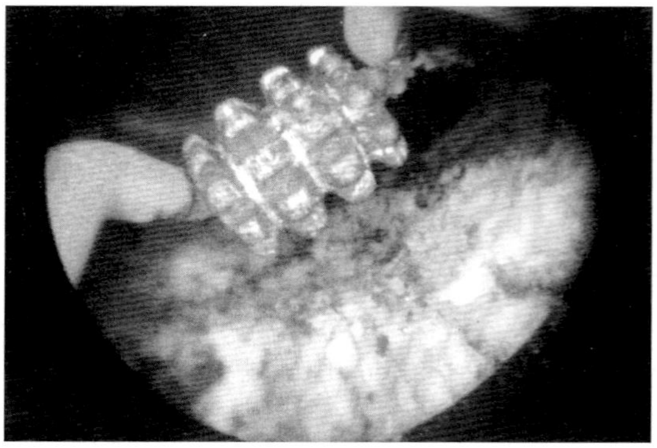

图28－12 需汽化的组织多，凝固层厚，汽化效果会减弱(见彩图)。

手术结束时有些部位可以看到前列腺包膜，残留的组织仍可做补充汽化。侧叶完全清除后，在5点与7点之间，从膀胱颈下至精阜的一些残留增生可能需行补充汽化。前列腺窝底部不要求显露包膜。这些组织不会造成梗阻，不需要过多汽化。最后汽化尖部，可根据情况顺行或逆行移动电极，使局部平滑，避免在精阜处有多余的起毛的组织。要保持局部解剖学的完整性，避免意外损伤精阜远侧组织。汽化电极不要施压过重，以免包膜穿孔或损伤静脉窦。汽化电极是一种强有力的工具，可以穿入很深，操作时要注意这一点。

激光与电汽化都不能得到组织标本。但汽化手术时只需要换上切割环就可以切取组织做病理检查。保证手术效果的重要条件是手术后解剖学效果和TURP基本相同。手术后期有时一些焦糊起毛的组织影响进一步汽化，也可以用切割环进一步修整。

手术中一般出血很少，如出血可用电灼止血。最初用切割电流，手术将要结束时可用凝固电流。前列腺尖部的出血常用切割环止血。前列腺窝顶部11点与1点之间汽化很少。12点处常留有一条正常黏膜，这样有助于以后前列腺窝的上皮化。手术结束后插入20F Foley三腔管引流膀胱。术后连续灌洗不常规使用。

八、临床观察

Kaplan等(1995)初步报道对25例有中、轻度前列腺梗阻症状者进行TUEVP，观察术后1周、1个月、3个月的手术效果与安全性。手术效果包括手术时间、血细胞比容与血清钠变化、术后留置导尿管时间、IPSS、Qmax以及残尿量；安全性分析包括不良反应的发生率、血清钠变化、血细胞比容的数值以及功能。在1个月与3个月时，症状评分分别从17.8降至5.9与4.2(P <

0.01)；Qmax 术前为7.4mL/s，术后1个月与3个月时升至15.3mL/s 与17.3mL/s（$P<0.02$）。平均手术时间为40.3分钟，去除导尿管时间平均为14.6小时。血细胞比容下降0.9%，血清钠变化为1.1mmol/L。并发症发生情况是有3例轻度血尿，1例远侧球部尿道狭窄。术后膀胱刺激症状不明显，无需要再次导尿者，无阳痿者。作者认为此法的突出优点是费用低，术后膀胱刺激症状轻。

以后 Kaplan 等（1995）对 TUEVP 与高密度激光汽化进行对比。术后3个月时，29例接受 TUEVP 患者的平均症状评分从15.3降至4.9；Qmax 从8.2mL/s升至15.6mL/s。接受激光治疗的29例患者术后3个月的平均症状评分从14.7降至7.6；Qmax 从9.7mL/s 升至14.9mL/s。发生术后尿潴留者有显著差异（TUEVP 组0例，激光组6例）；术后膀胱刺激症状，TUEVP 组3例，激光组19例（$P<0.05$）；平均留置导尿管时间，TUEVP 组14.7小时，激光组79.6小时（$P<0.001$）。

1994—1996年，Narayan 等（1996）用 TUEVP 治疗60例 BPH 患者，平均随访32.5周。其中10例有尿潴留，8例有明显中叶增生。术前平均 Qmax 为8.8mL/s，术后3、6、12个月分别为20.1mL/s、20.3mL/s、21.5mL/s；术前平均症状评分为24，术后3、6、12个月分别为7.7、7.9、6.1；残尿量术前平均为294mL，术后分别为124mL、120mL、109mL。尿潴留的10例患者术后各项参数大致与上述患者相同。术后血常规、电解质与血气分析无明显变化，未发生 TUR 综合征。1例患者血尿持续至术后14小时，需连续灌洗。术后保留导尿管3天；另1例患者在6周后出血，需膀胱灌洗。此患者手术后期有包膜穿孔，用 Foley 导尿管处理，牵引2小时。无输血者。6个月随访期间不需要再次导尿者。术前47例（78%）性功能正常者，术后无变化，其中29例（61%）保持正常射精，无其他并发症。

国内不少医院在1995年底即开始这项工作。1996年在北京召开的第五次全国泌尿外科会议上已有15篇报道。叶敏等（1997）报道120例，手术平均50分钟，出血量平均30mL，术后不需要膀胱持续冲洗，留置导尿管时间平均为26.5小时，拔管后患者排尿通畅，前列腺症状评分从术前的20.9降至术后3个月的5.1，最大尿流率从术前的10.6mL/s 增加至术后3个月的19.2mL/s。这说明此法具有疗效显著、并发症少、技术简单易掌握、价格较低和住院时间短等优点。白文俊等（1998）报道57例电汽化手术治疗中有6例（10.5%）发生并发症，其中 TUR 综合征1例，术后继发膀胱出血1例，膀胱颈挛缩2例，尿道外口狭窄2例。

九、TUEVP 与 TURP 的对比

TURP 并发症的发生率为5.2%～30.7%（平均18%），30～90天内死亡率为0.53%～3.33%（平均2.01%）。Wasson 等（1995）对249例有中等症状的 BPH 患者进行 TURP 手术并与警惕等待处理的患者做比较，最初30天的并发症发生率为8%，4%的患者需再次插管，1%出血需输血。78%的患者的导尿管平均要留置4天。术后并发症包括膀胱颈挛缩（3.6%）、尿道狭窄（3.6%）；随访3年，8.2%手术失败。值得注意的是，除梗阻严重或有尿潴留的患者，切除标本的平均重量仅为14.4g。与 TURP 相比，TUEVP 并发症的发生率似乎低得多，但还应当做更多的临床观察。TUEVP 最突出的优点是出血少，所以自始至终视野清晰，损伤括约肌与包膜穿孔的可能性减少。

十、其他一些问题

TURP 后勃起功能障碍者为5%～34%（平均13%），经常是由海绵体神经受高频电流损伤所致，此神经距前列腺尖部很近。TUEVP 需要用更高的切割电流（大约高1倍），理论上阳痿的发生率可能增加。与此类似，在前列腺尖部应用高密度电流可能会造成尿道外括约肌损伤，在此处应避免过多使用凝固电流。用于产生低热与凝固的间断正弦波电流，不仅会使组织干燥，也会使组织的阻抗发生改变。这些问题现在尚未解决，还有待今后更长时间的应用与观察。高频电流的应用可造成电容，它可使高密度电流在切除镜与尿道黏膜之间构成回路，TURP 术后的尿道狭窄有可能是这种原因所致，肌肉抽搐与神经刺激也可由此种低频电流引起。高密度电流还可以使膀胱内气体发生电离，增加膀胱内爆炸的危险。从理论上讲，电烧伤、起搏器失灵、术者角膜损伤的危险都应当警惕。现代高频发生器已很安全，迄今尚未有关于发生这类意外的报道。

十一、双极等离子前列腺汽化术

1990年后，双极等离子技术开始用于经尿道手术。这是经尿道手术发展史上的一项重大变革。近几年 Olympus 公司推出了双极等离子纽扣电极，汽化效果似乎优于传统的单极汽化。Skinner 等（2017）将55例患者随机分为两组进行观察。一组用 Olympus 的纽扣电极，另一组用 Biolitec EVOLVE 二极管激光。此种激光有980nm 与1470nm 两种波长。汽化手术

时间分别为24.3分钟与33.5分钟。两组症状改善与并发症相似。Biolitec组术中有3例因出血视野不清改为TURP。此项对比观察表明等离子纽扣电极汽化成本效益好、手术快。两种方法均安全有效。

Zhang SY等(2012)在30例手术患者中使用纽扣电极行BPVP与TURP进行随机对照,BPVP明显优于TURP:留置导尿管时间为(4.1±4.1)天对(6.8±6.8)天;失血量为(64.7±103.8)mL对(254.7±325.4)mL;住院时间为(8.7±1.0)天对(11.7±1.5)天;IPSS评分为4.2±8.0对9.3±3.7;QoL评分为1.5±0.8对2.6±1.4;Qmax为(16.3±5.7)mL/s对(12.5±3.1)mL/s;手术时间为3915.5分钟对69.3±24.8分钟;术前相关资料无明显差异。这说明等离子纽扣电极BPVP是一种安全有效的新的替代方法。

传统单极汽化、双极等离子汽化、绿激光汽化、二极管激光汽化的解剖学效果相同。随着时间的推移,人们的认识会不断改变。

第四节 PUL

前列腺段尿道拉开(PUL)是治疗BPH的一种新型经尿道微创手术。所用的装置是Urolift,由美国NeoTract公司生产。此手术是将增生的前列腺两侧叶拉向包膜,使尿道腔扩张开。依靠一个小的永久性植入装置保持尿道扩张状态。

PUL手术器械包括:一个植入器,20F膀胱镜鞘,一个2.9mm 0°内镜,以及膀胱镜检查用连接桥。永久性植入装置在前列腺包膜一侧为一个镍钛合金棒(直径0.6mm,长8mm),尿道一侧则由不锈钢制成(8mm×1mm×0.5mm),中间有一条长度可调的1-0聚乙烯对钛酸酯线。植入装置中有一个19G、33mm缝针,包膜一侧装置经此针植入。此缝针穿过前列腺组织,将包膜一侧的合金棒固定于前列腺包膜。一套装置带有一件Urolift,依照前列腺的大小不同,一次手术可能要植入数件,因此应有多件准备。PUL手术取截石位,可在全麻、腰麻或局部麻醉下进行。先行内镜检查,然后将植入装置装入20F镜鞘。植入的位置选在两侧叶的前外侧,使之在前列腺段尿道前部形成一个明显的通道。所选位置靠近膀胱一侧者至少应距膀胱颈1.5cm,以免穿透膀胱颈进入膀胱底部或盆腔侧壁。每次左右各装一个,从精阜处用膀胱镜观察,在不灌水的情况下能在前部看到一个开放的通道。依照前列腺的大小不同,一次需要植入的装置可能要2~10件。适于此法的理想患者是前列腺两侧叶增生所致膀胱出口梗阻、膀胱颈正常、中叶轻度增生、前列腺体积不超过100mL。

此项工作最初在澳大利亚开展。Woo等在2011年报道19例,证明PUL的安全性与可靠性。在临床应用前,他们曾在犬和尸体上进行观察。设想BPH所致LUTS可用机械的方法分开梗阻的前列腺组织进行治疗,而不去除组织。相对稳定的前列腺纤维肌肉性包膜能牢固地挂住包膜侧的挂件。尿道周围组织被向外牵拉,使尿道腔张开。中叶梗阻的患者除外。手术均采用全麻。最初10例用25F镜鞘,4mm 0°内镜。3例需行外口与尿道扩张,1例需行尿道内切开。其余9例患者使用20F镜鞘与2.9mm 0°内镜,均无须行尿道扩张。透视下确定包膜挂件的位置。术后2周、第3、6与12个月复查。约32%的患者不需要放置导尿管。52%留置导尿管一夜。1例留置导尿管11天行TURP。有尿痛、血尿与刺激症状者,1个月内症状消失。PUL 1年后,有4例需行TURP。再行TURP时,术中较易切断连线。2周时IPSS减少37%,并保持1年。QoL有改善,1年时下降48%。无阳痿与逆行射精。

2012年,Chin报道64例更长时间的手术效果观察。提供更多的客观数据,包括IPSS、QoL、BPH影响指数(BPHII)、Qmax、PVR、男性功能(SHIM)及性与射精功能(MSHQ-EJD)。26例为局部麻醉下手术(40%)。30例(47%)术后不留置导尿管。约75%术后一天去除导尿管。在此过程中,依据症状与膀胱镜检查所见,不断改进手术技术。不只要注意压迫前列腺液的内突部分,关键是从精阜至膀胱颈在前部形成一通道。PUL后随访1年,结果表明LUTS迅速且持久的改善。2周时IPSS降低42%,持续至2年。Qmax、QoL与BPHII均有统计学方面的明显改善。无逆行射精与阳痿,SHIM与MSHQ-EJD可确认。没有超过Clavien 2级的并发症。2年时有13例需行TURP、PVP或再次PUL。最后39例再手术者中仅有3例。他们认为1~2例后即可掌握手术技巧。

2013年,Garrido Abed报道PUL 20例,证实PUL治疗BPH/LUTS近期效果安全有效。Roerborn(2013)报道美国、加拿大、澳大利亚多中心随机对照研究的结果。随机按2:1进行,PUL 140例,佯装治疗66例。在美国,除1例外均用局部麻醉。164例用2%利多卡因灌入尿道和膀胱。4例行前列腺周围阻滞。澳大利亚手术采用全麻。1 年时治疗组共 123 例。PUL 手术时间为(66.2 ± 23.8)min。各项指标显著优于佯装治疗对照组。两组性功能无差异。2 例有严重并发症,1 例再用华法林后出现血块潴留。另 1 例膀胱结石与植入装置无关。未见有植入装置发生沉积物结壳者。手术完成后应行膀胱镜检查,以排除穿入膀胱。随访 2 年,各项指标保持改善,性功能无改变。1 年与 2 年之间有 5 例需再行 PUL,5 例行 TURP 或 PVP。14 例有沉积物结壳者,6 例需要去除。2 例行前列腺癌根治术,植入装置未影响解剖层面。随访 3 年时,LUTS 症状、尿流率与 QoL 改善,性功能保持稳定。BPH 需再次处理者占 10.7%。3 例植入装置突入膀胱需取出,再次说明放置位置很重要。前列腺大小和植入装置的多少与症状改善无明显关系。最近他们又报道 4 年的随访结果,远期效果稳定。计划随访 5 年结束。66 例佯装 PUL 手术者,以后 53 例行 PUL。术后 1 年随访,手术前后各项参数均有明显进步。并发症多为 Clavien 1 或 2 级。2 例为 3 级(尿潴留)。

欧洲多国综合报道 102 例 BPH/LUTS 采用 PUL 治疗,也证实以往报道的结果。Sonksen 等(2015)联合多国多中心对 80 例患者进行随机对照研究。在症状、生活质量、勃起功能、射精功能、尿控与安全方面对比 PUL 与 TURP 的结果。在生活质量与射精功能方面,PUL 优于 TURP,但未包括 IPSS 评分。在 IPSS 降低方面,TURP 占优势(-15.4 对 -11.4),但恢复时间长,逆行射精发生率高。在 QoL(-3.1 对 -2.8)、最大尿流率(+13.7 对 +4.0)、PVR 改进(-70 对 -7.4)方面,TURP 较好。2 年后观察(Gratzke,2016)发现,PUL 仍显示其优势。

此方法已有超过 10 年的临床应用经验,2013 年经过美国 FDA、欧洲共同体、澳大利亚、新西兰、加拿大、塞尔维亚、土耳其等多国认证。已有报道 4 年后疗效保持稳定。它避免了一般手术并发症,症状与尿流率改善超过药物治疗,不影响性功能,可局部麻醉下在门诊操作。恢复快,术后可不留置导尿管。相当一部分患者可选用 PUL 手术。

第五节　前列腺水消融手术的发展与现状

高压水射流技术工业上曾用于切割金属、陶瓷、玻璃。也有报道用于腹腔镜肝切除、部分肾切除、膀胱肿瘤切除(Baer,1993;Nagele,2011)。前列腺水消融手术的应用时间不长,2015 年开始用狗做试验,2016 年有临床报道。这里简要介绍近几年发展的概况。

这种方法是靠机器人用高速水流清除前列腺的腺体组织,而不伤及包膜与血管。要清除哪些组织由直肠内实时超声确定。所用水消融设备是“PROCEPT Aquabeam”。此法能迅速清除前列腺组织。此装置包括两部分:水消融手件与水消融操控台。手件包括可反复消毒重复使用的手柄,以及无菌的一次性使用的探头水刀。手件通过一个 24F 的膀胱镜鞘插入患者的尿道,有纤维内镜可做实时观察。此膀胱镜末端有一可充气的套囊,在膀胱内充气后用于隔离和固定。探头插入前列腺段尿道,工作中可以转动或内外移动。探头上带有喷水孔,可垂直射出生理盐水,移动或转动探头水柱可射向前列腺尿道内的任何部位。此高压水射流可做选择性的组织消融。

操控台能精确控制探头的活动与消融手术中的压力。手件与操控台连接,手件内的探头直接与操控台液压泵和激光机连接。操控台上方装有触屏,可为术者提供一个图像控制界面。

进行消融时,探头喷嘴处压力为 500 ~ 8000psi。手术凝固时为低压(5 ~ 15psi),激活绿激光行凝固。

一、动物实验

Faber 等(2015)用 8 条犬做实验。首先行直肠内前列腺超声检查(TRUS),而后经狗的会阴尿道造瘘直视下插入内镜,确定膀胱颈与精阜的位置。与 TURS 配合定位观察。插入水刀,依据前列腺大小设定功率。术中可用输尿管软镜观察手术的进度。消融的准确性可用 TRUS 监控。如内镜与 TRUS 观察消融满意,前列腺窝表面用 2W 绿激光凝固。水消融所用时间为 40 ~ 84s(平均 60.5s)。两条狗术后感染,给予抗生素治疗成功。存活 6 周后处死,组织学检查发现手术部位已充分上皮化。膀胱颈与外括约肌之间的前列腺段尿道腔通道通畅。

二、初用于人

2016 年,Gilling 等报道前列腺水消融手术用于临床的初步经验。手术用 22F 膀胱镜进入膀胱后取出闭孔器,使镜鞘末端位于膀胱颈处,插入 Aquabeam 机器人手件,使手件末端套囊在膀胱内。用 15mL 生理盐水充起套囊,向后拉至膀胱颈,阻止水流向前。用支架将手件固定在前列腺窝。直肠内插入双向

TRUS 探头,并固定稳妥。将 TRUS 所测的前列腺数值输入操控台,绘制出要清除的前列腺组织。绘制完成即可用脚踏开关开始行前列腺消融。操控台启动泵,垂直射出高速无菌生理盐水。按需要穿透的深度,可设置不同的流速。Aquabeam 手件会按需要转动或内外移动探头,控制流速,按设定计划精确地清除前列腺组织。最后一步,用 3 ~ 5W 的低功率激光对手术区做薄层烧灼(0.5 ~ 1mm)。手术结束松开固定架取出器械,插入 Foley 管。

完成 7 例手术后,后 8 例操作会有改进:TRUS 影像直接以操控台荧屏显示,用吸引泵自动吸引,避免使用激光烧灼。确定要清除组织的三维界限。吸引泵有效调节膀胱内压,有助于收集组织样品进行分析。不用激光,必要时改用滚珠电极或切割环止血。

1. 结果

术前前列腺体积平均为 54mL,IPSS 为 23,Qmax 为 8.4mL/s。平均手术时间为 48 分钟,消融时间为 8 分钟。手术均成功。除 1 例外,均在术后第一天拔除导尿管出院。1 个月内无严重不良反应。1 例 90 天内进行二次消融治疗。IPSS 在 6 个月时降至 8.6。Qmax 升至 18.6mL/s,Qmax 时逼尿肌压降至 45cmH_2O,前列腺体积降至 36mL(降低 31%)。无尿失禁与勃起功能障碍。

2. 结论

初步结果说明此法安全可行,与其他手术方法效果相似。术前绘图与高速盐水消融结合进行适形、定量、标准化的无热前列腺消融,是一种有发展前途的新技术。与其他内镜手术相比,它的优点是切除时间缩短,并能保留性功能。

2017 年,Gilling 等报道澳大利亚与新西兰三家医院 21 例前列腺水消融后随访 1 年的效果。术前前列腺体积平均为 57mL。平均手术时间为 38 分钟,消融时间为 5 分钟。除 1 例外,留置导尿管时间为 1 天,21 例中有 19 例术后第一天出院。术前尿流率最大时逼尿肌压为 65cmH_2O,术后 6 个月为 35cmH_2O。前列腺体积术后降至 35mL。术后 12 个月,IPSS 从 23 降至 6.8。最大尿流率从 8.7mL/s 升至 18.3mL/s。手术前后无重大不良反应。说明此法安全有效。

三、多中心联合前列腺水消融与 TURP 的双盲随机对照试验

参与此项工作的共 17 家医院,有 14 家是初次进行(Gilling,2018)。水消融与 TURP 按 2:1 纳入。术者在操控台用 TRUS 标绘出要切除的范围。在术者操控下机器人进行前列腺组织消融,避免损伤精阜与射精管。术后电凝止血与 Foley 套囊导尿管压迫止血。术后随访资料按标准要求汇总。随访至 1 个月,水消融 116 例,TURP 65 例。术后随访 6 个月,水消融 114 例,TURP 62 例。手术多采用全麻(94%)。TURP 用单极(55.4%)或双极(44.6%)。总的手术时间相似,水消融 33 分钟,TURP 36 分钟。水消融切除组织时间平均 4 分钟,明显短于 TURP(27 分钟)。水消融术前血色素为 14.9,术后降至 13;TURP 术前红色素由 14.7 降至术后的 13.7。水消融组中有 1 例输血。术中用灌洗液水消融为 5.2L,TURP 为 13.2L。住院时间为 1.4 天,拔管时间为 1 天,两组无差异。术后 6 个月时,水消融组的 IPSS 平均减少 16.0 分,TURP 平均减少 15.1 分。对于前列腺体积大于 50mL 者,水消融组更明显。

3 个月时依据 Clavien - Dindo 并发症分级评估安全性,水消融组的并发症发生率(26%)低于 TURP 组(42%)。水消融组的 1 级并发症发生率为 3%,TURP 组为 25%。2 级以上并发症发生率相似。仍有性功能的患者术后无排精者,水消融组为 2%,TURP 组为 41%。前列腺大于 50mL,者水消融安全性更显著。TURP 组再次手术者 1 例。术后 3 个月时 TRUS 检测前列腺体积缩减,水消融组为 31%,TURP 组为 44%。逆行射精在 TURP 术后常见,水消融后明显减少,与术前标绘出切除范围,避免损伤精阜近端有关。

参与此项工作的 17 家医院中有 14 家以前并无经验。逆行射精在 TURP 术后常见,水消融后明显减少,与术前标绘出切除范围,避免损伤精阜近端有关。

四、大前列腺的水消融手术

这是前面工作的延续,由美国的 13 家医院和加拿大的 3 家医院合作完成(Desai,2019)。用 24F 手件,大前列腺有时需要再次插入手件,手术一次完成。本文报道手术前后近期的情况。

各个医疗中心的资料集中整理共 101 例。患者平均年龄为 68 岁,术前 IPSS 为 23,全麻 18%,腰麻 82%,前列腺体积为 80 ~ 150mL(平均 107mL),84% 有中叶,平均手术时间为 37 分钟,前列腺消融所用时间为 7.8 分钟(3 ~ 15 分钟),消融用盐水 1.7L(0.5 ~ 6L),膀胱灌洗用 2.8L(0.5 ~ 6L)。98% 的患者用 Foley 导尿管牵拉止血,和 TURP 相似。平均牵拉时间为 18 小时,消融后止血已不用烧灼。术后平均住院 1.6

天，59%的患者1天内出院。多数患者留置导尿管出院。平均4天后拔管。血色素从术前的14.8g/dL降至11.9g/dL。术后1个月内55例（54.5%）发生并发症112次。Clavien - Dindo 2级以上者占29.7%。10例术后住院期间有出血，输血6例。另6例延迟出血，需输血或膀胱镜电灼。2例继发性出血，有诱因，1例心脏支架用抗凝剂，1例术后1个月骑自行车。8例术后1个月仍有尿失禁。Clavien - Dindo 4b 1例术后当天发生脑血管意外，进展为多器官衰竭。

1. 讨论

以前有多中心联合水消融与TURP对前列腺体积为30～80mL的患者进行随机对照研究，效果相似。Clavien - Dindo 2级以上者20%，1例输血。其中前列腺体积在50～80mL者采取水消融优于TURP。本研究对大前列腺水消融的效果与安全性进行讨论。Clavien - Dindo 2、3、4级并发症发生率分别为19%、11%、5%。有报道称，大前列腺开放手术后大出血者占29%；PVP围术期输血占4%；HoLEP最低，占0%～4%。前列腺消融后止血是靠球囊压迫。新研制的导尿管能同时压迫膀胱颈与前列腺窝。

与其他手术方法相比，水消融所用时间短是一突出优势。本研究中前列腺平均体积为107mL，与WATER的37分钟相比仅多4分钟。其另一优点是易学，部分作者是初次操作。

2. 总结

前列腺水消融手术时间短、住院时间短、并发症与输血率可接受。易学，此前未操作过或经验不多的医生也可以应用。远期效果与并发症发生率有待观察。

五、德国的报道

此报道来自汉堡一家医院。Bach等（2018）报道前列腺水消融118例。术前情况：前列腺体积为64.3mL（32～154mL）、IPSS评分为21.09、Qmax为10.75mL/min、PVR为158.9mL、血色素为14.2mg/dL。术前有29例（24.6%）留置导尿管或耻骨上膀胱造瘘。水消融手术均成功。术中有4例用电凝，96%的病例不用。术后用Foley导尿管套囊压迫止血。手术时间（从安放TRUS到手术结束插入导尿管）平均为（20±7.91）分钟。水消融时间为（3.2±1.22）分钟。9例需要再次插入喷水器，1例插入3次，前列腺体积超过120mL者需增加插入次数。术后留置导尿管时间为（2.2±0.46）天。出院时112例（95%）排尿通畅。术前6例反复尿潴留者中3例留置导尿管出院。随访时均成功拔管。

3个月后随访，前列腺体积缩减65%，术前为64.35mL，术后为22.44mL。术后IPSS为7.25、Qmax为21.62mL/min、PVR为13.15mL。73%术前有正常排精的患者术后照旧。性功能问卷调查无变化。

本文报道水消融手术效果与已有报道一致。前列腺体积缩减65%，超过TURP报道的数值，与HoLEP发布的数据一致。这说明腺瘤已被完全去除。随着手术经验增加，手术时间与水消融时间缩短，并发症减少。这说明此法在前列腺手术处理方面具有潜力。

六、W～Ⅰ与W～Ⅱ的对比

最新资料（Nguyen，2020）显示，对比30～80mL（W～Ⅰ）与80～150mL（W～Ⅱ）两组患者前列腺水消融的效果，以确定此法是否不受前列腺大小的限制。W～Ⅰ为美、英、加拿大、澳大利亚、新西兰17家医院于2015年11月至2016年12月期间收治的病例，共116例，按2:1纳入水消融或TURP组。W～Ⅱ为美国13家、加拿大3家医院于2017年9月至12月收治的病例，共101例。W～Ⅰ最初46例（40%）水消融后电凝止血，而后60%采用前列腺窝内套囊压迫而无须电凝止血。水消融后充分灌洗膀胱，清除残留的前列腺碎渣与血块。用套囊导尿管压迫止血。套囊注水40～80mL，置于膀胱颈处或前列腺窝内牵拉止血。术后随访12个月。

表28－1　两组资料对比

	W～Ⅰ	W～Ⅱ
水消融切除时间（分钟）	3.9(2～11)	8(2.5～17)
手术时间（分钟）	32.8(10～96)	37.4(15～97)
带尿管天数	2(0.25～19)	3.9(0.7～30)
住院天数	1.4(1～5)	1.6(0～6)
PSA（g/dL）		
术前	3.7	7.1
术后6个月	2.5	3.9
TRUS前列腺体积（mL）		
术前	54.1	107.4
术后3个月	37.2	63.1

术前IPSS与前列腺体积无关。若前列腺大，术前Qmax略低，PVR偏低。术后各项指标改善，两组无明显差异。

表 28－2 术后并发症

Clavien－Dindo	W～Ⅰ		W～Ⅱ	
分级	次数	例数	次数	例数
短暂Ⅰ	81	47	69	33
持久Ⅰ	7	7	20	18
Ⅱ	23	20	26	22
Ⅲ	7	6	15	13
Ⅳ	1	1	6	5

两组短暂Ⅰ级并发症发生率相似。在持久Ⅰ级并发症方面，主要是无射精WⅡ较WⅠ多(18%对6%)。对于Ⅱ、Ⅲ、Ⅳ级并发症，WⅡ组略高。Ⅱ级并发症主要是膀胱痉挛与尿路感染，需要药物治疗。≥Ⅲ级并发症是出血，治疗采取再回手术室电凝或输血。尿道狭窄、外口狭窄用球囊扩张治疗。

与WⅠ相比，WⅡ手术时间有所增加，实际上16例术者中有9例未曾进行过消融手术。随着熟悉手术设备与技术，手术时间还会缩短。两组Qmax和IPSS无明显差异。与HoLEP、PVP文献报道的数值相似(21,25)。对于保持正常射精者，WⅡ组为81%，略低于WⅠ组(90%)，但显著优于其他手术方法。当前的资料表明，WⅡ组失血量较多(14.9%)，如在某些病例中加用电凝可能会好一些。总之，水消融的优势包括：手术时间短、住院时间短、保持正常射精、易学、手术效果不受前列腺大小影响。大前列腺手术的术后并发症可能会有所增加。

(翟兴龙)

第六节 PAE

目前已有多种方法可有效治疗良性前列腺增生。药物治疗可解决很大一部分患者的下尿路症状。作为前列腺手术治疗的金标准，TURP疗效相当满意。当前有传统单极与双极等离子电切。激光的应用已经使前列腺增生手术治疗进入了一个新的历史时期，那么还有必要再寻求其他微创手术方法吗?

前列腺动脉栓塞(PAE)治疗良性前列腺增生是近年来大家关注的一个问题。与TURP相比，其疗效和TURP相似，并发症少，对患者全身健康条件的要求似乎更低。最早的报道见于2000年(Demeritt)，说明PAE能使前列腺缩小40%，下尿路症状明显改善。近年来报道增多，设备更新、技术改进，疗效提高，并发症少。回顾文献不难发现，我国在这方面做了大量的工作。PAE应当成为可供医生考虑选择的方法之一。

一、手术指征与禁忌

适合行TURP的患者均可行PAE。TURP一般采用椎管内麻醉，对患者健康条件有一定要求。术中有相当数量的血液丢失或TURS的可能，术者需要综合考虑。PAE采用局麻，无失血。前列腺体积>80mL时，选择TURP要慎重。目前的经验表明，对于较大前列腺，PAE效果好并且对患者健康条件的要求更低。手术禁忌证应考虑以下几方面：严重心肺功能不全、恶病质、严重肾功能不全、急性尿路感染、凝血功能严重异常、碘造影剂过敏、血管入路钙化、扭曲、狭窄者不宜采用此法。

二、术中注意事项

一般在局麻下行股动脉穿刺，插入5F Pig导管至腹主动脉末端行血管造影，了解双侧髂总、髂内动脉的解剖，然后交换引入5F Cobra导管进入髂内动脉造影。选择前列腺供血的动脉，这一步是治疗成功的关键，避免误栓塞前列腺动脉周围的正常血管。前列腺有优势供血动脉，动脉管径粗，导管较易插入，可为首选栓塞动脉。应行双侧栓塞。避免栓塞膀胱动脉、阴茎动脉和直肠动脉。将栓塞物混合少量显影剂，在透视下缓慢注射，直至该动脉主干无血流充盈为止，注意避免发生异常栓塞。手术结束时，在透视下拔除导管和管鞘。穿刺部位适当处理，适度加压包扎。施海彬等(2016)报道，在12例患者中栓塞25支动脉，12支(48%)起于膀胱下动脉，11支(44%)起于阴部内动脉，2支起于闭孔动脉。其他报道有少数起自髂内主干。由于设备改善，术中可通过三维影像确认靶血管，使前列腺动脉的定位更加精准，称为精准前列腺动脉栓塞(PPAE)，可有效避免并发症。

三、手术疗效

很多报道病例数较少，且随访时间短，目前尚无严格的随机对照研究。Kuang等(2017)总结了近年来的10篇报道，分析了788例患者术后6、12、24个月的随访结果(表28.3)。

表 28.3　术后随访结果

指标	术前	6 个月		12 个月		24 个月	
		例数	(*P* 值)	例数	(*P* 值)	例数	(*P* 值)
PV(mL)	94.99	788	64.62(0.002)	573	63.45(0.010)	150	59.22(0.033)
PSA(ng/mL)	5.3	769	3.64(0.088)	570	3.33(0.035)	149	3.35(0.031)
PVR(mL)	105.82	751	46.92(<0.001)	546	34.60(<0.001)	149	37.34(<0.001)
Qmax(mL/s)	8.34	758	14.26(0.024)	552	15.91(0.009)	148	16.91(0.006)
PSS	23.75	758	10.94(<0.001)	624	9.31(<0.001)	161	8.90(<0.001)
QoL	4.63	788	2.48(<0.001)	624	2.11(<0.001)	161	2.26(<0.001)
IIEF	16.81	558	17.27(0.443)	382	15.68(0.316)	96	11.09(0.020)

注:IIEF,国际勃起功能指数;PV,前列腺体积。

可以看出,术后各项指标均有显著改善,术后 24 个月 IIEF 下降 5.73,其他指标无变化。权晖等(2018)报道 34 例健康条件很差的患者(按美国麻醉师协会评分≥3 级)与相同评分的 69 例 TURP 进行对比。手术前后两组各项指标无统计学差异,说明 PAE 用于健康条件很差的患者的近期效果与 TURP 相同。

吴海啸等(2017)报道 31 例 PAE 患者,年龄≥80 岁,前列腺体积≥80mL[平均(123±34)mL],19 例长期服用抗血小板药。术后 1 周,部分患者出现血尿、低热、下腹不适,对症治疗均好转。这说明前列腺体积较大时,与 TURP 相比,术者更易选择 PAE。

四、PAE 的并发症

并发症可有尿潴留、血尿、便血、血精、尿痛、尿路感染、腹股沟血肿等。前列腺动脉损伤、膀胱壁局部缺血、尿路感染者需住院治疗,相对少见。

PAE 属于介入科的范畴,需要一定的设备条件,要有泌尿科医生的参与。对于急性尿潴留需要保留尿管的患者,术后一段时间多可恢复自主排尿。膀胱无力、有大量残尿的患者不宜行 PAE。术前一定要求患者和家属签署知情同意书。医生、患者与家属都应当有应对意外情况的思想准备。

(吴建辉　杨世强　陈光　高海军)

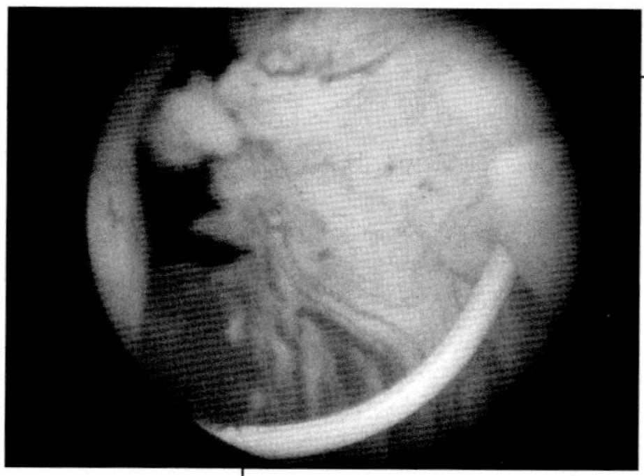

第二十九章

做好术前谈话，避免医疗纠纷

近年来医疗纠纷时有发生，因此术前谈话是一项十分重要的工作。术前告知并签署知情同意书是解决医疗纠纷的重要依据。以下内容可作为参考。

经尿道切除前列腺手术知情同意书

姓名　　　　年龄　　　　住院号

经术前检查综合分析决定为患者做经尿道前列腺切除术。现将术中、术后可能发生的一些情况向家属与患者说明。

1. 心脑血管意外：有些老人同时合并心脑血管疾病、高血压、糖尿病、慢性阻塞性肺疾病等内科病。随时有可能发生猝不及防的变化，甚至猝死。这种情况可发生在术前、术中或术后任何时间。

2. 术中有可能会损伤邻近器官，如尿道、尿道括约肌、膀胱、输尿管口等。尿道损伤后有可能发生尿道狭窄；括约肌损伤后有可能发生尿失禁；膀胱损伤有可能改行腹部手术。

3. 大出血：一般来说，经尿道手术比腹部手术失血少，但仍然有发生大出血的情况，少数患者需二次进手术室手术止血。约8%的患者需输血。输血有可能导致相关的并发症。

4. 术中、术后有可能发生水中毒、电解质紊乱、心肺功能障碍。

5. 术后有可能发生尿路感染、下肢静脉血栓形成、肺梗死等。

6. 少数患者拔除尿管后仍不能排尿，需再次插入导尿管，有可能使出院时间延缓数日。

7. 尿失禁：拔除尿管后大多数患者排尿通畅。少数患者有尿失禁，发生率约为3%。大多数患者很快恢复，少数患者需要数月，也有可能永不恢复。

8. 患者出院回家后可见少许尿中带血，常由大便用力、活动过度等引起，应多喝水。如血尿严重，应及时回医院进行治疗。

9. 性功能影响：少数老人仍有性功能，很多人会有逆行射精。精液进入膀胱随尿排出。有少数人性功能减退，不如术前。阳痿并非绝对不会发生。

10. 尿道狭窄：表现为术后最初排尿通畅，以后又出现排尿困难，应及时就医，须行尿道扩张。

11. 术后大多数患者症状会有很大改善，但不一定是所有症状完全消除。术后一段时间仍有尿频、尿急或尿失禁。个别患者仍不能排尿，需长期留置导尿管或膀胱造瘘。手术创面完全愈合需2~3个月。

12. 手术标本病理检验结果意外发现前列腺癌的可能性约为3%，需进一步做适当处理。

13. 术中、术后也可以发生一些预料不到的意外情况，需要及时应对。

主任医师：

同意医院对手术的安排，愿意承担上述风险，手术可按计划进行。患者与家属会积极配合医生治疗。

患者（家属）签字：

与患者关系：

年　　月　　日

经尿道切除膀胱肿瘤手术知情同意书

姓名　　　　性别　　　　年龄　　　　住院号

经术前检查综合分析决定为患者做经尿道膀胱肿瘤切除术。现将术中、术后可能发生的一些情况向患者与家属说明。

一、术中

1. 膀胱穿孔：为根除肿瘤，术者要力争把肿瘤组织完全清除，在此过程中有可能发生膀胱穿孔。如发生这种情况，有时要延长术后保留导尿管的时间。也有个别患者须经腹部修补膀胱，这样会增加手术风险与医疗费用，延长恢复期。

2. 大出血：经尿道手术失血很少。但个别患者大出血并不是绝对不会发生。可发生在术中或术后，有时需清除血块，或再次进手术室止血。有时需输血，可能产生一些与输血有关的并发症。

3. 有可能肿瘤切不净或需改行腹部手术处理。对于有的患者，医生可能认为已完全切除，但术后复查发现又在原处长出来，说明原手术不彻底，需要后续治疗。

4. 其他一些意外情况，有时需要终止手术，或改变手术方法。

二、术后

1. 术后出血：需进一步处理，如为活动性出血，可能再次手术止血。

2. 尿路感染：一般术后常规应用一段时间抗菌药，但个别患者尿路感染可拖延很长时间。

3. 尿道狭窄：手术中对尿道有一定干扰与损伤，日后有可能形成狭窄，需要行尿道扩张或其他治疗。

4. 为预防肿瘤复发，术后需定期进行膀胱灌注治疗，为期一年。

5. 术后要定期复查。两年内每 3 个月进行一次 B 超与膀胱镜检查，两年后改为半年一次，五年后一年一次。

三、术中、术后的内科并发症

有些老人已有各种内科疾病，如高血压、冠心病、糖尿病、慢性阻塞性肺疾病等，术中、术后随时可发生意外情况，医生会采取积极的应对措施。心肌梗死、脑梗死可能会危及生命，甚至猝死，患者与家属要有思想准备。

主任医师：

同意医院对手术的安排，愿意承担上述风险，手术可按计划进行。患者与家属会积极配合医生的治疗。

患者（家属）签字：

与患者关系：

年　　月　　日

膀胱镜检查患者须知

门诊号____________

编号____________　　　　住院号____________

姓名		性别		年龄		日期	
简要病史及镜检前诊断：							
患者须知 在膀胱镜检查过程中，有可能出现以下情况： 一、麻醉意外，可能出现多器官衰竭。 二、有造成尿道及膀胱内出血的可能。 三、有造成检查后排尿不畅或尿潴留的可能。 四、有造成膀胱、尿道、直肠损伤的可能。 五、有诱发心血管疾病发作的可能。 六、有出现检查后泌尿系统感染的可能。 如您同意检查，请签字： 医师签字：							

经尿道膀胱肿瘤电切术(TURBT)知情同意书

患者姓名	性别	年龄	病历号

疾病介绍和治疗建议

医生已告知我患有膀胱肿瘤，需要在____________麻醉下进行________________手术。

膀胱癌是我国泌尿外科临床上最常见的肿瘤之一，可直接威胁患者的生命。男性发病率高于女性，吸烟是目前最为确定的致病危险因素。患者通常以血尿症状就诊，亦可以尿频、尿急、排尿困难或盆腔疼痛为首发表现。晚期还可以出现肾功能不全、腹痛或骨痛等。

如果不及时治疗，将导致疾病进展，肿瘤将出现进展、转移，并最终威胁生命。经尿道膀胱肿瘤电切术既是膀胱癌重要的诊断方法，也是主要的治疗手段。膀胱肿瘤的性质、确切病理分级、分期均需借助术后病理获得。

手术潜在风险和对策：

医生告知我如下经尿道膀胱肿瘤电切术可能发生的风险，有些不常见的风险可能没有在此列出，具体的手术术式根据患者的情况有所不同，医生告诉我可与我的医生讨论有关手术的具体内容，如果有特殊的问题可与我的医生讨论。

1. 我理解任何手术麻醉都存在风险。

2. 我理解任何所用药品都可能产生副作用，包括轻度的恶心、皮疹等症状到严重的过敏性休克，甚至危及生命。

3. 我理解此手术可能发生的风险。

(1)术中出血，如出血量较大时可引起低血容量性休克，甚至生命危险，需输血抢救生命，并可能导致输血并发症；

(2)术中可能会损伤周围毗邻脏器，如尿道、膀胱、输尿管口、肠管、血管、神经等；

(3)切除肿瘤过程中可能会诱发闭孔肌反射，导致患者下肢不自主强烈内收，造成膀胱穿孔，损伤主要血管或肠管，需要中转为开腹探查；

(4)手术医生可能会在术中根据探查情况改变手术方式，包括单纯膀胱镜检；无法采用经尿道手术方式，而改行开放膀胱部分切除术、姑息切除手术或扩大手术范围等；

(5)尿道狭窄导致膀胱镜或电切镜无法置入；

(6)术后出血，需进一步处理；如为活动性出血，可能再次手术止血；

(7)术后可能会出现感染，包括泌尿系统、呼吸系统、伤口局部等；

(8)术后病理明确最终诊断，并可能与术前诊断不符，进一步治疗计划将根据最终病理结果确定；

(9)术后患者可能会出现尿道狭窄、排尿困难；如损伤膀胱壁，可导致漏尿、尿外渗；术后出现尿频等下尿路刺激症状；如输尿管管口狭窄可致肾积水、肾功能不全等；如损伤尿道外括约肌，可能导致尿失禁的发生。

(翟兴龙)

后　记

我在学生时期(1954 年)开始外科课程时,泌尿科部分的授课老师是施锡恩和虞颂庭。当时全国各大医院的泌尿外科都不是独立科室,天津医科大学总医院分为胸外科、骨科、泌尿与儿外科。1955 年,我在外科实习了 9 个月,学习内容包括为患者做膀胱镜检查、输尿管插管逆行肾盂造影,指导老师是马腾骧。毕业后作为外科医生,我真正开始了外科全面的基础训练。1963 年,再回泌尿科进修后,我已经能够从事较全面的泌尿外科工作。当时《中华泌尿外科杂志》尚未创刊,泌尿外科论文均在《中华外科杂志》发表。那时看到马永江教授撰写的一篇《双侧睾丸精原细胞瘤一例报告》,正好我也遇到 1 例双侧阴囊内睾丸同时发生精原细胞瘤,是国内第 2 例正式报道。

1969 年,我到天津东郊农村工作。这里缺医少药,我自然就成了高明的医生。我给直肠癌患者做腹会阴联合切除手术;给肾结核患者做肾切除手术;给膀胱癌患者做膀胱部分切除或全切术;给肾癌患者做根治切除术;还做了乳癌根治手术、妇科宫外孕手术、巨大卵巢囊肿切除等。虽然在农村工作,但我每年都会去协和医院图书馆和北京市图书馆一两次。在此期间,我得到了一些十分珍贵的资料:①*Transurethral Resection*(Silber S J,1977);②*Transurethral Resection*(Blandy T P,1978);③*Transurethral Surgery*(Green E F 等,1979);④*Manual of Urological Surgery*(Cockett ATK 等,1979);⑤*Endoscopic Operitive Urology*(Mitchell J P.,1981);⑥*Atlas of Urological Endoscopic Surgery*(Reuter H J,1982;⑦*Transurethral Surgery*(Mauermayer W.,1983)。为研究前列腺的解剖,我还到协和医院图书馆专门查找 Lowsley(1912)提出前列腺分五个叶的原始文献。

1977 年,我开始向市卫生局申请经尿道手术所需要的资金和设备,最后获批准。虞颂庭老师专门写信表示祝贺,并嘱咐我要做好后续工作。1980 年底,收到了 Storz 公司提供的全套设备,当时天津只有三家医院获得此设备:天津医科大学总医院、天津市第一中心医院和东郊医院。TURP 似乎是外科领域技术难度最大的手术,我不曾到国外学习,认识来自书本,起步之难可想而知。最初 2 例都是再经腹部手术解决。入门后,我接待了来自全国各地的患者,主要是 BPH 和膀胱肿瘤。1983 年,“经尿道逐层逐段切除膀胱肿瘤的手术方法”和 1984 年“应用连续灌洗镜做 TURP 的研究”被评为天津市卫生局二等科研成果。我算是国内开展经尿道手术较早者之一。1986 年,我编译出版了《经尿道手术学》一书,算是这一课题最早的一本专著。

北京协和医院吴德诚教授是国内开展经尿道手术较早者,他在 1983 年主办了一次全国学习班,学员约 20 人,我是其中之一。当时他已做 TURP 超过 300 例。学习内容包括课堂讲解、手术演示、查病房、病例讨论,学员收获很大。在他办公桌上,我看见他刚从欧洲开会带回来的论文汇编,于是借阅了很长时间。他是受人尊敬的前辈,曾翻译出版了 Reuter 的《泌尿科内镜手术图谱》一书。为了提高大家对经尿道手术的认识,1980 年后我曾写过一些综述稿发表在《国外医学泌尿系统分册》,包括泌尿科内镜手术的进展、TURP 的今昔、经尿道切除膀胱肿瘤、前列腺的解剖学及其与临床的联系等。《前列腺解剖学》(1990)一文有插图,较早地把 McNeal 前列腺分区(或带)的论述介绍给大家,以后被广泛采用。

1985 年,中华泌尿外科学会全国会议在成都召开。我有幸与吴阶平、郭应禄、李炎唐、章咏裳等一些著名专家相识。吴院长已是全国人大常委会副委员长,但他平易近人,对晚辈十分亲切。我向他报告正在和天津大学谈一个合作的项目,他表示如果有需要可以来津指导工作。组织参观时,我和郭应禄在都江堰合影留念,今天拿出来看质量已显得很差,但之后我们一直未断联系,我曾多次邀请他来天津协助工作。参会代表住在军区招待所,我和李炎唐住同屋,他和我沟通了前列腺手术的经验,以后多年也常联系。归途章咏裳邀请我到武汉同济医院交流经尿道手术经验,当时他们有国际一流的经尿道手术设备,已经开始相关工作。以后多年我们一直通信联系。我参会的论文是《经尿道切除膀胱肿瘤 45 例报告》。有些病例肿瘤较大,术后效果满意,有手术前后幻灯片;1 例曾经 5 次腹部手术又复发,最后经尿道手术治愈。大家讨论很热烈。回天津后,天津日报满庭芳栏目以《弹奏福音的人》为标题整版报道了我的工作。我也被评为劳动模范、全国先进卫生工作者,国务院发给荣誉证书并享受国务院特殊津贴，这些荣誉是对我工作的一种肯定。

当时我刚过50岁，精力充沛，夜以继日地工作。接诊的患者中有一名84岁的老人，膀胱肿瘤经尿道切除术后腹痛，疑有膀胱穿孔，我在深夜陪同患者去放射科做膀胱造影，经过医护人员的积极努力，患者取得了满意的效果。随着手术技术水平提高，接诊的患者也越来越多，年龄最大的患者是96岁，TURP满意。

1992年，我从东郊医院退休。我之前工作过的红十字会医院在下瓦房地区。此时社会上兴起卫生院全改医院，下瓦房卫生院改为医院，朋友们要我到下瓦房设前列腺医院。1992年3月18日，天津市河西前列腺专科医院成立。设床位25张，主任医师2人，副主任医师1人，内科副主任医师1人。由著名心内专家与麻醉专家担任顾问，我担任院长。医院采用Wolf公司的设备，患者流量超过一般的三甲医院。接诊的很多患者健康条件较差，包括心功能不全、心肌梗死或脑梗死、植入起搏器、安放冠状动脉支架后或有其他并发症，以及一些在其他医院手术后仍有膀胱出口梗阻或带膀胱造瘘管的患者。曾有1例患者因冠心病心肌缺血、心功能Ⅲ级、尿潴留、氮质血症、高血钾、主动脉夹层动脉瘤就诊，前列腺体积为170mL。内科主任认为该患者随时有死亡的危险。我给患者放保留导尿管，做积极内科治疗，患者情况迅速好转，10天后行TURP，标本重46g。术后1年，患者回来看我，送我一本书《黑旗将军》，这是他本人编写的，描写了清朝末年一位军事将领的故事。他说住院时以为命不久矣，没想到手术后恢复了健康，此书才有机会出版，因此送给我留作纪念。对医生来说，最高兴的事莫过于危重患者经过积极的治疗得到康复。

我治疗的疾病包括前列腺增生、前列腺癌、膀胱肿瘤、膀胱结石与尿道狭窄。19年间共做TURP超过3000例。所见前列腺癌患者多为晚期，无膀胱出口梗阻者采用内分泌治疗，伴出口梗阻者行姑息性TURP加内分泌治疗。有些患者仅采用内分泌治疗即能缓解出口梗阻，不过治疗时间会长一些。Mauermayer膀胱碎石钳很好用，我体会不超过2cm的结石可以使用该碎石钳。我常用Storz的产品，国内各厂家均有此产品。

在此期间，我出版了两本书。1999年出版的《经尿道手术》一书，得到了国内很多同行的肯定。在一些学术会议上，有些不认识的同行和我交谈，说按书上的方法已经成功做了手术，这令我感到十分欣慰。2010年，《经尿道手术》第二版出版。配有天津医科大学总医院崔喆、李黎明、韩树楠录制的光盘，以便能为读者提供国内外的最新成果。经尿道手术是泌尿外科医生工作的重要领域，在此基础上微创泌尿外科技术在迅速发展。

按照天津市规划，四郊五县都要有三级医院。政府加大投资，增加设备，引进人才。2011年，我被返聘为泌尿外科名誉主任。工作仍然是门诊工作、查病房、做手术。我把前列腺医院的设备全部搬入东丽医院（原东郊医院），包括一些耗材。我是国家劳模，应以身作则，让青年人学习我的医风。我将郭应禄院士题写的三个字“医心慈”挂在病房大厅。为实现中华民族的伟大复兴，我们应当各尽所能，尽职尽责。

翟兴龙
2021年6月

附　录

在拙著第一版出版后，我曾送给一些著名专家请求指正，有些回信至今保留。以下展示给读者，以表达我对他们的思念，正是有了他们的鼓励第三版才得以出版。

吴阶平复信

（我的书寄给全国人大常委会，他吩咐秘书常胜给我复信）

翟兴龙同志：

收到寄给吴老《经尿道手术》一书，因吴老近来身体欠佳，故让我代为复信表示谢意。

敬礼

常胜 秘书

1999.2.10

梅骅的复信

翟兴龙主任：

接到寄来的大作，十分感激，该书内容详尽，图文并茂，有重要的参考价值。经尿道手术已逐渐向中小城市医院普及，十分需要有这样一本书作为参考。

我退休后仍担任中山医科大学深圳泌尿外科医院（原医疗中心）院长职务，并受聘为中山医大附属一、二、三院教授，健康还好，工作比过去忙一些，自从购置了前列腺电汽化设备后，多数 BPH 患者采用汽化电极进行手术，疗效相当满意。

深圳医疗中心于前年遵卫生局指示更名为泌尿外科医院，业务很忙。最近卫生局建议我们扩大规模，另迁新址。在条件具备后，拟分为普通泌尿、小儿泌尿、女性泌尿、男科、腔内泌尿及生殖医学专业，仍属社会医院体制，但有半官方参与，试办一所股份制医院。情况如何，尚未可知。此致

敬礼

梅骅

1999.4.5

章咏裳的复信

翟院长：

您好！

很高兴收到您的新著《经尿道手术》一书，经阅读觉得比原来出版的《经尿道手术学》内容增加很多，特别是汇入了国内有关资料，使本书更加适用于开展腔内手术的同道学习和参考。

为了国内同道能得到这本颇有帮助的书，建议您写 400 字以内的"书讯"，分别投送《中华泌尿外科杂志》《中国腔内泌尿外科和 ESWL 杂志》和《临床泌尿外科杂志》，建议请马腾骧教授转送中华泌尿外科杂志编辑部，北医一院那彦群教授转送中国腔内泌尿外科杂志编辑部，临床泌尿外科杂志编辑部的"书讯"可由我转送。

此外，中国腔内泌尿外科杂志缺稿现象严重，您可摘取部分重要章节，每次 4000 字左右，在该杂志连载，估计会收到较好效果，具体投稿事宜请与那教授联系。

感谢您赠送极感兴趣的新书。

祝贺 新春快乐！

章咏裳

1999.2.14

参考文献

中文文献

[1]翟兴龙. TURP 的今昔. 国外医学泌尿系统分册,1982,2(5):198 - 200.

[2]翟兴龙. 外科透热机的基本原理及其在泌尿外科的实际应用. 国外医学泌尿系统分册,1982,2(6):253 - 256.

[3]翟兴龙. 泌尿科内窥镜手术的进展. 国外医学外科分册,1983,10(2):96 - 98.

[4]吴德诚. 经尿道电切前列腺的常见并发症及处理原则(300 例 TURP 经验小结). 中华泌尿外科杂志,1986,7:78.

[5]翟兴龙. 前列腺的解剖学及其与临床的联系. 国外医学泌尿系统分册,1990,10(4):164 - 167.

[6]翟兴龙. 经尿道切除膀胱肿瘤的一些体会. 中国肿瘤临床,1990,17:108 - 111.

[7]霍光莹,张树云,张振江,等. 经尿道切除前列腺的 12 年回顾. 中华泌尿外科杂志,1992,13:55.

[8]韩树楠,王建宇,虞颂庭,等. TURP 的手术经验. 中华泌尿外科杂志,1993,14:426.

[9]郭应禄. 腔内泌尿外科学, 2 版. 北京:人民军医出版社,1995.

[10]谷现恩,潘柏年. 现代前列腺疾病. 北京:北京医科大学中国协和医科大学联合出版社,1996.

[11]叶敏,陈建华,张良,等. 经尿道前列腺电切术的并发症及其防治. 中华泌尿外科杂志,1997,18(6):362.

[12]李笑弓,周志耀,郑世广,等. 经尿道前列腺电汽化切除术(附 180 例报告). 中华泌尿外科杂志,1998,19(11):675.

[13]张良,叶敏,陈建华,等. 经尿道前列腺电汽化术的并发症及防治. 中华泌尿外科杂志,1999,20(11):670 - 672.

[14]杨坤,沈明康,江鱼. 经尿道联合应用电汽化与切割治疗前列腺增生症. 中华泌尿外科杂志,2000,21(3):168.

[15]那房群. 泌尿外科内腔镜诊治图谱. 河南:河南科学技术出版社,2001.

[16]吴开俊. 钬激光前列腺切除术. 临床泌尿外科杂志,2003,18:507 - 508.

[17]吴阶平. 泌尿外科学. 济南:山东科学技术出版社,2004.

[18]孙颖浩,廖国强,叶华茂,等. 钬激光前列腺切除术. 临床泌尿外科杂志,2004,19:117 - 118.

[19]杜传军,白福鼎,陈继民,等. 前列腺剜除术与电切术安全性及疗效比较. 中华泌尿外科杂志,2004,25:627 - 630.

[20]徐月敏,张炯,金重睿,等. KTP 激光汽化术治疗良性前列腺增生. 中华泌尿外科杂志,2004,19:89 - 90.

[21]吴斌,宋永胜,卜仁戈,等. 影响前列腺电切组织缩水率的因素探讨. 临床泌尿外科杂志,2004,19:89 - 90.

[22]郑少波,刘春晓,徐亚军,等. 腔内剜除法经尿道前列腺汽化电切术中的应用. 中华泌尿外科杂志,2005,26:558 - 561.

[23]洪宝发,蔡伟,符伟军,等. 选择性绿激光汽化术治疗良性前列腺增生的临床研究. 中华泌尿外科杂志,2005,26:17 - 19.

[24]王行环,瞿利军. 经尿道前列腺等离子双极汽化术和电切术. 临床泌尿外科杂志,2006,21:481 - 483.

[25]赵晓凤,孙晓飞,吕志红,等. 经尿道前列腺等离子双极电切和经尿道前列腺电切治疗良性前列腺增生的临床结果比较. 中华泌尿外科杂志,2006,27:628 - 630.

[26]叶敏,朱英坚,王伟明,等. 经尿道汽化切除治疗伴膀胱出口梗阻的晚期前列腺癌. 中华泌尿外科杂志,2007,28:544 - 547.

[27]卓见,安术阶,刘海涛,等. 铥激光前列腺剥橘式切除术与经尿道前列腺电切术治疗良性前列腺增生的比较研究. 中华泌尿外科杂志,2007,28:38 - 41.

[28]杨勇,洪宝发,魏志涛,等. 经尿道 2μm 激光前列腺汽化切除术治疗大体积良性前列腺增生的初步经验. 中华泌尿外科杂志,2009,30:198 - 201.

[29]郭清和. 经尿道微创手术技术. 人民军医出版社,2011.

[30]那彦群,许克新. 我国良性前列腺增生症激光治疗现状. 中华外科杂志,2013,51(2):97 - 98.

[31]郭应禄. 经尿道柱状水囊前列腺扩开术. 北京大学医学出版社,2015.

[32]范欣荣,李汉忠,纪志刚,等. 保留器官的综合治疗 - 膀胱癌治疗的新模式(附 107 例报告). 中华泌尿外科杂志,2016,37(2)131 - 134.

[33]张飞,杜义恒,武文博,等. 铥激光膀胱肿瘤整块切除术配合术中膀胱灌注治疗非肌层浸润性膀胱癌治疗分析.

临床泌尿外科杂志,2016,37(2)131－134.

[34]廖利民. 尿动力学. 人民军医出版社,2012.

[35]魏恩,等. 坎贝尔－沃尔什泌尿外科学[M]. 郭应禄,周利群,译. 9版. 北京:北京大学医学出版社,2009.

[36]沈宏,等,尿动力学检查操作指南,2010.

[37]廖利民,宋波,等. 神经源性膀胱诊断治疗指南,2010.

[38]翟兴龙. 经尿道手术. 2版. 天津:天津科技翻译出版公司,2010.

[39]赵晓风,孙晓飞,吕志红,等. 经尿道前列腺等离子双极电切和经尿道前列腺电切治疗良性前列腺增生的临床结果比较. 中华泌尿外科杂志,2006,27(9):628－630.

[40]吴伟江,王行环,王怀朋,等. 经尿道等离子双极电切与经尿道普通电切对前列腺增生症的疗效比较. 中华医学杂志,2005,85(47):3365－3367.

[41]杨波,王颖. 双极等离子电切术对老年高危前列腺增生患者的疗效及生活质量的影响. 中国老年医学杂志,2016.36(9):2239－2240.

[42]刘俊峰,谭朝晖,李三祥,等. 经尿道双极等离子前列腺切除术治疗80mL以上前列腺增生的疗效及安全性. 山东医药,2013,53(41):84－85.

[43]龚旻,伊庆同,胡巍,等. 经尿道前列腺电汽化术及等离子电切术后5年疗效随访. 中华泌尿外科杂志,2012,33(5):364－368.

[44]胡永平. 经尿道等离子双极电切术治疗前列腺增生412例疗效观察. 山东医药,2012,52(35):57－58.

[45]肖伟,杨科,吴万瑞,等. 经尿道前列腺电切术与经尿道双极等离子电切术治疗良性前列腺增生的疗效比较. 中国性科学,2012,21(10):20－23.

[46]关礼贤,张湛英,徐勋,等. 经尿道前列腺等离子双极电切术治疗前列腺增生86例. 当代医学,2013,19(9):28－29.

[47]彭伟,吴海霞,桂定文,等. 评价经尿道前列腺双极等离子电切术与前列腺电切术治疗良性前列腺增生的临床效果及其安全性. 中国性科学,2017,26(5):24－27.

[48]徐啊白,罗福,邹志辉,等. 刨削器在经尿道双极等离子体前列腺解剖性剜除术中的临床应用. 南方医科大学学报. 2016, 36(8): 1100－1104.

[49]谢立平,陈弘. 前列腺增生腔内剜除手术的优化——经尿道前列腺汽化剜切术/剜除术. 现代泌尿外科杂志,2016,21(12): 901－903.

[50]徐欢,谷猛,王忠. 精准经尿道前列腺剜除术——治疗前列腺增生新标准. 现代泌尿生殖肿瘤杂志,2016, 8(3): 129－131.

[51]刘俊峰,刘春晓,谭朝晖,等. 经尿道双极等离子前列腺剜除术与电切术后尿失禁发生率的随机对照研究. 中华男科学杂志,2014, 20(2):165－168.

[52]郑少波,刘春晓,徐亚文,等. 腔内剜除法在经尿道前列腺汽化电切术中的应用[J]. 中华泌尿外科杂志,2005,26(08):558－561.

[53]李永光,刘庆. 钬激光解剖性剜除术治疗大体积良性前列腺增生的临床疗效观察[J]. 中华男科学杂志,2014. 20(8)I 759－761.

[54]刘齐贵,李新,麻伟青,等. 经尿道钬激光前列腺剜除术治疗症状前列腺增生症3162例分析[J]. 中华外科杂志,2013,51:123－126.

[55]洪宝发,符伟军,蔡伟,等. 经尿道选择性绿激光前列腺汽化术治疗高龄高危良性前列腺增生. 中华泌尿外科学, 2016,01:43－5.

[56]金讯波,贺大林,曲华伟. 前列腺绿激光汽化术临床经验分享与共识－1(止血篇). 泌尿外科杂志:电子版, 2016,8:1－4.

[57]李健,冯起庆,张廷继,等. 经尿道前列腺增生绿激光汽化术与汽化电切术的疗效比较. 天津医药,2011; 39: 212－4.

[58]于正刚,李健,冯起庆. 经尿道绿激光汽化术联合汽化电切术治疗重度前列腺增生的临床研究. 临床泌尿外科杂志,2012; 3:206－209.

[59]于慕渊. 国产绿激光与国产2μm激光治疗前列腺增生症的对比研究. 苏州大学,2016.

[60]苏彦慧,李健,张志华,等. 经尿道绿激光汽化术联合肾镜下超声气压弹道碎石术治疗BPH并发膀胱结石(附26例报告). 临床泌尿外科杂志,2013; 5:375－6.

[61]李昭夷,侯瑞鹏,李健. 根治性经尿道绿激光汽化术联合化疗治疗肌层浸润性膀胱癌的临床观察. 中华泌尿外科杂志,2015; 7: 487－489.

[62]韩献成,刘静,栾志敏,等. 经尿道选择性绿激光汽化术治疗腺性膀胱炎. 现代泌尿外科杂志,2014; 11: 740－742.

[63]侯瑞鹏,李健,李召夷. 绿激光汽化术在成人输尿管囊肿治疗中的应用. 实用医学杂志,2015; 10: 1728－1729.

[64]韩苏军,张思维,陈万青,等. 中国膀胱癌发病现状及流行趋势分析. 癌症进展,2013; 11:89－95.

[65]夏溟,臧美孚,李汉忠,等. 中国职业性膀胱癌的生物学监测及其意义. 中华泌尿外科杂志,2003; 24:684－685.

[66]苏彦慧. 绿激光和TURBT治疗非肌层浸润性膀胱癌的比较,2013:177－179.

[67]张见超，孙怡，孙晓璐，等. 非浸润性膀胱肿瘤采用绿激光气化术治疗的临床效果评价. 中华肿瘤防治杂志，2016.

[68]范晋海，吴开杰，曹建伟. 直出绿激光膀胱肿瘤剜除术在非肌层浸润性膀胱癌中的应用及技术探讨(附光盘). 现代泌尿外科杂志,2015:211－213.

[69]文永安，赵勇，王慕文，等. 经尿道膀胱肿瘤直束绿激光剜除术与等离子电切术的疗效对比研究. 泌尿外科杂志:电子版,2014:7－10.

[70]张永振，王幕文，孙鹏，等. 直光束绿激光膀胱肿瘤剜除术治疗表浅性膀胱癌的疗效分析. 医学与哲学,2013；34:43－44.

[71]李健，侯瑞鹏，张志华，等. 经尿道绿激光汽化和经尿道电切治疗经尿道电切治疗浅表性膀胱肿瘤的疗效比较. 临床泌尿外科杂志,2010；25:586－588.

[72]刘萃龙，赵豫波，郭建军，等. 三种腔镜技术应用于治疗非浸润性膀胱肿瘤的疗效、安全性比较. 武警医学 2013；24:199－202.

[73]任正举，杨博，方琨，等. 经尿道绿激光治疗非肌层浸润型膀胱肿瘤疗效的 Meta 分析. 中国循证医学杂志，2016:442－450.

[74]王站成，张波，马勇，苗发陈. 不同手术方式治疗非肌层浸润性膀胱癌的疗效对比. 临床泌尿外科杂志,2016:1133－1135.

[75]贾永中，罗敏，肖序仁，等. 绿激光和 RevoLix 2μm 激光治疗浅表性膀胱肿瘤的比较研究. 中国微创外科杂志，2009；15:623－625.

[76]金重睿，徐月敏，吴登龙，等. 绿激光汽化治疗浅表性膀胱肿瘤. 临床泌尿外科杂志,2007；22:343－344.

[77]刘刚，杨国胜，邱晓拂. 绿激光在泌尿外科中的应用. 现代泌尿生殖肿瘤杂志,2015:60－62.

[78]牛文斌，孔祥波，谷欣权. 63 例膀胱肿瘤合并前列腺增生治疗的回顾性分析. 中国老年学,2007；27:584－585.

[79]钟隆飞，单玉喜，薛波新，阳东荣. 经尿道选择性绿激光和电切同期治疗浅表性膀胱肿瘤合并良性前列腺增生的疗效比较. 中华腔镜泌尿外科杂志:电子版,2010；4:19－22.

[80]王星，李中兴，冯瑞，等. 经尿道选择性绿激光和电切治疗浅表性膀胱肿瘤合并前列腺增生的疗效比较. 海南医学,2014；25:567－569.

[81]崔洪雨，杨俊，孔祥斌，王志平. 经尿道同期手术治疗非肌层浸润性膀胱癌及前列腺增生对膀胱癌复发影响的 Meta 分析. 现代泌尿外科杂志,2015；20:889－894.

[82]李双辉，张志宏，徐勇，等. 根治性经尿道膀胱肿瘤电切术加化疗治疗肌层浸润性膀胱癌的疗效分析. 中华泌尿外科杂志,2012；33:215－218.

[83]张志华，李健，王亚申. 新辅助化疗联合经尿道绿激光汽化术治疗肌层浸润性膀胱癌的临床疗效观察. 临床泌尿外科杂志,2017:451－453.

[84]邱建宏，滑丽美，赵新鸿，等. 动脉介入化疗、适形放疗联合绿激光治疗肌层浸润性膀胱癌的初步体会. 中华泌尿外科杂志，2014；35:447－449.

[85]陈志强，马胜利，吴天鹏. 腺性膀胱炎专题讨论. 临床泌尿外科杂志，2003:60－62.

[86]杨勇. 如何正确认识腺性膀胱炎. 中华泌尿外科杂志，2013；34:165－166.

[87]陈敏，肖传国，曾甫清，等. 腺性膀胱炎尿动力学检查及其临床意义. 临床泌尿外科杂志，2003:344－346.

[88]邵永胜，黄祥. 腺性膀胱炎的病因分析及治疗体会. 四川医学,2011:1106－1108.

[89]巫嘉文，陈坚，莫曾南，等. 人类乳头状瘤病毒与腺性膀胱炎的相关性研究. 中华泌尿外科杂志,2001:43.

[90]张淑敏，崔喆，畅继武，等. P53 和 P21 在膀胱腺癌与腺性膀胱炎中的表达. 临床泌尿外科杂志,1998:503－5.

[85]周兴，刘春晓，梅骅，等. ras P21 的表达与腺性膀胱炎的生物学转归. 中华泌尿外科杂志,1997:24－5.

[87]汤昊，孙颖浩. 腺性膀胱炎及其诊治. 临床泌尿外科杂志,2008:715－8.

[88]闵立贵，牛宏伟. 腺性膀胱炎(附 172 例报告). 中华泌尿外科杂志,2003:19－21.

[89]庄乾元，梅伟，管维，等. 腺性膀胱炎治疗分析(附 89 例报告). 中华泌尿外科杂志,2004:38－9.

[90]张志华，陈雅童，李昭夷等 绿激光汽化术治疗膀胱肿瘤 522 例临床观察. 天津医药 2017:976－9.

[91]陶伟，单玉喜，阳东荣等. 经尿道选择性光汽化术治疗腺性膀胱炎的疗效分析. 中国内镜杂志,2010:277－9.

[92]唐正严，龙鑫，刘宇，等. 尿道损伤后尿道狭窄的成因、预防及现代外科的临床对策. 第十五届全国泌尿外科学术会议,2008:1.

[93]耿进成，宋国宏，冯连成，等. 60 例尿道狭窄或闭锁的外科治疗. 新疆医科大学学报,2005:860－862.

[94]陈忠，徐月敏，金三宝等. 口腔颊黏膜 I 期修复复杂性前尿道狭窄(附 6 例报告). 中华泌尿外科杂志,2003:55－56.

[95]梁朝朝，王克孝. 经尿道手术治疗尿道狭窄与闭锁(附 364 例报告). 中华泌尿外科杂志,2003:57－9.

[96]章咏裳. 应用腔内泌尿外科技术治疗尿道狭窄. 中华泌尿外科杂志,1999:58－59.

[97]李义,叶敏,王加强,等. 经尿道前列腺汽化电切术后尿道狭窄的防治. 中华泌尿外科杂志,2005:49-52.

[98]祝黎洁,吴升,王忠,等. 经尿道超脉冲等离子治疗尿道狭窄(附48例报告). 中华男科学杂志, 2007:219-1.

[99]纪家涛,叶华茂,,侯建国,等. 应用膀胱软镜双窥镜法冷刀内切开治疗尿道闭锁的疗效观察. 第二军医大学学报,2011:734-736.

[100]董自强,宋兴福,许晓明,等. 尿道狭窄内切开术后支架导尿管留置时间的研究. 中国现代医学杂志,2006:1589-1592.

[101]曹会彦,刘智明,乜国雁,等. 1470nm半导体激光经尿道前列腺汽化术治疗BPH的疗效观察[J]. 临床泌尿外科杂志,2014,29(9):794-799.

[102]刘萃龙,周茂军,赵豫波,等. 1470nm半导体激光汽化术治疗良性前列腺增生症[J]. 微创泌尿外科杂志,2014,3(2):112-114.

[103]刘志峰,赵永伟,刘义东. 1470nm半导体激光汽化术治疗前列腺增生(附156例报告)[J]. 微创泌尿外科杂志,2015,4(1):20-22.

[104]田振涛,何锦华,于明杰,等. 中西医联合治疗复杂前列腺增生症的疗效观察[J]. 天津中医药, 2017,34(4):245-246.

[105]刘春晓. 实用经尿道手术学. 北京:人民卫生出版社,2011.

[106]张凤林,陈克时,刘春晓,等. 3000例膀胱结石治疗分析[J]. 中华泌尿外科杂志,1996(12):716.

[107]邹建华,黄翔,廖勇,等. 经尿道前列腺双极等离子电切联合气压弹道或超声碎石术治疗良性前列腺增生合并膀胱结石[J]. 中华腔镜泌尿外科杂志(电子版) ,2010(03):207-210.

[108]盛旭俊,朱英坚,齐隽,等. 前列腺增生并膀胱结石三种腔内碎石方法比较[J]. 临床泌尿外科杂志,2007(07):497-499.

[109]柴克强,刘伟,谢永强,等. 等离子电切镜联合输尿管镜下钬激光碎石与前列腺等离子切除术治疗前列腺增生合并膀胱结石33例[J]. 中国微创外科杂志,2012(11):1026-1027.

[110]张颖鄂,柳学春,李颢,等. 国产液电碎石机治疗膀胱结石98例报告[J]. 临床泌尿外科杂志,2007(04):299-301.

[101]李国宝,刘程鲁,黄显华,等. 窥视下经尿道行液电冲击波治疗膀胱结石154例报告[J]. 临床泌尿外科杂志,1993(02):85-87.

[102]叶章群,邓耀良,董诚,等. 泌尿系结石,2版. 北京,人民卫生出版社,2010.

[103]郭应禄,等. 输尿管外科学. 北京,北京大学出版社,2010.

英文文献

[1]Creevy C. Hemolytic reactions during transurethral prostatic resection. J Urol, 1947; 58:125.

[2]Holtgrewe HL,Valk WL(1962):Factors influencing the mortality and morbidity of transurethral prostatectomy: A study of 2,015 cases. J Urol. 1962;87: 450-459.

[3]Madson PO, Naber KG. The importance of the pressure in the prostatic fossa and absorption of irrigating fluid during transurethral resection of the prostate. J Urol. 1973;109:446-452.

[4]Melchior J, Valk WL,Foret JD, Mebust WK. Transurethral Prostatectomy:Computerized analysis of 2,223 consecutive cases. J Urol,1974;112:634-642.

[5]Iglesias JJ, Sporer A, Gellman AC,et al. New Iglesias resectoscope with contionuous irrigation,simultaneous suction and low intravesical pressure. J Urol. 1975;114:929-933.

[6]Perrin P,Barnes R, Hadiey H, et al. Forty years of transurethral prostatic resections. J Urol. 1976;116:757-758.

[7]Silber SJ. Tranourethral Resection. New York:Appleton-Century-Crofts. 1977.

[8]Greene LF,Segura JW. Transurethzal Surgery. Philadelphia: W. B. Saundes. 1979.

[9]Shah PJR, Abrams PH, Feneley RCL, et al. The influence of prostatic anatomy on the differing results of prostatectomy according to the surgical approach. Br J Urol. 1979; 51:549-551.

[10]Mitchell JP. Endocopic opecative urology. London: Wnight & Sons,1981.

[11]Reuter HJ. Atlas of Urologic Endocopic Surgery. Philadelphia: W. B. Saunders. 1982.

[12] Hinman F. Benign Prostatic Hypertcophy. New York: Springer Verlag. 1983.

[13] Mauermayer W. Transurethral Surgery. Berlin Heidelberg New York, Springer-Verlag. 1983

[14]Mebust WK, Holtgrewe HL, Cockett ATK, et al. Transurethral prostatectomy: Immediate and postoperative complications. A cooperative study of thirteen participating institutions evaluating 3,885 patients. J Urol. 1989;141: 243-247.

[15]Holtgrewe H, Mebust W, Dowd J, et al. Transurethral

prostatectomy: Practice aspects of the dominant operation in American urology. J Urol. 1989;141:248.

[16] Norlen H, Allgen L. A comparison between intermittent and continuous transurethral resection of the prostate. Scand J Urol Nephrol. 1993; 27:21.

[17] Neal DE. The National Prostatectomy Audit. Br J Urol. 1997; 79 (Suppl 2):69 – 75.

[18] Borboroglu PG, Kane CJ, Wand JE, et al. Immediate and Postopenatwe Complications of Transurethral Prostatectomy in the 1990s. J Urol. 1999;162:1307 – 1311.

[19] Gilling PJ, Mackey M, Cresswell M, et al. Holmium laser versus transurethral resection of the prostatc; A randomized prospective trail with 1 year followup. J Urol. 1999;162: 1640 – 1644.

[20] Fitzpatrick IM. Will laser replace TURP for the treatment of benign prostatic hyperplasia? Lancet. 2000,356 – 358.

[21] Muzzonigro G, Milanese G, Minardi D, et al. Safety and Efficacy of Transarethral Resection of Prostate Glands up to 150ml: A prospective comparative study with 1 year of Followup. J Urol. 2004;172:611 – 615.

[22] Blandy JP, Notley RG, Reynand TM. Transurethal Resection 5th Edition. London and New York, Taylor & Francis. 2005.

[23] Elzayat E4, Elhilali MM. Holmium Laser Euncleation of the Prostate (HOLEP): The Endourolgic Alternative to Open Prostatectomy. Eur Urol. 2006; 49:87 – 91.

[24] Kuntz RM. Current Role of Lasers in the Treatment of Benign Prostatic Hyperplasia (BPH). Eur Urol. 2006; 49: 961 – 969.

[25] Lerner SP, Schoenberg MP, Sternbeg CN. Texbook of Bladder Cancer. Abindon: Taylor & Francis. 2006.

[26] Monoski MA, Gonzalea RR, Sandhu TS, et al. Urodynamic Predictors of Outcomes with Photoselective Laser Vaporization Prostatectomy in Patients with Benign Prostatic Hyperplasia and Preopenative Retenion. Urology. 2006; 69: 312 – 317.

[27] Rajbabu K, Chandrasekar SK, Barber NJ, et al. Photoselective Vaporization of the Prostate with the Potassiun-titanyl-phosphate Laser in Men with Prostates of > 100mL, Bju International. 2007;100:593 – 598.

[28] DU CHJ, JIN X, BAI FD, et al. Holmium Laser Enucleation of the Prostate: The Safety, Efficacy, and Learning Expecience in China. J Endourol. 2008; 22:1031 – 1036.

[29] Humphreys MR, Miller NL, Handa SE, et al. Holmium Laser Enucleation of the Prostate-Outcomes Independent of Prostate Sige? J Urol. 2008; 180:2431 – 2435.

[30] Reich O, Gratgke C, Bachmann A, et al. Morbidity, Mortality and Early Outcome of Transurethral Resection of the Prostate: A Prospective Multicenter Evaluation of 10,654 Patents. J Urol. 2008;180:246 – 249.

[31] Gao X, Ren SC, Xu CL, Sun YH. Thulium Laser resection via a flexible cystoscope for recurrent non-muscle-invasive bladder cancer: initial clinical experience. Bju International. 2008, 102: 1115 – 1118.

[32] FU WJ, Hong BT, Yang Y, et al. Vaporection for managing benign prostatic hyperplasia using a 2μm continuous-wave laser: a prospective trial with 1 – year follow-up. Bju International. 2009; 103: 352 – 356.

[33] Bach T, Thomas RW, Herrmann, et al. Thulium: Yttrium-aluminum-garnet laser prostectomy in men with refractory urinary retention. Bju International. 2009, 104: 361 – 364.

[34] Zhang P, Wu ZJ, Xu L, et al. Bladder neck incision for female bladder neck obstruction: long-term outcomes. Urology. 2014; 83(4):762 – 767.

[35] Sureka SK, Agarwal V, Agnihotri S, et al. Is en-bloc transurethral resection of bladder tumor for non-muscle invasive bladder carcinoma better than conventional technique in terms of recurrence and progression: Aprospective study. Indian J Urol. 2014; 30(2):144 – 149.

[36] Zhang KG, Sun DG, Zhang H, et al. Plasmakinetic vapor enucleation of the prostate with button electrode versus plasmakinetic resection of the prostate for benign prostatic enlargment > 90mL: perioperative and 3month follow-up result of a prospective randomized clinical trial. Urologia Internationalis. 2015;95:260 – 264.

[37] Christopher Premo, Apolo AB, Agarwal PK, et al. Trimodality therapy in bladder cancer: who, what, and when? Urol Cin North Am. 2015;42(2):169 – vii.

[38] Lerner LB, Lajender A. Laser prostate enucleation tecniques. Can J Urol: International Supplement. 2015; 12: 53 – 59.

[39] Chughtai B, Te AE, Kaplan ST. Treatment of benign prostatic hyperplasia: Mordern alternative to transurethral resection of the prostate. New York. Springer. 2015.

[40] Herrmann TRW, Bach T. Update on lasers in urology. World J Urol. 2015;33:457 – 460

[41] Keeling D, Tait RC, Watson H. Perioperative management of anticoagulation and antiplatelet therapy. British Journal of

Haematology. 2016; 175,602 - 613.

[42] Cotta BH, Buuckley JC. Endoscopic treatment of urethral stricture. Urol Clin N Am. 2017;44, 19 - 25.

[43] Pushkaran A, Stainer V, Muir G, et al. Urolift-minimally invasive surgical BPH managment. Expert Review of Medical Devices. 2017;14(3);223 - 228.

[44] Skinner TAA, Leslie RJ, Steele SS. Randomized controlled trial of laser vs. Bipolar plasma vaporization treatment of benign prostatic hyperplasia. Can Urol Assoc J. 2017; 11(6) 194 - 198.

[45] Pirola GM, Saredi G, Codas Duarte R, et al. Holmium laser versus thulium laser enucleation of the prostate: a matched-pair analysis from two centers, Ther Adv Urol. 2018; 10(8);223 - 233.

[46] Min Qu, Feng Zhu, Chen Huan, et al. Palliative transurethral resection of the prostate in patients with metastatic prostate cancer: a prospective study of 188 patients, Journal of Endourology 2019 has been accepted for publication.

[47] Vein AJ, Kavoussi LR, Partin AW, Peters CA. Campbell-Walsh Urology. 11th ed. Philadelphia: Elsevier. 2016.

[48] Abrams P, Blaivas JG, Stanton SL, et al. Thestandardisation of terminology of lower urinary tract function. The International Continence Society committee on standardisation of terminology. Scand J UrolNephrolSuppl. 1988;114:5 - 19.

[49] Rosier PFWM, Kuo HC, De Gennaro M, et al. Urodynamic testing. In:Abrams P, Cardoza L, Khoury S, et al, editors. Incontinence 5th International Consultation on Incontinence. Plymouth, UK: Health Publication. 2013: 429 - 506.

[50] Stöhrer M, Goepel M, Kondo A, et al. The standardization of terminology in neurogenic lowerurinary tract dysfunction with suggestions for diagnostic procedures. NeurourolUrodyn. 1999;18:139 - 58.

[51] McGuire EJ, Woodside JR, Borden TA, et al. Prognostic value of urodynamic testing in myeloplastic children. J Urol 1981;126:205 - 9.

[52] Leng WW, McGuire EJ. Obstructive uropathy induced bladder dysfunction can be reversible: bladder compliance measures before and after treatment. J Urol. 2003;169:563 - 6.

[53] Abrams P, Cardoza L, Fall M, et al. The standardization of terminology in lower urinary tract function: report from the standardization subcommittee of the International Continence Society. NeurourolUrodyn. 2002;21:167 - 78.

[54] Van Waalwijk van Doorn ES, Remmers A, Janknegt RA. Conventional and extramural ambulatory urodynamic testing of the lower urinary tract in female volunteers. J Urol. 1992;147:1319 - 26.

[55] Yao-Rui Zhao, Wen-Zhan Liu et al. Predictors of short-term overactive bladder symptom improvementafter transurethral resection of prostate in men with benignprostatic obstruction. J International Journal of Urology. 2014; 21:1035 - 1040.

[56] Blaivas JG. Pathophysiology oflower urinary tract dysfunction. ClinObstetGynaecol. 1985,12:295 - 309.

[57] Lim CS, Abrams P. The Abrams-Griffiths nomogram. World J Urol. 1995;13:34 - 39.

[58] Schafer W. Analysis of bladder-outlet function with the linearized passive urethral resistance relation, linPURR, and a disease-specific approach for grading obstruction from complex to simple. World J Urol. 1995;13: 47 - 58.

[59] Abrams P. Bladder outlet obstruction index, bladder contractility index and bladder voiding efficiency: three simple indices to define bladder voiding function. BJU Int. 1999, 84:14 - 15.

[60] Van KoeveringeGA, Vahabi B, Andersson KE, et al. Detrusor underactivity: a plea for new approaches to a common bladder dysfunction. NeurourolUrodyn. 2011;30:723 - 728.

[61] Comiter CV, Sullivan MP, Schacterle RS, et al. Prediction of prostatic obstruction with a combination of isometric detrusor contraction pressure and maximum urinary flow rate. Urology. 1996;48:723 - 729.

[62] DefreitasGA, ZimmernPE, Lemack GE, et al. Refining diagnosis of anatomic female bladder outlet obstruction: comparison of pressure-flow study parameters in clinically obstructed women with those of normal controls. Urology. 2004;64:675 - 679.

[63] McGuire EJ, Cespedes RD, O' Connell HE. Leakpoint pressures. UrolClin North Am. 1996;23:253 - 262.

[64] Blaivas JG. The neurophysiology of micturition: a clinical study of 550 patients. J Urol. 1982;127:958 - 63.

[65] Pan D, Troy A, Rogerson A, et al. Long-term outcomes of external sphincterotomy in a spinal injured population. J Urol. 2009;181:705 - 709.

[66] Scarpero HM, Kaufman MR, Koski M, et al. Urodynamics best practices. Lesson 9. Update Series. Washington, DC: American Urological Association; 2009.

[67] Hosker G, Rosier P, Gajewski J, et al. Dynamic testing. In: Abrams P, Cardoza L, Khoury S, et al, editors. Incontinence: 4th International Consultation on Incontinence. Plymouth, UK: Health Publication. 2009;413 - 552.

[68] Radley SC, Rosario DJ, Chapple CR, et al. Conventional and ambulatory urodynamic findings in women with symptoms suggestive of bladderoveractivity. J Urol. 2001, 166: 2253 - 2258.

[69] Rosario DJ, MacDiarmid SA, Radley SC, et al. A comparison of ambulatory and conventional urodynamic studies in men with borderline outlet obstruction. BJU Int. 1999;83: 400 - 409.

[70] Martens FMJ, van Kuppevelt HJM, Beekman JAC, et al. No primary role of ambulatory urodynamics for the management of spinal cord injury patients compared to conventional urodynamics. NeurourolUrodyn. 2010;29:1380 - 386.

[71] Winters JC, Dmochowski RR, Goldman HB, et al. Urodynamic studies in adults: AUA/SUFU guideline. J Urol. 2012;188:2464 - 2472.

[72] Lucas MG, Bedretdinova D, Bosch JLHR. Guidelines on urinary incontinence. Arnheim, the Netherlands: European Association of Urology. 2013.

[73] Kageyama S, Watanabe T, Kurita Y, et al. Can persisting detrusor hyperreflexia be predicted after transurethral prostatectomy for benign prostatic hypertrophy? NeurourolUrodyn. 2000;19:233 - 240.

[74] Brierly RD, Hindley RG, McLarty E, et al. A prospective evaluation of detrusor intrastructural changes in bladder outlet obstruction. BJUInt. 2003;91:360 - 364.

[75] Thomas AW, Cannon A, Bartlett E, et al. The natural history of lower urinary tract dysfunction in men: the influence of detrusor underactivityontheoutcome after transurethral resection of the prostate with a minimum 10-year urodynamic follow-up. BJU Int. 2004;93:745 - 750.

[76] Jerry Blaivas, Michael B. Chancellor, et al. Atlas of Urodynamics. 2007.

[77] McGuireEJ, FitzpatrickCC, Wan J, et al. Clinical assessment of urethral sphincter function. J Urol. 1993; 150: 1452 - 1454.

[78] Nitti VW, Tu LM, Gitlin J. Diagnosing bladder outlet obstruction in women. J Urol. 1999;161(5):1535 - 1540.

[79] Eskinder Solomon, Habiba Yasmin, Megan Duffy, et al. Developing and validating a new nomogram for diagnosing bladder outlet obstruction in women. Neurourology and urodynamics. 2018;37:368 - 378.

[80] Hu Y, Dong X, Wang G, et al. Five-Year Follow-Up Study of Transurethral Plasmakinetic Resection of the Prostate for Benign Prostatic Hyperplasia. J Endourol. 2016; 30(1): 97 - 101.

[81] Huang J, Li S, Yang Z, et al. Efficacy and Safety of Plasmakinetic Resection of the Prostate in Patients with a Prostate Gland Larger than 80cc: 30-Month Follow-Up Results. J Endourol. 2015, 29(8): 925 - 928.

[82] Liu C, Zheng S, Li H, et al. Transurethral enucleation and resection of prostate in patients with benign prostatic hyperplasia by plasma kinetics. J Urol. 2010, 184(6):2440 - 2445.

[83] Zhao Z, Zeng G, Zhong W, et al. A prospective, randomised trial comparing plasmakinetic enucleation to standard transurethral resection of the prostate for symptomatic benign prostatic hyperplasia: three-year follow-up results. Eur Urol. 2010, 58(5):752 - 758.

[84] Gilling PJ, Kennett K, Das AK, et al. Holmium laser enucleation of the prostate (HoLEP) combined with transurethral tissue morcellation: an update on the early clinical experience. J Endourol. 1998, 12(5):457 - 459.

[85] Hurle R, Vavassori I, Piccinelli A, et al Holmium laser enucleation of the prostate combined with mechanical morcellation in 155 patients with benign prostatic hyperplasia. Urology. 2002, 60(3): 449 - 453.

[86] Madersbacher S, Lackner J, Brossner C, et al. Reoperation, myocardial infarction and mortality after transurethral and open prostatectomy: a nation-wide, long-term analysis of 23,123 cases. Eur Urol. 2005, 47(4):499 - 504.

[87] Reich O, Gratzke C, Bachmann A, et al. Morbidity, mortality and early outcome of transurethral resection of the prostate: a prospective multicenter evaluation of 10,654 patients. J Urol. 2008, 180(1):246 - 249.

[88] Chen S, Zhu L, Cai J, et al. Plasmakinetic enucleation of the prostate compared with open prostatectomy for prostates larger than 100grams: a randomized no inferiority controlled trial with long-term results at 6years. Eur Urol. 2014, 66(2): 284 - 291.

[89] Janxen ED, Asshaucer T, Frenz M, et al. Effect of pulse dura-tion on bubble formation and laser induced pressure waves during holmium laser ablation[J]. Laser Surg Med. 1996, 18(3):287 - 293.

[90] Van Leeuven TG, Vander Veen MJ, Venlaasdonk RM, et al. Non-contact tissue ablation by Holmium: YSSG laser pulse in blood[J]. Laser Surg Med. 1991, 119(10):26 - 34.

[91] Cecchetti W, Zattoni F, Nigro F, et al. Plasma bubble formation insuced by holmium laser an in vitro study[J]. Urol-

ogy. 2004,63(3):586 - 590.

[92] Seki N, Mochida O, Kinulcawa N, et al. Holmium laser enucleation for prostatic adenoma: analysis of learning curve over the course of 70 consecutive cases[J]. J Urol. 2003, 170(5):1847 - 1850.

[93] Matlaga, Brian R, Kim, et al. Holmium laser enucleation of the prostates of > 125mL[J]. BJU Int. 2006,97(1):81 - 84.

[94] Lowrance WT, Southwick A, Maschino AC, et al. et. Contemporary practice patterns for endoscopic surgical management of benign prostatic hyperplasia (Bph) among United Statesurologists[J]. J Urol. 2012,89(5):1811 - 1816.

[95] Kuntz RM, Lehrich K, Ahyai SA. Holmium laser enucleation of the prostate versus open prostatectomy for prostatesgreater than 100 grams: 5-year follow-up results of a randomized clinical trial[J]. Eur Urol。 2008,53(1):160 - 166.

[96] Gilling PJI, Son LC, King CJ, et al, Long-term resuits of a randomized trial comparing holmium laser enucleationof the prostate and transurethral resection of the prostate: results at 7 years[J] . BJU Int,2012,109(3):408 - 411.

[97] Krambeck, AE, Handa, SE, Lingeman, JE. Experience with more than 1000 holmium laser prostate enucleations for benign prostatic hyperplasia[J]. J Urol. 2010,183(3):1105 - 1109.

[98] Ahyai SA, Gilling P, Kaplan SA, et a. Meta-analysisof functional outcomes and complications following transurethralprocedures for lower urinary tract symptoms resulting from benign prostatic enlargement[J]. Eur Urol. 2010, 58 (3):384 - 397.

[99] Zhao Z1, Zeng G, Zhong W, et a1., A prospective, randomised trial comparing plasmakinetic enucleation to standardtransurethral resection of the prostate for symptomatic benignprostatic hyperplasia: three-year follow-up results[J]. EurUrol. 2010,58(5):752 - 758.

[100] Zhu L1, Chen S, Yang S, et a1. Plasmakinetic enucleationversus bipolar transurethral resection of the prostate for prostates larger than 70mL: a prospective, randomised trial with 5-year follow-up[J]. J Urol. 2012, 189(4): 1427 - 1431.

[101] Hirasawa Y, Ide H, Yasumizu Y, et a1. Comparison oftransurethral enueleafion with bipolar and transurethral resectionin saline for managing benign prostatic hyperplasia [J]. BJU Int. 2012,110(11): E864 - 869.

[102] Fayad ASl, Sheikh MG, Zakaria T, et a1. Holmium laser enucleation versus bipolar resection of the prostate: a prospective randomized study which to choose[J]. J Endourol. 2011, 25(8): 1347 - 1352.

[103] Gong YG, He DL, Wang MZ, et al. Holmium laser enucleation of the prostate: a modified enucleation technique and initialresults [J]. J Urol. 2012, 187 (4): 1336 - 1340.

[104] Chen Q, Chen YB, Wang Z, et a1. An improved morcellation procedure for holmium laser enucleation of the prostate[J]. J Endourol. 2012, 26(12): 1625 - 1 628.

[105] Chen Q, Zhang L, Fan QL, et al. Bipolar transurethralresection in saline vs traditional monopolar resection of the prostate: results of a randomized trial with a 2-year follow-up [J]. BJU Int. 2010, 106(9):1339 - 1344.

[106] Elmansy HM, Kotb A, Elhilali MM. Holmium laser enucleation of the prostate: long-term durability of clinical outcomes and complication rates during 10-years of follow-up [J]. JUrol. 2011,186(5):1972 - 1 976.

[107] Elzayat EA, Khalaf I, Elgallad M, et al. HolmiumLaser enucleation of prostate in patients with prostate size ≤60cm3 [J]. Urology. 2009,73(1):95 - 99.

[108] Placer J, Gelabert-Mas A, Vallmanya F, et al. Holmium laser enueleation of prostate: outcome and complications of self-taught learning curve [J]. Urology. 2009, 73 (5): 1042 - 1048.

[109] Abdel-Hakim AM, Habib E1, EL - FEEL AS, et al. Holmium laser enucleation of the prostate: initial report of the first 230Egyptian cases performed in a single center[J]. Urology. 2010, 76(2):448 - 452.

[110] Kelly DC, Das A. Holmium laser enucleation of the prostate technique for benign prostatic hyperplasia[J]. Can J Urol. 2012;19(1):6131 - 4.

[111] Malek RS, Barrett DM, Kuntzman RS. High-power potassium-titanyl-phosphate (KTP/532) laser vaporization prostatectomy: 24 hours later. Urology. 1998; 51:254 - 6.

[112] Chung DE, Te AE. New techniques for laser prostatectomy: an update. Ther Adv Urol . 2009; 1:85 - 97.

[113] Sountoulides P, Tsakiris P. The evolution of KTP laser vaporization of the prostate. Yonsei Med J. 2008; 49:189 - 199.

[114] Zorn KC, Liberman D. GreenLight 180W XPS photovaporization of the prostate: how I do it. Can J Urol. 2011; 18: 5918 - 5926.

[115] Gu X, Strom K, Spaliviero M, Wong C. Does age affect

the efficacy and safety of GreenLight HPS laser photoselective vaporization prostatectomy? Aging Male. 2012; 15: 63 – 67.

[116] Ruszat R, Seitz M, Wyler SF, et al. GreenLight laser vaporization of the prostate: single-center experience and long-term results after 500 procedures. Eur Urol. 2008; 54:893 – 901.

[117] Karatas OF, Alkan E, Horasanli K, et al. Photoselective vaporization of the prostate in men with a history of chronic oral anti-coagulation. Int Braz J Urol. 2010; 36: 190 – 197.

[118] Rajih E, Tholomier C, Hueber PA, et al. Evaluation of Surgical Outcomes with Photoselective GreenLight XPS Laser Vaporization of the Prostate in High Medical Risk Men with Benign Prostatic Enlargement: A Multicenter Study. J Endourol. 2017.

[119] Lee DJ, Rieken M, Halpern J, et al. Laser Vaporization of the Prostate With the 180W XPS-Greenlight Laser in Patients With Ongoing Platelet Aggregation Inhibition and Oral Anticoagulation. Urology. 2016; 91:167 – 173.

[120] Kissel H, Timokhina I, Hardy MP, et al. Point mutation in kit receptor tyrosine kinase reveals essential roles for kit signaling in spermatogenesis and oogenesis without affecting other kit responses. Embo J. 2000; 19:1312 – 1326.

[121] Thomas JA, Tubaro A, Barber N, et al. A Multicenter Randomized Noninferiority Trial Comparing GreenLight-XPS Laser Vaporization of the Prostate and Transurethral Resection of the Prostate for the Treatment of Benign Prostatic Obstruction: Two-year Outcomes of the GOLIATH Study. Eur Urol. 2016; 69:94 – 102.

[122] Bachmann A, Tubaro A, Barber N, et al. 180W XPS GreenLight laser vaporisation versus transurethral resection of the prostate for the treatment of benign prostatic obstruction: 6-month safety and efficacy results of a European Multicentre Randomised Trial-the GOLIATH study. Eur Urol. 2014; 65:931 – 942.

[123] Bachmann A, Tubaro A, Barber N, et al. A European multicenter randomized noninferiority trial comparing 180 W GreenLight XPS laser vaporization and transurethral resection of the prostate for the treatment of benign prostatic obstruction: 12-month results of the GOLIATH study. J Urol. 2015; 193:570 – 578.

[124] Goueli R, Meskawi M, Thomas D, et al. Efficacy, Safety, and Durability of 532 nm Laser Photovaporization of the Prostate with GreenLight 180W XPS in Men with Acute Urinary Retention. J Endourol. 2017.

[125] Meskawi M, Hueber PA, Valdivieso R, et al. Multicenter international experience of 532nm-laser photo-vaporization with Greenlight XPS in men with large prostates (prostate volume > 100 cc). World J Urol. 2017.

[126] Stone BV, Chughtai B, Kaplan SA, et al. GreenLight laser for prostates over 100 mL: what is the evidence? Curr Opin Urol. 2016; 26:28 – 34.

[127] Stone BV, Chughtai B, Forde JC, et al. Safety and Efficacy of GreenLight XPS Laser Vapoenucleation in Prostates Measuring Over 150 mL. J Endourol. 2016; 30:906 – 912.

[128] Misrai V, Kerever S, Phe V, et al. Direct Comparison of GreenLight Laser XPS Photoselective Prostate Vaporization and GreenLight Laser En Bloc Enucleation of the Prostate in Enlarged Glands Greater than 80 mL: a Study of 120 Patients. J Urol. 2016; 195:1027 – 1032.

[129] Jaeger CD, Mitchell CR, Mynderse LA, Krambeck AE. Holmium laser enucleation (HoLEP) and photoselective vaporisation of the prostate (PVP) for patients with benign prostatic hyperplasia (BPH) and chronic urinary retention. BJU Int. 2015; 115:295 – 299.

[130] Cho MC, Ha SB, Park J, et al. Impact of Detrusor Underactivity on Surgical Outcomes of Laser Prostatectomy: Comparison in Serial 12-Month Follow-Up Outcomes Between Potassium-Titanyl-Phosphate Photoselective Vaporization of the Prostate (PVP) and Holmium Laser Enucleation of the Prostate (HoLEP). Urology. 2016; 91:158 – 66.

[131] Elshal AM, Elkoushy MA, El-Nahas AR, et al. GreenLight laser (XPS) photoselective vapo-enucleation versus holmium laser enucleation of the prostate for the treatment of symptomatic benign prostatic hyperplasia: a randomized controlled study. J Urol. 2015; 193:927 – 934.

[132] Palmero-Marti JL, Panach-Navarrete J, Valls-Gonzalez L, et al. Comparative study between thulium laser (Tm: YAG) 150W and greenlight laser (LBO:ND-YAG) 120W for the treatment of benign prostatic hyperpplasia: Short-term efficacy and security. Actas Urol Esp. 2017; 41: 188 – 193.

[133] Guo S, Muller G, Bonkat G, et al. GreenLight laser vs diode laser vaporization of the prostate: 3-year results of a prospective nonrandomized study. J Endourol. 2015; 29:

[187] Nagele U, Kugler M, Nicklas A, et al. Waterjet hydrodissection: First experiences and short-term outcomes of a novel approach to bladder tumor resection. World J Urol. 2011;29:423 - 427.

[188] Faber K, Castro de Abreu AL, Ramos P, et al. Image - guided Robot-Assisted Prostate Ablation Using Water Jet-Hydrodissection: Initial Study of a Novel Technology for Benign Prostatic Hyperplasia. J Endourol. 2015;29(1), 63 - 9.

[189] Zorn KC, Goldenberg SL, Peterson R, ET AL. Aquablation Among Novice User in Canada: A WATER II Subpopulation Analysis. Can Urol Assoc J. 2019; 13 (5), E113 - E118.

[190] Baer HU, Stain SC, Guastella T et al. Hepatic resection using a water jet dissector. HPB Surg. 1993; 6: 189.

索 引

其他